国家卫生和计划生育委员会"十三五"规划教材

全国高等学校教材

供**预防医学**类专业用

环境卫生学

Environmental Hygiene

第**8**版

主　编　杨克敌

副主编　郑玉建　郭新彪　张志勇

编　者（按姓氏笔画排序）

王守林	南京医科大学	陈景元	第四军医大学
王爱国	华中科技大学	金永堂	浙江大学
叶　琳	吉林大学	郑玉建	新疆医科大学
刘开泰	中国疾病预防控制中心	屈卫东	复旦大学
孙增荣	天津医科大学	郭新彪	北京大学
李述刚	石河子大学	席淑华	中国医科大学
杨克敌	华中科技大学	唐玄乐	哈尔滨医科大学
吴　军	新疆医科大学	浦跃朴	东南大学
吴志刚	华中科技大学	崔留欣	郑州大学
余日安	广东药科大学	董光辉	中山大学
张志红	山西医科大学	谭凤珠	河北医科大学
张志勇	广西医科大学	操基玉	安徽医科大学
张遵真	四川大学		

编写秘书

吴志刚（兼）

人民卫生出版社

图书在版编目（CIP）数据

环境卫生学/杨克敌主编.—8 版.—北京：人民卫生出版社，2017

全国高等学校预防医学专业第八轮规划教材

ISBN 978-7-117-24457-2

Ⅰ.①环…　Ⅱ.①杨…　Ⅲ.①环境卫生学-医学院校-教材

Ⅳ.①R12

中国版本图书馆 CIP 数据核字（2017）第 109965 号

| 人卫智网 | www.ipmph.com | 医学教育、学术、考试、健康，
购书智慧智能综合服务平台 |
| 人卫官网 | www.pmph.com | 人卫官方资讯发布平台 |

环境卫生学
第 8 版

主　　编：杨克敌
出版发行：人民卫生出版社　（中继线 010-59780011）
地　　址：北京市朝阳区潘家园南里 19 号
邮　　编：100021
E - mail：pmph @ pmph.com
购书热线：010-59787592　010-59787584　010-65264830
印　　刷：河北博文科技印务有限公司
经　　销：新华书店
开　　本：850×1168　1/16　　印张：31
字　　数：729 千字
版　　次：1981 年 5 月第 1 版　　2017 年 7 月第 8 版
　　　　　2024 年 10 月第 8 版第 16 次印刷（总第 59 次印刷）
标准书号：ISBN 978-7-117-24457-2/R·24458
定　　价：72.00 元
打击盗版举报电话：**010-59787491**　**E-mail：WQ @ pmph.com**
（凡属印装质量问题请与本社市场营销中心联系退换）

全国高等学校预防医学专业第八轮规划教材修订说明

我国的公共卫生与预防医学教育是现代医学教育的一个组成部分，并在教学实践中逐步形成了中国公共卫生与预防医学教育的特点。现代公共卫生与预防医学教育强调"干中学"（learning by doing）这一主动学习、终身学习的教育理念，因此公共卫生和预防医学教材的建设与发展也必须始终坚持和围绕这一理念。

1978年，在原卫生部的指导下，人民卫生出版社启动了我国本科预防医学专业第一轮规划教材，组织了全国高等院校的知名专家和教师共同编写，于1981年全部出版。首轮教材共有7个品种，包括《卫生统计学》《流行病学》《分析化学》《劳动卫生与职业病学》《环境卫生学》《营养与食品卫生学》《儿童少年卫生学》，奠定了我国本科预防医学专业教育的规范化模式。

此后，随着预防医学专业的发展和人才培养需求的变化，进行了多轮教材的修订与出版工作，并于1990年成立了全国高等学校预防医学专业第一届教材评审委员会，至今已经是第四届。为了满足各院校教学的实际需求，规划教材的品种也随之进一步丰富。第二轮规划教材增加《卫生毒理学基础》《卫生微生物学》，第四轮增加《社会医学》，第五轮增加《卫生事业管理学》《卫生经济学》《卫生法规与监督学》《健康教育学》《卫生信息管理学》和《社会医疗保险学》，第六轮、第七轮延续了16种理论教材的框架。由此，经过30余年的不断完善和补充，基本形成了一套完整、科学的教材体系。

为了深入贯彻教育部《国家中长期教育改革和发展规划纲要（2010-2020年）》和国家卫生和计划生育委员会《国家医药卫生中长期人才发展规划（2011-2020年）》，通过对全国高等院校第七轮规划教材近四年来教学实际情况的调研和反馈，经研究决定，于2015年启动预防医学专业第八轮规划教材的修订，并作为国家卫生和计划生育委员会"十三五"规划教材的重点规划品种。本套教材在第四届教材评审委员会的指导下，增加《公共卫生与预防医学导论》，有助于学生了解学科历史，熟悉学科课程设置，明确专业研究方向，为专业课程的学习奠定基础。

预防医学专业第八轮规划教材的修订和编写特点如下：

1. 坚持教材顶层设计　教材的修订工作是在教育部、国家卫生和计划生育委员会的领导和支持下，由全国高等学校预防医学专业教材评审委员会审定，专家、教授把关，全国各医学院校知名专家、教授编写，人民卫生出版社高质量出版的精品教材。

2. 坚持教材编写原则　教材编写修订工作始终坚持按照教育部培养目标、国家卫生和计划生育委员会行业要求和社会用人需求，在全国进行科学调研的基础上，借鉴国内外医学培养模式和教材建设经验，充分研究论证本专业人才素质要求、学科体系构成、课程体系设置和教材体系规划后，制定科学、统一的编写原则。

3. **坚持教材编写要求** 教材编写遵循教育模式的改革、教学方式的优化和教材体系的建设，坚持科学整合课程、淡化学科意识、实现整体优化、注重系统科学。本轮教材修订之初，在全国高等院校进行了广泛而深入的调研，总结和汲取了前七轮教材的编写经验和成果，对院校反馈意见和建议比较集中的教材进行了较大程度的修改和完善。在教材编写过程中，始终强调本科教材"三基""五性""三特定"的编写要求，进一步调整结构、优化图表、精炼文字，以确保教材编写质量，打造精品教材。

4. **坚持教材创新发展** 本轮教材从启动编写伊始，采用了"融合教材"的编写模式，即将纸质教材内容与数字教材内容及智育内容、富媒体资源、智慧平台、智能服务相结合的，以纸质为基本载体，与互联网平台有机融合的立体教材和新兴服务，形成针对本专业和学科的终身教育解决方案。教师和学生都可以通过使用移动设备扫描"二维码"的方式，在平台上获得为每本教材量身创作的富媒体资源，包括教学课件、章末思考题解答思路、丰富的教学案例以及多种类型的富媒体资源，实现学生自主学习、终身学习、移动学习的教育目标。

5. **坚持教材立体建设** 从第五轮教材修订开始，尝试编写和出版了服务于教学与考核的配套教材，之后每轮教材修订时根据需要不断扩充和完善。本轮教材共有 10 种理论教材配有《学习指导与习题集》、《实习指导》或《实验指导》类配套教材，供教师授课、学生学习和复习参考。

第八轮预防医学专业规划教材系列共 17 种，将于 2017 年 8 月全部出版发行，融合教材的全部数字资源也将同步上线，供秋季教学使用；其他配套教材将于 2018 年秋季陆续出版完成。

希望全国广大院校在使用过程中能够多提宝贵意见，反馈使用信息，以逐步修改和完善教材内容，提高教材质量，为第九轮教材的修订工作建言献策。

全国高等学校预防医学专业第八轮规划教材目录

1. 公共卫生与预防医学导论
   主编：李立明　副主编：叶冬青　毛宗福

2. 卫生统计学　第8版
   主编：李晓松　副主编：陈峰　郝元涛　刘美娜

3. 流行病学　第8版
   主审：李立明　主编：詹思延　副主编：叶冬青　谭红专

4. 卫生化学　第8版
   主编：康维钧　副主编：和彦苓　毋福海　李娟　黄沛力

5. 职业卫生与职业医学　第8版
   主审：孙贵范　主编：邬堂春　副主编：牛侨　周志俊　朱启星　陈杰

6. 环境卫生学　第8版
   主编：杨克敌　副主编：郑玉建　郭新彪　张志勇

7. 营养与食品卫生学　第8版
   主编：孙长颢　副主编：凌文华　黄国伟　刘烈刚　李颖

8. 儿童少年卫生学　第8版
   主编：陶芳标　副主编：武丽杰　马军　张欣

9. 毒理学基础　第7版
   主审：王心如　主编：孙志伟　副主编：陈雯　周建伟　张文昌

10. 卫生微生物学　第6版
　　主编：曲章义　副主编：邱景富　王金桃　申元英

11. 社会医学　第5版
　　主编：李鲁　副主编：吴群红　郭清　邹宇华

12. 卫生事业管理学　第4版
　　主编：梁万年　副主编：胡志　王亚东

13. 卫生经济学　第4版
　　主编：陈文　副主编：刘国祥　江启成　李士雪

14. 卫生法律制度与监督学　第4版
　　主编：樊立华　副主编：刘金宝　张冬梅

15. 健康教育学　第3版
　　主编：傅华　副主编：施榕　张竞超　王丽敏

16. 卫生信息管理学　第4版
　　主编：罗爱静　副主编：王伟　胡西厚　马路

17. 医疗保险学　第4版
　　主编：卢祖洵　副主编：高广颖　郑建中

全国高等学校预防医学专业第四届教材评审委员会名单

名誉主任委员：陈学敏　华中科技大学

主 任 委 员：李立明　北京大学

副主任委员：孙贵范　中国医科大学

王心如　南京医科大学

委员：
姜庆五	复旦大学	胡永华	北京大学
凌文华	中山大学	孙振球	中南大学
梁万年	国家卫生和计划生育委员会	马　骁	四川大学
金泰廙	复旦大学	郑玉建	新疆医科大学
武丽杰	哈尔滨医科大学	郭爱民	首都医科大学
季成叶	北京大学	吕姿之	北京大学
牛　侨	山西医科大学	邬堂春	华中科技大学
陈　坤	浙江大学	颜　虹	西安交通大学
吴逸明	郑州大学	孙长颢	哈尔滨医科大学
浦跃朴	东南大学	孟庆跃	山东大学
谭红专	中南大学	陶芳标	安徽医科大学
曹　佳	第三军医大学	庄志雄	深圳市疾病预防控制中心
刘开泰	中国疾病预防控制中心	汪　华	江苏省卫生和计划生育委员会
潘先海	海南省疾病预防控制中心		

秘书：詹思延　北京大学

主编简介

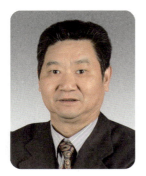

杨克敏

　　博士，二级教授，华中学者特聘岗教授，博士生导师，华中科技大学公共卫生学院原副院长。 新疆维吾尔自治区天山学者讲座教授，国务院特殊津贴获得者，国家环境与健康专家咨询委员会委员，WHO卫生信息和出版合作中心专家委员会委员，公共卫生与预防医学发展贡献奖获得者，吴阶平-杨森医学研究奖获得者，宝钢教育优秀教师奖获得者。 中华预防医学会公共卫生教育分会原副主委，湖北省预防医学会环境卫生专业委员会原主委、荣誉主委，中华预防医学会武汉分会原副会长。

　　从事环境与健康教学、科研工作，研究方向环境毒理学。 曾多次赴德国留学深造。 主编全国高等学校预防医学专业"十一五""十二五"国家级规划教材《环境卫生学》(第5、6、7版)和大型参考书《现代环境卫生学》等，共10多部。 曾任国家级预防医学特色专业和实验教学示范中心及国家级精品课程"环境卫生学"的负责人。 近年来，主持国家自然科学基金5项、CMB项目1项及省部级研究项目6项。 发表研究论文100多篇，其中SCI论文30多篇。 先后获国家和省部级教学和科研成果奖8项。 兼任国内外十多个专业学术期刊的副主编、编委或特约审稿人。

副主编简介

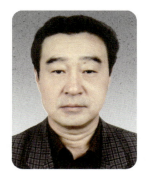

郑玉建

博士，教授，博士生导师，新疆医科大学公共卫生学院原院长。全国高等学校预防医学专业教材评审委员会委员，中华预防医学会公共卫生教育分会委员，国家自然科学基金评审专家，新疆预防医学会副会长。 公共卫生与预防医学发展贡献奖获得者、自治区"优秀专业技术工作者"。 国家级"预防医学特色专业"和自治区科技创新群体负责人。 兼任《新疆医科大学学报》《环境与职业医学》等多本杂志副主编、编委。 从事地方性氟砷中毒研究，主持国家自然科学基金、博士点基金及国际合作项目等 9 项；获自治区科技进步奖 4 项和国家发明专利 1 项，发表论文 50 余篇。

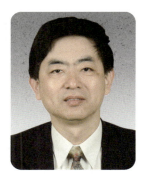

郭新彪

医学博士，教授，北京大学公共卫生学院劳动卫生与环境卫生学系主任、北京大学环境医学研究所所长。 目前还担任中国环境科学学会常务理事及环境医学与健康分会主任委员和室内环境与健康分会副主任委员、中华预防医学会环境卫生分会副主任委员、中国毒理学会环境与生态毒理专业委员会副主任委员、国家环境与健康咨询委员会委员、中国科协环境污染与人体健康首席科学传播专家、国际环境流行学学会政策委员会委员和国际环境流行学学会亚洲分会理事等。 近年来的研究主要集中在环境污染物的暴露和健康效应评价、环境健康危险度评价和环境健康促进。

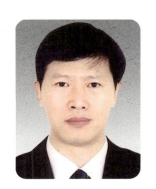

张志勇

医学博士，二级教授，博士生导师。 现任广西医科大学副校长，兼任中华预防医学会公共卫生教育分会常委、广西医学会医学教育分会主任委员和广西预防医学会副会长。 从事环境卫生学领域教学和科研 30 余年。 主持国家级教改质量工程项目 2 项，是国家级精品视频公开课"空气污染与健康"的负责人，获广西区教学成果一等奖 1 项，二等奖 2 项。 主持美国 NIH 课题 2 项、国家自然科学基金 4 项、省部级科研课题 12 项，获广西区科技奖励 5 项，在国内外杂志公开发表论文 120 余篇。 获全国优秀教师、广西高校教学名师及广西"五一"劳动奖章等荣誉称号。

前　言

按照中国高等教育学会医学教育专业委员会和国家卫生计生委修订预防医学专业第八轮教材的原则，结合高等医学院校对预防医学专业《环境卫生学》第 7 版教材质量征求意见反馈的信息，由主编拟订了第 8 版《环境卫生学》编写大纲，提交给 2016 年 4 月在北京召开的全国高等学校预防医学专业教材评审委员会暨第 8 轮教材主编、副主编会议进行讨论，按照全面协调、整体优化的原则，对《环境卫生学》（第 7 版）的内容进行适当的精简和更新，并确定了编写者名单。2016 年 5 月在武汉市召开《环境卫生学》（第 8 版）第一次编委会，会上向全体编者传达了主编会议精神和卫生计生委教材办公室的有关要求，强调教材的思想性、科学性、先进性、启发性、适用性，教材建设要跟上学科的新进展，并满足社会需要。 会上对《环境卫生学》（第 8 版）的编写大纲进行了深入细致的讨论和完善，并对编写任务进行了明确分工，对编写内容和进度提出了明确要求。 2016 年 10 月在南宁召开第二次编委会，会上对各章内容进行了充分地讨论，相互提出了中肯的修改意见，经各位编写者修改后交主编、副主编定稿。

本版《环境卫生学》的修订是在前 7 版的基础上进行的，参考国际上现行环境卫生学的教科书并紧密结合我国环境卫生工作的实际需要，体现继承发展与时俱进的精神，力求准确把握本学科现有基本理论知识体系以及经典理论与科学思维的精髓，洞察学科发展趋势与突破方向。 加强对学生基本理论、基本知识和基本技能的训练和培养，兼顾教材的系统性和完整性，注重教材的整体优化。 基于以上考虑，本版教材重点修订：①更新充实环境卫生学的基本理论、基本知识，强调机体遗传易感性差异的生物学本质是环境应答基因的基因多态性在环境有害因素所致健康危害中发挥重要作用；②将"十二五"期间的环境与健康研究优秀成果引入本版教材，并适当介绍国外的最新研究成果，以体现教材的先进性和实用性；③对某些章节的内容进行了适当调整或精简，对各章之后的典型案例进行了更新，以培养学生发现问题和分析解决问题的能力；④适当介绍当前我国环境卫生问题及面临的新挑战，使学生深刻认识环境卫生工作的重要性，从而激发学生的学习积极性；⑤本版教材借助数字化技术编写了融合教材，读者通过扫描书中二维码可获得更多信息；本版教材编写的环境卫生学实习指导及学习指导和习题集，供学生课间实习和自主学习参考。

全体编者为本版教材的编写付出了很多辛勤的汗水；编委兼秘书吴志刚教授为本书的编写付出了巨大劳动；北京大学黄婧老师为融合教材编排作出了不懈努力；广西医科大学公共卫生学院

的同仁为本版教材的审稿定稿会的顺利召开做了大量工作。 在此一并致以衷心的感谢。

限于作者水平，本版教材的疏漏甚至错误在所难免，恳请各院校的同仁、同学提出宝贵意见。

杨克敌

2017 年 1 月

目　录

68 第三章 大气卫生

138　第五章　饮用水卫生

313 第十一章 城乡规划卫生

429 第十五章 自然灾害环境卫生

绪论

一、环境卫生学的定义、研究对象和研究内容

（一）环境卫生学的定义

环境卫生学（environmental health/environmental hygiene）是研究自然环境（natural environment）和生活环境（living environment）与人群健康的关系，揭示环境因素对人群健康影响的发生、发展规律，为充分利用环境有益因素和控制环境有害因素提出卫生要求和预防对策，增进人体健康，维护和提高人群健康水平的学科。环境卫生学是预防医学专业的一门主干学科，也是环境科学不可或缺的重要组成部分，是一门实践性很强的应用学科。

（二）环境卫生学的研究对象

环境卫生学以人类及其周围的环境为研究对象，阐明人类赖以生存的环境对人体健康的影响及人体对环境作用所产生的反应，即环境与机体相互作用（environment-organism interaction），这是环境卫生学的基本任务。就人类而言，环境是指围绕人群的空间及其中能直接或间接影响人类生存和发展的各种因素的总体，是一个复杂的庞大系统，由多种环境介质和环境因素组成。

环境介质（environmental media）是人类赖以生存的物质环境条件，是指自然环境中各个独立组成部分中所具有的物质，通常以气态、液态和固态三种物质形态存在，能够容纳和运载各种环境因素。具体来说，环境介质是指空气、水、土壤（岩石）以及包括人体在内的所有生物体。环境介质的三种物质形态（气、液、固）在地球表面环境中通常不会以完全单一介质形式存在，例如水中可含有空气和固态悬浮物，大气中含有水分和固态颗粒物，土壤中含有空气和水分。在一定条件下，环境介质的三种物质形态可以相互转化，其承载的物质也可以相互转移。例如水中的酚、氰可挥发到大气中，土壤中的氰化物既可通过渗漏进入地下水，也可通过挥发释放到大气中。环境介质的运动可携带污染物向远方扩散，例如，土壤和水体中的持久性有机污染物（persistent organic pollutants，POP）可挥发到大气中，随空气流动从温暖地区向寒冷地区迁移。由此可见，人体暴露污染物是通过多种环境介质综合作用的结果。另一方面，环境介质还具有维持自身稳定的特性。虽然长期以来环境曾遭受无数次自然突变事件如地震、火山爆发等及人类活动的严重干扰，但环境介质的整体结构和基本组成仍能保持相对稳定。这表明环境介质对外来的干扰具有相当的缓冲和修复能力。但当外来的干扰作用超出了环境介质本身固有的缓冲修复能力时，可使环境介质的结构、组成甚至功能发生难以恢复的改变。

环境因素（environmental factors）是被环境介质容纳和运载的成分或介质中各种无机和有机的组成成分。它通过环境介质的载体作用或参与环境介质的组成，而直接或间接对人体起作用，人体暴

露环境污染物是通过多种环境介质综合作用的结果。特别指出的是,各种环境因素中既有对人体健康的有益因素,也有有害因素。

环境卫生学研究的环境通常包括自然环境和生活环境,前者如大气圈(atmospheric sphere)、水圈(hydrosphere)、土壤岩石圈(lithosphere)和生物圈(biosphere);后者主要指人类为更好地生活而建立起来的居住、工作和娱乐环境以及有关的生活环境因素如家用化学品等。自然环境和生活环境是人类生存的必要条件,是由各种环境要素构成的综合体,其组分和质量的优劣与人体健康的关系非常密切。不少环境因素对人体健康既可产生有益作用,也可产生有害影响。人类既可发挥主观能动性改善环境,避免或减轻恶劣环境条件对人类的影响,也可破坏环境,给人类带来巨大灾难。因此,人类与环境在历史进程中必须协调发展,构建环境友好型社会。

人与环境之间存在的辩证统一关系,主要体现在:①人与环境在物质上的统一性,如机体通过新陈代谢与环境不断进行着物质、能量和信息的交换和转移,使机体与周围环境之间保持着动态平衡。②机体对环境的适应性,即机体随外界环境条件的改变而改变自身的特性或生活方式。③机体与环境的相互作用,机体生存于环境之中受环境因素的影响,同时也能对环境产生适应性反应。④环境因素对人体健康影响的双重性,在人类的生存环境中许多环境因素对机体健康的影响可发生质的变化,有益因素可转变为有害因素。人与环境之间的辩证统一关系是环境卫生学的基本理论,为开展环境与健康关系的研究提供重要的理论基础。

人类赖以生存的自然环境和生活环境中的各种因素,按其属性可分为物理性、化学性、生物性三类。

物理因素主要包括小气候(microclimate)、噪声、振动、非电离辐射、电离辐射等。小气候是指生活环境中空气的温度、湿度、气流和热辐射等因素,对于机体的热平衡产生明显影响。世界范围内每年由于气候变化导致的死亡达 30 多万人。环境噪声不仅会影响正常的工作、学习及睡眠,还能对听觉等许多生理功能产生明显影响。非电离辐射按波长分为紫外线、可视线、红外线及由微波、广播通讯等设备产生的射频电磁辐射。紫外线具有杀菌、抗佝偻病和增强机体免疫功能等作用,但过量紫外线暴露则对机体健康有害。红外线的生物学效应主要是致热作用,但强烈的红外辐射可致灼伤。微波辐射可对神经、心血管、生殖等多个系统产生影响。环境中的电离辐射除某些地区的放射性本底较高外主要是由于人为活动排放的放射性废弃物造成的。此外,某些建筑材料中含有较高的放射性物质通常是室内放射性污染的主要来源,给居住者的健康造成危害。

环境中的化学因素成分复杂、种类繁多。大气、水、土壤中含有各种无机和有机化学物质,其中许多成分的含量适宜时是人类生存和维持身体健康必不可少的。但是,人类的生产生活活动可将大量的化学物质排放到环境中而造成严重的环境污染。世界上已知有数以千万计合成的或已鉴定出的化学物质,常用的有 6.5 万~8.5 万种之多,每年约有上千种新化学物质投放市场。每年约有 3 亿吨有机化学物质排放到环境中,其种类达 10 万种之多。2014 年,我国排放的废气中二氧化硫排放总量为 1974 万吨,氮氧化物 2078 万吨,烟(粉)尘 1741 万吨,其中工业烟(粉)尘为 1456 万吨、城镇生活烟尘 227 万吨、机动车烟(粉)尘 57 万吨;全国废水排放总量 716 亿吨,其中工业废水 205.3 亿吨、城镇生活污水 510.3 亿吨;工业固体废物产生量 32.6 亿吨,综合利用量 20.4 亿吨,处置量 8.0 亿吨。至 2015 年底,全国机动车保有量达 2.79 亿辆,其中汽车 1.72 亿辆,私家车总量超过 1.24 亿辆。机动车污染日益严重,其尾气排放已成为中国大中城市空气污染的主要来源之一。近些年来,我国长江每年接纳的生活污水和工业废水约 167 亿吨,每分钟就要接纳 3 万吨污水。整个长江流域有 10 万多个企业,每年接纳的有毒有害物质达 200 多万吨,包括有机物、重金属、酚和氰、石油及其制品等。全世界约有 7000 种化学物质经过动物致癌试验,其中 1700 多种为阳性反应。2016 年,国际癌研究机构(International agency of research on cancer, IARC)对 989 种因素的致癌性评价结果进行分类:对人类有致癌性(Ⅰ类)118 种,对人类很可能有致癌性(ⅡA 类)79 种,对人类可能有致癌性(ⅡB 类)290 种,对人类致癌性尚不能分类(Ⅲ类)501 种,对人类可能没有致癌性(Ⅳ类)1 种。IARC 还指出,2012 年,全世界有 800 万人死于癌症,1400 万人确诊癌症。2012 年我国新发恶性肿瘤 358.6 万人,死亡 218.7 万人。人们还发现,有 30~40 种人类致畸物,1000 多种神经毒物。斯德哥尔摩公约(Stockholm Convention)规定的优先控制或消除的持久性有机污染物总数已达 23 种。POP 具有持久性、生物蓄积性、迁移性和高毒性等特点,可对人类健康和生态环境造成严重危害。我国已于 2004 年 11 月 11 日正式履行该公约。近些年来,陆续发现许多环境化学污染物(如有机氯化合物、二噁英、烷基酚、邻苯二甲酸酯等)对维持机体内环境稳态和调节发育过程的体内天然激素的生成、释放、转运、代谢、结合、效应造成严重的影响,被称为内分泌干扰化学物(endocrine disrupting chemicals, EDC)。现已知约有 500 种化学物质具有内分泌干扰效应。环境中的化学污染物有的是燃料的燃烧产物,有的存在于废水、废气、废渣中,可通过多种途径在环境中迁移转化。根据化学污染物进入环境后其理化性质是否改变,可将污染物分为一次污染物(primary pollutant)和二次污染物(secondary pollutant)。前者是指从污染源直接排入环境未发生变化的污染物;后者是指某些一次污染物进入环境后在物理、化学或生物学作用下,或与其他物质发生反应而形成与初始污染物的理化性质和毒性完全不同的新的污染物如光化学烟雾,它主要是由于汽车废气中的氮氧化物(NO_x)和挥发性有机物在强烈的太阳紫外线照射下经过一系列化学反应而形成的,其成分复杂,包括臭氧、过氧酰基硝酸酯(PANs)和醛类等多种成分。环境化学物可通过多种途径影响人体健康,但由于污染物的理化特性、生物学效应、接触途径、暴露频率和强度及人体的自身状况等不同所产生的危害类型和程度也有所不同。许多环境污染物既可引起急性毒性,也可造成慢性危害,甚至成为公害病的祸根。有些污染物不仅可引起急性、慢性中毒或死亡,而且还具有致癌、致畸、致突变等远期效应,危害当代及后代的健康。业已发现,即使在同一暴露条件下,不同个体对污染物的反应会有较大差别,这主要受个体自身状况如年龄、性别、营养、遗传特征、健康状况等方面的影响,其中遗传学特征即基因多态性起重要作用。

生物因素主要包括细菌、真菌、病毒、寄生虫和生物性变应原如植物花粉、真菌孢子等。在正常情况下,空气、水、土壤中均存在着大量微生物,对维持生态系统平衡具有重要作用。但当环境中的生物种群发生异常变化或环境受生物性污染时,可对人体健康造成直接、间接或潜在的危害。在发达国家生物性污染已不是突出的环境问题,但在发展中国家生物性污染仍广泛存在,并可引起相关疾病的暴发流行。2010 年 1 月海地发生里氏 7.0 级地震,除造成 50 余万人死伤外,还发生了传染病暴发流行,共有 17 万人感染霍乱,其中 3600 多人死亡。2011 年世界卫生组织指出,因不安全的饮水和食品污染每年可导致 300 万~500 万霍乱病例,以及 10 万~12 万人死亡。当前发展中国家有 10 亿多人受到介水传染病的威胁,每年有 500 多万人死于水传播疾病。2014 年 2 月非洲暴发埃博拉病毒(Ebola virus)出血热疫情,波及几内亚、利比里亚等 4 个国家,至 2014 年 12 月,埃博拉病毒已导致 6388 人丧生,确诊或疑似感染病例 17 942 人。WHO 报道,自 2007 年 1 月 1 日至 2016 年 9 月 1 日期间,寨卡病毒(Zika virus)在全球 72 个国家和地区出现了传播流行。感染者已达数万例,主要症状有发热、头痛、皮疹、肌肉酸痛等,孕妇感染寨卡病毒后还可影响胎儿大脑发育,引起小头畸形。2009 年 WHO 指出,居住在潮湿或真菌滋生的公共建筑内的个体罹患呼吸道症状和哮喘的危险度增加 75%。因此,对生物性污染引起的疾病及其防治措施的研究仍然是环境卫生学领域中重要的研究内容之一。

根据环境受人类活动影响的情况,可将其分为原生环境(primary environment)和次生环境(secondary environment)。前者是指天然形成的未受或少受人为因素影响的环境,其中存在大量对人体健康有益的因素,如清洁并含有正常化学成分的空气、水、土壤,充足的阳光和适宜的气候条件,秀丽的风光等都是对人体健康的有益因素。原生环境中也存在一些对人体健康不利的因素,例如由于地壳表面化学元素分布的不均匀性,使某些地区的水和(或)土壤中某些元素过多或过少,居民通过饮水、食物等途径摄入这些元素过多或过少而引起的特异性疾病,称为生物地球化学性疾病(biogeochemical disease)。次生环境是指受人为活动影响形成的环境。人类在改造自然环境和开发利用自然资源的过程中,为自身的生存和发展提供了良好物质生活条件。我国古代最著名的水利工程四川都江堰是两千多年前劳动人民改造自然环境为人类造福的最好例证。世人瞩目的三峡工程是世界上最大的水利工程之一,正逐渐发挥其效益。但人类在改造自然环境的同时也对原生环境施加了一定的影响。随着社会的进步和科学技术的发展,人类开发利用自然资源的能力不断提高,燃料消耗急剧增加,地下矿藏被大量开采冶炼,化学工业高度发达,促进了工农业的大发展,为人类带来了巨大的财富。同时,由于自然资源遭受不合理的开采及工农业大发展而生产和使用大量农药、化肥和其他化学品,造成大量生产性废弃物(废水、废气、废渣)及生活性废弃物不断进入环境,严重污染大气、水、土壤等自然环境,使正常的生态环境遭受破坏,人们的生活环境质量下降,直接威胁着人类的健康。近百年来,全世界已发生数十起严重环境污染造成的公害事件,如英国伦敦的煤烟型烟雾事件、日本水俣病和痛痛病、印度博帕尔毒气泄漏事件、前苏联切尔诺贝利核电站爆炸事件等。此等严重的环境污染危害公众健康所致疾病统称为环境污染性疾病(environmental pollution-related disease)。近 10 多年来发生的严重环境污染事件还有:2003 年 12 月 23 日重庆开县井喷事故造成 243 人急性中毒死亡的悲剧。2005 年 11 月 13 日中石油吉林石化公司双苯厂发生爆炸,造成松花江及其下游水体严重污染。2011 年 3 月 11 日,日本福岛发生里氏 9.0 级地震引发的严重核泄漏事件,造成了巨大的生命财产损失(2.57 万人死亡,4000 人失踪)和严重的生态灾难。2015 年 8 月 12 日天津市滨海新区危险品仓库发生爆炸事故,造成 173 人遇难或失踪,798 人受伤,事故区域环境遭受严重污染。据 WHO 估计,2012 年有 700 万人因空气污染死亡,其中约 330 万人死于室内空气污染,260 万人死于户外空气污染,这些死亡案例多发生在中低收入国家。我国学者发表于《柳叶刀》的报告称,估计中国每年因室外空气污染导致的早死人数在 35 万~50 万人。2012 年我国居民的肺癌死亡率已达 42.05/10 万,且城市高于农村,男性高于女性。目前我国每年因环境污染导致的经济损失达 1000 亿美元,占 GDP 的 5.8%。

在环境污染对人类的健康危害越来越严重、涉及的范围越来越广的情况下,全球性环境问题也日益突出,主要有:①全球气候变暖(global warming),主要是由于人类活动排放大量的温室效应气体如二氧化碳等所致。当今大气中的二氧化碳比 1960 年增加 18%,比 1750 年工业革命时增加 31%。气候变暖除造成冰川积雪融化、海平面升高等生态环境破坏外,在医学方面气温增高可使啮齿动物、病媒昆虫的活动范围扩大、繁殖力增强,导致相关疾病如疟疾、乙型脑炎、流行性出血热等疾病的发生率增高。气候变暖还可使酷热日数增加而严重威胁人类健康。2003 年欧洲经历了 500 多年来最严重的热浪,意大利因热浪造成超额死亡 3134 人,而法国死亡达 1 万多人,其中大部分为老年人。②臭氧层破坏(ozone depletion),主要是由于人类大量使用氯氟烃(chlorofluorocarbons,CFC)等造成的,其对健康的危害在于大气中的臭氧受到破坏造成其对太阳紫外线的阻挡作用减弱,而过量的紫外线照射可使人类皮肤癌、白内障的发生率增加。③酸雨(acid rain),主要是由于大气中的成酸物质如硫氧化物、氮氧化物等遇水而形成的,酸雨除对水生和陆生生态系统产生严重危害外,也可对人体健康造成直接危害,2015 年我国酸雨面积 72.9km^2,占国土面积的 7.6%。④生物多样性锐减(reduction of biodiversity),生物多样性是指地球上所有的生物如动物、植物和微生物等有规律地结合所构成的稳定生态综合体。它由生物的遗传(基因)多样性、物种多样性和生态系统多样性三部分组成。由于人类活动范围日益扩大,对生物施加的影响也逐渐加剧,特别是不合理的滥采滥伐、掠夺性开采、过度捕捞狩猎等使物种灭绝(species extinction)的速度不断加快,加速了大量遗传基因丢失及不同类型的生态系统面积锐减。2002 年国际自然资源联盟宣布,全世界又增加了 121 种濒临灭绝的野生动物。目前大约 41% 的两栖动物物种和 26% 的哺乳动物物种面临灭绝威胁。综上所述,尽管人类在科学技术、社会发展、经济建设诸多方面取得了巨大成就,但同时也引发了全球性环境污染问题。2016 年联合国环境大会指出,全球 1/4 的死亡人数与环境污染有关,缺乏洁净水和卫生设施,导致每年有 84.2 万人死于腹泻病,其中 97% 在发展中国家。

(三)环境卫生学的研究内容

根据环境卫生学的定义、研究对象及上述各种环境因素,可将环境卫生学的主要研究内容概括为以下几个方面:

1. 环境与健康关系的基础理论研究 这是解决环境与健康问题的基石,是环境卫生学的前沿领域。人类的健康、生长发育和疾病状态(除创伤和少数单基因遗传病外)都是机体与环境相互作用的结果,其相互作用的关键位点是基因组和(或)蛋白质组。人类基因组计划(human genome project,HGP)完成了人类 23 对染色体约 60 亿个核苷酸排列顺序的测定,不断发现人类基因组中所包含的约 3 万个基因中与人的重要生命功能和重要疾病相关的基因。在人类基因组中,某些基因对环境因素的作用会产生特定的反应,称为环境应答基因(environmental response gene)。环境基因组(environmental genome)是指基因组中环境应答基因的总和。环境基因组计划(environmental genome project,EGP)的主要目标是推进有重要功能的环境应答基因多态性研究,确定其引起环境暴露致病危险性差异的遗传因素,并以开展和推动环境-基因相互作用对疾病发生影响的人群流行病学研究为最终目的。近年来开展的国际人类基因组单体型图谱(International Haplotype Map,HapMap)计划是继人类基因组计划之后又一重大研究计划,其主要目的是构建不同人群的高密度单核苷酸多态(single nucleotide polymorphism,SNP)图谱,确立单体型及其中 SNP 的连锁性质和标签 SNP。人们可根据此等遗传图谱和所揭示的群体分子遗传机制,为发现复杂性疾病的易感基因确定研究方案和选择标签 SNP。HapMap 的重要价值在于揭示复杂疾病如高血压、肿瘤、糖尿病等的遗传因素,其发生通常是遗传与环境因素共同作用的结果。此等研究所取得的任何进展和突破,都会对揭示环境因素与机体相互作用的奥秘提供重要的理论基础。国内外学者采用先进的细胞生物学和分子生物学技术,深入研究环境污染物在细胞水平(如细胞行为和功能、细胞信息传递和调控等)、蛋白质水平(如应激蛋白的形成、蛋白质的功能、代谢酶的多态性等)及基因水平(如基因的应答、损伤、修复与调控、基因的多态性等)上的相互作用,已筛查出 600 多个候选环境应答基因。这些成就有助于揭示某些环境相关疾病的发病原因和多种环境因素的致病机制及人群易感性或耐受性的差异,极大地丰富环境卫生学的基础理论知识,对环境卫生学的发展将会起到不可估量的推动作用。

2. 环境因素与健康关系的确认性研究   在人类的生存环境中,环境因素的种类繁多,作用复杂,其对人体健康影响的模式也各不相同。有些环境因素由于对机体作用的强度和频率不同而呈现出其生物学效应的双重性,在浓度适宜时对健康有益,浓度过高则对健康有害。由于环境污染物对人体健康影响最显著的特点是长期、低剂量、反复作用,应高度关注低剂量环境污染物的生物学效应问题。有人提出了"hormesis"的概念,即某些物质在低剂量时对生物系统有刺激作用,而在高剂量时具有抑制作用,典型的环境污染物如镉、铅、汞、二噁英等都具有类似的生物学效应模式。由于环境中的污染物种类繁多,对人体健康的影响极其复杂,且涉及面广,其与人体健康之间的关系远未阐明。在研究污染物对人体健康的影响时,既要重视污染物的急性作用,又要重视其慢性影响;既要揭示污染物的早期效应,又要揭示其远期效应,既要考虑单一环境因素的作用,也要考虑多因素的联合作用。美国学者 Harvey Black 指出,对病原体与有毒物质之间的相互作用也应给予足够的重视,例如乙型肝炎病毒和黄曲霉毒素均可增加肝癌的风险,但同时接触这两种因素所增加的风险远远超过两个独立危险因素的预期影响。再如,人类乳头状瘤病毒(papillomavirus)感染是子宫颈癌发生的必要条件,而吸烟作为协同因素,可增加病毒感染者发生癌症的风险。研究发现,胚胎发育窗口期暴露环境有害因素与成年期某些疾病的发生发展有密切关系,从而提出胚胎源性成人病(fetal origin of adult disease)的概念。出生前暴露环境内分泌干扰物可引起男性睾丸发育异常和成年后的生殖障碍及女性发生子宫内膜癌的危险性增加。在确证环境因素与健康的关系时,还应及时发现反映机体接触污染物的暴露生物标志(biomarker of exposure)、反映污染物对机体影响的效应生物标志(biomarker of effect)和反映机体对污染物反应差异的易感性生物标志(biomarker of susceptibility)。这些生物标志对于早期发现和预防污染物的健康危害、保护敏感人群具有重要价值。因此,努力探索和及时确认极其复杂的环境因素对机体健康的影响、作用模式、相互关系和影响因素等,对于阐明环境因素与健康的关系具有十分重要的意义。

3. 创建和引进适宜于环境卫生学研究的新技术和新方法   随着生命科学和环境科学的发展及环境与健康关系研究的深入,环境卫生学领域内有待创建和引进诸多新的研究方法。分子生物学中的组学技术以高分辨率、高敏感性和高通量的优势,使人们摆脱了以往逐一研究单个基因、蛋白质、代谢产物的状态,从而向系统化、整合化方向发展。人们可从整体角度考虑研究人类组织细胞结构、基因、蛋白及其分子间相互作用与机体健康的关系,通过整体分析人体组织器官功能和代谢状态,探索环境因素对人类健康和疾病影响的机制。组学技术主要包括基因表达谱、表观基因组学、蛋白组学、多肽组学、代谢组学及暴露组学等的研究技术和方法,研究环境因素暴露对机体的基因和蛋白质、多肽成分、功能、变化规律等的影响及对细胞结构和功能的作用。鉴于环境与健康主要研究环境、个体易感性及机体反应之间的交互作用,而暴露组学对应环境、基因组学和表观遗传学对应个体易感性、蛋白组学和代谢组学对应机体反应,且组学技术可使三者交叉融合,提示组学技术在环境与健康研究中具有广阔的前景。在环境卫生学研究中,应用流行病学研究方法为阐明环境与健康的相互关系提供了重要的宏观指导,但难以在诸多复杂因素中识别出微量有害因素和远期暴露的潜在健康效应。此时,借助以现代分子生物学技术为基础建立起来的分子流行病学研究方法,对于揭示环境暴露致健康危害的内在本质具有重要价值,可大大提高人们对环境因素与健康关系认识的水平,更有效地预防和控制环境污染对人类的健康危害。

4. 研究环境卫生监督体系的理论依据 2015年1月1日起实施的新修订《中华人民共和国环境保护法》总则中提出了"保障公众健康",并新增加了环境与健康监测、调查等内容的条款。新修订的环境保护法对环境与健康工作提出了明确要求,第一次把环境与健康关系研究工作在法律上进行明确,为今后环境与健康工作的全面展开、促进环保工作更加注重保障公众健康,提供了充分的法律依据。环境卫生监督属于公共卫生行政执法的范畴,由依法委托授权单位的执法人员按照国家的法律、法规、条例、规定、办法、标准等,对辖区内的企业和事业单位、生产经营单位或个人及服务行业等贯彻执行国家环境卫生有关法规、条例、办法、标准等情况进行监督和管理,对违反环境卫生法规、危害民众健康的行为依法进行监督管理或行政处罚。尽管环境卫生监督属于行政管理和执法工作,但也要求监督执法人员懂得环境与健康相关知识,而环境卫生学则必须为其提供科学的理论依据,如环境与健康法规、环境卫生标准的制订和实施都需要环境卫生学提出具体的卫生要求和环境卫生基准作为监督工作中技术规范的依据,使环境卫生监督工作人员真正做到执法有据、判断准确。

二、环境卫生学发展简史及我国环境卫生工作的主要成就

(一)环境卫生学的发展简史

我国古代劳动人民早在两千多年前就已认识到人与环境之间的辩证统一关系。在《黄帝内经》中提出"人与天地相参、与日月相应"的观点,认为自然界是人类生命的源泉,人与自然界有着密不可分的联系,后人进一步提出强调"顺四时而适寒暑,服天气而通神明,节阴阳而调刚柔"。早在四千多年前,人们就已认识到水源清洁与否、水质好坏与人体健康关系十分密切,并开凿水井而饮用净水,两千多年前已有定期淘井和清洁净水的措施。《管子》里明确记载"当春三月,……抒井易水,所以去滋毒也"。《吕氏春秋》对水质成分与健康的关系更有深刻的阐述,"轻水所,多秃与瘿人;重水所,多尰与躄人;甘水所,多好与美人;辛水所,多疽与痤人;苦水所,多尪与伛人。"祖国医学上的瘿病主要是指甲状腺肿,现代医学证明,饮水和食物中缺碘可引起单纯性甲状腺肿。所谓尰,即脚肿的

疾患,甓是腿瘸,在长期饮用含有某种过量化学物质或不正常的水后,引发身体畸形及骨骼、关节病变,这种病情与当今的大骨节病十分相似。古代人民对城市规划布局、住宅与健康的关系也有较深刻的认识。《左传》载有"土薄水浅,其恶易觏,……土厚水深,居之不疾。"西晋《博物志》指出"居无近绝溪、群冢、狐盅之所,近此则死气阴匿之处也。"

古希腊医学家希波克拉底(Hippocrates,约前 460 年—前 370 年)也著有《论空气、水和地点》一书,内容涉及外界环境因素对人体健康的影响和疾病的预防。18 世纪末至 19 世纪初,一些国家发生了工业革命,工人的劳动环境和生活条件十分恶劣,车间、矿井毒气弥漫,粉尘飞扬,居住拥挤,饮食低劣,疾病蔓延,对工人健康有很大危害。而环境卫生问题主要是工业化带来的人口聚集、生活条件恶劣、饮水安全无保障而造成传染病流行。1804 年英国用砂滤法净化自来水,1905 年将加氯消毒作为饮水消毒的常规方法。从此水质得到保证,介水传染病发生率大大减少。1848—1854 年,英国著名内科医生 John Snow 对伦敦宽街的霍乱流行及不同供水区居民的死亡率进行了调查分析,首次提出霍乱经水传播的科学论断,并采取了积极的干预措施成功控制了霍乱的进一步流行。19 世纪末 20 世纪初,由于社会的发展和科学技术的进步,扩大了原料和能源的利用范围,也增加了废气、废水、废渣的排放量,造成明显的环境污染,使环境卫生问题趋于复杂化。

我国自 1879 年建设首座自来水厂到 1949 年新中国成立,70 年间全国仅 72 个大城市建有自来水厂,日供水量 240 万吨,管网总长 6589km,只供给外国租界、统治阶层及大的工商业区约 962 万人饮用。新中国成立后不久,在全国 6 所医学院校率先设立公共卫生专业,环境卫生学才成为一门独立的学科。在"预防为主"卫生工作方针指引下,全国环境卫生工作蓬勃发展,促使环境卫生学的理论、内容和研究方法不断充实、深化和发展。自 1979 年至今,先后多次召开全国环境卫生学学术会议,及时总结我国环境卫生工作的经验和成果,不断充实环境卫生学的理论知识,扩展环境卫生事业的领域,使我国环境与健康工作水平不断提高。2007 年 11 月《国家环境与健康行动计划》正式启动,该行动计划是由原卫生部、国家环境保护部等 18 个国务院部委局共同制订的我国环境与健康领域的第一个纲领性文件,其目标是控制有害环境因素及其健康影响,减少环境相关性疾病发生,维护公众健康。至 2015 年,针对《国家环境与健康行动计划》设定的主要目标,国家投入巨额资金,由环保部、国家卫生计生委、水利部等部门组织实施了环境与健康相关的重大科技专项、公益项目、科技支撑计划等研究项目,获得大量空气污染、水污染、土壤污染等方面基础数据和重要成果,基本达到了预期目标。纵观几十年来我国环境卫生学和环境卫生事业的发展,在不同发展阶段均取得了显著成就和长足进展,突出表现在:从 20 世纪 50 年代初期围绕生物性因素的研究扩展转移到对化学性和物理性因素的研究,从最初单纯对环境因素监测、调查扩展到与人群健康相结合的研究;在研究方法上从单纯的宏观流行病学调查转向对人群的宏观调查与实验室微观研究相结合的调查研究,以及运用毒理学的研究方法和现代分子生物学技术开展污染物的远期危害和机制研究,并探索多种环境因素联合作用;在环境暴露上从测量环境浓度转向测量个体实际暴露;环境与健康工作从单纯的学术研究转向社会各界高度关注的热点问题与单纯学术研究并重、学术研究与社会服务并重,并逐步迈入法制化的轨道。

近年来,随着生命科学的发展及分子生物学技术在环境卫生学中的应用,人们得以从分子水平上深入探讨环境与健康的关系,为评价人群罹患环境相关疾病的危险性提供了新的方法。在探讨污染物的毒作用机制中,从过去的整体、器官和系统水平逐步深入到当前采用组学技术深入研究细胞结构、蛋白质功能、基因表达、代谢异常及其相互联系等。环境基因组计划的实施,旨在探讨环境-基因相互作用,寻找环境因素对机体造成损伤的易感基因(susceptible gene)和环境应答基因(environmental response gene)的多态性在疾病发生发展中的作用。这是环境与健康研究在学术思想上的飞跃和研究方法的更新,为环境卫生学的发展提供新的机遇和活力,并为解决环境相关疾病的发生机制及人群易感性差异提供了新的、更加有效的研究手段,也为今后相关疾病的精准预防奠定了理论基础。1989 年和 1992 年联合国先后提出了"清洁生产"(clean production)的概念和"可持续发展"(sustainable development)战略,旨在促使人们节约能源、减少资源消耗,使自然资源和生态环境持续发展,既能满足当代人的需要也不会损害子孙后代发展的需要。当今国家"十三五"规划纲要提出"创新、协调、绿色、开放、共享"的发展理念,对于促进经济发展、维护民众健康、保护生态环境可持续发展都具有重要意义。

(二)我国环境卫生工作的主要成就

新中国成立 60 多年来,始终坚持贯彻"预防为主"的卫生工作方针,全国城乡面貌发生了巨大变化,一些严重危害人民健康的传染病、地方病得到有效控制或消灭。目前,我国已具备了一支素质较高的环境卫生工作队伍,建立了较完善的环境卫生监督、监测体系,使环境卫生工作更加全面深入,取得不少世人瞩目的成就。迄今,全国有百余所高等院校设置了公共卫生学院(系)并开办预防医学专业,而环境卫生学是该专业的重要组成部分和主干课程。不少学校还有环境卫生学的硕士、博士学位授权点,培养出大批环境卫生专业的高级专门人才。总之,60 多年来我国在环境卫生领域取得了可喜成就,简要归纳如下。

1. **城乡环境卫生面貌显著改善** 通过大力开展爱国卫生运动、创建国家卫生城市和农村改水、改厕、改灶等活动,使我国城乡环境卫生面貌显著改善。迄今,我国数百个城市和县级城镇、市区被命名为国家卫生城市(镇、区)。城市全部实现集中式供水,生活饮用水四项指标(浑浊度、细菌总数、大肠菌群、余氯)合格率达 95%以上。至 2011 年底,全国共有农村供水工程 5887 万处,受益人口 8.12 亿人,其中集中式供水工程受益人口 5.49 亿人,分散式供水工程受益人口 2.63 亿人。全国城乡居民的生活环境条件、室内卫生设施和卫生状况有了很大改善,特别是在煤烟污染型地方性氟中毒和砷中毒的流行区,家庭炉灶的改建显著降低了室内空气污染的程度。

2. **环境与健康研究取得丰硕成果** 近几十年来,我国环境卫生工作者对环境污染的健康效应问题进行了大量调查研究。我国曾对全国 50 万以上人口的 26 个城市进行了大气污染与人群健康关系的大规模调查研究,发现大气污染与城市居民肺癌和慢性阻塞性肺疾患(chronic obstructive pulmonary disease,COPD)具有一定的相关性。自 1970 年代中期起,多次开展全国居民全死因回顾性调查。目前已将全国死亡原因监测作为疾病预防控制的重要工作内容,发现我国居民肺癌死亡率呈明显的上升态势,从 1970 年代的 7.17/10 万上升到 2012 年的 42.05/10 万。肺癌死亡率居我国恶性肿瘤死亡原因之首,且城市的发病率和死亡率明显高于农村。在环境相关疾病的病因学研究方面也取得了重大成果。例如,20 世纪 70 年代,我国云南省宣威县肺癌标化死亡率高达 26.23/10 万,经人群调查和实验室研究发现,当地居民生活燃用烟煤导致室内空气中苯并(a)芘等致癌物浓度很高是造成肺癌高发的主要原因。我国南方一些地区流行的煤烟污染型地方性氟中毒和地方性砷中毒的发病类型和发病原因是我国环境卫生工作者首先发现的。后经改良炉灶等措施降低室内空气中污染物的浓度,使当地居民肺癌、地方性氟中毒和砷中毒的发生率都明显下降。饮水中碘含量与甲状腺肿发病关系的 U 型曲线也是我国研究人员最早提出的,经过环境卫生工作者的不懈努力,我国已基本达到消除碘缺乏病的目标。这些研究成果既丰富了环境卫生学的理论知识,也为相关疾病防治策略的制定提供了科学依据。

3. 环境监测工作卓有成效　20 世纪 50 年代后期,我国一些大城市如北京、上海、天津、沈阳等率先开展了大气污染调查监测。20 世纪 60 年代以来,各地卫生防疫机构与有关部门合作对全国 200 多条河流、湖泊、水库进行了监测,并对长江、黄河、珠江、松花江等水系和渤海、黄海、南海等海域及主要湖泊、水库的污染状况进行了连续 5 年的调查监测。自 1979 年起,我国还参加了联合国环境规划署和世界卫生组织主办的全球监测系统的大气监测和水质监测。这些监测结果为掌握我国环境污染状况积累了丰富的资料。近些年来各地相关机构也加大了对化妆品、室内空气污染和公共场所的卫生监测和监督的力度。当今,全国已初步形成了生态环境监测网络,将全国 74 个重点城市的空气质量进行实时监测报告、饮用水卫生状况及重要水体的水质状况等作为常规工作进行全面监测,定期发布监测数据和环境质量报告。近年我国开展了首次全国土壤污染状况调查,面积约 630 万 km^2,基本掌握了全国土壤环境质量的总体状况。

4. 环境与健康法律法规标准体系逐步建立和完善　我国从 2007 年启动《国家环境与健康行动计划(2007—2015)》至 2011 年底,先后出台了《环境与健康行动计划》《卫生部国家环保总局环境与健康工作协作机制》等 7 个环境与健康相关政策性文件。我国新修订的环境保护法中增添了保障公众健康的相关内容,更加关注环境质量对公众健康的影响,在强调保护环境的同时更加重视预防和控制与环境污染相关疾病的发生。这些法规和政策文件为我国今后的环境与健康工作提供了重要的法律保障。此外,我国环境与健康标准体系也日臻完善,主要包括:①环境质量标准体系:是以保护人的健康和生存环境,防止生态环境遭受破坏、保证环境资源多方面利用为目的,对污染物或有害因素容许含量或要求而制定的一系列具有法律约束力的技术标准。②环境卫生标准体系:是以保护人群身体健康为直接目的,运用环境毒理学和环境流行病学的手段,对环境中与人群健康有关的有害因素以法律形式所规定的限量要求和为实现这些要求所提出的相应措施的技术规定。此外,国家质检总局和建设部针对室内环境污染对人体健康的危害,制定了民用建筑工程室内环境污染控制规范及装饰装修材料中有害物质的限量要求等。建设部为保障供水质量和安全,还制定了《管道直饮水技术规程》《二次供水技术规程》等。我国环境与健康标准体系的建立和完善为改善人民的生活环境及保证对相关卫生产品的执法监督提供科学和法律的技术依据。

三、环境卫生工作和环境卫生学今后的任务

环境卫生学是研究环境与人群健康关系,以保护和增进人体健康为目的的科学,是预防医学的二级学科和主干课程。它作为一门独立的学科具有完整的理论体系和具体的研究内容。因而,在教

材中应坚持本学科的系统性和完整性,全面阐述环境卫生学的基本理论和基本内容,突出重点兼顾一般,并随着社会的发展和进步,不断扩充新的理论知识和内容。环境卫生工作是环境卫生学理论知识体系指导下的环境卫生实践工作,其目的是防止环境污染、预防疾病、提高人群的健康水平,其内容随社会发展和卫生服务需求而有所变化,因此环境卫生工作具有一定的阶段性和时效性。可见,环境卫生学和环境卫生工作既相互联系不可分割,又有所区别。环境卫生工作能丰富环境卫生学的内容,是环境卫生学理论的具体体现;而环境卫生学是基于环境卫生工作实践对环境与健康理论体系的全面阐释和环境卫生主要工作内容的高度概括,因而环境卫生学对环境卫生工作实践具有指导作用。尽管我国环境与健康工作取得很大成就,但当前所面临的形势仍十分严峻,环境污染引发人群疾病的威胁日益严重,传统环境污染危害尚未完全消除,新的环境污染问题已经显现,环境相关疾病已成为危害人群健康的重要问题。

《国家环境与健康行动计划(2007—2015)》标志着我国已将环境与健康理念开始融入到经济社会大发展之中。该计划在环境与健康法律法规标准体系、监测网络、应急处置、信息共享服务、技术支撑和健康宣传等六个方面开展了卓有成效的工作并取得显著成绩。例如,在环境与健康技术支撑上重点开展了以下几方面的工作:①全国生活饮用水水质状况调查;②全国人群水性疾病流行情况调查;③儿童哮喘第三次全国流行病学调查;④第二次大气污染与居民死亡情况调查;⑤气候变化对人群健康影响预警系统的建立;⑥中国空气污染导致人群健康影响的经济损失评估;⑦中国人群环境化学污染物体内负荷量评价;⑧环境重点污染物对健康影响的动态研究。2012年国家环保部和原卫生部联合开展"全国重点地区环境与健康专项调查"项目,投入资金17.5亿元,对全国100个重点地区开展摸底调查,包括环境污染调查、人群健康调查、当地人群健康风险评估等。通过环境与健康工作者的不懈努力,我国环境卫生事业取得令人瞩目的成就。尽管如此,我国环境污染形势依然严峻,环境与健康领域仍面临巨大挑战。为此,近年来国家又先后发布的大气、水、土壤污染防治行动计划及《"健康中国2030"规划纲要》提出加强城乡环境卫生综合整治,深入开展大气、水、土壤等污染防治等为主要内容的健康环境建设目标,为深入开展环境污染防治、保护民众健康指明了研究方向,给我国环境与健康事业的发展增添了新的活力,也给环境卫生学提出了新的任务和希望。主要包括:

(一)加强环境因素健康效应的研究

当今,我国正面临着传统环境危害与现代环境危害的双重压力,环境污染的严峻态势尚未见有根本改善。环境中存在的大量化学、物理、生物因素均可对人群健康产生影响。因此,在全面开展生态环境污染状况监测的同时,应着力研究环境有害因素对机体健康的影响,将传统的研究方法与现代分子生物学技术相结合,揭示环境有害因素对人体健康影响及其分子机制。有些环境因素按其性质、浓度和作用频率,对机体可能呈现"有利"和"有害"的双重性,要对此类因素提出限量要求,趋利避害。由于环境化学污染物种类繁多、成分复杂、数量巨大、污染范围广,其对人类健康的危害也最大。因此,化学性污染对健康的危害仍是今后研究的重点领域。由于生命早期(包括孕期)是环境有害因素对机体产生终身不良后果的高敏感期,生命早期及出生后不同发育阶段的环境暴露(综合暴露)会对成年后的健康和疾病产生显著影响。据此,人们提出了暴露组学(exposomics)的概念,重点关注从妊娠(受精卵)开始贯穿于人一生整个生命周期的环境暴露全过程,采用全暴露组关联研究(exposome-wide association study,EWAS)方法,检测所有可能的暴露标志,通过分析病例组和对照组差异最显著的暴露标志,再重复验证,确定有效的生物标志,进而利用此等生物标志来阐明暴露-效应关系、作用机制等。暴露组学关注个体一生中所暴露的测量及此等暴露与疾病之间的联系,它依赖于基因组学、蛋白质组学、脂类组学、糖组学、转录组学、代谢组学、加合物组学等的发展,以全面揭示暴露与疾病之间的关系。此外,应加强环境有害因素联合作用研究,特别要重视多因素、低水平暴露下的健康效应问题,以及生物因素与化学因素的联合作用等。由于不同污染物的存在形式、人体暴露途径、暴露量、个体敏感性的不同及多种因素的联合作用等,对机体的作用模式和效应会有所不同,这就更增加了环境因素健康效应研究的复杂性。当前,可利用多种组学技术研究环境-机体的相互作用及其机制,揭示环境污染物对健康危害的生物学本质,并开展污染物的剂量-反应关系评价,寻找特异、敏感、简便易行的生物标志,构建环境污染危害的预警体系,保护人群健康。

（二）新技术、新方法在环境卫生工作中的应用

环境卫生学是一门应用性很强的交叉学科。在环境卫生工作实践中,要善于借鉴相关学科的理论知识,创建和引进新的研究技术和方法,其对于提高环境卫生工作质量和研究水平具有极为重要的意义。引进细胞生物学、生物化学、分子生物学、分子流行病学等学科理论和研究方法,对于深刻揭示环境与健康关系的内在本质至关重要。利用组学技术可鉴别相关个体对环境有害因素的易感性,探索其作用机制,有望解决环境与健康的某些关键科学问题。例如,全基因组关联研究(genome-wide association study,GWAS)发现诸多与疾病有关的基因多态性变异;观察环境化学物暴露对 DNA 甲基化、组蛋白修饰或微小 RNA 的干扰作用,可为环境化学物暴露与表观遗传学修饰的关联提供证据;应用代谢组学技术有望解决化学物长期低剂量混合暴露的问题。此外,利用组学技术可高通量筛选毒物,并可预测未知化学物的毒性,从而推动更加快速、廉价、准确的新一代健康风险评估的建立与发展。可见,充分利用组学技术等的研究策略和方法,可快速、准确地收集和分析海量数据和相关信息,为揭示环境污染物的毒作用机制及环境相关疾病的发生机制提供强有力的技术手段。引进分析化学、仪器分析技术有利于快速检测有害物质,可提高对新化学污染物的识别能力,增强处理环境污染突发事件的应急能力;应用新的微生物检测技术可快速检测环境中的致病性微生物等。

（三）认真落实环境与健康法律法规要求,保护民众健康

环境与健康的相关法律、法规、标准是从保护人群健康和提高人类生活质量出发,对与人群健康有关的环境因素水平及其管理作出的具有法律效力的规定,是政府实施环境与健康执法监督和环境相关疾病控制、企业自律、民众维护自身权益的法定依据。虽然我国新修订的环境保护法中已有"保障公众健康"的论述,并增加了相关条款,提出了开展环境健康研究工作的基本框架,但公众对环境污染导致的健康危害问题的认识仍有待提高。与发达国家相比,我国在管理体制、法律法规、标准体系、技术支撑等方面仍有不小差距,更缺乏环境健康损害案件的受理、裁决、赔偿等方面的法律法规。在环境与健康管理方面,环保部门主要侧重对污染物的监测,而对污染物监测数据与人群健康影响的联系重视不够;而卫生部门更多侧重于人群健康损害的环境污染因素识别,未能将环境与

健康作为一个有机整体进行管理。为有效遏制环境污染日趋严峻的态势,保护民众免受环境污染的健康危害,促使环境与健康工作逐步驶入法制化的轨道。国家采取了一系列措施:如新修订了《环境空气质量标准》(GB 3095—2012),增加了细颗粒物(PM$_{2.5}$)、臭氧等检测指标;国家于 2013 年 9 月、2015 年 4 月、2016 年 5 月和 10 月先后发布了《大气污染防治行动计划》(气十条)、《水污染防治行动计划》(水十条)、《土壤污染防治行动计划》(土十条)及《"健康中国 2030"规划纲要》。这些文件都是以保护民众健康为出发点,大力推进生态文明建设,改善生态环境条件,促进社会经济健康发展。此等污染防治行动计划和规划纲要是继《国家环境与健康行动计划》实施之后,又明确提出的开展环境污染防治、保护人民群众健康的又一重大举措,为深入开展环境与健康调查、监测、健康风险评估及环境相关疾病的深入研究提供了重要的法律支撑。同时,要以环境卫生学的理论知识及相关科学研究所得数据为基础,加快与此等法律法规相配套的环境健康标准体系建设,切实保障各项环境健康的法律法规得到认真贯彻执行。

（四）加强农村环境卫生工作

近 30 多年来,我国农村环境卫生面貌发生了巨大变化,环境卫生质量明显改善。但由于大量乡镇企业的兴起、城市污染企业的转移、滥施农药化肥等造成的污染,给农村环境卫生工作带来诸多新的问题。2015 年全国爱委会印发的《全国城乡环境卫生整洁行动方案》(2015—2020 年)指出,保障饮水安全、普及农村无害化卫生厕所、加强生活垃圾和污水处理设施建设等是该行动方案的重点工作内容。可见,加强农村环境卫生工作仍然是我国环境卫生事业的重要任务之一。

1. 努力改善农村饮用水的卫生状况 国家"十二五"期间,农村饮水安全工程投入约 1600 亿~1700 亿元人民币,农村集中式供水人口比例提高到 80% 左右,使我国农村饮用水状况得到显著改善。但由于我国地域广阔,各地经济发展不平衡,多地饮用水水质尚未达到安全饮水的程度,其主要问题以生物学指标不合格最为常见。此外,我国尚有 7000 万贫困人口,他们大多生活在边远、贫困地区,其生活条件和饮水安全问题堪忧,有些地区农民的饮用水仍遭受地球化学性和环境化学性污染的威胁。就全国范围而言,农村饮水的突出问题仍是生物性污染危害。因此,加强对农村饮用水水源的卫生防护和饮水消毒工作,防止肠道介水传染病的暴发流行仍是当前农村环境卫生工作的首要任务。此外,应切实加强农村饮水水质监测,使水质监测制度化、经常化、网络化,并因地制宜采取相应措施改善居民的供水条件和水质状况,确保广大村民饮水安全。

2. 加强改良厕所和粪便垃圾无害化处理的技术指导工作 到 2015 年底,农村卫生厕所普及率已提高到 75%。但仍有一些农村地区由于卫生厕所覆盖率低,设施简陋或新建厕所的技术措施落实不到位,达不到粪便无害化的要求。有的根本没有粪便收集处理装置,造成苍蝇大量孳生,仍是农村肠道传染病和寄生虫病发生和流行的重要原因。家庭规模化畜禽养殖造成的环境污染也逐渐成为农村环境卫生的突出问题。不少农民不重视有机肥的施用,导致粪便垃圾不能及时被清理,也是当前农村地区生物性污染较严重的重要原因。因此,大力开展宣传教育,提高广大农民的卫生意识,普及卫生知识,对粪便垃圾的收集和无害化处理进行现场指导,及时清理畜禽圈舍,全面推广卫生厕所和沼气池的建造,改变农村环境卫生面貌,是农村环境卫生工作的重要任务。

3. 制订农村环境卫生管理法规,加大环境卫生监督管理力度 这是有效遏制农村环境污染,为农民创造良好生活环境法制管理的重要依据,也是建设社会主义新农村,保障广大农民健康的法律保障。国家应尽早制订农村环境卫生管理的法规、条例等,保障农村居民的合法权益。在村镇新农村建设中要统筹安排、合理布局,制定切实可行的村镇建设规划,包括生活饮用水水源选择、生活垃圾及生活污水的无害化处理等。乡镇政府部门也要牢固树立"创新、协调、绿色"的发展理念,实施可持续发展战略,建设资源节约型和环境友好型社会,坚决杜绝和取缔污染严重的企业,严格禁止城市企业污染向农村转移。

(五)开拓环境卫生工作的新领域

在社会经济发展进程中新的环境与健康问题日渐显现,不断给环境卫生工作和环境卫生学提出新的任务和要求,从事环境卫生工作的各级人员都要不断学习新知识,认识新事物,适应社会发展的需要,为保护人民身体健康开展新的工作内容。在人们的现实生活中不断出现新的化学品,其对人体健康的危害不容忽视。有的化学物质当初被认为对环境和人体健康基本无害,但后来被证实对环境和健康具有意想不到的危害。例如,全氟辛烷磺酸(perfluorooctane sulfonates,PFOS)和全氟辛酸(perfluorooctanoic acid,PFOA)的急慢性毒性均较低,但其对机体的生殖内分泌和甲状腺功能具有干扰作用,并可使新生仔鼠发育迟缓等。双酚 A(bisphenol A,BPA)的毒性很低,但却是重要的环境内分泌干扰物,在环境暴露剂量下就有可能导致男性生殖功能障碍及甲状腺功能紊乱,并具有致肥胖作用等。可见,过去曾认为危害较小的物质,随着研究的深入可能会发现新的健康危害问题。此外,当前快速发展的生物技术实验产生了前所未有的特殊废弃物,且大多未经任何处理就排入环境。例如,细胞和病毒的 DNA 片段、分子生物试验废弃物中的 DNA 片段、微生物的质粒等,对生态环境特别是水生态和土壤生态环境中生物的负面作用有待阐明,其对生态系统中生物的作用可能产生不利于人类健康的影响,通过转染可能对人体健康构成威胁。例如,致病株、抗药株微生物的 DNA 片段和质粒可造就新的病原体,如果对其没有足够的重视,可能会带来严重后果。这些都需要环境卫生工作者不断学习新知识,研究新问题,勇于面对新的挑战,为保护人群健康做出新贡献。总之,各级环境卫生工作者必须适应当前社会发展的新形势,努力学习,开拓创新,以高度的责任感和事业心开创环境卫生工作新局面。

（杨克敌）

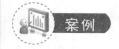 案例

湖北省某镇 20 世纪 80 年代初是全国闻名的电镀之乡,先后办起 70 多家电镀厂,多为土法上马的家庭作坊,无任何废水处理措施,废水漫地横流。1998 年 5 月的一天该镇曾办过电镀作坊的某村民与其他人一起清淘自家门前的水井。这口开挖于 5 年前的水井连日来水变苦,喝后引起腹痛等症状。井水抽干后该村民腰系绳索下到井底,捞一个掉入多时的铁桶。村民以为水质变差可能与这只桶的铁锈有关。

当他下到井底即感觉苦味很重、胸闷,不一会井上的人即听到铁桶的落地声和人倒下的沉闷声。其兄见状急忙顺井绳溜下,在他背起弟弟顺绳向上爬至离井口 2 米处,因体力不支滑落井

底。 他们的父亲急忙赶来系上绳子，用湿毛巾捂住鼻子下到 13.5m 深的井底，还未将救人的绳子系好就失去了知觉。 井上的人见井底没了动静，赶忙将老汉拉了上来，急送医院抢救得以生还，他的两个儿子则奔上了黄泉不归路。

思考题

1. 请分析二人的死亡原因是什么?

2. 二人为什么会发生这样的死亡?

3. 如果领导指派你对这起事件进行调查，你应从哪几个方面开展相关调查研究?

第二章

环境与健康的关系

环境是人类生存的条件,也是人类发展的根基。人生活于环境之中,一切人类活动无时无刻不受到环境的影响,也在不断影响着环境。随着自然环境和人类社会的发展演变,环境对人的影响越来越深刻与复杂。当人们还陶醉于工业化的巨大进步时,生态环境破坏和污染问题已经不期而至,并随着工业化的不断深入而加剧,形成了大范围甚至全球性的公害。近年来,随着环境污染的加剧,人们越来越关注环境对人群健康的影响,并越来越重视环境与健康相互关系的研究。

环境与健康关系的研究涉及问题十分广泛,既有原生环境问题,又有次生环境问题;既包括环境因素对健康的有益作用,也包括对健康的不良影响;既涉及环境与健康关系的宏观规律,又涉及其作用的微观机制,还有不同环境因素之间的联合作用。有鉴于此,深入开展环境与健康关系的研究,揭示环境因素对人体健康影响的生物学本质及其作用规律等,具有十分重要的意义。这是环境卫生学的核心内容和长期的根本任务。

第一节　人类的环境

环境(environment)是指以人为主体的外部世界,是地球表面的物质和现象与人类发生相互作用的各种自然及社会要素构成的统一体,是人类生存发展的物质基础,也是与人类健康密切相关的重要条件。人类的环境是指环绕于地球上的人类空间及其中可以直接、间接影响人类生存和发展的各种物质因素及社会因素的总体。

环境是一个复杂的体系,一般可按照环境的主体、环境要素的属性及特征、环境空间范围等进行分类。按环境要素的属性及特征,可将人类的环境分为自然环境、人为环境和社会环境。自然环境包括自然界存在的各种事物和现象,它们是天然形成的,在人类出现之前已经存在,如阳光、大气、陆地、海洋、河流、各种动植物等。人为环境是经过人类加工改造,改变了其原有面貌、结构特征的物质环境,例如城市、村镇、园林、农田、矿山、机场、车站、铁路、公路等。社会环境是人类通过长期有意识的社会劳动,所创造的物质生产体系、积累的文化等所形成的环境。社会环境由社会的政治、经济、文化、教育、人口、风俗习惯等社会因素构成。这三类环境还可以依其构成要素的属性或特征作进一步分类,如自然环境按构成要素可分为大气环境、水环境、土壤环境等;按生态特征可分为陆生环境、水生环境等。此外,还可按人类对环境的影响程度,分为原生环境和次生环境。

人类的生存环境是一个由自然环境、人为环境和社会环境组成的综合系统。由小到大,由近及远可将人类的环境分为各级大小不同的结构单元,包括特定空间的小环境(如航空、航天或水下航行的密封舱)、生活环境(如居室、院落、公共场所)、车间环境、区域环境、全球环境。人类的生活环境大多属于次生环境,生活环境是人群聚集、人际交往频繁的地方。生活环境与人的关系最密切,对人类健康的影响也最为直接。开放的生活环境又处在大的自然环境的拥抱之中。

一、人类自然环境的构成

在地球形成演化的过程中,重力把不同密度的物质分开,密度较小的物质逐渐上浮,聚集于地表;而密度较高的物质,逐渐下沉,向地心聚集。使空气、液态水和岩石以同心的层状排列,构成了大气圈、水圈和土壤岩石圈三个基本圈带。随后,在大气和海洋,以及大气和固体陆地表面之间的交接面上产生了生物,生物的长期繁衍形成了生物圈。大气圈、水圈、土壤岩石圈和生物圈共同组成了人类的自然环境。

（一）大气圈

大气圈（atmospheric sphere）主要指围绕地球周围的空气层,可划分为对流层、平流层、中间层、热成层和逸散层（外大气层）。随海拔高度升高,大气呈不均匀分布,距地面越远密度越低。在50km以上,大气质量不足总质量的0.1%。对流层的平均厚度仅约12km,约占整个大气层厚度的1%,但却集中了整个大气圈质量的75%。人类活动和排放的污染物多集中于对流层,其与人类关系最为密切。大气主要由 N_2、O_2、CO_2 等混合气体及水汽和气溶胶组成,对保障人类的健康和维持其他生物的生存具有重要意义。大气中的 CO_2 和水汽能吸收红外线辐射,储存热量,起到对地球的保温作用。大气平流层中的臭氧能够吸收太阳辐射中对生物具有强烈杀伤力的 B 段（280~320nm）和 C 段（200~280nm）紫外线和宇宙射线,从而保护地球表面的生物得以生存。

（二）水圈

地球上的水以气态、液态和固态三种形式存在于空气、地表与地下,成为大气水、海水、陆地水（包括河流、湖泊、地下水和冰雪水）,它们共同构成了水圈（hydrosphere）。水圈中各类水的总量估计为 $1.38×10^{10}km^3$,其中海水占96.53%,覆盖了地球表面积的71%。淡水资源占近3%,不过便于取用的河水、湖水及浅层地下水等淡水仅占水圈总量的0.2%左右,其中一部分已遭到较严重的污染而不能供人饮用,饮水短缺已成为世界某些地区的严重危机。

（三）土壤岩石圈

地壳主要由岩浆岩、沉积岩和变质岩三类岩石构成。地壳岩石经长期风化作用形成母质,母质经微生物和植物的作用形成了土壤。土壤是覆盖于地表、具有肥力的疏松层,含有矿物质、有机质、微生物、水和空气等成分,能为生物的生存和发展提供重要的物质基础,称为土壤岩石圈（lithosphere）。土壤是联系有机界和无机界的重要环节。当土壤受到污染时,可能通过生物富集、水分蒸发和渗透等途径使污染物向动植物、大气及水体转移。不同地史时期形成的岩石即使岩石类型相同,其岩石组成及微量元素的含量也不尽相同,这种差异对不同地区成土母质、生物生长和水圈水质（特别是地下水）影响很大。

（四）生物圈

生物圈（biosphere）指从海平面以下深约12km至海平面以上高约10km的范围,包括了一部分大气圈和水圈及土壤岩石圈,是地球上所有生命物质及其生存环境的整体。地球生物是生物圈内的主体,其种类多,数量庞大,结构多样。绝大多数生物通常生存于海洋洋面之下和地球陆地地面之上100m 的范围内。生物多样性是生物圈最重要的特征。

生物圈的形成是生物界与大气圈、水圈和土壤岩石圈长期相互作用的结果。不同的环境对生物的繁衍与发展产生不同影响,形成不同的生物群落。同时,生物活动又以各种方式对所生存的环境产生重要影响。

二、生态环境

生态环境(ecological environment)由生态系统和环境系统共同组成,是由生物群落及非生物自然因素组成的各种生态系统所构成的总体。它是与人类生存和发展密切相关的生态系统所组成的自然环境。生态环境中存在各种各样的生物,其数量庞大、种类繁多,具有生物多样性的显著特征。以生态学的观点和方法,深入研究生物与周围环境的相互关系是十分必要的。

(一)生态系统的主要特征

生态系统(ecosystem)是在一定空间范围内,由生物群落及其环境组成,借助于各种功能流(物质流、能量流、物种流和信息流)所联结的稳态系统。它具有整体性、开放性、自调控、可持续性等特征。

1. 整体性　生态系统是由多种成分结合而成的统一体,它的整体性主要体现在:①构成生态系统的各要素按照一定规律组织起来,随之出现了不同的性质、功能和运动规律,尤其出现了新质,意味着产生了一个崭新的整体;②系统一旦形成,各要素不能分解成独立要素而存在,若硬性分开,则分解的要素就不再具有系统整体性的特点和功能;③各要素的性质和行为在系统的整体性中发挥作用,如果失去一些关键性要素,则难以成为完整形态而发挥作用。

2. 开放性　自然生态系统不是孤立的、封闭的,而是通过各种途径与外界沟通,不断地与环境进行物质交换。生态系统的开放性决定了系统的动态和变化,给生态系统提供了不断发展的可能。

3. 自调控　生态系统通过自身的运动而不断地调整其内在组成和结构,以保持自身的稳定性和增强对外界变化的适应性、忍耐性。生态系统的自调控功能主要表现在:①同种生物种群密度的调控;②异种生物种群数量的调控;③生物与环境之间相互适应的调控。生态系统这种自身调控作用,是不断通过反馈系统完成的。反馈是一个复杂过程,按功能可分为正反馈和负反馈。这两种反馈相互交替、相辅相成,维持生态系统的稳态,使生态系统对干扰具有抵抗和恢复能力。

4. 可持续性　生态系统是不断进行着物质循环和能量流的功能单位,由非生物物质、生产者、多级消费者和分解者组成。生态系统的每一组成部分均在物质循环和能量流中扮演着重要的、不可替代的角色。生产者利用太阳光能以简单的无机物制造有机物;消费者依赖生产者而生存,并起着对初级有机物加工、再生产的作用;分解者在生态系统中把复杂的有机物分解为简单的无机物,使死亡的生物体以无机物的形式回归自然。环境中这些无机物又可作为生产者的原料,即形成生态系统的物质循环。这种物质流周而复始不间断进行,所有植物、动物及它们的"废物"都可作为食物被别的生物利用。生态系统作为一个整体没有纯粹的废物,才维持其良性循环,这是自然生态系统可持续性发展的原因,也是生态系统的重要特征。然而人类当代经济具有大量生产、大量消费、大量废弃的"三大"特征,其模式是线性的,而不是循环的,这正是造成当代环境问题的根源。

(二)生态系统的服务功能

地球生态系统被誉为生命之舟。它给人类社会、经济和文化生活提供了不可替代的资源和条件。生态系统服务(ecosystem service)指对人类生存与生活质量有贡献的所有生态系统产品和服务,包括人类从生态系统获得的所有惠益,如供给服务(如提供食物、水和氧气等)、调节服务(如控制疾病和调节气候)、文化服务(如精神、娱乐和文化收益)以及支持服务(如维持地球生命生存环境的养分循环)。自然生态系统还具有净化污染、涵养水源、保持水土、防风固沙、减轻灾害、保护生物多样性等功能,进而为人类的生存与发展提供良好的生态环境。这些物质的和精神的、有形的和无形的服务,是难以用经济价值衡量的,往往是人类的力量无法替代的。因此,人类需善待地球,与环境和谐相处。

(三)生态系统健康

处于完善、良好状态的生态系统才能为人类提供有价值的各类产品,及重要的、人为力量不可取代的多种服务。因此,如何管理生态系统提到了人类的重要议程。20世纪90年代,人类开始借用"健康"的概念来说明结构复杂、功能广泛的生态系统的状态,根据人类健康的隐喻来建立良好生态,强调应用保护人类健康的范例来保护生态系统健康(ecosystem health)。通常把具有活力、结构稳定和自调节能力的生态系统看作是健康的生态系统。活力指生态系统的功能性,包括维持系统本身复杂特性的功能和为人类的服务功能;结构稳定指具有平衡、完整的生物群落,多样的生物种群;生态系统自调节功能主要靠其反馈作用,通过正、负反馈相互作用和转化,在受胁迫时能维护系统正常结构和功能,有抵御"疾病"的能力,维持系统稳态。

生态系统健康是实现可持续发展的重要前提,是人类生存和发展的物质基础,也是人类健康的基础。应当重视生态系统健康与人类健康之间的相互联系。生态环境对人类健康的影响主要是间接的,但更宏观、更复杂、意义更深远。保持和维护生态系统结构、功能的稳定,修复生态系统的创伤,重建已破坏的地球生命保障系统,实现生态系统健康是环境工作者和环境管理部门的重要使命。

（郑玉建 吴 军）

第二节 人与环境的辩证统一关系

人与环境的关系是生物发展史上长期形成的一种既相互对立、相互制约又相互依存、相互转化的辩证统一关系。人类自诞生的那天起,就与周围的环境发生着密切的关系。人与自然界息息相通,密不可分,自然界的变化可以直接或间接影响人类。人类既是环境的产物,也是环境的塑造者。人类的生产和生活活动需要不断地向周围环境获取物质和能量,以求自身的生存和发展,同时又将废弃物排放于环境。人类的活动不可能无止境地向环境索取,也不可能永远不加限制地向环境排放废弃物。在生物进化过程中,生物与环境既相互适应又相互矛盾,在这种对立统一的法则下,生命不断发展,从低级到高级,从简单到复杂,从单一性到多样性,以致发展到当今多达数百万种生物和谐共存于同一地球环境中。

一、人与环境辩证统一关系的演变过程

远古时期,人类是自然界中的弱者。人类不仅对自然界的奥秘无法理解,而且也无法抗拒强大的自然力。其生活必需品直接地依赖于自然界,生存与生命时刻受到自然界的威胁,只有顺应自然才能维持自身的生存与发展。原始社会基本没有科学技术,但由于生存的需要,人类初步懂得猎取食物、取火、制衣、穴居。然而,因其活动能力有限,只能以生活活动和自己的生理代谢过程与环境进行物质和能量的交换。早在两千多年前就有人提出了"天人合一""人与日月相应,与天地相参"的观点。这里的天地日月泛指自然界即所谓的环境,认为自然界是人类生命的源泉,人类依靠天地之气和水谷精微而生存,随着四时寒热温凉、生长收藏的规律以及地理环境的变迁而生活着。这时,人类与环境之间的矛盾尚不突出,人类的努力目标仅是适应环境、利用环境,很少有意识地改变环境。从人与自然的关系来看,自然界处于一种非常重要的主导方面,而人只是处于一个顺从、被动的方面,人类依然保持着对自然环境的直接依附,靠自然界的恩赐而生活。由此,这一时期人与环境的关系基本和谐。

随着人类活动能力的增强,人类开始懂得改变环境,学会了农耕、养殖、穿衣、住房,人口得以大量的增加。特别是进入农业文明时代,人们将大片的荒山、草地辟为良田,水利事业的发展,又为农业的丰收提供了保证。然而,在其发展的背后,人类与环境的矛盾逐渐凸显出来。由于不节制地毁林垦荒,引起严重的水土流失,草原的毁灭招致荒漠的扩张,不合理的引水灌溉又造成土壤盐化的形成。这些矛盾的激化,曾使繁荣一时的巴比伦文明古国沦为一片沙荒,也使玛雅人经受不住干旱、洪水、风沙的侵袭,而不得不丢弃亲手创造的文明,离开了故乡,这就是早期的环境问题。遗憾的是,人们并没有警觉,并未认识到这是环境的报复。但由于当时人类生产力尚不发达,对环境的破坏尚不明显,环境问题尚未达到危及人类生存和发展的地步。

到了现代工业时代,人类社会的生产力、人口数量、生活范围和规模等发生了根本性的变化。人类在对环境进行改造的同时,对环境的破坏也日益加剧。与此同时,环境的结构组成、物质循环的方式和强度都发生了深刻的变化,环境问题随之凸显。现代工业使大量埋藏在地下的矿产资源被开采出来投入环境之中,并随着产品的生产与消费,又把废气、废水、废渣排放出来,其中许多废弃物难以处理、同化,使之对人类及生物造成难以承受的危害。随着有害废弃物的不断累加,环境质量逐步恶化,生态平衡遭到了破坏。现代工业还带来了人口、城市化等一系列问题。可见,人类在发挥其积极作用,创造高度物质文明的同时,也给环境带来了消极影响。从20世纪的伦敦烟雾事件、洛杉矶光化学烟雾事件,以至当今全球面临的荒漠化、臭氧层空洞、温室效应、酸雨等一系列的环境问题,都是大自然对人类的报复。这些都是人类与环境对立关系的具体体现。

随着科技的发展和社会的进步,人类已经认识到保护环境、构建人和环境和谐统一的重要性和紧迫性,在对外部的自然环境控制的同时,更要注重对内在的人类自我的控制。人类是自然界的一员,必须自觉地维护环境的生态平衡,促进环境按其自身规律发展。当人类的利益与环境发展的整体利益发生冲突时,必须要控制人类自身的利益,维护环境的整体利益。只有这样才能推动环境和社会的协调和持续发展。

二、人与环境的辩证统一关系

人与环境始终存在着对立统一的辩证关系。人的社会性决定了人与环境之间必然存在着矛盾,人的自然性使人与环境之间统一起来:人作用于环境,环境也反作用于人类。人还可以改良与美化环境,并非人类的一切活动都是破坏环境的,同时环境为人类的生存和发展提供了保障。人改变着环境,环境也改变着人,两者在本质上是统一的,但又是对立的,人类的活动可以破坏环境,环境改变也可给人类带来灾难。

（一）人与环境在物质上的统一性

人类生存环境中的各种物质都是由化学元素组成的。人体通过新陈代谢与外界环境不断地进行着物质交换和能量流动,使得机体的结构组分与环境的物质成分保持着动态平衡,并形成人与环境之间相互依存、相互联系的复杂的统一整体。人类为了更好地生存和发展,必须尽快适应外界环境条件的变化,不断从环境中摄入某些元素以满足机体完成自身生命活动过程的需要。生物在从低级到高级的进化过程中,对其生存环境中某些至关重要的元素进行选择,以保证其能够顺利地向更高级的方向演化,因而这些元素就成了维持人类生存、繁衍等生命过程必不可少的物质成分。人类在地球上生存已有 300 万年以上的历史,在这漫长的历史进程中,人与环境之间在物质上形成了统一性。有人研究了人体血液中 60 多种元素与海水、地壳岩石中这些元素含量之间的关系,发现两者之间存在着明显的丰度相关(图 2-1)。此外,由于地壳元素的地区分布差异,导致长期生活在该地区的人群缺乏或过多摄入某些微量元素,引起生物地球化学性疾病,如碘缺乏病、地方性氟中毒、地方性砷中毒等,这些都表明机体与环境之间存在物质上的统一性和趋向性。随着现代检测技术的不断发展,可以通过构建特定地区人体和环境的元素指纹谱,进一步证实人体和环境在物质上的统一性。

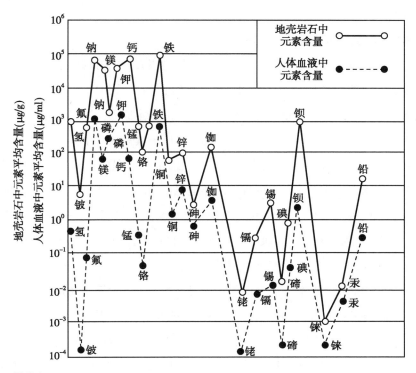

图 2-1
地壳和人体血液中化学元素丰度相关图

（二）人对环境的适应性

在人类长期进化发展的过程中,各种环境条件是经常变动的,人体对环境的变化形成一定的调节功能以适应环境状态的变动。自然环境的昼夜变化、四季交替是极有规律的,人类已形成了一种与其相协调的对应关系。我国古代早就提出"顺四时而知寒暑、服天气而通神明"的观点,这是最早见于文献记载的有关人类要适应环境变化的精辟论述。当今人类的行为特征与其形态结构和生理特点一样,都是适应自己特定环境的结果。人体的气候适应、热适应、光适应等都是机体对外界环境适应的最好例证。反复的炎热暴露可使机体对热环境产生热适应,此后机体的体温调节、汗腺分泌、水盐代谢、心血管系统、神经系统、内分泌功能等都得到相应的改善。热适应是一种本能的生理反应,是人自身提供的一种自我保护机制,以抗拒外界环境变化带来的伤害。

机体的适应性是人类在长期发展的进程中与环境相互作用所形成的遗传特征。长期生活在不同地区的人群,对各种异常的外环境有着不同的适应性。例如,在高原环境下,由于大气中氧含量稀少,人体通过增加呼吸空气量、加快血液循环、增加红细胞数量或血红蛋白含量以提高机体的携氧能力,适应缺氧环境,维持机体正常的生理活动。机体受到外界因素的影响后,其正常功能会出现一些适应性变化,如机体的解毒排泄功能以清除进入体内的有毒物质,免疫功能以防御病原微生物侵入体内的危害,血脑屏障、血睾屏障、胎盘屏障以及皮肤黏膜的机械屏障等都具有防止有害物质进入体内的功能,以维持机体的健康。此外,当环境因素引起机体遗传物质发生损伤后,机体可以启动一系列 DNA 修复机制,修复损伤的 DNA,维持遗传的稳定性。当然,人体对环境变化的这种适应能力是有一定限度的,如果环境条件发生剧烈的异常变化(如气象条件的剧变,突发性的自然灾害或人为的严重污染等),超越了人类正常的生理调节范围,就会引起人体某些功能、结构发生异常,使人体产生疾病甚至死亡。

（三）环境因素对人体影响的双重性

自然环境和生活环境中存在诸多对人类生存和身体健康必需的有利因素,例如清洁和成分正常的空气、水和土壤,充足的阳光照射和适宜的气候,优美的植被、秀丽的风光,舒适优雅的居住条件等。这些都是人类和其他生物能够很好地在地球上生存的根本原因。同时,环境中也存在一些对人体健康和生存不利的因素,如严寒酷暑等恶劣的气候条件、土壤和饮水中某些化学元素含量异常、过度的紫外线照射、各种自然灾害等。加之人类生产和生活活动过程中造成的环境破坏和环境污染,更加重了环境有害因素对人类健康危害的程度。环境卫生学的重要任务之一就是识别、评价和充分利用与人体健康有关的各种有利因素,避免或控制不利因素,以维护和促进人体健康。

研究发现,许多环境因素对机体健康的影响具有有利和有害两方面的特性。例如,适宜的气温对人类生存是必不可少的,但极端气象条件如热浪袭人的酷暑季节可使居民死亡率显著增加,而严寒天气可诱发心血管疾病如冠心病等。适度的光照对人类的生产生活活动是必需的,但过度光刺激可使人出现闪光盲的症状,对眼睛产生不良影响。紫外线具有杀菌、抗佝偻病和增强机体免疫力等作用,但过量的紫外线照射则具有致红斑作用、使皮肤色素沉着甚至产生致癌效应,并可增加人群白内障的发病风险。微量元素对人体健康影响的双重性已成共识,过高或过低对人体的健康都是不利的,可引起微量元素中毒或缺乏症。

近些年的研究发现,即使在传统意义上认为有毒的物质,在极低剂量下也会表现出对机体的有益效应,一般称为 Hormesis 效应(也称兴奋效应),即某些物质在低剂量时对生物系统具有刺激作用,而在高剂量时具有抑制作用,其剂量-效应关系以双相曲线为特征。例如,少量饮酒可减少人类冠心病和脑卒中(中风)的发生、降低总死亡率,而较大量地长期饮酒可增加食管癌、肝癌和肝硬化的危险性,增加总死亡率。二噁英及其同类物是地球上毒性最强的化合物之一,即使饮水中含有 ppb 级的二噁英也可增加肝癌的发病风险,但更微量时则可抑制肿瘤的发生。低剂量的三氧化二砷在临床上已被广泛使用,可有效治疗白血病,而稍高剂量则可导致健康危害甚至死亡。到目前为止,在各类生物(包括动物、植物、微生物)、各类毒物(包括致癌物、非致癌物,致癌物又包括遗传毒性致癌物与非遗传毒性致癌物)及各类生命现象(包括肿瘤形成、生殖、生长、寿命及代谢等)中都发现了 Hormesis 现象,其范围几乎涵盖了包括重金属化合物、氰化物、多环芳烃、多氯联苯、有机砷化物以及农药和一些抗生素在内的所有有毒物质。关于作用机制,Calabrese 认为,毒物刺激作用显示了一种过度补偿效应,低剂量有害物质刺激机体的有益反应,正常功能得以加强,使机体更好地抵御以后的刺激。也就是说,生物体受到刺激,最初的抑制反应之后会出现一个补偿过程,使有益反应轻微地过度表达,而表现出对机体的某种(某些)有益作用。因此,对客观事物的认识包括环境因素对机体的影响,都不能绝对化,要用辩证统一的思维方法去理解、分析和判别。

(四)人与环境之间的生态平衡

广义上,生态系统是由生物因素(包括人和其他生物)和非生物因素(主要指空气、水、土壤、阳光等)组成。但人不同于其他生物,具有主观能动性,人可以通过自身的活动影响生态系统,造成生态系统的健康或恶化。人类通过合理开发、利用环境中的有益因素,使其生活环境更加舒适,人与环境及其他生物处于和谐的状态;另一方面,过度地开采和消耗环境资源、大量的污染物和废弃物的排放、肆意地捕杀生物等,就会导致生态系统的失衡,造成人类生活环境的恶化,影响人类的生存和发展。

在人类生态环境中,人和环境之间不断地进行着物质、能量、信息交换,保持着动态平衡而成为不可分割的统一体,从而实现了人与环境的统一。人体从环境中摄取空气、水和食物,这些物质进入机体后经过消化、分解、吸收、同化等代谢过程,组成机体细胞和组织的各种成分,提供机体所需能量,维持人体的生命活动(繁衍、生长、发育、工作、生活等),同时机体又将摄入体内不需要的物质和代谢废物排入环境,在环境中又进一步地变化,作为其他生物的营养物质,通过生物链的传递再被人体所摄取。环境和人体之间进行的物质与能量的交换以及环境中各种因素(物理性、化学性、生物性因素)对人体的作用,保持着相对的稳定即环境与人体的生态平衡。这种平衡不是一成不变的,而是经常处于变动之中,是一种动态平衡。自然界是不断变化的,环境的构成及状态的任何改变都会不同程度地影响到人体正常生理功能的发挥,人体又利用机体内部的调节机制以及人类特有的改造客观环境的主观能动性,改造客观世界,以适应外界环境的变化并维持着人体与环境之间的平衡,这种平衡的实现是保持人和环境和谐统一的基本条件。

由于客观环境的多样性和复杂性以及人类特有的改造和利用环境的主观能动性,使环境和人类呈现出极其复杂的关系。人类不断地适应环境、改造环境,环境为人类提供生命物质和生活、生产场所,在漫长的历史岁月中构成了人类与环境之间的对立统一的关系。人类与环境在历史的进程中必须共同协调发展,尤其在当代要保持经济效益、社会效益、生态效益的高度统一,只有这样,才能保证人类的可持续发展与环境的高度统一。

三、人与环境相互作用的生物学基础

环境中存在各种有益和有害因素,这些因素时刻作用于人体,通过复杂的生物学途径直接或间接影响着人类健康、生存和发展。同样,在长期的发展过程中,机体也通过复杂的生物学机制不断进行调整,使之更加适应于环境,以维持自身的健康。环境与机体之间相互作用,在健康的维系和疾病的发生、发展过程中发挥着重要的作用,是环境卫生学研究的核心问题。

(一)环境对机体的影响

环境因素对机体的作用比较复杂,有直接作用和间接作用、急性作用和慢性作用、全身作用和局部作用、特异性作用和非特异性作用、简单作用和复杂作用等。高温环境可以干扰机体的体温调节机制而发生热射病;强烈的紫外线照射可引起皮肤和黏膜的损伤,引发皮肤癌和白内障等疾病;环境中的病原微生物可以通过免疫调节的紊乱或生物毒素的直接作用而引发传染病。环境污染物对机体的影响尤为复杂,其过程涉及污染物的环境行为(如迁移、转化、转归、生物放大作用等)、机体行为(如吸收、分布、代谢、排泄、蓄积等)、污染物在靶器官中存在状态以及对靶分子的作用等。短期高暴露可导致急性中毒,而长期低暴露则引发慢性疾病的发生,如黄曲霉毒素 B_1 在高剂量时可引起急性肝损伤,而低剂量长期暴露可引发肝癌,其作用机制存在很大差异。在现实环境中,往往多种因素共存,这些因素可以通过联合作用影响着疾病发生的性质、程度和进程。研究发现,黄曲霉毒素污染地区,乙肝病毒的感染可以显著地增加肝癌的发病风险;在燃煤污染的地区,二氧化硫可以增加苯并芘致肺癌的风险;环境中许多化学物可以影响代谢酶表达和活性,并通过改变其他有毒物质的代谢特征而影响其毒效应。短期暴露所引发的机体损伤,其环境病因较易明确,但慢性疾病与环境的关系很难确定,如环境与人群肿瘤的关系,其作用时间长、机制复杂、影响因素众多,给研究带来了很大的不确定性。

(二)机体对环境的反应

机体有一整套的防御体系,常常通过一系列的生物学过程和机制代偿来修复环境因素所造成的损伤,以维持机体的稳态。但如果环境因素的损伤作用超出了机体的代偿能力,则会引发健康危害。高温环境下,机体的体温调节机制可以通过扩张血管、增加出汗等途径来维持正常体温。电离辐射可引起 DNA 损伤,而机体可通过免疫系统识别异常 DNA 并及时清除,也可通过激活 DNA 修复酶及相关机制而修复受损 DNA 以维持遗传物质的稳定性。环境致癌物的致癌能力是有条件的,通常情况下,这些致癌物在激活原癌基因的同时,机体会通过增加抑癌基因的活性,而延缓或阻止肿瘤的发生。多数环境化学物进入机体后可直接以原形通过肾脏排出体外,但有些脂溶性化学物,如持久性有机污染物往往较易蓄积在体内,导致慢性损伤。对于这类化学物,机体往往通过代谢增加其极性,使其转化为具有水溶性的代谢产物而及时排出体外,减少其持续的损伤。但由于这些化学物在环境中的持久性,长期作用可能会超出机体的代偿能力而引发疾病。因此,机体对环境的承受是有限度的。

（三）环境与机体的交互作用

人类基因组计划（human genome project，HGP）历时 13 年，顺利完成了人类约 3 万基因的 30 亿个碱基对的测序。随后，与人的重要生命功能和重要疾病相关的基因被不断发现，多种人类单基因遗传病和一些严重危害人类健康的多基因病有可能因此得到诊断、治疗和预防。近些年，功能基因组学或后基因组学（包括蛋白质组学、转录组学、表观遗传组学、代谢组学等）的研究工作进展迅速，对于认识疾病的发生、发展规律具有重要意义。人们已经认识到，人类健康、疾病、寿命都是环境因素与机体内因（遗传因素）相互作用的结果。因此，更加强调个体遗传背景的重要性，通过科学家的努力将不断鉴定出大量特征性遗传标记。苯丙酮尿症是一种典型的环境因素与机体相互作用而产生的疾病。它是一种常染色体隐性遗传病，同时又是先天性氨基酸代谢障碍病，此病患者体内缺乏将苯丙氨酸转化为酪氨酸的代谢酶—苯丙氨酸羟化酶，使苯丙氨酸在血液、脑脊液、各种组织和尿液中的浓度极度增高，同时产生了大量苯丙酮酸、苯乙酸、苯乳酸和对羟基苯乙酸等旁路代谢产物并自尿中排出。高浓度的苯丙氨酸及其旁路代谢物可导致脑细胞受损。同时，由于酪氨酸来源减少，致使甲状腺素、肾上腺素和黑色素等合成也不足而产生一系列的损害。若对此类患者尽早限制苯丙氨酸摄入量可收到满意的治疗效果。细胞色素 P_{450}（cytochrome P_{450}，CYP）是一类可以代谢环境化学物的代谢酶家族，且常常受化学物的诱导或抑制，影响其对机体的作用。有些环境化学物既是 CYP 酶的底物，又是酶的诱导剂，可显著地增强 CYP 酶的代谢能力，表现出显著的增毒或减毒效应。两者间产生相互作用，影响了环境化学物对机体作用的结局。

近年来，人们已认识到许多疾病的发生都与机体的基因多态性（gene polymorphism）有关。由于个体携带的基因型不同而呈现出多态性，它将影响有害因素的作用方式和作用环节，对化学物而言将影响其吸收、转运、分布、代谢、转化和排泄等过程的功能状态，因而所出现反应的表型不同。例如，CYP1A1 活性较高的个体在相同条件下更易患肺癌；N-乙酰基转移酶基因（NAT2）多态性与芳香胺暴露所致膀胱癌有密切关系。有鉴于此，使得人们更加关注环境因素与机体的交互作用在毒性反应和人类环境暴露相关疾病中的重要性。著名毒理学家 Judith Stern 将机体-环境暴露与健康的关系形象地比喻为"环境扣扳机"（environment pulls the trigger）效应。现在人们已经认识到，在动物实验和人群调查中经常见到的敏感个体，其生物学本质就是由机体内在的遗传特征基因决定的。可以说，人类发展到今天高度文明的阶段也是环境与机体相互作用的结果。

一般认为，肿瘤的发生是环境因素与遗传因素相互作用的结果。人类 DNA 修复基因主要分为碱基切除修复（base excision repair，BER）基因、核苷酸切除修复（nucleotide excision repair，NER）基因、DNA 双链断裂修复基因（DNA double-strand break repair，DSBR）、错配修复基因（mismatch repair，MMR）和直接逆转损伤的修复基因等，其单核苷酸多态性（single nucleotide polymorphism，SNP）是决定机体肿瘤易感性的重要因素之一。肿瘤的遗传易感性与代谢酶遗传多态性也有密切关系。一般说来，大多数致癌物的形成，首先通过 I 相代谢酶（如 CYP 酶）的活化，而致癌物的灭活主要通过 II 相代谢酶如谷胱甘肽-S-转移酶（glutathione-S-transferase，GST）进行的。因此，I 相代谢酶和 II 相代谢酶的多态性往往决定着肿瘤的发生风险及其类型。CYP 酶可代谢多种环境化学物，使之形成具有致癌活性的物质。CYP1A1 * 2A 和 CYP1A1 * 2B 纯合型的个体可产生高诱导活性的 CYP1A1 酶，使致肺癌的多环芳烃类化合物的活化速率加快,造成该基因携带者成为肺癌的易患个体。CYP1A1基因多态性还与膀胱癌、乳腺癌、结肠癌、子宫肌瘤等的易感性有关。GST 是催化谷胱甘肽(glutathione,GSH)与亲电子的外来化合物结合的二聚体酶,它可灭活外来化合物,促使其排出体外。GSTM是目前研究最多的家族,其有两个活性等位基因变异型 *GSTM1 * A*、*GSTM1 * B* 和 1 个无活性的 *GSTM1 * 0* 空白等位基因(即 *GSTM1* 等位基因缺陷)。若个体为 *GSTM1 * 0* 等位基因的纯合子携带者,则其体内因缺乏 *GSTM1* 酶的表达,就不能对相应的致癌物进行有效的代谢排出,导致致癌物在体内积聚,使得个体罹患肿瘤的风险增加。研究发现,*GSTM1* 基因缺失可增加肝癌、肺癌、乳腺癌、宫颈癌以及鼻咽癌的易感性。

　　机体与环境之间的相互作用对健康的影响是不言而喻的,全面认识环境因素和机体的遗传易感性,就可准确地对引起疾病的环境因素进行识别、评价并采取积极措施避免有害因素的危害,也可以帮助敏感个体较准确地认识他们所处的环境暴露可导致的健康风险,更好地保护易感人群。科学家提出的环境基因组计划(environmental genome project,EGP)就是要着重研究环境暴露与遗传的相互作用对疾病的影响,其主要目标是要鉴定出环境应答基因(environmental response gene)中具有重要功能基因的多态性并确定其在环境暴露致病风险上的差异。目前初步确定的环境应答基因包括:外源化合物(xenobiotics)的代谢和解毒基因、激素代谢基因、受体基因、DNA 修复基因、细胞周期相关基因、细胞凋亡控制基因、参与免疫和感染反应的基因、参与营养的基因、参与氧化过程的基因以及与信号转导有关的基因等。随着分子生物学理论和技术的发展,对人类疾病发生与基因多态性(易感基因)关系的研究正成为当代环境与健康关系研究的热点。此外,就环境与遗传交互作用的研究而言,传统的分层分析或析因设计无法满足多种环境因素与遗传因子的交互作用研究,全基因组关联研究(genome-wide association study,GWAS)和全暴露组关联研究(exposure-wide association study,EWAS)正在为解析环境与机体的交互作用提供研究思路和技术支撑,通过生物信息学和高端统计分析并结合功能研究,有利于发现影响人类健康和疾病的环境和遗传因素,有望阐明环境因素与机体相互作用的本质,为环境相关疾病的诊断、治疗和预防提供理论基础和技术支撑。

(王守林)

第三节　环境改变与机体反应的基本特征

　　环境因素的改变作用于机体,机体会对其作用产生相应的反应。产生反应的质和量,既取决于变化的环境因素,也取决于机体状态。在环境卫生学的研究中,其作用的环境因素和作用的对象人群及其反应均有许多自身的特征。

一、环境介质与环境因素暴露

　　环境因素,特别是环境化学物质的暴露,一般都是通过接触含有这些物质的环境介质而发生的。然而,无论是人为排放的还是天然的环境化学物质,在进入环境后会在空间位置、形态特征或化学性质等方面发生一系列复杂的变化。这些变化可归结为两种:一种是通过环境自净作用,逐渐恢复到污染前的状态;另一种是增加人群暴露的机会、增强环境因素对人体的有害性。环境卫生学应特别关注后一种转归,研究环境化学物质在环境中迁移和转化的过程和规律,以及对环境化学物质作用途径、浓度、方式等暴露特征的影响。

（一）环境物质在环境介质中的迁移

环境物质的迁移是指环境物质在环境中发生的空间位移过程。其物质一旦进入环境介质,首先是在接纳环境物质的单一介质(空气、水或土壤)内迁移,然后可进入包括生物在内的其他环境介质。

1. 单一介质内的迁移 在空气中,物质的迁移主要是靠扩散和对流两种方式。因为空气的黏度较低,在空气中物质扩散较快,对于同一种物质,约比在水中快 100 倍。空气对流的迁移作用最强,在大气的对流层中,有规则的对流和无规则的湍流,直接影响物质的迁移。在水体中化合物的运动是通过扩散、弥散和水流实现的,主要是靠水的湍流和平流而迁移。土壤中化学物质的运动是靠在其液体内的扩散或水通过土壤颗粒间空隙的运动实现的。扩散的方向总是从浓度高的区域向浓度低的区域。

2. 不同介质间的迁移 环境化学物质一经排放,可进入多种环境介质,并可在不同介质间迁移。例如进入水中的污染物可通过蒸发进入空气,也可经灌溉吸附于土壤,或沉积于水体底泥。人体可通过呼吸、饮水、摄食等途径接触污染物。化学物从一种介质移动到另一种介质,受很多因素的影响;如土壤中污染物的转移和自净依赖不同介质间的迁移。

3. 生物性迁移 生物界的物质流是通过食物链和食物网进行的。环境化学物进入生物体内后,可通过食物链和食物网在生物间迁移。在迁移的过程中,化学物质可在生物体内储存和蓄积,使体内的含量增加,尤其在高位营养级的生物增加更为明显。在经食物链和食物网迁移的过程中,生物体内化学物质的浓度随着营养级的提高而逐步增大的现象称为生物放大作用(biomagnification)。

（二）环境化学物在环境介质中的转化

化学物(或污染物)在环境中主要通过化学或生物学作用转变成另一物质的过程叫化学物的转化。通常把在环境中通过转化作用形成的与原来的理化性状不同的新污染物称为二次污染物(secondary pollutant),而由污染源直接排入环境的污染物称为一次污染物(primary pollutant)。

1. 化学转化 指污染物通过各种化学反应过程发生的转化。在大气中,污染物的转化以光化学氧化和催化氧化为主。大气中的挥发性有机物、氮氧化物等污染物通过光化学氧化作用生成臭氧、过氧乙酰硝酸酯及其他类似的氧化性物质,统称为光化学氧化剂。美国的"洛杉矶光化学烟雾事件"就是一起典型的由光化学反应所引起的大气污染公害事件。

2. 生物转化 指环境化学物通过生物相应酶系统的催化作用所发生的变化过程。化学物质在有关酶系统的催化作用下,经各种生物化学反应改变其化学结构和化学性质。生物转化的结果,一方面可使大部分物质的毒性降低,另一方面也可以使一部分物质的毒性增强,或形成更难降解的分子结构或更容易被生物吸收和蓄积的物质。如河流底质内的无机汞在微生物的参与下能转化成剧毒的甲基汞。化学物质在环境中的迁移和转化,往往是相互影响和伴随进行的一个连续的复杂过程。迁移为转化提供了环境条件,而转化赋予的新的理化特征,又为新的迁移途径提供了基础。因此,迁移和转化的关系十分密切。

（三）环境污染物的迁移和转化对环境因素暴露的影响

环境化学物和污染物通过在环境介质中的迁移和转化，会改变人群暴露的范围、途径、性质、剂量和产生的危害。

1. 扩大暴露范围　环境中各种化学物质或颗粒物可通过环境介质的迁移作用而到达很远的地方。环境毒物的迁移会导致暴露人群范围的扩大，而造成更加严重的后果。如发生在前苏联切尔诺贝利核泄漏事故，核反应器爆炸时放射性尘埃直升高空，进入大气，使周围 30km 范围成为"死亡区"。随之进一步扩散，导致很多欧洲国家大气中放射性物质超标。可见，当今所面临的环境污染和环境问题已经没有国界。

2. 增加暴露途径　环境有害物质可通过多种方式在环境介质之间迁移。因此，一个污染源不仅会造成接纳污染物的单一环境介质的污染，还可进入其他环境介质。通过这些介质，人体可经呼吸道、消化道、皮肤等途径暴露。例如：金属汞在其排放地可污染土壤；汞的升华污染大气；随着水循环，土壤和大气中的汞可进入水体；水中的无机汞在微生物的参与下能转化成甲基汞，甲基汞被水生生物吸收，经食物链生物放大。这样，一个污染源的汞最终可在土壤、空气、水和生物（鱼）体出现。人体可经呼吸道、消化道（饮水或吃鱼）、皮肤三种途径暴露污染物汞。事实上，许多环境物质和有害化合物都是通过多种途径，很少是单一途径暴露的。

3. 改变污染物性质和毒性　环境因素与环境介质的相互作用中，化学的和生物的转化作用都可能改变环境化学物质的性质，使其毒性增强。如污染物二氧化硫在大气中经氧化转化为三氧化硫，再溶于大气中的水形成硫酸雾，硫酸雾的刺激作用比二氧化硫大 10 倍。再如溶解度很小的硫化砷如 As_2S_2（雄黄）和 As_2S_3（雌黄）毒性很低，在土壤微生物的参与下能转化成有机砷，有机砷的溶解性和生物的吸收率大大提高，其危害性也会增加。

4. 影响暴露剂量　环境化学物质在环境介质中的迁移过程往往是稀释过程，使其在环境介质中的浓度降低。故人群的环境暴露一般为低剂量长期暴露。但是，在生物性迁移过程中，可能产生生物放大作用，使体内污染物浓度比环境介质高千、万倍，甚至几十万倍，例如有研究者对北京清河水中多种抗生素进行检测，其中恩氟杀星经过水生生物食物链，在泥鳅体内的含量比水体中浓度增大了 87.6 万倍。这些环境中含量较低的物质可通过食物链使其含量增加到危害健康的程度。

二、暴露特征与反应

环境暴露是环境因素产生健康有害效应的决定因素，没有环境的暴露，也就没有相应的效应。暴露的途径、强度和时间与其效应的产生密切相关。

（一）暴露途径

同一种有害化学物，可有不同的污染来源。即便是同一污染来源，由于环境介质的物质迁移作用可以在不同介质之间进行，许多环境有害化学物进入环境后都会在多种介质存在。通过这些介质，环境有害化学物经呼吸道、消化道、皮肤暴露途径进入人体。暴露途径与效应产生的关系密切，往往通过下列方式影响有害效应的产生。

1. 影响总暴露量　暴露的途径越多，总暴露量可能越大，产生的效应也越明显。许多环境有害物质是通过多种途径暴露的,如铅及其化合物可以通过饮水、食物经口摄入,呼吸室内外空气经呼吸道吸入,暴露尘土或涂料经皮肤吸收。环境卫生学的暴露评价研究中,必须考虑多种暴露途径,反映总的暴露水平。

2. 影响吸收率　不同暴露途径吸收率不同,当吸收率高、吸收量大时,产生的效应就强、危害也大。如金属汞,经口摄入时,由于经消化道吸收的量甚微,其危害小;但若以汞蒸气的形式经呼吸道吸入,其在肺内的吸收快,毒性也大。

3. 改变作用靶　进入体内的途径不同,首先到达的器官和组织不同,作用的机制也不同。如硝酸盐经口摄入在肠道菌的作用下,还原成亚硝酸盐,引起高铁血红蛋白症;经肝脏解毒的物质,经口摄入毒性较低。

环境暴露的特点是途径多,因素复杂,在研究环境因素与健康效应的关系时,必须注意不同暴露途径可能产生的影响。

（二）剂量-反应关系

1. 剂量与反应　剂量通常指进入机体的有害物质的量。与机体出现各种有害效应关系最为密切的是有害物质到达机体靶器官或靶组织的量。但是,靶器官和靶组织中的剂量在测定上较困难。因而在环境卫生工作实践中常用环境外暴露量来反映人体的接触剂量。环境有害因素作用于机体,可引起生化代谢改变、生理功能障碍、死亡等多种生物学效应。随着暴露剂量变化,产生反应的数量随之改变的相关关系称为剂量-反应关系(dose-response relationship)。

2. 剂量-反应关系曲线的类型　产生某一反应的临界剂量值称该反应的阈值,一般认为,化学物的一般毒性(器官毒性)和致畸作用的剂量-反应关系是有阈值的(非零阈值),而遗传毒性致癌物和性细胞致突变物的剂量-反应关系是否存在阈值仍有争论,通常认为是无阈值(零阈值)。据此,剂量-反应曲线分为无阈值和有阈值两种类型。其环境毒理学特征不同。

（1）无阈值化合物:无阈值化合物是指在大于零的剂量暴露下,均可能发生有害效应的化合物,其剂量-反应曲线的延长线通过坐标的原点,认为这类化合物无安全剂量。在健康危险度评价实践中,遗传毒性致癌物均视为无阈值化合物。

（2）有阈值化合物:除了遗传毒性致癌物,一般化合物都存在阈值,有些化合物还有两个阈值。仅在达到或大于某剂量(阈剂量)才产生其效应,低于阈剂量则不产生其效应的物质属于单阈值化合物,其剂量-反应曲线多呈 S 形或抛物线形(如图 2-2 的曲线 A-C)。有两个阈值的化合物主要有必需微量元素或必需营养素。必需微量元素的剂量-反应曲线的形状,在整个剂量范围内呈 U 形(图 2-2 的曲线 B-C)。

阈值理论是制订环境卫生标准的重要理论基础。从保护和增进人群健康角度出发,在制订环境卫生标准时,对单阈值化合物,允许浓度应低于其阈剂量;对两个阈值的化合物,如必需微量元素,应考虑"适宜浓度"范围,即不得低于较低的一个阈值和不超过另一个较高的阈值。

（三）暴露时间

作用剂量不仅与环境介质中物质浓度有关,而且与暴露的时间有关。有害因素的暴露可以是一次短时间的,也可以是多次长期的或者无限期持续性的。对于环境污染物的暴露,往往是在较低的

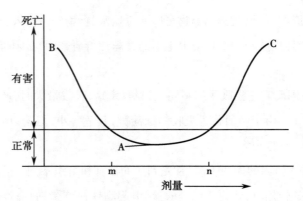

图 2-2

有阈值化合物的剂量-反应关系曲线

曲线 A-C：单阈值化合物；曲线 B-C：两个阈值的化合物

剂量下长期重复暴露。重复暴露的时间包括暴露频度和暴露持续期两个要素。对不同生物半减期（biological half-life，$t_{1/2}$，化合物在体内含量减少一半所需的时间）的化合物，暴露频度和暴露期与靶部位浓度间的关系见示意图 2-3。

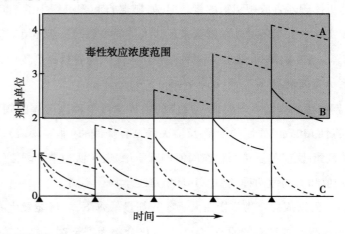

图 2-3

不同 $t_{1/2}$ 化合物暴露频度和暴露期与靶部位浓度

▲：一次暴露时间点

A：$t_{1/2}$ 较长（如 1 年）；B：$t_{1/2}$ 中等（如 1~3 天）；C：$t_{1/2}$ 较短（如 5 小时）

由示意图 2-3 可见，体内靶部位化合物浓度处于动态变化中。在第 1 次暴露后，靶部位的浓度随之升高，随后因机体的排泄等作用浓度逐渐下降。在浓度下降至零以前，有第 2 次暴露，则靶部位的浓度在原残留的基础上会有更大的提高。经过如此多次暴露，靶部位的浓度可蓄积到有害水平。暴露频度越高（即间隔期短），靶部位的浓度蓄积到有害水平的时间越短。相反，暴露间隔期越长，靶部位浓度蓄积到有害水平的时间越长。

除了作用时间以外，影响体内或靶部位蓄积量的重要因素还有化合物的生物半减期和摄入量。在图 2-3 中，生物半减期长的化合物 A 在较短的时间内蓄积量就达到有害作用水平，而生物半减期短的化合物 C，在一定的剂量下长期暴露也不会造成危害。从理论上讲，化学污染物进入机体经历六个生物半减期后，在体内最大可能蓄积量趋于稳定，此后，摄入量与排出量趋于平衡。摄入量愈大,达到平衡后其最大蓄积量也愈大;摄入量少,则体内最大蓄积量也少。如果摄入量减少到致使体内最大蓄积量低于产生有害效应的水平,长期作用也观察不到对机体的有害效应。

三、环境多因素暴露与联合作用

(一)环境因素的多样性

环境有害因素是多样的,包括物理性、化学性和生物性因素。每一大类又包含许多亚类和具体的因素。以化学物质为例,目前已知的化合物有数百万种,致癌物和致畸物有数千种。这些物质存在于人类暴露的各种环境介质中。同时,人类生产和生活活动排放的污染物,如烟道废气、汽车尾气及工业废水,都是复杂的混合物;饮用水氯化消毒可产生200多种氯化消毒副产物;烹调油烟有200多种成分;烟草燃烧可产生3800多种物质,其中确认的致癌物至少有44种。这些物质均可进入各种环境介质。因此,人体暴露的污染物并非单一的,而是多种物质同时存在,在体内呈现十分复杂的交互作用,彼此影响生物转运、转化、蛋白结合或排泄过程,使机体的毒性效应发生改变。凡两种或两种以上的化学物同时或短期内先后作用于机体所产生的综合毒性作用,称为化学物的联合毒性作用(joint toxic effect 或 combined toxic effect)。随着外环境污染日益增多,联合作用的危害已引起高度关注。

(二)联合作用的类型

根据多种化学物同时作用于机体时所产生的毒性反应性质,可将化学物的联合作用分为下列几类。

1. 相加作用　交互作用的各种化合物在化学结构上如为同系物,或其毒作用的靶器官相同,则其对机体产生的总效应等于各个化合物成分单独效应的总和,这种现象即是化合物的相加作用(additive effect)。已知有些化合物的交互作用呈相加作用,如大部分刺激性气体的刺激作用一般呈相加作用;两种有机磷农药同时进入机体时,其抑制胆碱酯酶的作用常是相加作用。

2. 独立作用　两种或两种以上的化合物作用于机体,由于其各自作用的受体、部位、靶细胞或靶器官等不同,所引发的生物效应无相互干扰,从而其交互作用表现为化合物各自的毒性效应,称为独立作用(independent effect)。当化合物的联合作用表现为独立作用时,如以 LD_{50} 为观察指标,则往往不易与相加作用相区别,必须深入探讨才能确定其独立作用。例如酒精与氯乙烯的联合作用,当大鼠接触上述两种化合物之后的一定时间,肝匀浆脂质过氧化增加,且呈明确的相加作用。但在亚细胞水平研究,就显现出酒精引起的是线粒体脂质过氧化,而氯乙烯引起的是微粒体脂质过氧化,两化合物在一定剂量下,无明显的交互作用,而为独立作用。

3. 协同作用　各化合物交互作用结果引起毒性增强,即其联合作用所发生的总效应大于各个化合物单独效应的总和,这种现象即为化合物的协同作用(synergistic effect)。多个化合物之间发生协同作用的机制复杂而多样。可能与化合物之间影响吸收速率,促使吸收加快、排出延缓、干扰体内降解过程和在体内的代谢动力学过程的改变等有关。如马拉硫磷与苯硫磷的联合作用为协同作用,其机制是由于苯硫磷抑制肝脏降解马拉硫磷的酯酶之故。

4. 增强作用　一种化学物对某器官或系统并无毒性,但与另一种化学物同时或先后暴露时使其毒性效应增强,称为增强作用(potentiation)。例如异丙醇对肝脏无毒,但当其与四氯化碳同时进入机体时,则可使四氯化碳的毒性大大高于其单独作用。

5. 拮抗作用   指各化合物在体内交互作用的总效应,低于各化合物单独效应的总和,这一现象称为拮抗作用(antagonism)。化合物在体内产生拮抗作用可能有几种形式,一种是化合物之间的竞争作用,如肟类化合物和有机磷化合物竞争与胆碱酯酶结合,致使有机磷化合物毒性效应减弱。一种是化合物间引起体内代谢过程的变化,如1,2,4-三溴苯、1,2,4-三氯苯等卤代苯类化合物能引起某些有机磷化合物的代谢诱导,使其毒性减弱。一种是功能性或效应性拮抗,如一些中毒治疗药物,如阿托品对抗有机磷化合物引起的毒蕈碱症状等。

大量环境中共存的因素之间存在交互作用,其类型和机制的复杂性可能远远超过人类的认识。某些环境化合物或污染物长时间作用所致的健康效应或疾病,其病因学及联合作用的特征长期不能阐明。因此,在环境卫生工作中,无论是阐明环境因素对人体健康的影响,还是制订环境混合污染物的卫生标准,开展多种有害因素共同作用的危险度评价,以及采取防治对策等方面,都亟待在环境因素或环境化学物联合作用的研究方面获得突破性进展。

四、人群健康效应谱与易感人群

(一)人群健康效应谱

环境有害因素可引起不同程度的健康效应,效应从弱到强可分为5级:①污染物在体内负荷增加,但不引起生理功能和生化代谢的变化;②体内负荷进一步增加,出现某些生理功能和生化代谢变化,但这种变化多为生理代偿性的,非病理学改变;③引起某些生化代谢或生理功能的异常改变,这些改变已能说明对健康有不良影响,具有病理学意义。不过,机体处于病理性的代偿和调节状态,无明显临床症状,可视为准病态(亚临床状态);④机体功能失调,出现临床症状,成为临床性疾病;⑤导致严重中毒,出现死亡。在环境有害因素作用的人群中,由于个体暴露剂量水平、暴露时间存在着差异,在年龄、性别、生理状态以及对该有害因素的遗传易感性不同,会出现不同级别的效应。而每一种级别的效应在人群中出现的比例不同。最严重的效应是死亡,所占比例很少;而最弱的效应所占比例最大。不同级别的效应在人群中的分布类似于金字塔形,如图2-4所示。

不同级别的效应在人群中的分布称之为健康效应谱(spectrum of health effect)。这种效应谱有冰山现象之称。临床所见的疾病患者和死亡者只是"冰山之巅",而不是冰山之全貌;只有了解人群反应的全貌,对其危害作出全面的定量评估,才可为制定预防措施和卫生决策提供可靠依据。

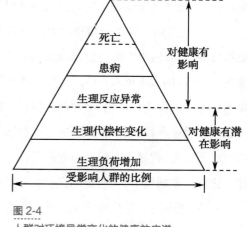

图 2-4
人群对环境异常变化的健康效应谱

（二）易感人群

从人群健康效应谱可以看出，人群对环境有害因素的反应存在着差异。尽管多数人在环境有害因素作用下仅有生理负荷增加或出现生理性变化，但仍有少数人产生机体功能严重失调、中毒，甚至死亡。通常把这类对环境有害因素反应更为敏感和强烈的人群称为易感人群（susceptible group）。与普通人群相比，易感人群会在更低的暴露剂量下出现有害效应；或者在相同环境因素变化条件下，易感人群中出现某种不良效应的反应率明显增高，如图2-5。

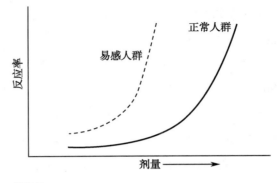

图 2-5
不同人群对环境因素变化的剂量-反应关系

（三）影响人群易感性的因素

影响人群对环境有害因素易感性的因素很多，包括与遗传特征有关的遗传因素和与遗传无关的非遗传因素两大类。

1. 非遗传因素　影响易感性的非遗传因素主要包括：年龄、健康状况、营养状态、生活习惯、暴露史、心理状态、保护性措施等。不同年龄段的人群易感性差异较大。婴幼儿解毒酶系统尚未成熟，血清免疫球蛋白水平低；老年人生理、生化、免疫等功能降低，DNA损伤的修复能力降低。因此，婴幼儿和老人对环境有害因素的作用往往有更高的易感性。在多起急性环境污染事件中，老、幼、病人出现病理性改变、症状加重，甚至死亡的人数比普通人群多。如1952年伦敦烟雾事件期间，年龄在45岁以上的居民死亡人数为平时的3倍，1岁以下婴儿死亡数比平时也增加了1倍，在4000名死亡者中，80%以上患有心脏或呼吸系统疾患。人们将此等身体健康状况较差或抗病能力较弱的人群称为脆弱人群（vulnerable group）。影响易感性的因素，对个体来说不是一成不变的。尤其是由于不良生活习惯导致的易感性增高，在纠正不良生活习惯以后则可能恢复到正常人群水平，从而减少暴露产生的危害。

2. 遗传因素　在年龄、健康状况、营养状态和行为习惯相近的普通人群中，对环境有害因素作用的易感性仍有明显的个体差异，这往往与遗传因素如性别、种族、遗传缺陷和环境应答基因的基因多态性（gene polymorphism）等有关。

人们早就注意到，遗传缺陷是某些个体对特定的作用因素易感的原因。如着色性干皮病和先天性全血细胞减少症，DNA损伤修复缺陷，对紫外线、烷化剂和某些致癌物敏感性增高；先天性缺乏 α_1-抗胰蛋白酶的个体，对刺激性气体非常敏感，易造成肺损伤；红细胞6-磷酸葡萄糖脱氢酶缺陷者，对硝基苯类化合物及多种氧化物的损害异常敏感；高铁血红蛋白还原酶缺乏者，对亚硝酸盐、芳香胺和硝基化合物、臭氧和磺胺类药物等高铁血红蛋白形成剂特别敏感。在接触有害物质时，由于个体生物学因素使其毒性反应的出现较普通人群更早反应更强的人群，称为敏感人群（sensitive group）。

现代分子生物学技术的发展和人类基因组计划的实施，正从基因和分子水平上不断揭示遗传改变和其表型变化的关系，从本质上认识遗传因素对易感性的影响。对环境因素的作用产生应答反应的基因称为环境应答基因(environmental response gene),环境应答基因的多态性是造成人群易感性差异的重要原因。人体许多功能基因都可能是环境因素作用的靶,所以环境应答基因十分广泛。这些基因结构上的多态,导致相应蛋白功能或酶活性的变化,最终表现应答反应的多样性,而产生易感性的差异。

体内的主要代谢酶,催化外源性化学物生物转化,往往决定着外源性化学物的作用性质、强度和持续时间,对有害效应起关键作用。人体内 I 相代谢酶中,细胞色素(CYP)P_{450}超家族至少含有 14 个家族,每一个家族又分若干亚家族,CYP 基因呈现高度多态性。P_{450}酶可使亲脂化合物带上某些极性基团,使之更适合于 II 相反应,完成解毒过程;P_{450}酶也可对前致癌物和前毒物起到活化作用,如 CYP1A1 能活化 BaP 及其他多环芳烃化合物为终致癌物;CYPlA2 能活化 2-乙酰氨基芴、2-萘胺等前致癌物;CYP2E1 能活化对乙酰氨基酚、二氯乙烯、苯等化合物;CYP3A4 能活化 1-硝基芘、黄曲霉素 B_1 和 G_1 杂色曲霉素等。属于 II 相代谢酶的基因多态性,通过影响解毒能力而改变机体对某些环境化学物暴露的易感性。N-乙酰基转移酶是最早发现在人群中呈多态性分布的代谢酶,显性慢性乙酰化状态的个体,由于乙酰化作用慢而增加芳香胺化合物诱导膀胱癌发生的危险度。谷胱甘肽硫转移酶是一组具有解毒功能的超基因家族,分为 $\alpha(A)$、$\mu(M)$、$\pi(P)$、$\theta(T)$、$\sigma(S)$、$\kappa(K)$ 6 个家族,由于多态性使 GST 缺乏或活性低下,则会导致其个体对有害化合物和致癌物的易感性增高。已知的基因多态性及其环境暴露相关疾病如表 2-1。

表 2-1　已知的基因多态性及其环境暴露相关疾病

基因多态性	作用类型	环境暴露	相关疾病
CYP1A1	激活	吸烟	肺癌
NAT1 及 NAT2	解毒	吸烟	膀胱癌,乳腺癌
GSTT1	解毒	氯化消毒剂	癌症
对氧磷酶	解毒	神经性杀虫剂	神经系统损伤
LA-H	营养因子	饮食中铁	血红蛋白沉着症
TGF-α	生长因子	母亲吸烟	唇裂、腭裂
HLA-DP bet1 标记	免疫反应	铍	慢性铍性肺病
ALAD	生物合成	铅	铅中毒
CYP2D6	生物氧化	锰	锰中毒

涉及环境因素易感性的基因非常之多,一种疾病的易感性往往与多种基因的多态性有关,而目前只对与少数疾病有关的部分基因进行了研究。因此,更系统、更深入地研究是必要的。1997 年美国提出的环境基因组计划(environmental genome project,EGP),拟系统地研究在美国人群中与癌症、呼吸系统疾病等七大类疾病有关的十类候选基因的基因多态性。这十类候选基因包括:DNA 修复基因、毒物代谢酶基因、激素代谢酶基因、受体基因、细胞周期基因、信号转导基因、介导免疫和感染反应基因、介导营养因素基因、参与氧化过程的基因和细胞内药物敏感基因。环境基因组计划引起

了世界各国科学家的极大关注,将会全面提高对环境相关疾病易感性的认识。

人群易感性的研究对深入认识环境暴露与健康危害的关系,开展高危人群的筛查、更经济有效地进行预防工作具有十分重要的意义,是环境卫生学极其重要的领域。

（郑玉建）

第四节　自然环境与健康

人类的自然环境是人类生存的必要条件,与人类的健康密切相关。自然环境中存在大量对人类健康有利的因素,也有不少有害因素。深入研究这些因素与健康的关系,是环境卫生学的基本任务之一。

自然环境不断赐予人类维持生命的必需物质,同时为人类提供保持健康的诸多自然条件。如适量的日照、清洁的空气、宜人的气候、洁净的水源、有益的微量元素和天然有机生物活性物质等自然条件与因素,对控制人体生物节律、保持正常代谢、调节体温、增强免疫功能、促进生长发育等具有十分重要的作用。此外,青山绿水、鸟语花香、奇花异草、怪石险峰、浩瀚海洋、茫茫原野等美景奇观,能使人轻松愉快,得到舒适、满足和美的享受,对人的心理和精神健康具有重要意义。人类随着生活水平提高,对健康有着新的理解和更高的要求,充分利用有利的自然环境因素,增进人类健康已变得更加重要和迫切。

自然环境中也存在许多对健康不利甚至有害的因素。随着人类发展进程的推进,人类获得并增进了改造环境、预防各种有害因素威胁的能力。然而,一些自然环境有害因素往往不是人为力量能完全控制,会对人类健康产生影响。

一、自然环境物理因素与健康

（一）地质灾害对人类健康的影响

我国是地质灾害多发的国家。地震、火山爆发、滑坡、崩塌、泥石流等地质灾害以自然态的物理形式存在,常造成严重的生命、财产损失和健康影响。

1. 地震　由于地面强烈的震动引起的地面断裂、变形、建筑损坏和倒塌直接造成人畜的伤亡。1976 年我国唐山大地震导致 242 769 人死亡,164 851 人重伤,是世界地震史上最悲惨的灾难。2011年 3 月 11 日发生于日本福岛县附近海底的大地震,引发强烈海啸,导致核泄漏事故,致使至少 20 万居民直接遭受核辐射。

2. 火山爆发　火山喷发是在地下深处呈熔融状态的岩浆物质,在高温高压条件下,从地壳岩层断裂处涌向地表的一种自然现象。火山喷发物包括固态、液态和气态三相。固态物质中一般为破碎的岩块和火山灰,液态物质中有熔岩流、水和泥石流等,气态物质一般有水蒸气和各种氧化物。据统计,全球每年约有 50~60 座火山喷发。火山喷发引起的火灾可造成直接的、快速的人身伤害。火山喷发出的有害气体和有害化学物质可对人群造成健康危害,瑞典和新西兰某火山地区,因火山喷发土壤砷含量高达 10 000mg/kg,使当地居民暴露砷而造成危害。

（二）气象灾害和极端天气对人类健康的影响

1. **气象灾害**　常见的气象灾害有:暴雨洪涝、台风、龙卷风、焚风、干旱、霜冻、雪暴、冰雹、沙尘暴等。据统计,我国发生的各类自然灾害中约 70% 是气象灾害。2010 年我国 28 个省(区、市)遭受洪涝灾害,因灾死亡 991 人、失踪 558 人。国际红十字会统计,全球每年受洪水影响的人数 6000 多万,造成 300 多万人无家可归,死亡约 1.3 万人。

2. **极端天气**　极端天气主要指超常的高温、寒冷等天气。

(1)高温天气:日最高气温 ≥35℃ 为高温天气,持续多日 35℃ 以上的高温天气叫热浪(heat wave)。在高温环境下,人体感到不适,工作效率降低,中暑、胃肠道疾病、"空调病"、心血管病的患病人数急剧增加,尤其机体抵抗力较差的老人、病人等因暑热而死亡的人数增加。2011 年夏季,热浪侵袭美国大部分地区,美国东部有 41 个城市气温创下新高或平纪录,其中得克萨斯州的达拉斯有连续 23 天气温超过 37℃,共造成 30 余人死亡。

(2)寒冷天气:凡使当地 24 小时降温 10℃ 以上或 48 小时降温 12℃ 以上、且最低气温降至 5℃ 以下的强冷空气称为寒潮(cold wave)。在我国,寒潮主要是由于聚积在高纬度地区的强冷空气迅速入侵,造成大范围剧烈降温,并伴有大风、雨雪、冻害等现象。2008 年 1~2 月,我国南方 20 个省(区、市)遭遇 50 年一遇的大范围、持续的低温雨雪冰冻天气,造成了重大灾害,受灾人口 1 亿多人,死亡 60 人;失踪 2 人;农作物受灾面积 7270.8 千公顷;直接经济损失 537.9 亿元。

（三）高原特殊地理环境与健康

自然环境中,大气压或氧分压会受温度、湿度、风速和海拔高度等因素的影响而改变,其中以海拔高度的影响最为显著。海拔每升高 100m,大气压就下降约 5mmHg(0.67kPa),氧分压亦随之下降 1mmHg(0.14kPa)。享有"世界屋脊"之称的青藏高原,平均海拔高度在 4000 米左右,是典型的低气压、低氧分压区。长期生活在平原的高原移居者,可因高原低氧引起高原反应、高原肺水肿、红细胞增多症和高原性心脏病等不利于健康的影响。此外,海拔越高,大气压越低,水的沸点也越低。在海拔 4000 米左右的高地,水的沸点约 87℃,可能会由于食物加温不够成为易患消化道疾病的原因之一。

二、地球化学因素与健康

（一）地表化学元素分布

自然环境中存在的化学元素,根据其在人体内含量多少,分为常量和微量元素两类。碳、氢、氧、氮、硫、钾、钠、磷、钙、镁、氯等 11 种元素,占人体化学元素总量的 99.95%,称为常量元素(major element)。而在人体内正常含量小于人体体重 0.01% 的化学元素则称为微量元素(trace element)。它包括锌、铁、铜、锰、钴、铬、钒、锡、硒、氟、碘、钼、铝、铅、镉、汞、铊、镍、锶、锂、硅及多种稀土元素等。在地球地质演变中,自然形成了地壳表面这些化学元素分布的不均匀性。因此,地球上不同地区的土壤、水体和植物中化学元素的种类和含量存在着差异。土壤是各种环境介质的交汇地,化学元素通过在土壤中的迁移和转化影响水体、大气和植物中的含量。植物对微量元素具有富集作用,因此其微量元素含量往往比其他环境介质要高。如植物中硒的含量通常比土壤中高约 10 倍。在某些地区植物中微量元素含量相对较为稳定,是该地区人群获得微量元素的主要来源。

（二）微量元素的生物学效应及对健康的影响

目前认为有 14 种微量元素（锌、铁、铜、钼、铬、锰、钴、镍、锡、钒、碘、硒、氟和硅）在生物体内是维持正常生理、生化功能、生长发育和生殖繁衍所必不可缺的元素,称为必需微量元素（essential trace element）。其他微量元素因其无或尚未发现在生物体内有益的生物学作用,称为非必需微量元素。

必需微量元素不能通过机体自身合成,必须从外界摄取。它们的需要量很小,但对生命活动过程的作用极大。必需微量元素可通过各种机制在机体的生命活动中发挥作用,其生物学效应十分广泛,主要包括:①参与酶的构成和酶的激活,影响酶的活性。人体内约 50%～70% 的酶含有微量元素,它们在酶蛋白结构中起着特异活化中心的作用。例如,锌与 80 多种酶的活性有关,其他微量元素如铜、锰、钼、硒、硅等也与 10 多种酶活性有关。②参与某些蛋白质的合成,发挥特殊功能。如人体血红蛋白分子含有 4 个 Fe^{2+} 原子,与卟啉环络合成血红素,Fe^{2+} 是血红素载氧功能的中心。血浆铜蓝蛋白（ceruloplasmin,CP）是体内铜贮存的主要形式,人体血浆中 90% 以上的铜是以结合态存在于铜蓝蛋白内。③参与激素及其辅助因子的合成,与内分泌活动密切相关。如碘是甲状腺素的重要组成成分,锌对体内胰岛素的合成、贮藏、分泌及其活性具有重要的影响;铬是糖耐量因子必需成分,作为胰岛素的辅助因子而发挥作用;铜可能具有促进垂体释放生长激素、促甲状腺素、促肾上腺皮质激素和黄体生成素的作用。④维持正常的生殖功能。锌、铜、硒和锰等对维持正常生殖和生育功能都有重要作用。精液中锌浓度明显高于其他体液;锌能增加精子的稳定性,有利于精子正常功能的发挥;人体缺锌可导致睾丸发育不良及性功能低下。铜对胎儿器官发育非常重要,胎儿期大脑铜的增加尤为明显,可达其他器官的 2 倍。硒对精子形成和发育也有重要作用,缺硒大鼠精子的活动力极差,精子生成减少。

由于必需微量元素具有多种重要的生物学效应,当机体摄入不足或缺乏时可导致某些生理功能障碍、生化代谢失调、甚至出现组织器官病理性损伤和疾病发生。补充相应必需微量元素,达到生理需要量后可修复损害或起到预防作用。然而,必需微量元素具有两重性,摄入过量也会对人体产生危害。尤其是那些安全范围较窄的微量元素,易出现摄入过量中毒。

（三）地球化学因素与疾病

地表化学元素分布不均、地形特征和气候差别等多种自然因素可影响环境介质中化学元素的含量,从而影响人体化学元素的摄入量。如氟往往在山区和内陆干旱的盆地含量很高;碘多在地势倾斜、洪水冲刷严重的山区含量低。

由于地壳表面化学元素分布的不均匀性,使某些地区的水和/或土壤中某些元素过多或过少,当地居民通过饮水、食物等途径摄入这些元素过多或过少,而引起某些特异性疾病,称为生物地球化学性疾病（biogeochemical disease）,属于地方病（endemic disease）,如碘缺乏病、地方性氟中毒和地方性砷中毒等（详见第七章）。

三、自然环境生物因素对健康的影响

（一）生物性有毒有害物质与健康

自然环境中的许多生物（动物和植物）具有通过接触产生毒害反应的能力，其毒害反应多由于这些生物能产生和分泌某种有毒有害物质所致。它们可通过皮肤接触、呼吸道吸入和经口摄入等途径作用于人体而造成危害，可涉及局部到全身各器官、系统。一些具有急性毒性，另一些可能产生致癌、致畸等远期危害。生物性有毒有害物质的种类很多，迄今被人类认识的可能只占少数。目前了解较多、毒害严重的主要有动物毒素和植物毒素。

1. 动物毒素　陆生和水生动物所产生的有毒物质称为动物毒素（zootoxin）。许多动物毒素的毒性很强，如广西银环蛇蛇毒对小鼠的 LD_{50} 为 0.09mg/kg。动物毒素按毒作用性质可分为：神经毒素、心脏毒素、细胞毒素、凝血毒素和抗凝血毒素等。常见的动物毒素见表 2-2。

表 2-2　常见的动物毒素及其毒性

有毒动物	主要毒性成分	主要毒性
毒蛇	神经毒素、心脏毒素、细胞毒素、凝血毒素，抗凝血毒素和溶血毒素等	阻断运动神经肌接头的突触递质传递，对哺乳动物的呼吸肌有高度的选择性；引起呼吸麻痹；使心肌细胞膜发生持久性去极化；导致不同的细胞坏死溶解等
蝎	神经毒素、心脏毒素、溶血毒素以及透明质酸酶、磷脂酶A、磷酸单酯酶等	阻断乙酰胆碱和去甲肾上腺素的递质传递，干扰神经轴索去极化过程的离子转运和心肌细胞膜的钙离子转运。出现心脏传导阻滞。全身出血、肌细胞变性以及内分泌功能紊乱
蜜蜂	主要毒素为分子量较小的短肽，如蜜蜂毒素、蜜蜂神经毒素以及肥大细胞去粒肽等	能促使组胺释放而加剧局部和全身反应。局部红肿灼痛，全身反应有呕吐、心悸、呼吸窘迫。若同时受刺百处以上者往往危及生命
蜘蛛	主要有神经毒，也有细胞毒、溶血毒和透明质酸酶等	局部红肿，全身反应可出现胸腹绞痛，肌肉紧张，可历时 1~2 天。同时有恶心、呼吸窘迫、盗汗、寒战发热、耳鸣和皮肤麻木感等
蜈蚣	神经毒素、心脏毒素、溶血毒素等	咬伤局部除灼痛红肿外，尚可引起被咬肢体的淋巴管炎，但全身反应较轻，可出现畏寒、发热、头痛、恶心、呕吐、脉搏增快、谵语及抽搐等
刺毒鱼类（鲨、鳗鲶、鳜等）	毒器由毒腺、毒棘和沟管组成。毒素为毒性蛋白，胃液可破坏，煮熟内服无毒性	刺毒鱼类的毒素成分各不相同，受刺局部剧痛、出血、发绀、水肿，甚至裂伤坏死，继发感染。毒素吸收后，可出现全身症状

可引起食物中毒的主要有分泌动物性毒素的水产鱼贝。毒鱼的内脏或肌肉含有毒素，人摄入可引起中毒。我国的毒鱼可分豚毒、胆毒、卵毒、肉毒以及含高组胺的鱼类。此外，有的动物如蟾蜍、斑蝥等的分泌毒，摄入量过大亦可引起中毒。

2. 植物毒素　天然存在于植物中对人或动物有毒的化学物质称为植物毒素（phytotoxin）。植物毒素主要有生物碱、糖苷、毒蛋白、多肽、胺类、草酸盐和霉菌毒素等。生物碱是含氮化合物，具有碱的性质,可与酸形成盐类。生物碱具有较强的生理或药理作用,故毒性较强。糖苷类是由糖分子和非糖分子以苷式结合而成,其中非糖分子即糖苷配基,又名配糖体。由于糖苷配基的不同,糖苷类又可分为氰苷和皂苷等,还有许多对心脏具有强烈作用的强心苷类,强心苷类多存在于夹竹桃科、百合科、卫矛科等植物中。毒蛋白类在少数植物种子中出现,但毒性极强,如蓖麻毒蛋白就是一种极毒化合物。某些藻类含有天然毒素,如软骨藻酸(domoic acid),具有神经毒性;藻类肝毒素(微囊藻和节球藻毒素)具有致癌性。有毒植物及其毒素多数是经口食用而产生毒作用,有些是通过皮肤接触,引起危害。

3. 植物变应原 某些植物(包括观赏性植物)可引起变应性接触性皮炎,许多植物的花粉可引起过敏症。风媒花由于花粉产量多,体积小,质量轻,容易借风力传播,是造成过敏症的主要花粉。花粉过敏症(pollen allergy)是一种危害人体健康的常见病和继发病,表现可划分为三大类:花粉性鼻炎、花粉性哮喘、花粉性结膜炎。

(二)自然疫源性疾病

一种病原体能够寄生的宿主是在长期进化过程中形成的,某些病原体可感染人类和其他动物包括家养畜禽、野生动物等而引起人兽共患病。动物源性传染病经常存在于某地区,是由于该地区存在该病的动物传染源、传播媒介及病原体在动物间传播的自然条件,当人类进入该地区时可被感染得病,这些疾病称为自然疫源性疾病(natural focus disease),这些地区称为自然疫源地(natural epidemic focus)。自然疫源性疾病的主要宿主为兽类、鸟类、家畜、家禽等,媒介主要有蚊、蜱、螨类等。

1. 流行概况 据统计,目前世界上自然疫源性疾病有8类180余种,包括病毒病、细菌病、立克次体病、衣原体病、螺旋体病、真菌病、原虫病和其他寄生虫病等。20世纪70年代以来,先后发现了三十多种新的传染病,新发现的病原体相当部分属于动物源性,如禽流感病、朊毒体病(含克雅病、疯牛病、羊瘙痒症)、埃博拉出血热等。目前全球一些严重的传染病,几乎均属于自然疫源性疾病,如艾滋病和SARS可能来源于动物。自然疫源性疾病的危害已上升为影响人类健康和社会稳定的重大公共卫生问题。

2. 流行特征 自然疫源性疾病的流行有如下特征:①区域性:自然疫源性疾病的病原体只在特定的生物群落中循环,而特定的生物群落只在明显的、特定的自然地理区域存在。因此又称之为生物性地方病。②季节性和周期性:由于自然环境因素如气温、湿度、雨量、植被等季节性和周期性的变化,可影响宿主动物和媒介的数量消长、生理生态变化,致使自然疫源性疾病的流行也存在季节性和周期性。③受人类活动和社会行为影响:人类国际交往、生态旅游和商业活动、垦荒、砍伐森林、水利建设等活动会破坏或改变原有的生物群落,使病原体赖以生存的宿主、媒介发生改变,导致自然疫源性的增强或减弱。全球气候变暖、变湿,利于病原体和媒介生物的繁衍与孳生。畜牧养殖业和其相关产品加工产业的高速发展增加人兽共患病疫情发生的风险。此外,对野生动物的滥捕、滥杀、滥吃也是干扰自然疫源地和增加感染机会的原因。

病原变异与环境污染有密切关系,自然疫源性疾病将伴随环境污染问题长期存在。新发现的传染病往往未能及时研制出疫苗,给预防工作带来困难。因自然疫源性疾病的发生和流行与环境有密切关系,应从环境保护入手预防自然疫源性疾病。

（吴　军）

第五节　环境污染与健康

由于自然的或人为的原因,进入环境的污染物数量超过环境的自净能力,造成环境质量下降和恶化,直接或间接影响人体健康,称为环境污染(environmental pollution)。环境污染物(因素)种类繁多,按其属性通常分为化学性、物理性和生物性三类。由于环境有害因素的多样性及其有害作用机制的复杂性,对机体可造成多种危害,这些有害效应的靶部位可以是人类任何器官系统。本章重点介绍环境污染物引起的急性、慢性危害及致癌、致畸等远期危害。

一、环境污染对人群的急、慢性危害

（一）急性危害

急性危害(acute hazard)是指环境污染物在短时间内大量进入环境,使暴露人群在较短时间内出现不良反应、急性中毒甚至死亡。环境污染引起的急性危害主要包括以下类型:

1. 大气污染烟雾事件　20世纪,由于工业生产的快速发展,大气污染烟雾事件的发生频率增高,如英国伦敦煤烟型烟雾事件,美国洛杉矶、纽约和日本大阪、东京发生的光化学型烟雾事件,日本四日市哮喘事件等。煤烟型烟雾事件主要表现为肺和心血管系统疾患的患者病情急剧加重,死亡;光化学烟雾事件可引起大量居民眼和上呼吸道的刺激症状,呼吸功能障碍。大气污染烟雾事件的发生除存在大气严重污染外,还同时存在不利于污染物在环境中扩散的气象条件或特殊的地形条件。此外,光化学烟雾的产生还需要强烈日照等天气条件。

2. 过量排放和事故性排放引起的急性危害　由于工业设计不合理、生产负荷过重、管理疏漏或任何意外原因,使有害工业废气、废水或事故性泄漏的有毒有害物质大量进入环境,这些污染物可在环境介质中,特别是在大气和河流中迅速扩散和迁移,导致排放源附近及整个污染区的居民发生急性中毒。

(1)废气、废水大量排放:由于工厂违章超标排放,使 Cl_2、NH_3、H_2S、HF、CO 等有毒物质进入大气,或废水中的农药、氟化物、铬化物、砷化物等污染地表水或地下水而发生人、畜急性中毒事件屡见不鲜。2012年1月,广西某企业违法排放含镉废水,导致当地及下游300多万人无法饮用该河水。

(2)事故引发的污染事件:有毒有害的化工原料、产品等在生产、储存、运输过程中由于意外事故而大量进入环境造成污染事件。如1984年印度博帕尔农药厂发生的异氰酸甲酯(CH_2NCO)泄漏事件,导致数十万人暴露于这种毒气,2500多人急性中毒死亡。2003年12月中石油重庆开县天然气井喷,富含剧毒硫化氢的天然气导致243人死亡,900余人受伤,转移安置灾民10余万人。

(3)核泄漏事故:由于核工业迅速发展,原子能在工业上的应用剧增。2011年3月日本发生福岛核泄漏事故,其危害之广甚为罕见。其与发生在1986年的苏联切尔诺贝利及1979年发生在美国三哩岛的核泄漏事故,是人类历史上最严重的三大核泄漏事故。核泄漏事故给当地居民可带来深重

灾难,其放射性核素半衰期长,含放射性颗粒物飘浮于上空,可扩散到很远的区域。放射性物质可通过呼吸吸入,皮肤伤口及消化道吸收进入体内,引起外照射或内辐射损害,并形成放射病。还会增加癌症、畸变、遗传性疾病的发生率,可影响几代人的健康。一般讲,身体接受的辐射能量越多,其放射病症状越严重,致癌、致畸风险越大。

3. **生物性污染引起的急性传染病**　水体受到病原微生物污染时,会使接触者发生急性传染性疾病。如 2010 年海地地震后因饮用水污染导致 28 万余人感染霍乱,其中有近 5000 人死亡。2013—2014 年我国 32 个省、自治区和直辖市的农村饮用水质量报告,调查了 309 817 名农村人口,其中腹泻发病率 0.132%,伤寒发病率 0.224%,阿米巴痢疾发病率 0.19%。迄今为止,已知能引起呼吸道感染的病毒就有 200 种之多,常见的经空气传播的传染病有甲型 H_1N_1 流感、流行性感冒、麻疹、白喉等。在人员拥挤、通风不良、阴暗潮湿的室内空气中,病原微生物可通过空气传播,使敏感人群发生感染。广西某戒毒所在 2010 年 2~3 月,由于室内通风差,及 1 例甲型 H_1N_1 流感患者隔离措施不力,出现大量发热咳嗽流感样症状病人,截至 3 月 1 日出现发热等流感样症状病例迅速增至 339 例,患病率为 20.4%,全面消毒及所有病例隔离治疗后,疫情得到控制。

(二)慢性危害

环境中有害因素低浓度、长时间反复作用于机体所产生的危害,称为慢性危害(chronic hazard)。环境化学污染物或有害的物理因素长期暴露均可造成慢性危害。慢性危害的产生与污染物的暴露剂量、暴露时间、化学污染物的生物半减期和化学特性、机体的反应特性等有关。低浓度的环境污染物在机体内的物质或功能蓄积是产生慢性危害的根本原因。

环境污染物所致的慢性危害主要有如下类型:

1. **非特异性影响**　环境污染物所致的慢性危害,往往不是以某种典型的临床表现方式出现。在环境污染物长时间作用下,机体生理功能、免疫功能、对环境有害因素作用的抵抗力可明显减弱,对感染的敏感性增加,健康状况逐步下降,表现为人群患病率、死亡率增加,儿童生长发育受到影响。

2. **引起慢性疾患**　在低剂量环境污染物长期作用下,可直接造成机体某种慢性疾患,如慢性阻塞性肺疾患(chronic obstructive pulmonary diseases,COPD),它是与大气污染物长期作用和气象因素变化有关的一组肺部疾病。随着大气污染的加重,居民慢性阻塞性肺部疾患在疾病死亡中的比重增加。又如无机氟的长期暴露可造成骨骼系统和牙釉质的损害;甲基汞的长期暴露可损害中枢神经系统。

3. **持续性蓄积危害**　环境中有些污染物进入人体后能较长时间贮存在组织和器官中。尽管这些物质在环境中浓度较低,但长期暴露会在人体内持续性蓄积,使受污染的人群体内浓度明显增加。长期贮存于组织和器官中的毒物,在机体出现某种异常如疾病、妊娠等情况下,由于生理或病理变化的影响,可能从蓄积的器官或组织中动员出来,而造成对机体的损害。同时,机体内有毒物质还可通过胎盘屏障或授乳传递给胚胎或婴儿,对下一代的健康产生危害。

持续性蓄积危害的污染物主要有两类,一类是铅、镉、汞等重金属及其化合物,它们的生物半减期很长,如汞的生物半减期为 72 天,镉的生物半减期为 13.7 年。另一类是脂溶性强、不易降解的有机化合物。这类化合物能在环境中长期残留持久存在,在生物体内持续性蓄积,被称为持久性有机污染物(persistent organic pollutants,POP)。

环境污染所致的慢性危害往往是非特异性的弱效应,发展呈渐进性。因此,出现的有害效应不易被察觉或得不到应有的重视,一旦出现了较为明显的症状,往往已发展为不可逆损伤,造成严重的健康后果。如何早期评价环境污染对人群的慢性健康危害并及时采取干预措施加以预防是环境卫生学面临的巨大挑战。

二、环境污染与致癌危害

恶性肿瘤已经成为人类死亡构成的重要病因,20 世纪 70 年代,世界卫生组织发布 45 个国家和地区的死因资料,其中 32 个国家和地区肿瘤死亡率居前二位。2012 年全球发病居前三位的癌症为肺癌(180 万)、乳癌(170 万)、大肠癌(140 万)。致死率居前三位的癌症则是肺癌、肝癌、胃癌。每年全球有 800 万人死于癌症,1400 万人确诊癌症。2012 年我国新发癌症病例 358.6 万例,死亡218.7 万例。

大量的研究表明,肿瘤的发生除与遗传因素有关外,也与环境因素有密切关系。北欧研究人员对 44 788 对双胞胎进行了研究。由于双胞胎的遗传基因相同,如果一个患癌另一个未患癌则可认为癌症不是由于遗传因素引起的。结果显示,由于遗传因素导致的肿瘤病例只占 30%,环境因素造成的占 70%,肿瘤是一种与环境因素相关的疾病。肿瘤发生与环境因素和不良生活方式有关,其中有 1/3 与吸烟有关,1/3 与不合理膳食有关,其余 1/3 与感染、职业暴露及环境污染等有关。

(一)致癌物的分类及环境化学致癌物

国际癌症研究机构(IARC,2002 年)指出,化学致癌物是指能引起恶性肿瘤发生增多的化学物,在某些情况下诱发良性肿瘤的化学物也可认为是化学致癌物。目前约有 7000 多种化学物经过动物致癌试验,其中 1700 多种为阳性结果。致癌物的分类,主要按对人的致癌危险性划分。IARC(2016年)对已有资料报告的 989 种化学物根据其对人的致癌危险分成 4 类:

Ⅰ类:对人致癌(carcinogenic to humans),118 种。确证人类致癌物的要求是:①有设计严格、方法可靠、能排除混杂因素的流行病学调查;②有剂量-反应关系;③另有调查资料验证,或动物实验支持。

ⅡA 类:对人很可能致癌(probably carcinogenic to humans),79 种。这类物质或混合物对人体致癌的可能性较高,在动物实验中发现充分的致癌性证据。对人体虽有理论上的致癌性,而实验性的证据有限。

ⅡB 类:对人可能致癌(possibly carcinogenic to humans),290 种。此类致癌物对人类致癌性证据有限,对实验动物致癌性证据并不充分;或对人类致癌性证据不足,对实验动物致癌性证据充分。

Ⅲ类:对人的致癌性尚无法分类(unclassifiable as to carcinogenicity to humans),即可疑对人致癌,501 种。

Ⅳ类:对人很可能不致癌(probably not carcinogenic to humans),仅 1 种。

根据致癌物的化学结构或来源,常见的环境致癌物的类型如表 2-3。

表 2-3　常见的致癌物

类别	化学物举例
直接烷化剂	芥子气、氯甲甲醚、环氧乙烷、硫酸二乙酯
间接烷化剂	氯乙烯、苯、丁二烯、烷化抗癌药
多环芳烃类	苯并芘、二甲基苯蒽、二苯蒽、三甲基胆蒽、煤焦油、沥青
芳香胺类	联苯胺、乙萘胺、4-氨基联苯、4-硝基联苯
金属和类金属	镍、铬、镉、铍、砷
亚硝胺及亚硝酰胺	二甲基亚硝胺、二乙基亚硝胺、亚硝酰胺
霉菌和植物毒素	黄曲霉毒素、苏铁素、黄樟素
固体(不可溶)物	结晶硅及石棉
嗜好品	吸烟、嚼烟、槟榔、鼻烟、过量的酒精饮料
食物的热裂解产物	杂环胺类、2-氨-3-甲基-咪唑喹啉、2-氨-3,4-甲基-咪唑喹啉
药(含某些激素)	环磷酰胺、噻替派、己烯雌酚

(二)空气污染与肺癌

受污染的空气中存在多种致癌物。污染大气的致癌物主要是多环芳烃类(PAH)化合物,以苯并(a)芘(BaP)含量最多,具有强致癌性。空气中的多环芳烃主要来源于煤和石油的不完全燃烧。

我国居民肺癌的死亡率在 1970 年代仅为 7.17/10 万,90 年代初 15.19/10 万,2006 年,高达高达 30.84/10 万,为 30 年前 4.65 倍,至 2012 年我国肺癌的死亡率又增加至 42.05/10 万,且城市高于农村。肺癌在我国居民恶性肿瘤患者的死亡原因中居于首位。2012 年全球约新增 180 万肺癌患者并导致 159 万人死亡,其中中国约占此类病例的 1/3 以上。由于肺癌死亡率高,病因复杂,其高发和持续增长引起了众多学者对肺癌病因的关注。

1. 大气污染与肺癌　世界卫生组织估计,2012 年,城市和农村地区的环境(室外)空气污染估计导致全世界 370 万人过早死亡。与室外空气污染有关的过早死亡中约 6% 是因肺癌所致。人群队列研究表明,长期暴露 SO_2 与肺癌危险度有关,且长期暴露 NOx 也与肺癌危险度有关。NOx 每增加 $10\mu g/m^3$,肺癌的相对危险度为 1.11。美国癌症学会针对 50 万人的队列研究发现,细颗粒物($PM_{2.5}$)年均浓度每升高 $10\mu g/m^3$,人群肺癌死亡率将上升 8%,肺癌的相对危险度为 1.08。2012 年流行病学研究表明可吸入颗粒物(PM_{10})二氧化硫(SO_2)及二氧化氮(NO_2)等大气污染物浓度的升高可能会增加肺癌等呼吸系统疾病发病及死亡的风险,特别是 NO_x 与肺癌之间存在显著的相关性。

2. 室内空气污染与肺癌　我国云南宣威室内燃煤空气污染与肺癌发生关系的病例-对照研究中发现,烧烟煤人群患肺癌危险性是非烧烟煤人群的 6.05 倍($OR=6.05$)。回顾性队列研究结果,烧烟煤人群肺癌死亡率是非烧烟煤人群肺癌死亡率的 25.6 倍($RR=25.6$)。烟煤燃烧产物中的多环芳烃类化合物污染室内空气是宣威肺癌发病的主要原因。

3. 肺癌的分布特征及危险因素　大气污染在城市和农村有着明显的差异,城市的肺癌发病率和死亡率均高于农村,城市越大,肺癌病死率越高。无论城市还是农村,男性发生率均高于女性。一般来说,肺癌发病年龄高峰在 60~79 岁之间;男女患病率为 2.3:1。影响肺癌发生的主要因素为空气污染、吸烟、呼吸系统疾病史、种族、家族史等。另外,职业接触致癌物、居住条件、交通污染、经济状况等都可能影响肺癌的发生发展,且各因素之间还存在一定的协同效应。

(三)水污染与肿瘤

水污染与人群肝癌、膀胱癌等发生的关系,多年来一直受到人们的关注。全世界在水中检测出的有机化学污染物共约 2221 种,美国环境保护局从自来水中检出约 765 种有机物,其中 20 种为确证致癌物,36 种为可疑致癌物,18 种为促癌物和辅癌物,48 种为 Ames 试验致突变物。

目前认为,饮水中三卤代甲烷类物质可能与膀胱癌、结肠癌和直肠癌的危险度增加有关。有学者认为饮水暴露可能主要与消化道肿瘤的危险度增加有联系。广东韶关地区对死亡病例的回顾性研究认为,消化道肿瘤(食道癌、胃癌、肝癌、肠癌)与饮用水体中铜,锌等重金属严重超标有密切相关。

1. 水致突变性与胃癌、肝癌的关系　我国开展的水致突变性与肿瘤关系流行病学调查显示,饮用以黄浦江上游、中游、下游河段为水源的自来水的男性居民胃癌、肝癌标化死亡率呈梯度变化,与水质致突变性测试结果一致,结果见表 2-4。此外,广西南宁地区 14 个县市的调查认为饮用水水质与肝癌死亡率间有关联,饮用水体污染越重的人群肝癌死亡率越高。肿瘤发生可能与饮用水中 N-亚硝基化合物和氯化消毒副产物超标及苯并(a)芘等有机物污染有关,其他危险因素还有高碳水化合物低蛋白食物、高盐饮食、硝酸盐和硫酸盐超标等。

表 2-4　黄浦江水致突变性与肿瘤的关系

水域	代表居民点	致突变性	胃癌标化死亡率(/10 万)	肝癌标化死亡率(/10 万)
上游	青浦	阴性或可疑阳性	62.7	56.9
中游	徐镇	阳性	86.2	67.7
下游	龙江	强阳性	146.0	81.3

2. 水污染与食管癌　食管癌是世界上最常见的六大恶性肿瘤之一,我国的发病率和死亡率最高,每年死亡 20 万人。食管癌分布具有明显的地区性,提示食管癌发病与地理环境密切相关。国内外不少学者认为饮用水污染是食管癌发病的主导因素。河南林州是食管癌高发区,该地人群队列的改水研究发现,改饮清洁水的人群发病率降低 28.00%,死亡率降低 38.20%。食管癌高发可能与浊漳河水受到亚硝胺等致癌物质污染有关。也有报道认为,食管癌高发区饮水中硝酸盐和亚硝酸盐含量均明显高于低发区,上消化道恶性肿瘤高发可能与饮用"三氮"含量较高的河塘水有关。

三、环境污染与致畸危害

早在 20 世纪上半叶,已发现某些理化因子如氮芥、台盼蓝、抗代谢剂和 X 射线等均能诱发哺乳动物胎仔畸形。Gregg(1941)首次报道了受风疹病毒感染的孕妇所产胎儿出生缺陷(失明、耳聋、智力不全)率明显增加。1945 年日本广岛和长崎市遭原子弹爆炸后,放射性污染诱发出生胎儿小头畸形和智力低下率增加。但是,真正引起人们关注外来化合物致畸作用是 20 世纪 60 年代发生的"反应停"事件。反应停(thalidomide)作为镇静药在欧洲广为销售,因孕妇服用该药而导致新生儿短肢畸形或海豹畸形(phocomelia)数量明显增加。受该药影响的儿童近万人,除短肢畸形外,还有心血管、肠及泌尿系统畸形。震惊世界的反应停事件揭开了人类研究外来化合物致畸作用的序幕,并推动了实验畸胎学的发展。

先天畸形(congenital malformation)一般指先天性的形态结构异常,仅是出生缺陷中的一部分疾病。能引发先天畸形发生的因素包括化学性、物理性或生物性等致畸因子。尽管遗传因素对人类出生缺陷的发生有重要影响,但是环境因素对生殖细胞遗传物质的损伤、对胚胎发育过程的干扰、对胚胎的直接损害都对出生缺陷的发生具有重要作用。

(一)环境致畸物和致畸因素

随着工业的发展,大量化学物排入环境,造成环境污染日益加重。在许多环境污染事件(如日本的水俣病、米糠油污染事件等)中,都观察到由于孕期摄入污染物而引起胎儿畸形发生率明显增加。化学物在孕期特别是胎儿器官形成期对胚胎发育和结构畸形的发生有重要影响。美国登记的37 860种工业化学物中,585种注释有致畸性。Schardein报道,在2820种化学物中,动物致畸试验为阳性的782种,可疑阳性291种。Shepard编纂的致畸物(teratogen)分类目录中,动物致畸化学物在900种以上,而能确证对人类有致畸作用的致畸因子,见表2-5。

表2-5　已知人类致畸因素

类型	致畸因素
辐射	原子武器、放射性碘、放射线治疗
感染	巨细胞病毒、疱疹病毒1和2型、微细病毒B-19、风疹病毒、梅毒螺旋体、弓形虫、水痘病毒、委内瑞拉马脑炎病毒
母体损伤和代谢失衡	酒精中毒、绒毛采样(前60天)、地方性呆小症、糖尿病、叶酸缺乏、高温、苯酮尿症、斯耶格伦综合征、风湿病和心传导阻滞
药物和环境化学物	氨蝶呤和甲氨蝶呤、促雄性激素、白消安、卡托普利、氯联苯、可卡因、香豆素抗凝剂、环磷酰胺、己烯雌酚、苯妥英、埃那普利、苯壬四烯酯、碘化物、锂、汞和有机汞、羊膜内注射亚甲蓝、甲巯基咪唑、青霉胺、13-顺维生素A酸、四环素、反应停、甲苯、三甲双酮、丙戊酸、落叶剂2,4,5-涕、二噁英、部分农药、氯乙烯

Wilson认为,导致出生缺陷率增加的因素中,遗传因素(染色体异常及基因遗传病等)占25%,环境因素(药物、环境化学物、物理因素等)占10%,遗传与环境因素相互作用及原因不明者占65%。

(二)环境污染与致畸

由于环境有害因素的复杂性,开展环境污染与致畸性关系的流行病学调查难于确定因果关系。同时由于自然流产、获取资料的偏倚等原因,使畸形率或出生缺陷率的结果偏低。在统计环境污染致出生缺陷率时,应鉴别某种特定畸形,如风疹引发的失明、耳聋;反应停引发的短肢畸形等发生率的增加。目前能获得的环境污染与致畸关系的资料,多为描述性流行病学研究结果。

1. 空气污染与致畸　英国学者认为工业区婴儿中枢神经系统畸形发生率高于非工业区,可能与居住密度、日照、湿度及大气污染有关。我国山西省对全省11个地区出生婴儿随机抽取48 381例进行了调查,发现先天畸形发生率为27.52‰,环境污染是先天畸形发生率升高的重要因素。在太原、大同、长治等工业较集中的城市,工业区和受污染的郊区畸形率比城市居民区及邻近县明显升高,见表2-6。

表2-6   山西省主要城市工业区与邻近县胎儿出生缺陷率(‰)比较

城市	工业区与受污染的郊区	居民区	相邻县区
太原市	39.72	23.02	4.15
大同市	26.53	11.20	17.54
长治市	48.89	33.12	15.31
阳泉市	42.11	27.44	17.10

2. 水污染与致畸　先天性水俣病是世界上首次发现的因水体污染导致的出生缺陷,至1982年4月,日本水俣湾地区已发现158例先天性水俣病。先天性水俣病是由于母亲妊娠期摄入甲基汞,通过胎盘而引起胎儿中枢神经系统发育障碍所致。通常在出生后3个月出现症状。长期摄入低浓度甲基汞可使儿童精神反应迟钝、感觉障碍、说话及动作笨拙等症状的发生率明显增加。病儿家中大约64%的家属患有急性水俣病,乳汁、脐血及胎儿头发等含汞量均明显升高。我国20世纪70年代发现松花江及邻近江河水体汞污染,母亲摄鱼量多的渔村组儿童神经系统功能指标明显低于对照组儿童。

3. 橙剂污染与致畸　20世纪60年代开始的越战中,美军在越南360万公顷的土地上使用了1900万加仑"橙剂"(Orange Agent,OA),污染越南村庄多达3181个,受污染的越南民众多达480万人。这种橙剂含有剧毒的杂质二噁英,导致当地出生众多畸形婴儿。越战40多年后,二噁英依然存在于环境中,并进入越南人的食物链,表现为环境介质的综合性污染,橙剂喷洒地区百姓血中二噁英含量比未喷洒区高出135倍。橙剂致畸可能与食物、土壤和水源水中二噁英等污染物质蓄积有关。

四、环境内分泌干扰物危害

内分泌干扰化学物(endocrine disrupting chemicals,EDC)是对维持机体内环境稳态和调节发育过程的体内天然激素的生成、释放、转运、代谢、结合、效应造成严重影响的一类外源性物质。EDC来源于环境中天然或人工合成的化合物。已被证实或疑为具有内分泌干扰作用的环境化学物质有数百种,包括邻苯二甲酸酯类、多氯联苯类、有机氯杀虫剂、烷基酚类、双酚化合物类、植物和真菌激素、重金属类等。目前大部分内分泌干扰物仍被广泛地生产和使用,总量持续增加。通常以受干扰的内分泌器官和组织进行分类,如雌激素干扰物、雄激素干扰物、甲状腺素干扰物、糖皮质激素干扰物、生长激素干扰物等。

目前认为EDC与生殖障碍、出生缺陷、发育异常、代谢紊乱以及某些癌症(如乳腺癌、睾丸癌、卵巢癌等)的发生发展有关。内分泌干扰物对人体的可能影响主要有:出生缺陷儿童增多;儿童精神性和行为性异常增加;女童更早进入青春期,妇女乳腺癌发生率增加;精子数量和质量下降;男性生殖道缺陷发病率增加;不孕症患者显著增加;哮喘病人显著增加;患免疫系统和甲状腺功能缺损的可能性增加。目前国内外正在对此等问题开展广泛研究。

(吴　军)

第六节 环境与健康标准体系

我国的环境与健康标准体系可分为由环境保护部门牵头制定的环境保护标准体系和由卫生部门牵头制定的环境卫生标准体系,对控制环境污染、保护生态环境以及人群健康具有十分重要的意义。环境保护标准体系是以保护人的健康和生存环境,防止生态环境遭受破坏、保证环境资源多方面利用为目的,对污染物或有害因素容许含量或要求而制定的一系列具有法律约束力的技术标准。环境卫生标准体系以保护人群身体健康为直接目的,运用环境毒理学和环境流行病学的手段,对环境中与人群健康有关的各种有害因素以法律形式所规定的限量要求和为实现这些要求所提出的相应措施的技术规定。环境保护标准体系和环境卫生标准体系是环境与健康标准体系中既相对独立又紧密联系的有机整体,即一旦产生健康效应后,对于环境污染的健康损害判定类标准等工作应当属于卫生标准体系中的内容,而环境保护标准体系中的环境与健康标准范畴只是对环境健康风险的预测、评价和管理。1985年,我国国家标准局制订的《标准体系表编制原则和要求》,将国家标准体系分为综合性基础标准、行业基础标准、专业基础标准、门类(通用)标准和单项(个性)标准等五个层次。

一、基准与标准

基准(criteria)和标准(standard)是两个不同的概念。与标准体系一样,由一系列相关的基准构成的有机整体就称为基准体系,标准体系往往与基准体系是相对应的。环境质量(或卫生)基准是指环境有害物质或因素对特定对象(人或其他生物等)不产生不良或有害影响的最大剂量或浓度,是依据科学研究获得的剂量-反应(效应)关系和一定的安全系数而确定的。它不考虑社会、经济、技术等因素,不具有法律效力。基准是通过大量科学实验和调查研究而确定的。随着科学技术的发展和人们认识水平的提高,基准的内容也随之改变。标准是以基准为科学依据,考虑社会、经济、技术条件等因素,经过综合分析而制定的,由国家管理机构颁布,一般具有法律的强制性和约束力。标准会随基准的变化而变化,也会应国家的政治、社会、经济、技术、行业要求及生态环境保护和健康需求等不断修订。基准和标准既有区别又有联系,且两者的数值不是一成不变的。基准和标准虽然是两个不同的概念范畴,但两者之间是紧密相关的。基准是标准的核心,是标准的科学依据,基准的数值决定了标准的基本水平。原则上,标准值应小于或等于相应的基准值。但在某些特殊情况下,标准值也可严于基准值。

我国新修订的《环境保护法》为环境与健康基准研究提供了重要的法律依据,但目前仍存在不少难题。例如,环境与健康基准所覆盖的污染物和有害因素还很有限、基准研究的整体水平较低、自主研究的基准很少、基准研究缺乏系统性、研究机构授权不明、环境基准尚未有效纳入环境标准体系及环境管理工作中去、环境基准向环境标准转化的机制尚处于探索阶段等。此外,我国更缺乏环境健康损害的受理、裁决、赔偿等方面的法律法规。因此,环境与健康标准体系的研究工作任重道远,需要大力推进。

二、环境保护标准体系

我国通过环境保护立法确立了国家环境保护标准体系，《环境保护法》《大气污染防治法》《水污染防治法》《环境噪声污染防法》等法律对制定环境保护标准作出了规定。我国的环境保护标准体系主要包括五类三级，即按照内容可分为环境质量标准、污染物排放（控制）标准、环境基础标准、环境监测分析方法标准和环境样品标准；按照级别可以分为国家标准、地方标准和行业标准。环境质量标准是该体系的核心标准，地方标准是对国家标准的补充，其效率应该高于国家标准。此外，按照效力可以分为强制性环境标准和推荐性环境标准。推荐性标准仅具有行业指导意义，不具有法律的强制力和执行力，常常导致环境标准在法律性质方面的模糊性。我国自 1973 年颁布第一部环境质量标准《工业"三废"排放施行标准》（GB J4—73）以来，在不同领域制定或修订国家级环境质量标准数千项，影响范围已覆盖水、空气、土壤、声与振动、固体废物与化学品、生态、核与电磁辐射等环境保护领域。截至"十一五"末期，累计发布环境保护标准 1418 项，其中现行的标准有 1307 项，被更新或废止的标准有 111 项，环境保护标准体系已初具规模。

（一）环境质量标准

环境质量标准（environmental quality standard）是为了保障人体健康、维护生态环境、保证资源充分利用，并考虑社会、经济、技术等因素而对环境中有害物质和因素作出的限制性规定。我国《环境保护法》规定，环境保护行政主管部门制定国家环境质量标准，省级人民政府对国家环境质量标准中未作规定的项目可以制定地方环境质量标准，并报国务院环境保护行政部门备案。我国现有环境空气、地表水、地下水、土壤、噪声等多种环境质量标准。

现行的《环境空气质量标准》（GB 3095—2012）于 2016 年 1 月 1 日施行，新标准规定了环境空气功能区分类、标准分级、污染物项目、平均时间及浓度限值、监测方法、数据统计的有效性规定、实施与监督等内容，并指出各地方政府对标准中未作规定的污染物项目，可以制定地方环境空气质量标准。与旧标准 GB 3095—1996 相比，其变化主要体现在两个方面：一是增加了臭氧（O_3）和细颗粒物（$PM_{2.5}$）两项污染物控制标准；二是提高了可吸入颗粒物（PM_{10}）、二氧化氮（NO_2）等污染物的限值要求。新标准中规定了评价不同污染物平均浓度的时间间隔包括年平均浓度限值、24 小时平均浓度限值、8 小时平均浓度限值和 1 小时平均浓度限值，这主要是与不同污染物对健康的影响有关。此外，将环境空气功能区分为二类：一类区为自然保护区、风景名胜区和其他需要特殊保护的区域；二类区为居住区、商业交通居民混合区、文化区、工业区和农村地区。一类区适用一级浓度限值，二类区适用二级浓度限值。由于新标准规定的项目多、数据多，非专业人员难懂难记，所以还规定了专门用于向公众发布的空气质量评价方法——空气质量指数（air quality index，AQI）以判断空气质量等级，指标包括二氧化硫（SO_2）、二氧化氮（NO_2）、一氧化碳（CO）、臭氧（O_3）、可吸入颗粒物（PM_{10}）、细颗粒物（$PM_{2.5}$）共六项。AQI 将空气质量分为六级，用不同颜色表示，AQI 数值越大、级别越高、表征的颜色越深，说明空气污染状况越严重，对人体的健康危害也就越大。

《地表水环境质量标准》（GB 3838—2002）依据地表水水域环境使用功能和保护目标，按功能高低依次划分为五类功能区：Ⅰ类主要适用于源头水、国家自然保护区；Ⅱ类主要适用于集中式生活饮用水地表水源地一级保护区、珍稀水生生物栖息地、鱼虾类产卵场、仔稚幼鱼的索饵场等;Ⅲ类主要适用于集中式生活饮用水地表水源地二级保护区、鱼虾类越冬场、洄游通道、水产养殖区等渔业水域及游泳区;Ⅳ类主要适用于一般工业用水区及人体非直接接触的娱乐用水区;Ⅴ类主要适用于农业用水区及一般景观要求水域。按水资源划定的功能区包括自然保护区、饮用水水源保护区、渔业用水区、工农业用水区、景观娱乐用水区、混合区、过渡区等管理区。对应于上述五类水域功能,各类功能区有与其相应的用水水质标准。同时在标准中确定了高功能水域高标准保护、低功能水域低标准保护的原则。水域功能类别高的标准值严于水域功能类别低的标准值。同一水域兼有多类使用功能的,执行最高功能类别对应的标准值。水环境质量标准是大环境的水质标准,其作用是保障实现各种使用功能的水质标准和保护水生态系统的要求。各种专用水质标准仅限于各类取水点和专门规划确定的保护区水域。

现行的《土壤环境质量标准》(GB 15618—1995)是由国家环境保护局发布的。该标准根据土壤功能和保护目标划分为三类,规定不同应用功能的土壤执行不同标准值。其中Ⅰ类主要适用于国家规定的自然保护区(原有背景重金属含量高的除外)、集中式生活饮用水水源地、茶园、牧场和其他保护地区的土壤,执行为保护区域自然生态,维持自然背景的土壤环境质量的限制值(一级标准);Ⅱ类主要适用于一般农田、蔬菜地、茶园、果园、牧场等土壤,执行为保障农业生产,维护人体健康的土壤限制值(二级标准);Ⅲ类主要适用于林地土壤及污染物容量较大的高背景值土壤和矿产附近等地的农田土壤(蔬菜地除外),执行为保障农业生产和植物正常生长的土壤临界值(三级标准)。至于当地土壤属于何种功能类别,应由环境保护部门会同卫生等部门研究划定,执行相应级别的土壤环境质量标准。《土壤环境质量标准(修订)》(GB 15618—2008)尚在征求意见中。与原标准相比,污染物由10项增加到76项,有机污染物增加较多;标准分类由原来以农业用地土壤为主扩展到居住、商业和工业用地土壤;在制订方法上,一级标准(环境背景值)应用各地土壤背景值资料采用地球化学统计法制定,二级标准(筛选值)采用通用的区域风险评估法制定,三级标准(整治值)参照《土壤污染风险评估技术导则》,根据场地实际情况,采用特定的场地风险评估法制定。

近年来,国际上在环境质量标准制定和修订方面取得了前所未有的成就和进展,主要表现出以下三大特点:①各种参数不断增加,不仅包括各种传统污染物,还涉及多溴联苯醚(polybrominateddiphenyl ethers,PBDE)等一些新型污染物,甚至包括物理性和生物性污染物;②确定的阈值浓度建立在更广泛的生物受体上,使之数值更加准确;③考虑了更多的环境因素和实际污染情况。因此,我国的环境质量标准制定和修订工作亟待加强。具体可遵循以下原则:①按保护对象或用途功能的不同制订标准,同一保护对象、用途功能要遵循公平原则,保护尺度统一;②适当区分阈限值、阶段目标等,提出合理的标准管理框架;③在污染物项目选择上,应考虑污染物在环境介质中存在的普遍性、健康及生态影响的确定性以及监测可行性,并明确其含义;④要根据区域、流域主导功能,划分实施标准并开展监测评价工作,应对监测和评价方法进行深入研究,以客观反映环境质量状况。

(二)污染物排放标准

污染物排放标准是根据国家环境质量标准,结合污染物控制技术,并考虑经济承受能力,对排入环境的有害物质和产生污染的各种因素所作的限制性规定,对污染源进行控制的标准。排放标准的制订,本质上是通过实行总量控制、质量控制和风险控制,保证环境质量达到一定要求;同时以质量控制为核心,总量控制要符合质量控制。污染物排放标准可分为综合型排放标准和行业型排放标准。行业排放标准适用于特定行业污染源或特定产品污染源;综合型污染物排放标准适用于所有行业型污染物排放标准适用范围以外的其他各行业的污染源。综合型排放标准和行业型排放标准不同时执行,有行业型排放标准的执行行业排放标准,没有行业型排放标准的执行综合排放标准。我国现有《煤炭工业污染物排放标准》《大气污染物排放标准》等国家标准 100 余项,许多省市也制定了部分环境污染物排放的地方标准。《大气污染物综合排放标准》(GB 16297—1996)、《污水综合排放标准》(GB 8978—2002)等对不同污染物都规定了最高允许排放浓度和一、二、三级排放标准限值。环境保护部制定并会同国家质检总局于 2015 年发布了石油炼制、石油化学、合成树脂、无机化学,以及再生铜、铝、铅、锌工业污染物排放标准和《火葬场大气污染物排放标准》(GB 13801—2015)等 6 项新的标准。2016 年又制定了船舶发动机、摩托车、轻便摩托车、轻型混合动力电动汽车以及烧碱/聚氯乙烯工业的污染物排放标准等 5 项标准。这些新标准的实施将大幅削减颗粒物(PM)、氮氧化物(NO_x)、二氧化硫(SO_2)、挥发性有机物(VOC)、重金属等的排放,对于促进行业技术进步和环境质量改善、有效防控环境风险具有重要意义。

(三)环境基础标准、监测方法标准及环境样品标准

为了统一环境标准工作中的术语、符号、图形等,保障环境保护工作中监测分析数据的可靠性和可比性,制定了环境基础标准、监测方法标准及环境样品标准,如《环境管理体系要求及使用指南》《地下水环境监测技术规范》《甲醇中溴苯溶液标准样品》等。监测方法标准、环境样品标准是为了使检测与监测工作更加准确和科学,能够准确揭示环境质量状况。

三、环境卫生标准体系

环境卫生标准体系包括环境卫生专业基础标准和环境卫生单项标准。各类单项环境卫生标准是直接为卫生监督和卫生管理服务的,它是环境卫生标准体系的核心和主体,也是法律法规实施的技术保证,而专业基础标准和方法标准是制订和实施环境卫生标准的技术支撑。

环境卫生标准(environmental health standard)中的最高容许浓度是指环境中的化学物质在短期或终生、直接或间接作用于人体时,不会引起身体上或精神上的疾患;或者以现有的检查方法在近期或远期、当代或后代检测不到超过生理适应性反应变化的浓度限量。按照最敏感人群、最敏感观察指标和采用最灵敏方法的原则,从一组阈剂量(或者浓度)或阈下剂量选出不会超越生理性或成瘾性反应范围的健康状况变化的一个数据,再加入一定的安全系数而确定。我国原卫生部于 1981 年成立了环境卫生标准专业委员会,环境卫生标准不断补充、完善。目前已发展为 8 大类、近 200 项环境卫生标准,涉及生活饮用水、室内环境、公共场所、农村环境、卫生防护距离、污染控制技术、环境污染健康危害、保健用品等方面的卫生安全要求和卫生标准。但与发达国家相比差距仍然明显,如国外标准中包括了大量有机污染物和重金属的限量标准,而我国的环境卫生标准中此等内容比较缺乏。国家应加大支持力度,研制出更多具有自主产权的、适合我国国情的环境卫生标准。

（一）环境卫生专业基础标准

它是制订各种环境卫生标准的基础,包括环境卫生学名词、术语、代号等的标准化规定;环境污染物毒理学评价程序(包括一般毒性、遗传毒性、毒物动力学等);制订环境介质中污染物卫生标准的原则与方法;环境污染物生物材料监测规范;快速估算环境中新的有害物质卫生标准的原则与方法;环境污染物所致健康危害判定标准的原则;环境医学影响评价的原则与方法等。

（二）环境卫生单项标准

它是以保障人群身体健康为直接目的,对环境中有害物质(因素)所做出的限制性规定。按照污染物在不同环境介质中的性状、转归和侵入人体途径的不同,环境卫生单项标准包括室内空气污染物卫生标准、生活饮用水卫生标准、公共场所卫生标准、化妆品卫生标准、卫生防护距离标准等。

1. 室内空气污染物卫生标准　其目的是科学评价室内空气是否被污染、污染程度以及评价各种防护措施的效果。我国现行室内空气污染物卫生标准包括室内空气中细菌总数、甲醛、二氧化碳含量、可吸入颗粒物、氮氧化物、二氧化硫等的卫生标准。

2. 饮用水卫生标准　是保证水质适于直接饮用的标准,是开展饮用水卫生监督和评价水质净化消毒效果的依据。国家标准《生活饮用水卫生标准》(GB 5749—1985)于 1985 年由原卫生部颁布实施,20 年后首次修订。现行的《生活饮用水卫生标准》(GB 5749—2006)于 2007 年实施,共有 106 项水质指标。为配合该标准的实施,原卫生部出台了配套的检验方法标准《生活饮用水卫生标准检验方法》(GB T5750—2006)等。此外,还针对饮用水水源的污染物、水处理及输配水过程中的污染物、终端饮用水等制定了相应的卫生标准。

3. 公共场所卫生标准　是保证公共场所的各个功能部位符合卫生学要求、不对环境增加污染负荷、减少或防止疾病传播和保护人群健康的技术标准,是评价公共场所卫生质量的依据。1987 年国务院颁布了《公共场所卫生管理条例》,1988 年又颁布了旅店业、文化娱乐场所、公共浴室等 11 项公共场所卫生标准,1996 年又发布了修订的《公共场所卫生标准》(GB 3095—1996H),增加了《饭馆(餐厅)卫生标准》(GB 16153—1996),目前又修订了《公共场所卫生检验方法》(GB/T 18204.5—2013)。这些标准在保护公共场所卫生质量和人群健康方面发挥了积极的作用。

4. 卫生防护距离标准　卫生防护距离标准是一项涉及环境卫生、卫生工程、建设规划、工业建设总面积布置的系列性的综合性标准,其目的是保证国家重点工业项目投产后产生的污染物不至于影响居民区人群健康。在 20 世纪 80 年代末期研制的卫生防护距离标准基础上,先后于 2000 年和 2012 年制定和修订了近 30 项标准,如《以噪声污染为主的工业企业卫生防护距离标准》(GB 18083—2000)、《炼焦业卫生防护距离标准》(GB 11661—2012)、《农副食品加工:屠宰及肉类加工业卫生防护距离标准》(GB 18078.1—2012)等,涉及化工、冶炼、纺织、食品加工、电磁/电离辐射等 50 余类企业。

5. 其他标准　除上述外,还有土壤卫生标准、医疗废物焚烧环境卫生标准(GB/T 18773—2008)、化妆品卫生标准、村镇规划卫生标准、环境污染物所致健康危害判定标准、环境射频辐射卫生标准、环境医学评价技术规范等。

四、环境卫生标准的制订

（一）制订原则

制订环境卫生标准是以剂量-反应关系为依据的，一般用"最高容许浓度"来表示。环境污染对人体健康的危害是多方面的，应根据污染物对机体健康影响的性质和程度，确定其最高容许浓度。在考虑卫生上安全可靠的同时也要兼顾技术上的可行性和经济上的合理性。

1. 保障居民不发生急性中毒或慢性危害　空气、饮用水的卫生标准，应保证居民不发生急性中毒和慢性危害或潜在性的远期危害（包括致突变、致畸和致癌作用），并应包括老、幼、病、弱、孕等脆弱人群以及居民昼夜呼吸空气和长期饮用等特点。

2. 对主观感觉无不良影响　最高容许浓度的限值应低于引起眼睛、口腔、上呼吸道黏膜的刺激作用的浓度值。在此种浓度下，人们感觉不到明显的异臭、异味、异色和刺激性，以免长期的不良气味的刺激引起人体生理机能的改变。

3. 对人体健康无间接影响　有害物质能使生活环境恶化而对机体产生间接危害。如灰尘能降低大气透明度，减弱照度和紫外线强度，从而削弱人体的抗病能力；危害植物生长，影响绿化和植物对大气的自净作用；污染环境，影响开窗换气、晾晒衣物；腐蚀建筑物；降低水域自净能力，损害其经济使用价值等。因此，从保护环境、维持生态平衡出发，最高容许浓度数值应低于发生这些有害影响的阈浓度。

4. 选用最敏感指标　制订标准时，应从有害物质对机体多方面的有害作用中，选择对人群最敏感的指标或特异性的指标作为限制指标，根据剂量-效应关系确定的阈浓度，以阈下浓度作为最高容许浓度。

5. 经济合理和技术可行　环境卫生标准是一类限量标准，容许限量规定越严，对人群健康的保护水平越高；但结合我国现实情况，过严的标准将造成技术上的困难和经济上的过重负担而降低了标准的权威性和适用性。因此，制订标准应主要考虑健康水平，又要适当考虑经济技术水平，即费用-效益关系和技术发展水平及合理性。

（二）制订方法

制订环境卫生标准要研究污染物对机体作用的性质和程度。污染物按其理化形态有：气体（包括蒸汽）、液体（雾）和固体（粉尘、烟）三种。WHO 按其毒理作用及反应速度将有害物质分为：刺激性、过敏性或急性中毒、蓄积性和有直接致癌作用三类。研究这些有害物质对机体的影响，常采用毒理学试验、感官性状检查、一般卫生状况研究和现场卫生学调查等方法，从多方面选取最敏感的观察指标，求出对人体的阈剂量，按照"最敏感"的原则，得出阈浓度或阈下浓度，作为提出最高容许浓度的依据。

1. 环境毒理学方法　环境毒理学方法是制定环境卫生标准的重要手段。环境污染物对机体的直接危害，可以表现在一般毒性、特殊毒性（致畸、致突变、致癌作用等）以及对感官性状的影响。为阐明受试物在这些方面有无危害，必须通过相应的毒理学方法进行检测，以确定其作用的性质、特点及作用的阈剂量和阈下剂量，为制定该受试物在环境中的最高容许浓度提供毒理学依据。毒理学实验包括急性毒性实验、重复剂量暴露毒性实验、亚慢性毒性实验、慢性毒性实验。对疑有特殊毒作用的物质，还需进行致突变、致畸和致癌实验。

由于人与动物存在着种属差异关系,故将上述动物试验的结果外推到人,往往需考虑一定的安全系数。安全系数旨在调整动物与人之间存在的种属敏感性差异、人群中易感性的差异、实验研究的高剂量短时间处理与人群的低剂量长期暴露,以及小样本动物实验结果应用于大量人群时所存在的问题。安全系数的确定,缺乏统一意见,在很大程度上是凭经验的。但通常应考虑:①毒作用的类型;②试验动物与人群观察资料的完整性;③确定无作用剂量或阈剂量的基础及其依据;④剂量-反应曲线的斜率,如曲线的斜度大,则要求有较大的安全系数;⑤如有人体资料时,特别是以完整的流行病学调查资料作为依据时,可采用很小的安全系数,例如对大气和水,采用人的感官阈浓度时,则不需要安全系数。

2. 感官机能影响的测定   为了防止有害物质对感官的刺激作用,需要确定这些物质对眼睛、口腔、上呼吸道的刺激作用阈和在大气、水中产生的异常颜色、气味阈浓度。在确保受试者安全的条件下,直接进行人体实验要比动物实验的意义更大、结果更可靠。

3. 环境流行病学研究   由于人类与环境之间关系的复杂性,许多因素在实验条件下无法重现。尤其是低浓度作用下的慢性实验,由于机体经历生命各个生长、发育阶段,适应、耐受或者代偿功能以及观察指标都在变动。因此,即使测得阈浓度,也需要环境流行病学的剂量-反应关系予以验证。在研究策略上,首先应弄清某一地区环境介质中有害物质的种类、空间、时间分布的实际浓度,及当地居民的健康状况、发病率、患病率、死亡率等在时间、空间、人群中分布的差异,分析污染与危害的相关程度,以进一步了解总摄入量与反应的关系,评价最高容许浓度的安全程度,这对审查或修订环境卫生标准是非常重要的。流行病学调查方法主要包括:观察性调查研究,其中又分为横断面调查方法、病例对照研究方法和定群调查方法;实验性研究以及数学模型研究等。

4. 其他研究方法   包括:①人类受控实验(志愿者试验):主要从总体上了解大气污染等对人体生理和健康的影响,试图获得人群暴露于污染环境时所承受的危险水平,从而建立限制这些危险性的更为可靠的环境卫生标准。②人体负荷量测定:直接对人体的血、尿、痰液、粪便、呼气、毛发、指甲、乳汁、脂肪等生物材料中一种或多种有害物质或代谢产物的含量进行测定,并与该物质在环境中的含量进行相关分析,从而对环境卫生标准进行补充。③混合污染物质的容许水平研究:现行环境卫生标准多是针对单一物质的,而环境污染却常常是以混合物形式作用于人体或靶器官,这些物质对人体的作用部位可能各不相同,产生的危害性也各异,因此,需要考虑它们的联合作用问题。④数学计算方法:通过分析环境污染物的生物学活性与该物质的分子结构、某些理化参数、急性和亚急性毒性以及感官性状等之间的相关性,借以预测新化学物质的毒性和最高容许浓度的范围,以满足日常环境卫生工作的急切需要。

在制订环境卫生标准时,还应该充分利用国际组织和其他国家已有的环境卫生限值,特别是制订限值时所选用的关键健康效应终点、剂量-反应曲线和由此确定的"安全剂量",然后结合我国的环境浓度和人群暴露特点,确定我国人群通过环境介质摄入该物质的比例,最终提出我国的环境卫生标准。这样既有充分科学依据,又可节省大量人力物力,使我国的环境卫生标准与国际标准或国外先进标准接轨。

通过毒理学研究的有害物质的阈剂量(浓度)或阈下剂量(浓度)及流行学调查获得的人群暴

露-反应关系,结合社会、经济、技术等因素进行综合分析,最后提出有害物质的环境卫生标准。

（王守林）

第七节　环境与健康关系的研究方法

环境与健康关系是环境卫生学研究的核心问题。在进行环境与健康关系研究时,需要进行宏观和微观的研究工作,研究所采用的主要手段是环境流行病学和环境毒理学的方法。

一、环境流行病学研究方法

环境流行病学(environmental epidemiology)是应用传统流行病学的方法,结合环境与人群健康关系的特点,从宏观上研究外环境因素与人群健康关系的科学。

（一）环境流行病学研究的基本内容和方法

1. 在环境与健康关系的研究中，环境流行病学的基本内容

（1）研究已知环境暴露因素对人群的健康效应:如磷肥厂氟污染大气、含铬废水污染水体等对其接触的居民健康影响的调查。通过调查和分析,描述其健康效应的构成（健康效应谱）及其在空间（地区）、人群（按年龄、性别、职业、生活条件等特征组）的分布。由于环境因素对人群健康的影响具有较广的健康效应谱,环境流行病学除了研究疾病的发生,还应注重研究发病前处于亚临床状态人群的一系列健康效应,包括生理功能、生化代谢等的改变,以揭示环境污染或自然环境因素引起的不同级别的效应在整个人群中的分布。

（2）探索引起健康异常的环境有害因素:这是一种在出现健康异常后,探索引起健康异常的环境暴露因素的研究,例如国内学者对宣威肺癌、林县食管癌研究;日本的水俣病、痛痛病研究等。环境流行病学的研究,可以提供健康异常与可疑的环境因素之间的相关性资料,提出环境病因学线索。要确切阐明两者之间的因果关系,往往需要采用多种研究手段、长期探索,才能获得最终突破。

（3）暴露剂量-反应关系的研究:环境流行病学中的剂量-反应关系,主要是人群暴露剂量的大小与群体中特定效应出现频率间的关系。在环境流行病学研究中需关注暴露剂量-反应关系的研究,因为存在剂量-反应关系是暴露与效应依存性的重要依据,是对暴露剂量与所产生效应之间的一种定量描述,可为制订环境卫生标准、法规及进行环境危险度评价提供重要依据。

2. 环境流行病学研究的基本方法　环境流行病学研究方法与传统流行病学所使用的方法相同,通常采用描述性（包括生态和现况）研究、分析性（病例-对照、定群）研究、实验流行病学的研究方法。需根据环境流行病学研究的内容选用不同的流行病学方法,如已知环境暴露因素,欲研究对人群健康的危害及其程度,可采用现况研究和定群研究及实验研究;出现健康异常或临床表现后探索环境致病因素,可以先进行现况研究和病例-对照研究,获得暴露与健康效应之间的联系,找出导致异常和临床表现的主要危险因素后,再选择定群研究或实验研究加以证实。

（二）环境暴露与健康效应的测量

在进行环境流行病学研究时,环境暴露测量和人群健康效应测量是最基本、也是最重要的研究

内容。只有在获得两者科学、准确的数据资料后，才能够将暴露与健康效应联系起来进行分析、判断并作出正确结论。

1. 暴露测量　环境污染物存在于空气、水、土壤等环境介质中，可通过呼吸道、消化道、皮肤或经胎盘（母婴垂直传递）等途径进入机体，经代谢，转运到作用的靶器官，产生有害效应。人体接触某一有害环境因素的过程称之为暴露（exposure）。环境暴露水平是指人群接触某一有害环境因素的浓度或剂量。在暴露测量中，被检测的剂量有三种：外剂量、内剂量和生物有效剂量。

（1）环境暴露测量：环境暴露测量即测量外暴露剂量（external dose）。通常是用测定人群接触的环境介质中的某种环境因素的浓度或含量，根据人体接触的特征（如接触的时间、途径等），估计个体的暴露水平。测量时，需在不同的环境暴露区域，按照调查研究计划和要求在不同的时间或空间进行抽样测量。根据实测结果，计算出平均值，代表人群接触的平均水平，是研究该环境因素对人群健康影响的基础资料。因为个人活动、生活环境、工作环境不同，这种抽样测量很难精确估计污染物进入不同个体的暴露剂量。另外个体的暴露途径实际上是多样的，在环境流行病学调查中，应考虑到多种暴露途径，估计总暴露量。

（2）内暴露剂量测量：内暴露剂量（internal dose）是指在过去一段时间内机体已吸收至人体内的污染物量。通过测定生物材料（血液、尿液等）中污染物或其代谢产物的含量来确定。如以血铅、血汞的含量分别代表铅和汞的暴露剂量；血尼古丁或可铁宁的含量作为香烟暴露的暴露剂量。内暴露剂量不仅能反映多种途径暴露的总水平，而且能避免由环境外暴露剂量估计暴露水平时吸收率的个体差异性的影响。因此，内暴露剂量与其产生的效应间的关系更密切。

（3）生物有效剂量测量：生物有效剂量（biologically effective dose）指经吸收、代谢活化、转运、最终到达器官、组织、细胞、亚细胞或分子等靶部位或替代性靶部位的污染物量。如致癌物或其活化的产物与 DNA 或血红蛋白形成的加合物（adducts）的含量。生物有效剂量直接与产生的有害效应相关。不过在检测方法和样品采集上有更多困难。

2. 健康效应测量　环境流行病学调查应根据研究的目的和需要、各项健康效应的可持续时间、受影响的范围、人数以及危害性大小等，选取适当的调查对象和健康效应指标进行测量和评价。环境卫生学从保护人群健康出发，除了疾病率的测量以外，还应当选择在个体中仅产生体内负荷增加或出现轻微生理、生化代谢改变的指标作为健康效应调查、测量和评价的依据。

（1）健康效应测量的对象：在健康效应测量中，调查人群的选择可采用两种方法：①如果能筛选出高危人群，可以用较小样本的特定人群来进行研究。高危人群（high risk group）即出现某一效应风险较大的人群，多为高暴露人群和（或）易感人群。如某甲基汞污染区居民健康危害的调查，可选择食用含甲基汞的鱼数量多或头发甲基汞含量高的居民作为调查对象。②采用抽样调查，它是从研究总体中随机抽取部分研究单位所组成的样本进行调查，进而由样本调查结果来推论总体。抽样调查要求样本能代表总体，遵循随机抽样原则。

（2）健康效应测量的内容：主要包括疾病频率测量及生理和生化功能测量。①疾病频率测量常用的指标有：发病率、患病率、死亡率，各种疾病的专率，各种症状或功能异常的发生率，以及各种人群的专率，例如年龄或性别专率、某职业人群某病专率等。②生理和生化功能测量：反映各种功能的指标和方法很多,按其手段的类型可分为生理、生化、影像学、遗传学、分子生物学等的检测指标和方法;按人体器官系统分呼吸系统、消化系统、神经系统等的功能检测。总之,任何临床检测指标,环境流行病学都可以借鉴。还应该不断吸收和利用环境毒理学、基础和临床学科的研究成果,解决其健康效应的测量问题,丰富和发展环境流行病学,通过作用机制的研究,建立有害健康效应的生物标志,提高检测的特异性和敏感性。

3. 暴露与健康效应关系评价　暴露与健康效应测量的结果,应采用正确的流行病学和卫生统计学的方法进行分析。根据分析数据和科学原则作出正确评价,其中特别值得注意的是混杂因素控制和因果关系判断。

(1)混杂因素:当研究暴露于某一因素与疾病的关系时,由于受到一个或多个既与疾病有制约关系,又与暴露因素密切相关外来因素的影响,可掩盖或夸大所研究的暴露因素与疾病的联系,这些影响因素称为混杂因素(confounding factor)。从研究的设计、资料收集和资料分析阶段均应注意控制混杂因素。在资料分析阶段,按照可能混杂因素的不同水平分层分析资料。

(2)因果关系判断:探索引起健康异常的环境有害因素,确定因果关系时必需十分慎重,通常应当参照:①关联的强度,以相对危险度(RR)表示时,RR 值超过 3~4 表示两者关联强;②关联的稳定性,在多个独立研究中得出类似的阳性结果;③关联的时序性,病因发生在前而人群反应的结果在后;④分布的符合性,污染因子与发病在时间、空间、人群的分布是否符合;⑤医学及生物学的合理性,与已有科学理论或解释相符合;⑥剂量-反应关系:存在剂量-反应关系的规律。

(三)生物标志与环境流行病学

从环境暴露到机体中毒和疾病发生之间的内在变化,是一个连续、渐进的过程。以往对这一过程中的变化知之甚少。现代分子生物学及生命科学的飞速发展,使得有可能从细胞和分子水平上认识疾病的发生和发展,揭示疾病发生和发展过程中一系列与发病机制有关联的"关键事件"(key events),从而解读从暴露到疾病的"黑匣子";监测体内发生的这些关键事件并应用于流行病学研究,从根本上推进了传统环境流行病学的发展。

生物标志(biomarker/biological marker)是生物体内发生的与发病机制有关联的关键事件的指示物,是机体由于接触各种环境因素所引起机体器官、细胞、亚细胞的生化、生理、免疫和遗传等任何可测定的改变。生物标志中的分子生物标志(molecular biomarkers)则着重研究外来因子与机体细胞,特别是生物大分子(核酸、蛋白质)相互作用所引起的一切分子水平上的改变。以应用分子生物标志而建立的分子流行病学可准确反映出暴露与反应两者的关系,对早期预测环境有害因素对机体的损害、评价其危险度、及时提出切实可行的预防措施有着重大意义。传统环境流行病学和分子流行病学的关系见图 2-6。

1. 生物标志的种类　生物标志可分为暴露生物标志(biomarker of exposure)、效应生物标志(biomarker of effect)和易感性生物标志(biomarker of susceptibility)三大类。暴露生物标志包括内剂量和生物有效剂量生物标志,生物有效剂量标志比内剂量标志更具有生物效应意义。效应生物标志指机体内可测定的生理、生化或其他方面的改变。易感性生物标志是能够指示机体接触某种特定环境因子时的反应能力的一类生物标志。依照上述分类,将生物标志按暴露到疾病前各阶段可测定的标志列于表2-7。

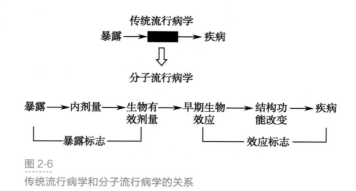

图2-6

传统流行病学和分子流行病学的关系

表2-7 从暴露到疾病前各阶段主要生物标志

生物标志	暴露	生物介质
内剂量(毒物及代谢物)		
可铁宁	香烟	体液
苯乙烯、铅、镉、砷	苯乙烯、铅、镉、砷	血液
多氯联苯、DDT、DDE、TCDD	多氯联苯、DDT、DDE、TCDD	脂肪组织
致突变性	化学致突变物	体液
生物有效剂量标志		
DNA 加合物	各种烷化剂、多环芳烃、芳香胺、黄曲霉素等	淋巴细胞、白细胞红细胞
蛋白质加合物(Hb)	多环芳烃、芳香胺等	血清
蛋白质加合物(白蛋白)	黄曲霉毒素	血清
DNA 蛋白质交联物	紫外线、电离辐射、烷化剂等	血清
早期生物效应分子标志		
DNA 链断裂、链内和链间交联等	各种诱变剂	细胞
癌基因激活与抑癌基因失活	化学致癌物	细胞
染色体畸变、SCE、微核	致突变物	淋巴细胞
点突变:HGPRT、胸苷激酶及其他靶基因突变等	致突变物	体细胞
细胞结构/功能改变标志		
生化酶活性改变	铅、有机磷、肝损害等	血清
细胞骨架、血清 α-胎球蛋白、EGF、TGF-β		
易感标志		
药物/毒物代谢酶多态:P_{450}、乙酰化酶、GSTs基因多态性等	致突变、致癌化学物及其他毒物	体细胞

注:TCDD:2,3,7,,8-四氯二苯-p-二噁英;HGPRT:次黄嘌呤鸟嘌呤磷酸核糖基转移酶(hypoxanthine-guanine phosphoribosyltrans-ferase);EGF:上皮生长因子;TGF-β:肿瘤生长因子

2. 生物标志在环境流行病学中的应用 生物标志的运用能加强暴露、效应和易感性的测量,对病因联系提供更有说服力的证据。因此,生物标志在环境流行病学研究中的应用前景广阔。其应用的范围与价值,大致有下列几方面:

(1)暴露的精确测量:在体内生物材料中检测外源性化学物质或其代谢产物的含量,比通过询问所得的暴露情况或环境监测到的暴露水平精确得多。致癌物(或代谢活化产物)与其靶分子 DNA 结合形成加合物,可提供其直接作用到靶分子的准确测量,这被称为特定暴露的"指纹"(fingerprinting）。大量研究结果表明，DNA 加合物能敏感地指示环境低剂量致癌物暴露。血红蛋白加合物是某些致癌剂暴露替代性的生物有效剂量标志。此外，某些环境因素的暴露与特定的基因表达有关。基因芯片可高效、大规模地检测基因表达，有望为环境化学暴露提供广泛的生物有效剂量的生物标志。

（2）揭示早期生物效应：生物效应包括从轻微效应到疾病发生过程各类效应。对于环境流行病学，更重要的是揭示早期效应。这不仅因为早期效应相距产生此效应的暴露时间间隔短，容易建立暴露-效应关系；而且为采取预防干预措施赢得了宝贵时间。

研究认为，DNA 加合物属于一种 DNA 损伤形式，是化学致癌过程中一个早期关键步骤，尤其是某些特殊类型或处于特殊位点的加合物与致突变/致癌效应密切相关。因此，DNA 加合物不仅是致癌物暴露的生物标志，也可用以监测致癌剂的遗传毒性效应。

（3）判定宿主易感性：从暴露到发病的每一个阶段，易感性均起到重要作用，是决定疾病发生与否的主要因素。这类生物标志是在暴露之前就已存在的遗传性或获得性的可测量指标。遗传易感性的差异是通过可编码特异性蛋白的 DNA 的变异，以增加疾病发生的频率。遗传易感个体可能产生结构上不同的蛋白，或产生蛋白的数量高表达或低表达。如患有着色性干皮病的个体暴露于紫外线发生皮肤癌的危险性增高，是因为患者缺乏 DNA 损伤的修饰蛋白。遗传决定的易感性因素大部分是稳定的，而获得性易感因素如年龄、生理变化、膳食、生活方式等则随环境与时间的变化导致易感程度的变化。

3. 分子生物标志的确认及其应用应注意的问题

（1）分子流行病学发展的关键是建立适用的生物标志。建立生物标志的研究需要包括生物化学、分子生物学、病理学、免疫学、毒理学、临床医学和流行病学领域多学科的通力协作，分别从不同角度进行深入的研究。在研究中应用最新的技术和理论。

（2）生物标志的应用意义是毋庸置疑的，但目前敏感、特异、简便易行的不多。特别是致癌物以外的某些危害大的毒物暴露和效应评价的分子生物标志尚少。

（3）生物标志在应用到人群之前应按一定程序经过科学的验证。生物标志的应用应遵照公认的技术指南进行操作，科学客观地评价其检测结果。

二、环境毒理学研究方法

（一）环境毒理学研究的基本内容和任务

在环境因素对健康影响的研究中，环境毒理学（environmental toxicology）的研究内容和任务主要是：①对未知毒性效应的环境有害因素，研究其毒作用大小、蓄积性、作用的靶器官和组织等基本毒理学特征，以及对其致畸、致癌、致突变性等特殊毒性做出评价；②对特定的环境有害因素，研究其剂量-反应关系，为制订卫生基准和环境危险度评价提供依据；③毒作用机制研究，探索环境有害因素在机体反应中出现的特异、敏感的测试指标，即生物标志，为环境流行病学调查提供新的手段；④对已造成健康危害，并通过环境流行病学调查提出的可疑致病因素，建立动物模型予以证实，确定病因；⑤应用于环境生物监测。

（二）一般毒性的研究方法

一般毒性的研究内容和方法，见图2-7。

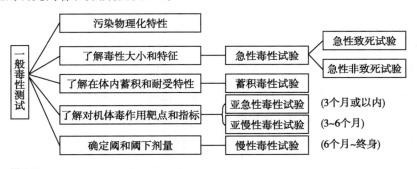

图2-7
一般毒性的研究内容和方法

图2-7所示的试验中，慢性毒性试验是研究在较长时期内以小剂量反复染毒后所引起的毒性作用。其目的是评价化学污染物在长期小剂量作用下对机体产生的损害及特点，获得剂量-反应关系资料。并根据剂量-反应关系确定最大无作用剂量（maximal no-effect level，MNEL）和最小作用剂量（minimal effect level，MEL），分别相当于未观察到有害作用剂量（no-observed adverse effect level，NOAEL）和最低观察到有害效应剂量（lowest observed adverse effect level，LOAEL）。以最大无作用剂量作为外推到人体暴露安全剂量的基础，根据受试物毒作用性质和特点，选择适宜的方法外推到人，再换算为不同环境介质中的限制浓度，作为环境有害物质的基准值，为制订该物质的环境卫生标准提供依据。

（三）遗传毒性研究方法

目前已有遗传毒理学试验200多种，可按其检测的终点分成4类：反映原始DNA损伤的试验、反映基因突变的试验、反映染色体结构改变的试验和反映非整倍体性试验。遗传毒性检测的主要用途之一是致癌性筛选。被列入常规筛选试验组的方法主要有：Ames试验，微核试验、染色体畸变分析、SCE试验、显性致死试验等。

近代分子生物学、生物化学、免疫学技术应用于毒理学研究，形成了一些更加精确、灵敏的环境遗传毒性研究的新技术，如聚合酶链反应（polymerase chain reaction，PCR）技术、单细胞凝胶电泳（single cell gel electrophoresis，SCGE）试验、荧光原位杂交（fluorescence in situ hybridization，FISH）、转基因小鼠（transgenic mouse）突变试验、基因芯片（gene chip）技术等。

（四）致癌性和致畸性测试

1. 致癌试验　通过一组短期遗传毒理学试验的检测，可对化学污染物进行致癌性的初筛，若在初筛试验中得到阳性结果，需要对其进行致癌性确认，则应进行动物致癌试验。动物致癌试验包括短期诱癌试验和长期动物致癌试验。长期动物致癌试验是目前鉴定致癌物最可靠、使用最广泛的一种经典方法。因为这种方法能满足癌发生有较长潜伏期、易于控制各种干扰因素及模拟人群暴露等要求。

2. 致畸性测试　致畸性测试方法主要是实验动物三段试验及体外致畸试验。国内外应用"三段试验"确证和筛选环境化学污染物的致畸性。在我国大多测试环境因素所致结构畸形，通常只进行第Ⅱ段试验。近些年来，体外致畸试验方法发展很快，主要用于研究致畸机制及筛选化学致畸物。

体外致畸试验种类很多,常见的主要有全胚胎培养、器官培养和细胞培养三个层次的试验。目前,为观察低剂量外源性暴露对胚胎发育期中枢神经系统的影响而导致出生后行为功能异常和障碍,发展了行为致畸试验。

（五）环境生物监测方法

传统的环境监测主要采用化学或物理学方法测定介质中污染物的含量,能够为该污染物对人群健康影响的可能性做出间接判断。而生物监测则能够迅速反映污染物是否能对生物体,特别是体内的遗传物质产生影响。因此,环境理化监测结合生物监测,是今后环境监测的趋势。同时,环境污染物种类多,往往以综合作用影响机体,单一的化学检测难以反映总体污染水平和可能产生的危害。环境生物监测则有可能解决这一问题。由于环境污染物与生物体之间的相互作用都始于生物分子,而且生物体之间的共性往往在分子水平上最大,因此分子生物监测具有更重要的意义。

目前利用毒理学方法进行的环境生物监测主要有两类:

1. 现场生物监测　主要通过对环境的植物、动物或微生物进行细胞遗传学或分子毒理学的直接监测。①植物细胞遗传学监测,如利用紫露草四分体微核试验、紫露草雄蕊毛突变试验、蚕豆根尖细胞有丝分裂染色体畸变试验建立全球性的环境生物监测网,以监测大气和水体污染。②水生物的分子生物学监测,如对鱼、贝等水生物的监测评价水体化学诱变/致癌污染,可采用^{32}P后标法检测贝类鳃中DNA加合物的含量。③污染土壤微生物的分子生物学监测,土壤污染物会首先作用于土壤中的微生物,可以通过土壤微生物的反应(如微生物数量、细菌谱、对有机物代谢酶活性等)评价土壤污染。

2. 环境样品的生物监测　收集空气、水和固体环境样品进行毒理学测试。目前较普遍应用于空气(大气、室内空气)、水体(水源水、饮用水、生产和生活污水等)、食品等样品。环境样品制备方法视需要检测的对象和目的而定。根据环境介质及污染物的理化特性,采用不同的浓缩、萃取等方法处理,获取环境样品的混合物进行毒理学测试,也有部分研究者将混合物再分为各种组分(酸性组分、碱性组分等)或单个污染物成分进行测试。

环境样品的毒理学测试方法很多,现行的毒理学方法都可应用。测试的终点包括一般毒理、免疫毒性、致癌性、致畸性、致突变性、生殖和发育毒性等。浓缩、萃取的环境样品获取量比较小,多用作特殊毒性试验,并以体外试验为主。

三、环境流行病学与环境毒理学方法的联系和应用实践

（一）环境卫生学的研究任务需要环境流行病学和环境毒理学方法相结合

以现代环境卫生学的观点,在研究环境因素特别是环境污染物的健康效应时,应采用宏观与微观相结合的研究方法。宏观研究是应用环境流行病学的方法,微观研究主要是采用环境毒理学的方法。由于环境因素的多样性、作用方式和作用机制的复杂性,环境卫生学研究出现许多新问题,将面临诸多困难和挑战。因此需要同时应用环境流行病学和环境毒理学的研究方法及其相关的新理论和新技术去解决。通过微观的方法可阐明多种环境因素对机体的影响,揭示污染物在体内的动态变化、代谢途径及对机体的作用特点和机制等,这种微观方法在研究新化学物质的健康效应上具有重

要作用。但是以细胞、动物等人体以外的实验材料的微观研究所得结果直接推论到人群有很大的不确定性。采用宏观和微观相结合的研究方法能更全面地揭示环境因素对整体人群健康影响的真实情况;宏观研究可以为微观研究指明方向,而微观研究又可以为宏观研究阐明内在本质,宏观与微观研究相结合可以发挥相辅相成的作用。

(二)环境流行病学和环境毒理学研究方法的互补性

环境卫生学要研究的主要问题是环境因素对人群健康的影响,问题往往首先是从受影响的人群提出来的。所以,必须首先使用环境流行病学方法,从宏观上探讨相关环境有害因素对人群健康危害在地区分布、时间分布和人群分布上的规律,确定环境因素与健康效应的相关性等。环境卫生学研究的最终目标是保护人类健康;为了防止健康危害采用干预措施,对干预效果的评定也需要应用环境流行病学的方法。可见,从问题的提出到问题的解决都离不开环境流行病学的方法。可靠的环境流行病学研究资料,比通过其他研究手段得到的资料更为可贵,具有最高的使用价值。同时,某些效应如对人群智力、心理、感觉等的影响,很难或无法通过动物或细胞试验获得。因此,环境流行病学在环境卫生学研究中具有十分重要的作用。然而,环境流行病学研究存在许多局限性:①环境暴露因素往往不明确;②暴露水平(剂量)定量困难;③混杂因素较多;④弱效应难于评价;⑤某些危害(如致癌)间隔期太长,暴露-反应的关系难于建立;⑥获取资料或样本受道德、法律和隐私的限制等等。这些局限性常常限制着环境流行病学研究的进行。

环境毒理学的研究方法具有多种可弥补环境流行病学方法局限性的优点:①可根据研究目的和要求,人为地控制暴露水平和强度,并能使研究因素单一、准确,避免了人群调查研究中的诸多干扰因素;②效应观察指标不受限制,能利用实验动物的任何组织和器官,从分子到整体动物水平来观察各种效应,以便了解体内作用的靶部位及作用机制;③可应用特殊基因型的细胞、转基因动物等材料,引入相关学科的新技术,更有利于研究的深入。许多环境卫生标准和环境危险度评价的剂量-反应关系的资料及作用机制的解释都是毒理学研究提供的。不过,环境毒理学方法也有其缺点,主要是实验动物和人体在代谢和反应性上的差异性,应高度重视,如反应停和无机砷对常用实验动物的致畸性和致癌性为阴性结果,不能认为对人无致畸性和致癌性。鉴于环境流行病学和环境毒理学研究方法的互补性,在开展环境与健康研究时必须将两者结合起来,相互补充,相得益彰。

(三)环境流行病学方法和环境毒理学方法相结合的应用实践

在开展人群健康危害的病因研究、环境健康危险度评价时,必须采用环境流行病学和环境毒理学方法相结合的策略。

1. 人群健康危害的病因学研究　　在环境致病因素的流行病学研究中,环境毒理学可用于环境可疑致病因素的鉴定、复制人有害效应或疾病的模型。水俣病的病因学研究就是成功的范例。此外在痛痛病、我国宣威肺癌等的病因学及发病机制研究中,都采用了环境流行病学和环境毒理学相结合的研究策略。

2. 环境健康危险度评价　　在进行环境有害因素的健康危险度评价时,单凭环境流行病学的方法或环境毒理学方法往往难于提供完整的研究资料,须将两者结合起来才能满足要求。如致癌危险度评价,由于人群中肿瘤的发生属于少发事件、致癌因素的暴露距肿瘤发生的间隔期长、混杂因素多,通过人群的流行病学调查很难得到剂量-反应的关系,其剂量-反应关系的建立常通过动物致癌试验。然而由于实验动物和人体在代谢和反应性上的差异,从动物试验得到的致癌性,必须在人群流行病学研究中得到证实,才能被定义为人类致癌物。

(郑玉建)

第八节　健康危险度评价

健康危险度评价(health risk assessment,HRA)是按一定的准则,应用毒理学研究和流行病学调查等的资料,系统科学地表征有害环境因素暴露对人类和生态的潜在损害作用,并对产生这种损害作用证据的强度或充分性进行评定,对危险性评估相关的不确定性进行评价。健康危险度评价的主要特点是:①健康保护观念的转变。安全是相对的,在任何情况下要绝对的安全是不可能的。因为不可能将有害健康的污染物完全清除,只能逐步控制污染,使之对健康的影响处于一般人可接受的危险水平。②把环境污染对人体健康的影响定量化。环境污染对人体健康的影响或危害不仅是"有"或"无"的判别标准,而是定量地阐明危害健康的程度。如已知某化学污染物具有致癌性,它所能引发的癌症在该化学物进入人类环境前就已在人群中存在,该污染物进入环境后可能增加了这种危害的强度和频率。人们期待通过致癌危险度评价,回答由于该污染物的暴露所增加的癌症发生频率和可能增加的患癌人数。便于健康危害的经济代价与社会经济利益的选择与权衡,有助于危险度管理。

目前世界各国多以美国提出的"危险度评价和危险度管理的基本组成"和"环境污染物健康危险度评价指南"为基础开展环境健康危险度评价。而美国对"环境污染物健康危险度评价指南"定期进行修订公布。目前由 10 个组成部分:①致癌物危险度评价指南(2005);②暴露估计指南(1992);③致突变性危险度评价指南(1986);④可疑发育毒物健康危险度评价指南(1991);⑤化学混合物健康危险度评价指南(2000);⑥生态风险评价指南(1998);⑦神经毒物健康危险度评价指南(1998);⑧微生物健康危险度评价指南(2009);⑨生殖毒物健康危险度评价指南(1996);⑩致癌物生命早期暴露的易感性评价指南(2005)。

一、健康危险度评价的基本内容和方法

健康危险度评价必须应用毒理学、流行病学、统计学以及监测学等多学科发展的最新成果和技术,是一门跨学科的方法学。健康危险度评价是由几个步骤有机组织起来的系统的科学方法。2010年 WHO 推荐的环境化学物危险度评价基本过程如图 2-8 所示。

(一)危害鉴定

危害鉴定(hazard identification)是健康危险度评价的首要步骤,属于定性评价阶段。其目的是确定在一定的接触条件下,被评价的化学物是否会产生健康危害及其有害效应的特征。

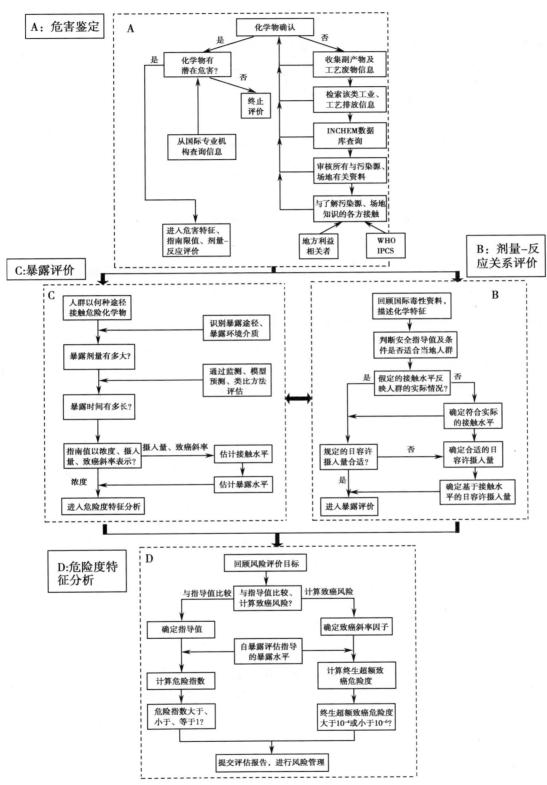

图 2-8
WHO 推荐的环境化学物危险度评价基本过程

危害鉴定依据主要来自流行病学和毒理学的研究资料。流行病学资料可直接反映人群暴露后所产生的有害影响特征,不需要进行种属的外推,是危害鉴定中最有说服力的证据。应用于危害鉴定的流行病学研究应包括:①对照组与暴露组选择恰当;②混杂因素和其他各种偏倚的考虑和排除;③有害效应的特异性;④观察的人群应足够大,观察时间应超过潜伏期。然而,由于流行病学研究本身的一些局限性,使其资料在健康危险度评价中的实际应用受到一定限制。首先,流行病学研究很难得到准确的暴露信息,如化学物质的种类和实际浓度等。当混合暴露存在时,很难从中确定原因物质。其次,由于流行病学研究一般需要在疾病发病率与对照或本底水平相比有两倍以上的增加时,才能进行统计学分析,对一些发病率很低的疾病,常需大样本的人群调查,难度和花费均较大。而毒理学研究可在人为严格控制下进行暴露和健康效应的测定,其研究资料是危险度评价的重要来源。在进行毒理学研究时,应注意其暴露途径要尽可能地与人群实际的暴露方式一致。此外,还应考虑到所有化学物质在不同剂量时会显示不同靶器官毒性以及在同一剂量时可能产生不同类型的毒效应。用于危害鉴定的毒理学研究所用的程序和方法应遵照公认的程序、指南或毒理学原则。我国 2008 年发布的《环境影响评价技术导则(人体健康)》征求意见稿中将综合风险信息系统(IRIS)数据库作为主要参考资料,另外《污染场地风险评估技术导则》(HJ 25.3—2014)也公布了部分污染物毒性参数资料。一般来说,国际权威机构对致癌性已作出评价的化合物,可直接应用其结果。IARC 已列为 Ⅰ类、ⅡA 类和ⅡB 类的化合物,则不必经危害鉴定。若被评价的化学物在一定的暴露条件下不会产生健康危害,则其评价工作就此终止。否则,按评价程序继续逐步进行。

(二)剂量-反应关系的评定

剂量-反应关系评定(dose-response assessment)是环境化学物暴露与健康不良效应之间的定量评价,是健康危险度评价的核心。通常通过人群研究或动物实验的资料,确定适合于人的剂量-反应曲线,并由此计算出评估危险人群在某种暴露剂量下危险度的基准值。有阈化学物剂量-反应评定一般采用 NOAEL 法或基准剂量(benchmark dose,BMD)法推导出参考剂量或可接受的日摄入量,而无阈化学物的剂量-反应评定的关键是通过一些数学模型外推低剂量范围内的剂量-反应关系,并由此推算出终生暴露于一个单位剂量的化学物质造成的超额危险度。美国 EPA“致癌物危险度评价指南”推荐使用线性外推法进行剂量-反应评定,常用致癌强度系数(carcinogenic potency factor,CPF)作为致癌物危险度估计值。化学物常用剂量-反应关系评价指标见表 2-8。

表 2-8 化学物常用评价指标指南

终点类型	指标(单位)	英文(简写)	定义
非致癌效应(包括动物致癌物但未观察到人类致癌效应)	每日可耐受摄入量 $[mg/(kg \cdot d)]$	Tolerable daily intake (TDI)	某物质经空气、食物、土壤或饮水的每日、每周、每月摄入终生无可观察到健康风险的估计剂量
	暂定每周耐受摄入量 $[mg/(kg \cdot w)]$	Provisional tolerable weekly intake(PTWI)	

续表

终点类型	指标(单位)	英文(简写)	定义
	暂定每月耐受摄入量[mg/(kg·m)]	Provisional tolerable monthly intake(PTMI)	
	每日容许摄入量[mg/(kg·d)]	Acceptable daily intake(ADI)	
	急性参考剂量[mg/(kg·d)]	Acute reference dose(ARfD)	某物质经空气、食物、土壤或饮水摄入24h内无可观察到健康风险的估计剂量
人类潜在致癌物	经口致癌强度系数([(mg/(kg·d)]$^{-1}$)	Carcinogenic potency factor(CPF)	化学物经口或经气道终生摄入发生癌症的概率
	经呼吸道致癌强度系数([μg/m³]$^{-1}$)		
	经水致癌强度系数([μg/L]$^{-1}$)		
确定人类致癌物	基准剂量[mg/(kg·d)]	Benchmark doses(BMD)	依据动物试验剂量-反应关系的结果,用一定的统计学模型求得的受试物引起一定比例(定量资料为10%,定性资料为5%)动物出现阳性反应剂量的95%可信限区间下限值

引自:《WHO 健康风险评价工具》,WHO 2010,P.18

（三）暴露评价

如果没有暴露的话,化学物质即使有毒也不会对人产生危害。因此,人群的暴露评价(exposure assessment)是健康危险度评价中的关键步骤。通过暴露评价可以测量或估计人群对某一化学物质暴露的强度、频率和持续时间,也可以预测新型化学物质进入环境后可能造成的暴露水平(剂量)。

暴露剂量分为外暴露剂量和内暴露剂量。确定外暴露剂量时,首先应通过调查和检测明确暴露特征:有毒物质的理化特性及排放情况,在环境介质中的转移及分布规律,暴露途径、暴露浓度、暴露持续时间等。一种暴露途径的暴露剂量,可用相应途径的环境介质中的测定浓度估计;多种暴露途径的暴露剂量应根据对多种环境介质的测定值计算总暴露剂量。内暴露剂量可通过测定内暴露剂量的生物标志来确定或根据外暴露剂量推算(内暴露剂量=摄入量×吸收率)。内暴露剂量比外暴露剂量更能反映人体暴露的真实性,提供更为科学的基础资料。暴露人群的特征包括人群的年龄、性别、职业、易感性等情况。

（四）危险度特征分析

危险度特征分析(risk characterization)是危险度评定的最后步骤。它通过综合暴露评价和剂量-反应关系评定的结果,分析判断人群发生某种危害的可能性大小,并对其可信程度或不确定性加以阐述,最终以正规的文件形式提供给危险管理人员,作为管理决策的依据。

对有阈化学物,把参考剂量相对应的可接受危险度定为10^{-6}(指为社会公认为公众可接受的不良健康效应的概率,可因条件的变更而改变,波动为 $10^{-6} \sim 10^{-3}$ 或 $10^{-7} \sim 10^{-4}$ 之间)。可计算出:①人群终生超额危险度;②人群年超额危险度;③人群年超额病例数。

对无阈化学物可算出:①人群终生患癌超额危险度;②人均患癌年超额危险度;③人群超额患癌病例数。

二、健康危险度评价的应用

健康危险度评价已成为许多国家环保及卫生部门管理决策的组成部分。在保护环境及人群健康,制定卫生标准及进行卫生监督,确定防治对策等方面都起着十分重要的作用。现行的健康危险度评价,主要应用在以下几个方面:

1. 预测预报在特定环境因素暴露条件下,暴露人群终生发病或死亡的概率。

2. 对各种有害化学物或其他因素的危险度进行比较评价,排列治理次序,用于新化学物的筛选,并从公共卫生、经济、社会、政治等方面进行论证及各种经济效益、利弊分析,为环境管理决策提供科学依据。

3. 有害物质及致癌物环境卫生标准的研制,提出环境中有害化学物及致癌物的可接受浓度,同时研制有关法规、管理条例,为卫生监督工作提供重要依据。

健康危险度评价已在世界许多国家开展。我国也对化学物质、电离辐射、突发污染事故等进行了大量健康危险度评价研究应用。由于各国目前制订的危险度管理法规不同,一些国家或国际组织制订的健康危险度评价原则和方法学有所差异。国际化学安全规划署曾多次召开会议,探讨致癌物健康危险度评价方法的标准化问题。目前现行环境健康危险度评价体系仍不太完善。如涉及的多种不确定因素如何增加确定性;外推模型如何更接近真实性;对具有低剂量暴露产生兴奋效应而高剂量出现抑制作用的所谓 hormesis 化合物如何进行剂量-反应关系认定等。但目前仍以美国提出的"四步骤模式"为实施的基本框架。健康危险度评价中如何对待易感人群的问题等都有待于进一步研究和发展。

(郑玉建　吴　军)

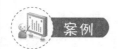 案例

某镇约有常住居民近 6 万人。 2012 年以来,该镇山上废弃的小学被改造成酸洗冶炼厂,从事非法酸洗冶炼。 将废旧金属运到此酸洗冶炼厂,通过硝酸、硫酸等化学物质进行酸洗后,提取溶液中的银,产生大量含有铜的废液。 在没有废水、废气处理设施设备的情况下,该非法酸洗冶炼厂产生的废水没有经过处理直接排放,导致邻近的水库水源被污染,致使部分村民出现腹痛不适、肠道溃疡、口角炎及咽喉疼,部分家畜死亡。 卫生部门对水库、水池、家用水源、土壤进行了监测,发现 pH、硝酸盐、铁、铜、锰、锌、铅和镉等多项监测项目不合格,不符合《生活饮用水卫生标准》等国家标准。 目前该镇已先后投入 120 余万元治理污染的环境,生态环境恶化得到初步遏制。

思考题

1. 如何正确理解人与环境的辩证统一关系?

2. 为全面调查该镇环境污染状况及对居民健康的早期危害,应该从哪些方面着手?

3. 为研究该污染事件对健康的远期危害,应该采用那些环境与健康关系的研究方法?

4. 针对类似事件,如何开展健康危险度评价?

第三章

大气卫生

大气是生活在地球上生命体所必需的,可保护它们免遭来自外层空间的有害影响。植物进行光合作用所需的二氧化碳、动物和人呼吸所需的氧气以及固氮菌用的氮都由大气提供。此外,大气还行使着把水分从海洋输送到陆地的功能。人通过呼吸与外界进行气体交换,从空气中吸收氧气,呼出二氧化碳,以维持生命活动。一个成年人通常每天呼吸 2 万多次,吸入 $10\sim15m^3$ 的空气。因此,空气的清洁程度及其理化性状与人类健康关系十分密切。

大气卫生(ambient air hygiene)是指大气的卫生状况及其评价,其主要内容是识别大气的污染来源和污染物,进行健康危险度评估,从而评价大气质量。

第一节 大气的特征及其卫生学意义

一、大气的结构

随着距地面的高度不同,大气层的物理和化学性质有很大的变化。按气温的垂直变化特点,可将大气层自下而上分为对流层、平流层、中间层(上界为 85km 左右)、热成层(上界为 800km 左右)和逸散层(没有明显的上界)。

(一)对流层

对流层(troposphere)是大气圈中最靠近地面的一层,平均厚度约 12km。对流层集中了占大气总质量75%的空气和几乎全部的水蒸气量,是天气变化最复杂的层次。该层的特点有:①气温随着高度的增加而降低。这是由于对流层的大气不能直接吸收太阳辐射的能量,但能吸收地面反射的能量所致。②空气具有强烈的对流运动。近地表的空气接受地面的热辐射后温度升高,与高空的冷空气形成垂直对流。

人类活动排入大气的污染物绝大多数在对流层聚集。因此,对流层对人类生活的影响最大,与人类关系最密切。

(二)平流层

平流层(stratosphere)位于对流层之上,其上界伸展至约55km 处。在平流层的上层,即30~35km以上,温度随高度升高而升高。在 30~35km 以下,温度随高度的增加而变化不大,气温趋于稳定,故该亚层又称为同温层(isothermal layer)。平流层的特点是空气气流以水平运动为主。在高约 15~35km 处有厚约 20km 的臭氧层,其分布有季节性变动。臭氧层能吸收太阳的短波紫外线和宇宙射线,使地球上的生物免受这些射线的危害,能够生存繁衍。

（三）中间层

从平流层顶至 85km 处的范围称为中间层。该层的气温随高度的增加而迅速降低。因此,该层也存在明显的空气垂直对流运动。

（四）热成层

热成层位于 85～800km 的高度之间。该层的气体在宇宙射线作用下处于电离状态。电离后的氧能强烈吸收太阳的短波辐射,使空气迅速升温,因而该层的气温随高度的增加而增加。该层能反射无线电波,对于无线电通讯有重要意义。

（五）逸散层

800km 以上的区域统称为逸散层,也称为外层大气。该层大气稀薄,气温高,分子运动速度快,地球对气体分子的吸引力小,因此气体及微粒可飞出地球引力场进入太空。

二、大气的组成

自然状态下的大气是由混合气体、水汽和气溶胶(aerosol)组成。除去水汽和气溶胶的空气称为干洁空气。

（一）干洁空气

干洁空气的主要成分及其在空气中所占容积百分比见表 3-1。

表 3-1　干洁空气的组成

空气成分	容积百分比(20℃,1 个大气压)
氮(N_2)	78.10
氧(O_2)	20.93
二氧化碳(CO_2)	0.03
氩(Ar)	0.93
氖(Ne)	0.0018
氦(He)	0.0005

（二）水汽

大气中的水汽比氮、氧等主要成分少得多,但其含量在大气中随时间、地域以及气象条件的不同变化很大。干旱地区空气中的水汽含量可低到 0.02%,而温湿地区可高达 6%。

（三）气溶胶

大气气溶胶是液体或固体微粒均匀地分散在气体中形成的相对稳定的悬浮体系。自然状态下的大气气溶胶主要来源于岩石的风化、火山爆发、宇宙落物以及海水溅沫等。其含量、种类以及化学成分都是变化的。根据形成过程、对能见度的影响以及颜色的差异等,气溶胶可分为轻雾(mist)、浓雾(fog)、霾(haze)、粉尘(dust)、烟气(fume)、烟(smoke)、烟雾(smog)和烟炱(soot)等。

雾和霾是两个不同的概念。雾是由大量悬浮在近地面空气中的微小水滴或冰晶组成,影响能见度,是近地面的空气中水汽凝结(或凝华)的产物。霾是由于空气中悬浮着大量的颗粒物所导致的水平能见度降低到10km以下的一种混浊现象。在气象学上,一般通过相对湿度来区分雾和霾,低能见度现象发生时相对湿度高于90%时称为雾,相对湿度低于80%时称为霾,相对湿度介于两者之间的是雾和霾共同作用的结果。由此可见,雾和霾之间并不总存在一个截然分明的界线,很难简单地用某个相对湿度值将其区分开。即使一些相对湿度高于90%的大雾天气,也不能完全排除人为污染的因素。

三、大气的物理性状

大气的物理性状主要有太阳辐射、气象条件和空气离子等。

(一)太阳辐射

太阳辐射(solar radiation)是产生各种天气现象的根本原因,同时也是地表上光和热的源泉。

按其不同波长的生物效应,紫外线(ultraviolet radiation,UV)可分为 UV-A(400~320nm)、UV-B(320~290nm)和 UV-C(290~200nm)。太阳辐射产生的 UV-A 可穿过大气层到达地表,而全部 UV-C 以及90%以上的 UV-B 可被大气平流层中的臭氧所吸收。与 UV-B 相比,UV-A 穿透皮肤的能力较强,但生物活性较弱。紫外线具有色素沉着、红斑、抗佝偻病、杀菌和免疫增强作用;过强的紫外线可致日光性皮炎和光电性眼炎、甚至皮肤癌等;紫外线还与大气中的某些二次污染物形成有关,例如光化学烟雾和硫酸雾等。

可见光(visible light)综合作用于机体的高级神经系统,能提高视觉和代谢能力,平衡兴奋和镇静作用,提高情绪与工作效率,是生物生存的必需条件。

红外线(infrared radiation)的生物学作用基础是热效应,适量的红外线可促进人体新陈代谢和细胞增殖,具有消炎和镇静作用;过强则可引起日射病和红外线白内障等。

(二)气象因素

气象因素与太阳辐射综合作用于机体,对机体的冷热感觉、体温调节、心血管功能、神经功能、免疫功能和新陈代谢功能有调节作用。如果气候条件变化过于激烈,超过人体的代偿能力,例如酷暑、严寒和暴风雨等,可使机体代偿能力失调,引起心血管疾病、呼吸系统疾病和关节病等,并与居民的超额死亡有关,患者主要是心脑血管疾病的病人和65岁以上的老人。

(三)空气离子

大气中带电荷的物质统称为空气离子(air ion)。根据空气离子的大小以及运动速度对其分类,近地表大气中存在的空气离子有轻离子(light ion)和重离子(heavy ion)两类(表3-2)。轻离子与空气中的悬浮颗粒或水滴结合,形成重离子。因此,新鲜的清洁空气中轻离子浓度高,而污染的空气中轻离子浓度低。空气中重离子数与轻离子数之比<50时,则空气较为清洁。

一般认为,空气阴离子对机体具有镇静、催眠、镇痛、镇咳、降压等作用,而阳离子作用则相反,可引起失眠、头痛、烦躁、血压升高等。海滨、森林、瀑布附近等环境中,大气中阴离子含量较多,有利于机体健康。

表 3-2 轻离子和重离子的比较

	轻离子	重离子
直径(cm)	4×10^{-8}	80×10^{-8}
运动速度(cm/s)	阳离子:1.36 阴离子:2.1	$0.01\sim0.0005$
空气中的浓度(个/m³)		
陆地	$3\times10^8\sim20\times10^8$	$1\times10^{10}\sim8\times10^{10}$
海洋	$5\times10^8\sim7\times10^8$	2×10^8

第二节 大气污染及大气污染物的转归

一、大气污染的来源

当大气接纳污染物的量超过其自净能力,污染物浓度升高,对人们的健康和生态环境造成直接的、间接的或潜在的不良影响时,称为大气污染(ambient air pollution)。引起大气污染的各种有害物质则称为大气污染物(ambient air pollutant)。大气污染包括天然污染(natural pollution)和人为污染(anthropogenic pollution)两大类。天然污染主要由于自然原因形成,如沙尘暴、火山爆发、森林火灾等。人为污染是由于人们的生产和生活活动造成的,可来自固定污染源(stationary source)如烟囱、工业排气管等和流动污染源(mobile source)如汽车等各种机动交通工具。两者相比,人为污染的来源更多,范围更广。因此,这里主要叙述人为活动引起的大气污染。

(一)工农业生产

各种工业企业是大气污染的主要来源,也是大气卫生防护的重点。工业企业排放的污染物主要来源于燃料的燃烧和工业生产过程。农业生产中化肥的施用、农药的喷洒以及秸秆的焚烧也会造成大气的污染。据统计,2015年我国二氧化硫排放总量为1859.1万吨,氮氧化物排放总量为1851.8万吨。

1. 燃料的燃烧 这是大气污染的主要来源。目前我国的主要工业燃料是煤,其次是石油。用煤量最大的是火力发电、冶金、化工、机械、轻工和建材等部门,其用煤量占煤炭总消耗量的70%以上。煤的主要杂质是硫化物,此外还有氟、砷、钙、铁、镉等。石油的主要杂质是硫化物和氮化物,其中也含少量的有机金属化合物。燃料所含杂质与其产地有关。我国煤中硫的含量一般在0.2%~4.0%,但是某些地区的煤含硫量可高达8%。我国石油的含硫量一般在0.1%~0.8%,而中东地区的一般为1.5%~2.5%,有的甚至高达4%以上。

燃料燃烧时产生的污染物种类和排放量除与燃料中所含杂质种类和含量有关外,还受燃料燃烧状态的影响。燃料燃烧完全时的主要污染物为CO_2、SO_2、NO_2、水汽和灰分。燃烧不完全时,则会产生CO、硫氧化物、氮氧化物、醛类、碳粒、多环芳烃等。表3-3为燃煤排放的主要有害物质。

表 3-3   燃烧一吨煤排放的有害污染物质重量(kg)

有害物质	电厂锅炉	工业锅炉	取暖锅炉
二氧化硫(SO_2)	60	60	60
一氧化碳(CO)	0.23	1.4	22.7
二氧化氮(NO_2)	9.1	9.1	3.6
挥发性有机物(VOC)	0.1	0.5	5
灰尘			
一般燃烧状况下	11	11	11
燃烧良好时	3	6	9

2. 工业生产过程的排放   从原材料到产品,工业生产的各个环节都可能有污染物排放出来。污染物的种类与原料种类及其生产工艺有关。不同类型工业企业排放的主要污染物见表 3-4。

表 3-4   各种工业企业排放的主要大气污染物

工业部门	企业名称	排放的主要污染物
电力	火力发电厂	烟尘、二氧化硫、二氧化碳、二氧化氮、多环芳烃、五氧化二钒
冶金	钢铁厂	烟尘、二氧化硫、一氧化碳、氧化铁粉尘、氧化钙粉尘、锰
	焦化厂	烟尘、二氧化硫、一氧化碳、酚、苯、萘、硫化氢、烃类
	有色金属冶炼厂	烟尘(含有各种金属如铅、锌、镉、铜等)、二氧化硫、汞蒸汽
	铝厂	氟化氢、氟尘、氧化铝
化工	石油化工厂	二氧化硫、硫化氢、氰化物、烃类、氮氧化物、氯化物
	氮肥厂	氮氧化物、一氧化碳、硫酸气溶胶、氨、烟尘
	磷肥厂	烟尘、氟化氢、硫酸气溶胶
	硫酸厂	二氧化硫、氮氧化物、砷、硫酸气溶胶
	氯碱工厂	氯化氢、氯气
	化学纤维厂	氯化氢、二氧化碳、甲醇、丙酮、氨、烟尘、二氯甲烷
	合成橡胶厂	丁间二烯、苯乙烯、乙烯、异戊二烯、二氯乙烷、二氯乙醚、乙硫醇、氯代甲烷
	农药厂	砷、汞、氯
	冰晶石工厂	氟化氢
轻工	造纸厂	烟尘、硫醇、硫化氢、臭气
	仪器仪表厂	汞、氰化物、铬酸
	灯泡厂	汞、烟尘
机械	机械加工厂	烟尘
建材	水泥厂	水泥、烟尘
	砖瓦厂	氟化氢、二氧化硫
	玻璃厂	氟化氢、二氧化硅、硼
	沥青油毡厂	油烟、苯并(a)芘、石棉、一氧化碳

（二）生活炉灶和采暖锅炉

采暖锅炉以煤或石油产品为燃料,是采暖季节大气污染的重要原因。生活炉灶使用的燃料有煤、液化石油气、煤气和天然气等。如果燃烧设备效率低,燃烧不完全,烟囱低矮或无烟囱,可造成大量污染物低空排放。在采暖季节,各种燃煤小炉灶是居民区大气污染的重要来源。

（三）交通运输

主要是指飞机、汽车、火车、轮船和摩托车等交通运输工具排放的污染物。目前这些交通工具的主要燃料是汽油、柴油等石油制品,燃烧后能产生大量的颗粒物、NO_x、CO、多环芳烃和醛类。2015年,我国机动车保有量达到 2.79 亿辆,尾气排放氮氧化物 584.9 万吨,约占全国排放总量的 30%,已成为我国大气污染的重要来源。

（四）其他

地面尘土飞扬或土壤及固体废弃物被大风刮起,均可将铅、农药等化学性污染物以及结核杆菌、粪链球菌等生物性污染物转入大气。水体和土壤中的挥发性化合物也易进入大气;车辆轮胎与沥青路面摩擦可以扬起多环芳烃和石棉。

意外事件如工厂爆炸、火灾、毒气泄漏等均能严重污染大气,这类事件虽然少见,但危害严重。另外,火葬场、垃圾焚烧炉产生的废气也可影响大气环境。

二、大气污染物的种类

大气污染物按其属性,一般分为物理性(如噪声、电离辐射、电磁辐射等)、化学性和生物性(经空气传播的病原微生物和植物花粉等)三类,其中以化学性污染物种类最多、污染范围最广。

根据污染物在大气中的存在状态,可将其分为气态和气溶胶。大气气溶胶体系中分散的各种微粒常常也被称作大气颗粒物(particulate matter)。

（一）气态污染物

气态污染物包括气体和蒸汽。气体是某些物质在常温、常压下所形成的气态形式。蒸汽是某些固态或液态物质受热后,引起固体升华或液体蒸发而形成的气态物质如汞蒸汽等。气态污染物主要可分为以下 5 类:

1. 含硫化合物　主要有 SO_2、SO_3 和 H_2S 等,其中 SO_2 的数量最大,危害也最严重。
2. 含氮化合物　主要有 NO、NO_2 和 NH_3 等。
3. 碳氧化合物　主要是 CO 和 CO_2。
4. 碳氢化合物　包括烃类、醇类、酮类、酯类以及胺类。
5. 卤素化合物　主要是含氯和含氟化合物,如 HCl、HF 和 SiF_4 等。

（二）大气颗粒物

粒径是大气颗粒物最重要的性质。它反映了大气颗粒物来源的本质,并可影响光散射性质和气候效应。大气颗粒物的许多性质如体积、质量和沉降速度都与颗粒物的大小有关。实际的大气颗粒物由于来源和形成条件不同,其形状是多种多样的,有球形、菱形、方形等等。因此,在实际工作中常使用空气动力学等效直径(aerodynamic equivalent diameter)来表示大气颗粒物的大小。在气流中,若所研究的大气颗粒物与一个有单位密度的球形颗粒物的空气动力学效应相同,则这个球形颗粒物的直径就定义为所研究大气颗粒物的空气动力学等效直径。这种表示法可以直接表达出大气颗粒物在空气中的停留时间、沉降速度、进入呼吸道的可能性以及在呼吸道的沉积部位等。

按粒径大小,大气颗粒物一般可分为以下几类:

1. 总悬浮颗粒物(total suspended particulates,TSP) 是指粒径≤100μm 的颗粒物,包括液体、固体或者液体和固体结合存在的,悬浮于空气中的颗粒。

2. 可吸入颗粒物(inhalable particle,IP,PM_{10}) 指空气动力学直径≤10μm 的颗粒物,因其能进入人体呼吸道而命名之,又因其能够长期漂浮在空气中,也被称为飘尘(suspended dusts)。

3. 细颗粒物(fine particle,fine particulate matter,$PM_{2.5}$) 是指空气动力学直径≤2.5μm 的细颗粒。它在空气中悬浮的时间更长,易于滞留在终末细支气管和肺泡中,其中某些较细的组分还可穿透肺泡进入血液。$PM_{2.5}$更易于吸附各种有毒的有机物和重金属元素,对健康的危害极大。

4. 超细颗粒物(ultrafine particle,ultrafine particulate matter,$PM_{0.1}$) 指空气动力学直径≤0.1μm 的大气颗粒物。人为来源的 $PM_{0.1}$主要来自汽车尾气。$PM_{0.1}$有直接排放到大气的,也有排放出的气态污染物经日光紫外线作用或其他化学反应转化后二次生成的。$PM_{0.1}$的健康影响受到日益广泛的关注。

大气污染物按其形成过程可分为一次污染物和二次污染物。

（一）一次污染物

由污染源直接排入大气环境中,其物理和化学性质均未发生变化的污染物称为一次大气污染物(primary air pollutants)。这些污染物包括从各种排放源排出的气体、蒸汽和颗粒物,如 SO_2、CO、NO、颗粒物、碳氢化合物等。

（二）二次污染物

排入大气的污染物在物理、化学等因素的作用下发生变化,或与环境中的其他物质发生反应所形成的理化性质不同于一次污染物的新的污染物,称为二次大气污染物(secondary air pollutants)。常见的有:SO_2 在大气中氧化遇水形成的硫酸;汽车尾气中的氮氧化物(NO_x)和挥发性有机物在日光紫外线的照射下,经过一系列的光化学反应生成的臭氧、醛类以及各种过氧酰基硝酸酯(peroxyacyl nitrates,PANs)。一般来说,二次污染物对环境和人体的危害要比一次污染物大。

三、影响大气中污染物浓度的因素

（一）污染源的排放情况

1. 排放量 污染物的排放量是决定大气污染程度的最基本的因素。燃料燃烧产生的污染物排放量与燃料的种类、消耗量、燃烧方式、燃烧是否充分有关;工业企业污染物的排放量受工业企业的数量、生产性质、生产规模、工艺过程、净化设备及其效率的影响。

2. 与污染源的距离 有组织排放时,烟气自烟囱排出后,向下风侧逐渐扩散稀释,然后接触地面,接触地面的点被称为烟波着陆点。一般认为有害气体的烟波着陆点是烟囱有效排出高度的10~

20 倍,颗粒物的着陆点更接近烟囱。近地面大气中污染物的浓度以烟波着陆点最大,下风侧大气污染物的浓度随着距离的增加而下降,在烟波着陆点和烟囱之间的区域常没有明显的污染。无组织排放扩散的距离较短,距污染源越近,大气中污染物浓度越高。

3. 排出高度　排出高度指污染物通过烟囱等排放时烟囱的有效排出高度(effective height of emission),即烟囱本身的高度和烟气抬升高度之和,可以用烟波中心轴到地面的距离表示。在其他条件相同时,排出高度越高,烟波断面越大,污染物的稀释程度就越大,烟波着陆点的浓度就越低。一般认为,污染源下风侧的污染物最高浓度与烟波的有效排出高度的平方成反比,即有效排出高度每增加一倍,烟波着陆点处断面污染物的浓度可降至原来的1/4。

(二)气象因素

1. 风和湍流　一般将空气的水平运动称为风。风向是指风吹来的方向,在不同时刻有着相应的风向和风速。将一定时期内各个风向出现的频率按比例标在罗盘坐标上,可以绘制成风向频率图(风玫瑰图,wind rose),见图3-1。风向频率图能够反映某地区一定时期内的主导风向,从而能够指示该地区受某一污染源影响的主要方位,全年污染以全年主导风向的下风向地区污染最严重,瞬时污染以排污当时的下风向地区受影响最大。风速决定了大气污染物稀释的程度和扩散范围。随着风速的增大,单位时间内从污染源排放出的污染物气团被很快地拉长,混入的空气量增多,污染物的浓度更低。在其他条件不变的情况下,污染物浓度与风速成反比。

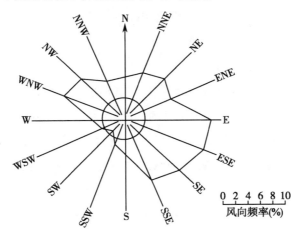

图 3-1
风向频率图

风速时大时小,并在主导风向的下风向上下、左右出现无规则的摆动,风的这种不规则运动称为大气湍流(atmospheric turbulence),其产生与垂直气温的变化和大气中气团间的摩擦作用引起的短暂性紊乱有关。因此,垂直温度递减率大、风速高、地面起伏程度大,则湍流运动就强。湍流运动使气体充分混合,有利于污染物的稀释和扩散。

2. 温度层结　温度层结即气温的垂直梯度,它决定大气的稳定程度,影响大气湍流的强弱。稳定的垂直梯度易造成湍流抑制,使大气扩散不畅。垂直梯度不稳定时,由于热力作用湍流加强,大气扩散增强。因此,气温的垂直梯度与污染物的稀释和扩散密切相关。

(1)气温的垂直分布:在标准大气条件下,对流层内气温随高度的增加而逐渐降低。大气温度的这种垂直变化常用大气温度垂直递减率(γ)来表示。它的定义为:高度每增加100m气温下降的度数,通常为0.65℃。然而,近地层大气的实际情况非常复杂,各种气象条件均可影响到气温的垂直分布。实际上气温的垂直分布可出现下述三种情况:①气温随高度递减,此情况一般出现在晴朗的白天,风速小时。地面受太阳的辐射后,近地空气增温较快,热量缓慢向高层传递,形成气温下高上低,此时$\gamma>0$,空气的垂直对流良好。②气温随高度递增,例如在无风、少云的夜晚,夜间地面无热量吸收,但同时不断通过辐射失去热量而冷却,近地空气也随之冷却,这样气层不断由下向上冷却,形成气温下低上高。这种大气温度随着距地面高度的增加而增加的现象称为逆温(temperature inversion),此时$\gamma<0$。③气温不随高度变化,多见于多云天或阴天,风速较大时。由于云层反射,白天到达地面的太阳辐射减少,地面增温不显著。夜间时,云层的存在增强了大气的逆辐射,地面冷却不明显。风速较大加剧了上下气层的交换,空气得到充分混合。因此,上述情况下气温随高度的变化不明显,此时$\gamma=0$。

(2)逆温的类型:根据逆温发生的原因可分为辐射逆温、下沉逆温、地形逆温等。辐射逆温是由于地面长波辐射冷却形成的。一般在无风、少云的夜晚,地面无热量吸收,但同时不断通过辐射失去热量而冷却,近地空气也随之冷却,而上层空气降温较慢,形成逆温。下沉逆温是由于空气压缩增温而形成的。上层空气下沉落入高气压团中受压变热,结果上层空气的气温高于下层,形成逆温。地形逆温是由于局部地区的地理条件而形成的。在盆地和山谷中,晚上寒冷的空气沿山坡聚集在山谷中,形成滞止的冷气团,而其上层有热气流。因此,山谷中就形成了上温下冷的逆温层。如没有阳光直射或热风劲吹,这种状况有时可持续一整天。著名的马斯河谷和多诺拉大气污染事件发生原因中,地形逆温的形成起了很重要的作用。

3. 气压   气压的高低与海拔高度、地理纬度和空气温度等有关。当地面受低压控制时,四周高压气团流向中心,中心的空气上升,形成上升的气流,此时多为大风和多云的天气,大气呈中性或不稳定状态,有利于污染物的扩散和稀释。反之,当地面受高压控制时,中心部位的空气向周围下降,呈顺时针方向旋转,形成反气旋。此时天气晴朗,风速小,出现逆温层,阻止污染物向上扩散。

4. 气湿   即大气中含水的程度,通常用相对湿度(%)表示。空气中水分多,气湿大时,大气中的颗粒物质因吸收更多的水分使重量增加,运动速度减慢,气温低的时候还可以形成雾,影响污染物的扩散速度,使局部污染加重。当水溶性气体如SO_2污染存在时,湿度较高将促进酸雨的形成。

(三)地形

地形可以影响局部的气象条件,从而影响当地大气污染物的稀释和扩散。山谷的地形特点容易形成上述地形逆温,不利于污染物的扩散。城市的高大建筑物间犹如峡谷,可以阻碍近地面空气污染物的扩散。

人口密集的城市热量散发远远大于郊区,结果造成城区气温较高,往郊外方向气温逐渐降低。如果在地图上绘制等温图,城区的高温部就像浮在海面上的岛屿,称为热岛(heat island)现象。在这种情况下,城市的热空气上升,四周郊区的冷空气补充,可把郊区排放的污染物引入城市,造成市区的大气污染。世界上许多城市都出现了热岛现象。照明器具、家电、办公设备使用时产生的热量,机动车发动机、空调以及尾气散发的热量,混凝土建筑、沥青路面日照后的散热以及城市绿地减少等导致热岛现象的形成。

陆地与江、河、湖、海和水库等大面积水体相连之处,白天由于太阳辐射使陆地升温速率比水面快,形成由水面吹向陆地的风。相反,夜晚陆地散热快于水面,气流由陆地吹向水面,形成陆风。如果污染源在岸边,白天就可能污染岸上的居住区。

四、大气污染物的转归

(一)自净

大气的自净是指大气中的污染物在物理、化学和生物学作用下,逐渐减少到无害程度或者消失的过程,主要有以下几种方式:

1. 扩散和沉降　是大气污染物净化的主要方式。扩散一方面能将污染物稀释,另一方面可以将部分污染物转移出去。污染物也可依靠自身重力,从空气中逐渐降落到水、土壤等环境介质中。

2. 发生氧化和中和反应　例如,CO 可以被氧化为 CO_2,SO_2 可以与氨或其他碱性灰尘发生中和反应。

3. 被植物吸附和吸收　有些植物能吸收大气污染物,从而净化空气。例如,每平方米的樱树叶片可吸收 180mg NO_2;樟树叶片对氟的富集可达 2636mg/kg。

(二)转移

1. 向下风侧更远的方向转移

2. 向平流层转移　氯氟烃、甲烷、NO 和 CO_2 等气体可以垂直上升至平流层,还可以被超音速飞机直接带入平流层。

3. 向其他环境介质中转移　例如酸雨可以直接降落到土壤和地表水体。

(三)形成二次污染和二次污染物

有些大气污染物转移到其他环境介质后,在某些条件下仍可回到大气环境,造成二次污染。例如,由汽车尾气排入大气的铅可随尘土降落在公路两旁,遇大风天时,铅尘可被刮起,再次进入大气。大气中的一次污染物还可以转化成二次污染物。例如,SO_2 和 NO_2 转化为硫酸雾和硝酸雾,挥发性有机物和 NO_2 转化为光化学烟雾。

第三节　大气污染对人体健康的影响

大气污染物主要通过呼吸道进入人体,小部分污染物也可以降落至食物、水体或土壤,通过进食或饮水,经消化道进入体内,儿童还可以经直接食入尘土而由消化道摄入大气污染物。有的污染物可通过直接接触黏膜、皮肤进入机体,脂溶性的物质更易经过完整的皮肤而进入体内。

一、大气污染对健康的直接危害

（一）急性危害

大气污染物的浓度在短期内急剧升高,可使当地人群因吸入大量的污染物而引起急性中毒,按其形成的原因可以分为烟雾事件和生产事故。

1. 烟雾事件　根据烟雾形成的原因,烟雾事件可以分为煤烟型烟雾事件和光化学烟雾事件。

（1）煤烟型烟雾（coal smog）事件:主要由燃煤产生的大量污染物排入大气,在不良气象条件下不能充分扩散所致。自19世纪末开始,世界各地曾经发生过许多起大的烟雾事件。如表3-5所示,著名的有马斯河谷烟雾事件、多诺拉烟雾事件以及伦敦烟雾事件。

表 3-5　著名的煤烟型烟雾事件

名称	发生地	时间	污染源	污染物	形成条件	健康影响
马斯河谷事件	比利时	1930年12月	钢铁厂、炼锌厂、玻璃加工厂	二氧化硫	高气压、逆温、无风、河谷、低温	60人死亡、数千人患呼吸道疾病
多诺拉事件	美国宾州	1948年10月	炼锌、钢铁、硫酸制造厂	二氧化硫、硫酸雾	高气压、逆温、无风、河谷	全镇14 000人中,18人死亡、5910人（43%）有眼、鼻喉的刺激征状及其他呼吸道疾病
伦敦烟雾事件	英国伦敦	1952年12月	家庭及工业燃煤	二氧化硫、一氧化碳、烟尘	高气压、逆温、无风、湿度大、低温、盆地	2周内有4000人超额死亡,死者以老人居多,死因主要为呼吸系疾病和心脏病

近百年来,英国伦敦等大城市曾发生十多次煤烟型烟雾事件,其中以1952年12月在伦敦发生的最为严重。

1952年12月5~9日,英国许多地区被浓雾覆盖,大气呈逆温状态。伦敦的情况尤为严重,气温在−3~4℃之间,空气静止,浓雾不散,4~5天内持续不变。空气中的污染物浓度不断增高,烟尘浓度最高达4.46mg/m³,为平时的10倍。SO_2最高浓度达到3.8mg/m³,为平时的6倍。对这一异常情况首先发生反应的是一群准备在交易会上展出的得奖牛。它们表现为呼吸困难,舌头吐露,其中1头当即死去,12头奄奄一息,还有160头需要治疗。与此同时,数千市民出现胸闷、咳嗽、咽痛、呕吐等症状,以此病患者为主的死亡人数骤增。12月7~13日这一周,死亡人数突然猛增,死亡总数为4703人,与1947—1951年同期相比要多死亡2851人。之后的第二周内,死亡人数为3138人,仍较平时成倍增加。在此后两个月内,还陆续有8000人死亡。对当时的数据进行重新分析后表明,这次事件造成的超额死亡人数高于以前的估计,达12 000人。

在这类烟雾事件中,引起人群健康危害的主要大气污染物是烟尘、SO_2以及硫酸雾。烟尘所含三氧化二铁等金属氧化物,可催化SO_2氧化成硫酸雾,而后者的刺激作用是前者10倍左右。1962年伦敦发生烟雾事件时的气象条件与1952年时相仿,大气中的SO_2浓度比1952年高,但由于烟尘浓度仅为1952年的一半,因而死亡人数比1952年要少（表3-6）。

表3-6　英国伦敦不同年份烟雾事件的污染物浓度和死亡人数的比较

发生年份	SO_2（mg/m³）	烟尘（mg/m³）	死亡人数
1952	3.8	4.46	4000
1956	1.6	3.25	1000
1957	1.8	2.40	400
1962	4.1	2.80	750

（2）光化学型烟雾（photochemical smog）事件：是由汽车尾气中的氮氧化物（NO_x）和挥发性有机物（VOC）在日光紫外线的照射下,经过一系列的光化学反应生成的刺激性很强的浅蓝色烟雾所致,其主要成分是臭氧、醛类以及各种过氧酰基硝酸酯,这些通称为光化学氧化剂（photochemical oxidants）。其中,臭氧约占90%,PAN约占10%,其他物质的比例很小。PANs中主要是过氧乙酰硝酸酯（PAN）,其次是过氧苯酰硝酸酯（PBN）和过氧丙酰硝酸酯（PPN）等。醛类化合物主要有甲醛、乙醛、丙烯醛等。

光化学型烟雾最早出现在美国洛杉矶,先后于1943、1946、1954、1955年在当地发生光化学型烟雾事件。特别是在1955年持续一周多的事件期间,气温高达37.8℃,致使哮喘和支气管炎流行,65岁及以上人群的死亡率升高,平均每日死亡70~317人。上世纪30年代中期在该地区开发石油以来,特别是第二次世界大战之后,当地的工业迅速发展,人口激增。起初的调查认为,SO_2污染可能是洛杉矶烟雾事件发生的主要原因。在采取措施控制石油精炼等工业的SO_2排放量后,大气中的烟雾发生并未减少。后来发现烟雾是由大气中NO_x和挥发性有机物在阳光作用下形成的,而汽车尾气是上述两类污染物的主要来源。当时洛杉矶有350万辆汽车,每天消耗约1600万升汽油。由于汽车汽化器的汽化效率低,每天仅挥发性有机物就有1000多吨排入大气。

光化学烟雾的形成过程极其复杂,经过多年的研究,目前认为可能有以下几个阶段和基本反应：

1）起始阶段：NO_2在日光的作用下吸收光能,产生臭氧和原子氧。

$NO_2 + hv（\lambda = 290 \sim 440nm）\rightarrow NO + O$

$O + O_2 + M \rightarrow O_3 + M$（M为吸收能量的物质,如$N_2$、$H_2O$等）。

$NO + O_3 \rightarrow NO_2 + O_2$

如果缺乏VOC,产生的臭氧可与NO反应,再生成NO_2,则反应不能继续进行。而在VOC存在下,则启动自由基连锁反应。

2）自由基生成阶段：即VOC被臭氧和原子氧氧化产生$RO_2 \cdot$和$HO \cdot$自由基的过程。

3）自由基传递阶段：在此阶段的反应过程中,每一种自由基都可以产生另外一种自由基,并可以产生醛类。例如,由$RO_2 \cdot$可生成$HO_2 \cdot$自由基。产生的醛类也可以吸收光能参与光化学反应,生成自由基。

4）自由基减少阶段：在此阶段自由基逐渐消失,产生更多的稳定产物如HNO_3、HNO_2、PANs等。

光化学型烟雾在世界许多大城市都曾经发生过,例如,美国的洛杉矶、纽约,日本的东京和大阪,澳大利亚的悉尼,印度的孟买以及我国的兰州、成都、上海、北京等地。

煤烟型烟雾事件与光化学型烟雾事件的发生除与污染物的种类有关外,还受当时的气候和气象条件等的影响。两类烟雾事件的比较见表3-7。

表3-7　煤烟型烟雾事件与光化学型烟雾事件发生条件的比较

	煤烟型烟雾事件	光化学型烟雾事件
污染来源	煤和石油制品燃烧	石油制品燃烧
主要污染物	颗粒物、SO_2、硫酸雾	VOC、NO_X、O_3、SO_2、CO、PANs
发生季节	冬季	夏秋季
发生时间	早晨	中午或午后
气象条件	气温低、气压高、风速很低、湿度高、有雾	气温高、风速很低、湿度较低、天气晴朗、紫外线强烈
逆温类型	辐射逆温	下沉逆温
地理条件	河谷或盆地易发生	南北纬度60°以下地区易发生
症状	咳嗽、喉痛、胸痛、呼吸困难,伴有恶心、呕吐、发绀等,死亡原因多为支气管炎、肺炎和心脏病	眼睛红肿流泪、咽喉痛、咳嗽、喘息、呼吸困难、头痛、胸痛、疲劳感和皮肤潮红等,严重者可出现心肺功能障碍或衰竭
易感人群	老年人、婴幼儿以及心、肺疾病患者	心、肺疾病患者

近年来,我国的大气污染形势比较严峻,严重的大气污染在各地时有发生。特别是2013年12月2日至12月14日间,我国中东部地区大范围出现严重的雾霾天气,引起国内外的关注。在此期间,天津、河北、山东、江苏、安徽、河南、浙江、上海等多地空气质量指数达到六级严重污染级别,使得京津冀与长三角雾霾连成片。此次重霾天气最严重的区域位于江苏中南部,南京市空气质量持续9天重度污染,12月3日11时的$PM_{2.5}$瞬时浓度达到943μg/m³。

2. 事故性排放引发的急性中毒事件　事故造成的大气污染急性中毒事件一旦发生,后果通常十分严重。近年发生的代表性事件有博帕尔毒气泄漏事件、切尔诺贝利核电站爆炸事件、我国重庆市开县特大天然气井喷事件、日本福岛核泄漏事件和天津港"8·12"火灾爆炸事件等。

(1)印度博帕尔毒气泄漏事件:博帕尔是印度中央邦的首府,人口80多万。美国联合碳化物公司博帕尔农药厂建在该市的北部人口稠密区。工厂设备年久失修。1984年12月2日深夜和3日凌晨,该厂的一个储料罐进水,罐中的化学原料发生剧烈的化学反应,储料罐爆炸,41吨异氰酸甲酯泄漏到居民区,酿成迄今世界最大的化学污染事件。

毒气泄漏时,微风自东北吹向西南,白色的烟雾顺着风向弥漫在博帕尔市区狭长地带的上空,烟雾2小时后才逐渐消散。在这次惨剧中,有521 262人暴露毒气,其中严重暴露的有32 477人,中度暴露的有71 917人,轻度暴露的有416 868人,2500人因急性中毒死亡。暴露者的急性中毒症状主要有咳嗽、呼吸困难、分泌物多、眼结膜分泌物增多、视力减退,严重者出现失明、肺水肿、窒息和死亡。事件后当地居民的流产和死产率明显增加。事件后10年的调查显示,当年暴露人群的慢性呼吸道疾病患病率高、呼吸功能降低、免疫功能降低。暴露者中神经精神系统症状如失眠、头痛、头晕、记忆力降低、动作协调能力差、精神抑郁等的发生率高。

（2）前苏联切尔诺贝利核电站爆炸事件：1986 年 4 月 26 日凌晨 1 时许，前苏联切尔诺贝利核电站发生爆炸，造成自 1945 年日本广岛、长崎遭原子弹袭击以来世界上最为严重的核污染。反应堆放出的核裂变产物主要有 ^{131}I、^{103}Ru、^{137}Cs 以及少量的 ^{60}Co。周围环境中的放射剂量达 200R/h，为人体允许剂量的 2 万倍。此次核事故造成 13 万居民急性暴露，31 人死亡，233 人受伤，经济损失达 35 亿美元。这些放射性污染物随着当时的东南风飘向北欧上空，污染北欧各国大气。3 年后的调查发现，距核电站 80km 的地区，皮肤癌、舌癌、口腔癌及其他癌症患者增多，儿童甲状腺病患者剧增，畸形家畜也增多。在事故发生时的下风向，受害人群更多、更严重。

（3）我国重庆市开县特大天然气井喷事件：开县位于重庆市东北部，拥有极其丰富的天然气储量。2003 年 12 月 23 日 21 时 55 分，位于开县高桥镇晓阳村境内的中石油天然气井"罗家 16H"井发生井喷，大量富含硫化氢的天然气喷涌而出。有毒气体随空气迅速大面积扩散，使附近空气中硫化氢浓度急剧升高，造成居民大量中毒和死亡以及巨大财产损失。

在井喷井周围 1 平方公里内的山坡上，居民饲养的家禽、家畜全部死亡，野生动物如老鼠、野兔等全部死亡，甚至栖息在其附近的飞鸟也基本难逃劫难。据事件后统计，开县高桥镇及其附近的麻柳乡、正坝镇、天和乡 4 个乡镇、30 个村的 9.3 万人受灾，疏散转移居民 6.5 万人，累计门诊治疗中毒者 27 011 人次，住院治疗 2142 人次，243 人死亡。中毒者主要表现为眼部和呼吸道刺激症状以及头昏、头痛、失眠、多梦等神经系统症状。该井天然气中硫化氢含量为 151mg/m³，据估计事件中从井中至少喷出 3000t 硫化氢。

（4）日本福岛核泄漏事件：2011 年 3 月 11 日，日本东北海域发生 9.0 级强烈地震，福岛县两座核电站反应堆发生故障。其中第一核电站在震后发生爆炸与核泄漏事故，福岛第一、第二核电站运转的 7 个反应堆在震后全部自动关闭。12 日，由于冷却水位下降，金属容器内部产生氢气，逸出至金属容器与混凝土保护壳之间的空间，与氧气接触、混合后发生爆炸。福岛第一核电站 2 号机组反应堆安全壳的压力控制池发生损坏，4 号机组也爆炸并起火。高浓度放射性物质开始泄漏到外部。据测定，距离福岛核电站 30 公里处的辐射值都超过正常范围的 300 倍。福岛县政府 3 月 13 日确认，遭核辐射的人数为 22 人。事件后，有 21 万人紧急疏散至安全地带。

（5）天津港"8·12"火灾爆炸事件：2015 年 8 月 12 日约 23 时，位于天津市滨海新区的瑞海国际物流有限公司危险品仓库发生火灾爆炸，造成 165 人遇难、8 人失踪、798 人受伤。该事件的直接原因是瑞海公司危险品仓库运抵区南侧集装箱内硝化棉由于湿润剂散失出现局部干燥，在高温等因素的作用下加速分解放热，积热自燃；引起相邻集装箱内的硝化棉和其他危险化学品长时间大面积燃烧，导致堆放于运抵区的硝酸铵等危险化学品发生爆炸。该事件对火灾爆炸中心区及周边局部区域大气环境、水环境和土壤环境造成不同程度的污染。

（二）短期影响

从 1990 年代起，美国等国家学者采用更为细致的时间序列分析方法对大气污染与人群死亡率的关系进行了系列研究。结果显示，在当时美国的颗粒物空气质量标准（PM_{10} 年平均浓度 50μg/m³，日平均浓度 150μg/m³）以下污染水平，仍然能观察到污染与人群死亡和发病人数的关联。随后的研究发现，$PM_{2.5}$ 对人群死亡和发病的影响更大。例如：美国国家空气污染与死亡率和发病率关系研究计划对美国 20 个城市近 5000 万人的资料分析显示,人群死亡率与死亡前日颗粒物浓度相关。PM_{10} 每升高 $10\mu g/m^3$ 可引起总死亡率和心肺疾病死亡率分别上升 0.21% 和 0.31%。欧洲环境污染与健康研究计划对欧洲 29 个城市 4300 万人资料分析后发现,PM_{10} 每升高 $10\mu g/m^3$,每日总死亡率与心血管疾病死亡率分别增加 0.6% 和 0.69%。其他研究也表明,大气污染与心血管疾病死亡率、住院率、急诊率和疾病恶化等增加有关系。我国北京、太原和上海等地的研究也显示,大气污染,特别是颗粒物污染与呼吸系统疾病、心脑血管疾病的死亡率、发病率以及风险增加有关。

(三)慢性影响

1. **影响呼吸系统**   大气中的 SO_2、NO_x、硫酸雾、硝酸雾及颗粒物不仅能产生急性刺激作用,还可长期反复刺激机体引起咽炎、喉炎、眼结膜炎和气管炎等。呼吸道炎症反复发作,可以造成气道狭窄,气道阻力增加,肺功能不同程度的下降,最终形成慢性阻塞性肺疾患(chronic obstructive pulmonary disease,COPD)。COPD 是具有气流阻塞特征的慢性支气管炎和(或)肺气肿。患者的气流阻塞呈进行性发展,但部分有可逆性,可伴有气道高反应性。没有气流阻塞的慢性支气管炎或肺气肿不属于 COPD。哮喘的气流阻塞具有可逆性,目前认为它不属于 COPD。

瑞士的研究发现,大气 NO_2、SO_2 和 PM_{10} 浓度与人群肺功能降低以及慢性支气管炎发病率增高有关。美国、加拿大等地对儿童的研究也得出同样的结论。研究还提示,大气颗粒物污染可阻碍儿童肺功能的增长。美国的研究发现,大气 PM_{10} 浓度每增加 $10\mu g/m^3$,65 岁以上人群哮喘和 COPD 的入院率增加 1%。我国上海、沈阳、重庆、本溪等城市的调查都发现,大气污染与呼吸系统症状以及慢性支气管炎、肺气肿等疾病的发生有明显的相关关系。我国北京的一项研究表明,大气 SO_2 浓度每增加 1 倍,COPD 的死亡率增加 29%。北京和上海的研究还发现,大气污染可影响儿童的肺功能指标如用力肺活量(forced vital capacity,FVC)、最大呼气流速(peak expiratory flow,PEF)、第 1 秒钟用力呼气容积(forced expiratory volume in first second,FEV_1)等。

研究表明,大气中的 SO_2、O_3、NO_x 等污染物会引起支气管收缩、气道反应性增强以及加剧过敏反应。荷兰的出生队列研究发现,交通污染与出生后 2 年内幼儿喘鸣、哮喘发生的相对危险度增加有关。德国的一项研究观察到大气污染物 NO_2、$PM_{2.5}$ 以及煤烟与 1 岁幼儿夜间干咳发生之间有显著的关联。美国研究显示,O_3 污染与成人哮喘的发生有明显关联;在 O_3 较严重污染时从事体育活动的儿童可增加哮喘发生的危险度。实验研究表明,柴油车尾气颗粒物可作为卵白蛋白的佐剂引起实验动物 IgE 分泌增加、过敏性炎症反应加剧以及气道高反应性。

空气颗粒物,特别是柴油车尾气颗粒可作为佐剂,加剧变应性鼻炎的症状。此外还观察到 NO_2 污染可增加患花粉症的危险度。我国台湾省针对 331 686 名中学生的调查显示,交通来源的污染与被调查者的变应性鼻炎患病率有密切关系。在男生和女生,调整后的 *OR* 值分别为 1.17 和 1.16。对瑞典 12 079 名成人的问卷调查发现,变应性鼻炎症状的发生率与居住地和交通干线的距离越近,症状的发生率越高。

2. **影响心血管系统**   对美国哈佛等六个城市进行的队列研究首次提出,大气污染的长期暴露与心血管疾病死亡率增加有关。对美国 50 个州暴露大气污染 16 年的近 50 万成年人的死亡数据分析后发现,在控制饮食、污染物联合作用等混杂因素后,$PM_{2.5}$ 年平均浓度每增高 $10\mu g/m^3$,心血管疾病患者死亡率增加 6%，且未观察到其健康效应的阈值。还有研究发现，大气 O_3 浓度增高与心血管疾病的多发有关。此外，大气污染长期暴露还与心律不齐、心衰、心搏骤停的危险度升高有关。我国沈阳、本溪等地的调查也表明，大气颗粒物的长期暴露与人群心血管疾病死亡率的增加有关。

3. 增加癌症风险　2013 年 10 月 17 日，世界卫生组织下属的国际癌症研究机构发布报告，首次明确将大气污染确定为人类致癌物，其致癌风险归为第一类，即人类致癌物。报告指出，有充足证据显示，大气污染与肺癌之间有因果关系。此外，大气污染还会增加患膀胱癌的风险。得出以上结论的相关人群研究都是在大气 $PM_{2.5}$ 年均浓度在 10 至 30$\mu g/m^3$ 的国家或地区完成的。其中，下述两项研究提供了重要的证据：①欧洲九国研究数据的汇集分析研究（European Study of Cohorts for Air Pollution Effects, ESCAPE）：其数据来源于 9 个欧洲国家的 17 个队列研究，涉及 30 多万人群，平均随访时间 12.8 年。分析显示，$PM_{2.5}$ 浓度每升高 10$\mu g/m^3$，肺癌死亡率将增加 40%。②对美国癌症协会（the American Cancer Society, ACS）队列研究中 188 699 名不吸烟者的 26 年随访结果也显示，大气污染与患肺癌的风险有关。$PM_{2.5}$ 浓度每升高 10$\mu g/m^3$，肺癌死亡率将增加 15%~27%。据估计，一些国家肺癌死亡率的 10%~20% 可归因于 $PM_{2.5}$ 暴露。

4. 其他　在大气污染严重的地区，居民唾液溶菌酶和 SIgA 的含量均明显下降，血清其他免疫指标也有下降，表明大气污染可使机体的免疫功能降低。近年来的流行病学研究提示，大气污染与婴幼儿的急性呼吸道感染（acute respiratory infection, ARI）死亡率和发病率的增高有关。在各种大气污染物中，细颗粒物和 O_3 的作用可能更为重要。大气污染物可削弱肺部的免疫功能，增加儿童呼吸道对细菌等感染的易感性。据估计，大气 $PM_{2.5}$ 的日平均浓度每升高 20$\mu g/m^3$，急性下呼吸道感染的危险将增加 8%。

大气颗粒物中含有多种有毒元素如铅、镉、铬、氟、砷、汞等。美国 28 个大城市的调查发现，大气中镉、锌、铅以及铬浓度的分布与这些地区的心脏病、动脉硬化、高血压、中枢神经系统疾病、慢性肾炎等疾病的分布趋势一致。一些工厂如铝厂、磷肥厂和冶炼厂排出的废气中含有高浓度的氟，可引起当地居民的慢性氟中毒。

二、大气污染对健康的间接危害

（一）温室效应

大气层中某些气体如 CO_2 等能吸收地表发射的热辐射，使大气增温，称为温室效应（greenhouse effect）。这些气体统称为温室气体（greenhouse gas），主要包括 CO_2、甲烷（CH_4）、氧化亚氮（N_2O）和氯氟烃（chlorofluorocarbons, CFC）等。研究表明，各种温室气体对温室效应的贡献率不同，CO_2 为55%、CH_4 为 15%、N_2O 为 6%、CFC 为 24%。由此可见，CO_2 增加是造成全球变暖的主要原因。近100 年来，地球表面的温度升高了 0.3~0.6℃，海平面上升了 10~25cm。我国温室气体年排放总量已经超过全球总量的 10%，居美国之后列第二位。我国也是世界上人为排放 CH_4 最多的发展中国家。

气候变暖对人类健康会产生多种有害影响。一些昆虫的活动受气候因素的影响很大，其中受温度的影响尤为显著。大多数蚊类发育和活动的温度范围为 10~35℃，适宜温度为 25~32℃。低于

10℃时,蚊类就滞育而进入越冬状态。流行性乙型脑炎病毒虽然可在蚊虫体内长期保存,但在 20℃以下时,其含量较少。25~32℃时,病毒迅速增多,毒力也随之增强。因此,气候变暖有利于病原体及有关生物的繁殖,从而引起生物媒介传染病的分布发生变化,扩大其流行的程度和范围,加重对人群健康的危害(表 3-8)。在热带、亚热带地区,由于气候变暖对水分布和微生物繁殖产生影响,一些介水传染病的流行范围扩大,强度加大。

表 3-8　气候变暖对主要生物媒介传染病分布的影响

疾病	媒介	现在的分布	气候变暖的影响
疟疾	蚊	热带/亚热带	+++
血吸虫病	钉螺	同上	++
丝虫病	蚊	同上	+
登革热	蚊	同上	++
黄热病	蚊	热带/南美/非洲	++

+: 有, ++: 比较大, +++: 大

气候变暖可导致与暑热相关疾病的发病率和死亡率增加。1995 年 7 月 12 日起两周左右,美国的芝加哥受热浪袭击,期间最高气温达 33.9~40.0℃,许多人发生中暑,其中 465 人因中暑而死亡。2003 年夏季,全世界不少地区气温创百年之最,仅法国因热致死 13 632 人。

气候变暖还会使空气中的一些有害物质如真菌孢子、花粉等浓度增高,导致人群中过敏性疾患的发病率增加。此外,由于气候变暖引起的全球降水量变化,最终导致洪水、干旱以及森林火灾发生次数的增加。

(二)臭氧层破坏

平流层底部臭氧层中的臭氧浓度很低,若校正到标准状态,其平均厚度仅为 0.3cm。此外,臭氧在平流层中的分布不均匀,低纬度处较少,高纬度处较多。然而,臭氧层中的臭氧几乎可全部吸收来自太阳的短波紫外线,使人类和其他生物免遭紫外线辐射的伤害。

过去的 30 年,臭氧层保护已成为人类面临的主要挑战之一。地球臭氧层耗竭(ozone depletion)已经达到创纪录的水平,尤其在南极大陆和最近的北极地区更是如此。2000 年的测定显示,南极大陆上空臭氧空洞(ozone hole)面积达 2800 万 km^2。目前北半球中纬度地区冬季和春季的臭氧平均损失为 6%,南半球中纬度全年为 5%。在春季,南极大陆上空的臭氧损失为 50%,北极为 15%,由此造成有害紫外线照射分别增加 130% 和 22%。

尽管臭氧层损耗的原因和过程还有待进一步阐明,人们一致认为人类活动排入大气的某些化学物质与臭氧作用,是导致臭氧损耗的重要原因。温室效应增强使地球表面变暖而平流层变冷,也是臭氧层减少和臭氧空洞形成的原因之一。消耗臭氧的物质主要有 N_2O、CCl_4、CH_4、溴氟烷烃类(哈龙类,Halons)以及 CFC 等,破坏作用最大的是 CFC 和哈龙类物质。CFC 在工业上用作制冷剂、气溶胶喷雾剂、发泡剂以及氟树脂生产的原料。CFC 在对流层中降解缓慢,进入平流层后,受短波紫外线辐射发生光降解而释放出游离氯,后者可与 O_3 反应破坏臭氧层。溴氟烷烃类主要用作灭火剂和熏蒸剂,大气中可释放出溴离子加速臭氧的损耗。

臭氧层被破坏形成空洞以后,减少了臭氧层对短波紫外线和其他宇宙射线的吸收和阻挡功能,造成人群皮肤癌和白内障等发病率的增加,对地球上的其他动植物也有杀伤作用。据估计,平流层臭氧浓度减少 1%,UV-B 辐射量将增加 2%,人群皮肤癌的发病率将增加 3%,白内障的发病率将增加 0.2%~1.6%。

（三）酸雨

在无大气污染的情况下,降水(包括雨、雪、雹、雾等)的 pH 在 5.6~6.0 之间,主要由于大气中二氧化碳所形成的碳酸所致。当降水的 pH 小于 5.6 时称为酸雨(acid precipitation,acid rain)。19 世纪中叶,英国化学家 Smith 在研究时发现,曼彻斯特市区大气中含有硫酸和硫酸盐,导致雨水的 pH 降低。在他后来的专著《大气和降雨:化学气候学的开端》中,首次提出"acid rain"的概念。1950 年代开始,一些国家开始注意到酸雨问题,并建立监测网对降雨进行监测。1972 年,在联合国第一次人类环境会议上提交的"跨越国境的空气污染,空气和降水中的硫对环境的影响"的著名报告,陈述了酸雨对欧洲各国湖泊的污染,引起公众广泛的关注。

我国于 1974 年开始在北京西郊监测酸雨,1979 年在上海、南京、重庆、贵阳等城市相继开展这方面工作。1982—1984 年开展了全国酸雨普查,发现我国西南和华南部分城市出现了酸雨污染。2015 年,480 个监测降水的城市(区、县)中,酸雨频率均值为 14%,出现酸雨的城市比例为 40.4%。我国的酸雨类型总体属于硫酸型,其化学特征是酸度和硫酸根、铵和钙离子浓度高。我国的酸雨区面积为 72.9 万 km^2,占国土面积的 7.6%。

酸雨的形成受多种因素影响,其主要前体物质是 SO_2 和 NO_X,其中 SO_2 对全球酸沉降的贡献率为 60%~70%。SO_2 和 NO_X 气体可被热形成的氧化剂或光化学产生的自由基氧化转变为硫酸和硝酸。吸附在液态气溶胶中的 SO_2 和 NO_X 也可被溶液中的金属离子、强氧化剂所氧化。我国酸雨中硫酸根和硝酸根之比约为 10∶1,表明酸雨主要由 SO_2 污染造成。酸雨的危害主要表现为以下几个方面。

1. 对土壤和植物产生危害　在酸雨的作用下,土壤中的营养元素如钾、钠、钙、镁会被溶出,使土壤 pH 降低。受酸雨侵蚀的植物叶片,叶绿素合成减少,出现萎缩和果实产量下降。在降水 pH 小于 4.5 的地区,马尾松林、华山松和冷杉林出现大片黄叶并脱落,森林成片地死亡。酸雨还可抑制土壤微生物的繁殖,特别是对固氮菌的危害,使土壤肥力下降,农作物产量降低。

2. 影响水生生态系统　酸化的水体微生物分解有机物的活性减弱,水生植物的叶绿素合成降低,浮游动物种类减少,鱼贝类死亡。

3. 对人类健康产生影响　酸雨增加土壤中有害重金属的溶解度,加速其向水体、植物和农作物的转移。研究显示,在酸化水区内,水体和鱼肉中的汞含量明显增加。

此外,酸雨可腐蚀建筑物、文物古迹,可造成地表水 pH 下降而使输水管材中的金属化合物易于溶出等。

（四）大气棕色云团

大气棕色云团(atmospheric brown clouds,ABC)是指区域范围的大气污染物,包括颗粒物、煤烟、硫酸盐、硝酸盐、飞灰等。ABC 的棕色就是黑炭、飞灰、土壤粒子以及二氧化氮等对太阳辐射的吸收和散射所致。气溶胶对光的衰减作用常用气溶胶光学厚度(aerosol optical depth,AOD)来表示。ABC 热点区是指年平均人为 AOD 超过 0.3,且吸收性气溶胶对气溶胶光学厚度的贡献超过 10% 的地区。目前世界有五大 ABC 热点区,包括东亚、南亚的印度中央平原、东南亚、南部非洲以及亚马孙流域。世界上还有 13 座"超大城市"被确认为棕色云团热点城市,它们是泰国曼谷、埃及开罗、孟加拉国达卡、巴基斯坦卡拉奇、伊朗德黑兰、尼日利亚拉各斯、韩国首尔、印度的加尔各答、新德里和孟买,以及我国的北京、上海和深圳。

鉴于 ABC 的广泛分布以及暴露人口数巨大,ABC 可能带来的健康影响受到了国际组织以及各国政府的高度关注。ABC 的多种组分对人群健康可直接产生不良影响。此外,ABC 中的颗粒物可吸收太阳的直射或散射光,影响紫外线的生物学活性。因此,在大气污染严重的地区,儿童佝偻病的发病率较高,某些通过空气传播的疾病易于流行。大气污染还能降低大气能见度,使交通事故增加。ABC 的组分不仅会直接影响人体健康,还会影响世界的水资源、农业生产和生态系统,威胁人类的生存环境。

(五)其他

大气污染能影响居民的生活卫生条件,例如灰尘使环境污秽,恶臭或刺激性气体可影响居民开窗换气,以及晾晒衣物等。

三、我国的大气质量标准

(一)我国大气质量标准制订的历史

1950 年,我国翻译了前苏联的《苏联工厂设计卫生标准》,并以此为基础于 1956 年制订了《工业企业设计暂行卫生标准》。该标准是我国第一部涉及大气环境质量的国家标准,规定了居住区大气中有害物质最高容许浓度 19 项。2002 年,根据《职业病防治法》第十三条规定,我国修订了《工业企业设计卫生标准》,修订后分为两个标准:即工业企业设计卫生标准和工作场所有害因素职业接触限值。原标准中涉及的环境卫生标准部分不再进行规定。

1982 年,我国首次发布《大气环境质量标准》(GB 3095—82)。该标准对总悬浮颗粒物、飘尘、SO_2、NO_x、CO、光化学氧化剂(O_3)制订了浓度限值,且每个污染物的标准均分为三级。

1996 年,我国对《大气环境质量标准》进行了第一次修订。修订后的标准改称《环境空气质量标准》(GB 3095—1996)。在原有 6 种污染物限值的基础上,增加了 NO_2、铅、B(a)P、氟化物的浓度限值,并将飘尘改为可吸入颗粒物,光化学氧化剂改为 O_3。

2000 年,我国对《环境空气质量标准》(GB 3095—1996)进行了修订,取消 NO_x 指标,同时对 NO_2 和 O_3 的浓度限值进行了修改。

2012 年,我国对《环境空气质量标准》(GB 3095—1996)再次修订。新的《环境空气质量标准》(GB 3095—2012)中,调整了环境空气功能区分类,将三类区并为二类区;增设了 $PM_{2.5}$ 浓度限值和臭氧 8 小时平均浓度限值;调整了 PM_{10}、二氧化氮、铅和苯并[a]芘等的浓度限值;调整了数据统计的有效性规定。

（二）我国现行的环境空气质量功能分区、环境空气质量标准分级和污染物浓度限值类型

现行的《环境空气质量标准》(GB 3095—2012)将我国全国范围分为两类不同的环境空气质量功能区：一类区为自然保护区、风景名胜区和其他需要特殊保护的地区；二类区为居住区、商业交通居民混合区、文化区、工业区和农村地区。

在现行标准中，每种污染物的浓度限值分为两级：

一级标准：为保护自然生态和人群健康，在长期接触情况下，不发生任何危害影响的空气质量要求。上述第一类区执行一级标准。

二级标准：为保护人群健康和城市、乡村的动、植物，在长期和短期接触情况下，不发生伤害的空气质量要求。上述第二类区执行二级标准。

大气中有害物质的浓度受生产周期、排放方式、气象条件等因素的影响而经常变动。各种有害物质对机体产生的有害作用类型也各不相同。因此，我国的《环境空气质量标准》(GB 3095—2012)规定了不同形式的浓度限值，如1小时平均浓度限值、24小时平均浓度限值、年平均浓度限值等。

1小时平均浓度是指任何1小时污染物浓度的算术平均值，其限值是指任何1小时内平均浓度的最高容许值。有些物质能使人或动植物在短期内出现刺激、过敏或中毒等急性危害，则该物质必须制订1小时平均浓度限值，这是确保接触者在短期内吸入该物质而不至于产生上述任何一种急性危害的上限值。

24小时平均浓度是指一个自然日24小时平均浓度的算术平均值，也称为日平均浓度。其限值是指任何一个自然日24小时平均浓度的最高容许值。年平均浓度是指一个日历年内各日平均浓度的算术平均值，其限值是指任何一个日历年内各日平均浓度的算术均值的最高容许值。对一些有慢性作用的物质应制订24小时平均浓度限值和年平均浓度限值，亦即经过长时间的持续作用也不致引起最敏感对象发生慢性中毒或蓄积现象以及远期效应，以达到防止污染物慢性和潜在性危害的目的。有些物质既能产生急性危害，又能产生慢性危害，则给出了1小时平均浓度限值、24小时平均浓度限值和年平均浓度限值。

表3-9将我国《环境空气质量标准》(GB 3095—2012)中的二级浓度限值与其他国家或组织的大气环境质量标准或指南值进行了比较。

表 3-9　不同国家和组织的大气环境质量标准或指南值的比较

污染物名称	浓度限值（$\mu g/m^3$）		
	1 小时平均	24 小时平均	年平均
SO_2			
中国	500	150	60
世界卫生组织	500（10 分钟平均）	20	
欧盟	350	125	
美国		365	80
日本	263	105	

续表

污染物名称	浓度限值（μg/m³）		
	1 小时平均	24 小时平均	年平均
PM₁₀			
中国		150	70
世界卫生组织		50	20
欧盟		50	30
美国		150	
日本 *	200	100	
PM₂.₅			
中国		75	35
世界卫生组织		25	10
美国		35	12
日本		35	15
NO₂			
中国	200	80	40
世界卫生组织	200		40
欧盟	200		40
美国			100
日本	76~113 之间或以下		
**CO **			
中国	10	4	
世界卫生组织	30	10（8 小时平均）	
美国	40	10（8 小时平均）	
日本		11.5	
O₃			
中国	200	160（8 小时平均）	
世界卫生组织		100（8 小时平均）	
欧盟		120（8 小时平均）	
美国	235	139（8 小时平均）	

注：＊ 以 SPM（suspended particulate matter）表示。 按粒径比较，$PM_{2.5} < SPM < PM_{10}$；

　　＊＊ mg/m³

　　2015 年,全国 338 个地级以上城市中,有 73 个城市环境空气质量达标,占 21.6%;265 个城市环境空气质量超标,占 78.4%。338 个地级以上城市平均达标天数比例为 76.7%;平均超标天数比例为 23.3%。480 个城市（区、县）开展了降水监测,酸雨城市比例为 22.5%,酸雨频率平均为 14.0%,酸雨类型总体仍为硫酸型,酸雨污染主要分布在长江以南-云贵高原以东地区。

第四节　大气中主要污染物对人体健康的影响

一、颗粒物

（一）来源

大气中的颗粒物可来自自然界的风沙尘土、火山爆发、森林火灾和海水喷溅等,其中沙尘天气是影响我国北方一些地区大气颗粒物浓度的重要季节性因素。按中国气象局的分类标准,沙尘天气分为浮尘、扬沙、沙尘暴和强沙尘暴四类。沙尘是在各大洲都时常发生的自然灾害,我国则是沙尘危害最严重的国家之一。1999 年春季的沙尘暴期间,北京地区的 TSP 浓度高达 $1000\mu g/m^3$,远离沙尘源的南京和杭州的 TSP 浓度也分别达 $829\mu g/m^3$ 和 $690\mu g/m^3$。而且,沙尘暴颗粒物中粒径 $<2.1\mu m$ 及 $9\mu m$ 的分别占总量的 16.1% 和 76.9%。

人类的生产和生活活动中使用的各种燃料如煤炭、液化石油气、煤气、天然气和石油的燃烧构成了大气颗粒物的重要来源。钢铁厂、有色金属冶炼厂、水泥厂和石油化工厂等的工业生产过程也会造成颗粒物的污染。这些来源的颗粒物常含有特殊的有害物质,如铅、氟和砷等。此外,公路扬尘、建筑扬尘也是我国一些城市大气颗粒物的重要来源之一。

颗粒物是我国大多数城市的首要污染物,是影响城市空气质量的主要因素。研究发现,不同季节大气颗粒物的来源有所差异。例如,北方城市冬季燃煤排放的烟尘对空气颗粒物的贡献较大,但非采暖期的颗粒物来源中,沙尘暴、公路扬尘、建筑扬尘的贡献比较大。

近年来,大气 PM_{10}、$PM_{2.5}$ 污染受到广泛的关注。2015 年,我国 338 个地级以上城市的监测结果显示,PM_{10} 年均浓度范围为 $24\sim357\mu g/m^3$,平均为 $87\mu g/m^3$;$PM_{2.5}$ 年均浓度范围为 $11\sim125\mu g/m^3$,平均为 $50\mu g/m^3$。大气中不同粒径颗粒物的构成比与其形成机制和来源有关。来自煤烟尘、地面尘以及建筑尘的颗粒物中,PM_{10} 占 77%~92%,大于 $10\mu m$ 的颗粒物仅占 8%~22%。北京、南京、武汉等多个城市的研究发现,PM_{10} 中 29%~75% 为 $PM_{2.5}$。近年来,我国对一些城市大气颗粒物的污染来源进行了系统的解析,初步摸清了不同城市的大气颗粒物污染来源特征。例如:北京市全年 $PM_{2.5}$ 来源中,区域传输贡献约占 28% 至 36%,本地污染排放贡献占 64% 至 72%。在本地污染贡献中,机动车排放占 31.1%,燃煤 22.4%,工业生产 18.1%,扬尘 14.3%,其他 14.1%。

（二）健康影响

1. 颗粒物对呼吸系统的影响　大量的颗粒物进入肺部对局部组织有堵塞作用,可使局部支气管的通气功能下降,细支气管和肺泡的换气功能丧失。吸附着有害气体的颗粒物可以刺激或腐蚀肺泡壁,长期作用可使呼吸道防御机能受到损害,发生支气管炎、肺气肿和支气管哮喘等。国内外的研究显示,颗粒物可通过直接或间接的方式激活肺巨噬细胞和上皮细胞内的氧化应激系统,刺激炎性因子的分泌以及中性粒细胞和淋巴细胞的浸润,引起动物肺组织发生脂质过氧化等。颗粒物染毒的动物肺泡灌洗液中脂质过氧化物及丙二醛含量增加,乳酸脱氢酶、酸性磷酸酶和碱性磷酸酶活性升高,谷胱甘肽过氧化物酶活性降低、巨噬细胞数减少等。长期居住在颗粒物污染严重地区的居民,可出现肺活量降低、呼气时间延长,呼吸道疾病的患病率增高。颗粒物还可以增加动物对细菌的敏感性,导致呼吸系统对感染的抵抗力下降。美国的研究发现,大气 PM_{10} 浓度的升高可加重哮喘儿童的症状。1995—1996 年在我国广州、武汉、重庆、兰州四城市的调查显示,大气中 PM_{10} 和 $PM_{2.5}$ 污染水平与儿童呼吸道炎症、哮喘的患病率呈线性正相关关系。综合世界各地的研究结果分析后发现,大气 PM_{10} 浓度每升高 $10\mu g/m^3$,人群中出现咳嗽症状的相对危险度 relative risk,RR 为 1.0356,出现下呼吸道症状的 RR 为 1.0324,因呼吸系统疾病入院的 RR 为 1.0080,峰值呼气流速下降 13%。最近的队列研究显示,长期暴露于大气颗粒物是人群呼吸道疾病发生的危险因素。大气 PM_{10}、$PM_{2.5}$ 浓度每

增加 $10\mu g/m^3$,引起支气管炎发病的 RR 分别为 1.34、1.29;儿童的 FEV_1 分别下降 1.9% 和 1.2%。

2. 颗粒物对心血管系统的影响   目前认为,颗粒物可能通过:①干扰中枢神经系统功能;②直接进入循环系统诱发血栓的形成;③刺激呼吸道产生炎症并释放细胞因子,后者通过引起血管损伤,导致血栓形成等机制对心血管系统产生影响(图 3-2)。

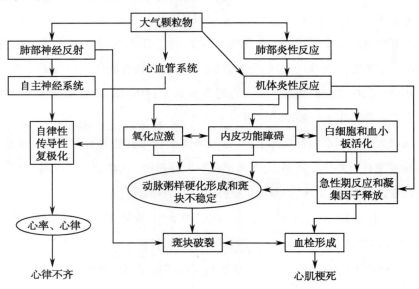

图 3-2
大气颗粒物对心血管系统影响的可能机制

3. 颗粒物的致癌作用   国内外的大量研究表明,颗粒物的有机提取物有致突变性,且以移码突变为主,并可引起细胞的染色体畸变、姊妹染色单体交换以及微核率增高、诱发程序外 DNA 合成。研究还发现,颗粒物的有机提取物可引起细胞发生恶性转化。颗粒物中还含有多种致癌物和促癌物。采用不同染毒方式(皮肤涂抹、皮下注射、气管内注入、吸入染毒)进行的研究发现,颗粒物提取物可在大鼠、小鼠诱发皮下肉瘤、皮肤癌以及肺癌等。颗粒物的致癌活性与其多环芳烃含量有关。根据流行病学研究结果并结合毒理学研究的证据,IARC 将颗粒物确定为人类致癌物。

4. 颗粒物对人群死亡率的影响   大气颗粒物污染对人群死亡率有短期影响。欧洲 29 城市和美国 20 城市的研究显示,大气 PM_{10} 浓度每增加 $10\mu g/m^3$,人群总死亡率分别升高 0.62% 和 0.46%。亚洲的研究表明,PM_{10} 浓度每增加 $10\mu g/m^3$,人群总死亡率升高 0.49%。大气 $PM_{2.5}$、PM_{10} 浓度每增加 $10\mu g/m^3$,引起总死亡率增加的 RR 分别为 1.14~1.07 和 1.10。美国的研究表明,大气 PM_{10} 浓度每增加 $10\mu g/m^3$,总死亡率上升 0.5%,65 岁以上人群因 COPD 和心血管疾病的入院率分别增加 1.5% 和 1.1%。对我国大气颗粒物污染与健康效应的 Meta 分析显示,TSP 浓度每升高 $100\mu g/m^3$,慢性支气管炎的死亡率增加 30%,肺气肿的死亡率增加 59%。然而,迄今尚未发现颗粒物对健康影响的阈值。

(三)影响颗粒物生物学作用的因素

1. 颗粒物的粒径   颗粒物在大气中的沉降与其粒径有关。一般来说,粒径小的颗粒物沉降速度慢,易被吸入。

不同粒径的颗粒物在呼吸道的沉积部位不同。大于 $5\mu m$ 的多沉积在上呼吸道,通过纤毛运动这些颗粒物被推移至咽部,或被吞咽至胃,或随咳嗽和打喷嚏而排除。小于$5\mu m$的颗粒物多沉积在细支气管和肺泡。$2.5\mu m$以下的75%在肺泡内沉积,但小于$0.4\mu m$的颗粒物可以较自由地出入肺泡并随呼吸排出体外,因此其在呼吸道的沉积较少。有时颗粒物的大小在进入呼吸道的过程中会发生改变,吸水性的物质可在深部呼吸道温暖、湿润的空气中吸收水分而变大。

颗粒物的粒径不同,其有害物质的含量也有所不同。研究发现,60%~90%的有害物质存在于PM_{10}中。一些元素如Pb、Cd、Ni、Mn、V、Br、Zn以及多环芳烃等主要附着在$2\mu m$以下的颗粒物上。

2. 颗粒物的成分 颗粒物的化学成分多达数百种以上,可分为有机和无机两大类。颗粒物的毒性与其化学成分密切相关。颗粒物上还可吸附细菌、病毒等病原微生物。

颗粒物的无机成分主要指元素及其他无机化合物,如金属、金属氧化物、无机离子等。一般来说,自然来源的颗粒物所含无机成分较多。此外,不同来源的颗粒物表面所含的元素不同。来自土壤的颗粒主要含Si、Al、Fe等,燃煤颗粒主要含Si、Al、S、Se、F、As等,燃油颗粒主要含Si、Pb、S、V、Ni等,汽车尾气颗粒主要含Pb、Br、Ba等,冶金工业排放的颗粒物主要含Mn、Al、Fe等。

颗粒物的有机成分包括碳氢化合物,羟基化合物,含氮、含氧、含硫有机物,有机金属化合物,有机卤素等。来自煤和石油燃料的燃烧,以及焦化、石油等工业的颗粒物,其有机成分含量较高。有机成分中以多环芳烃最引人注目,研究发现颗粒物中还能检出多种硝基多环芳烃,可能是大气中的多环芳烃和氮氧化物反应生成的,也可能是在燃烧过程中直接生成的。

颗粒物可作为其他污染物如SO_2、NO_2、酸雾和甲醛等的载体,此等有毒物质都可以吸附在颗粒物上进入肺脏深部,加重对肺的损害。颗粒物上的一些金属成分还有催化作用,可使大气中的其他污染物转化为毒性更大的二次污染物。例如,SO_2转化为SO_3,亚硫酸盐转化为硫酸盐。此外,颗粒物上的多种化学成分还可发生联合毒作用。不同颗粒物成分对健康的影响见表3-10。

表3-10 颗粒物的成分及其健康影响

成分	健康影响
金属(铁、铅、钒、镍、铜、铂等)	诱发炎症、引起DNA损伤、改变细胞膜通透性、产生活性氧自由基、引起中毒
有机物	致突变、致癌、诱发变态反应
生物来源(病毒、细菌及其内毒素、动植物屑片、真菌孢子)	引起过敏反应、改变呼吸道的免疫功能、引起呼吸道传染病
离子(SO_4^{2-}、NO_3^-、NH_4^+、H^+)	损伤呼吸道黏膜、改变金属等的溶解性
光化学物(臭氧、过氧化物、醛类)	引起下呼吸道损伤
颗粒核	呼吸道刺激、上皮细胞增生、肺组织纤维化

3. 呼吸道对颗粒物的清除作用 清除沉积于呼吸道的颗粒物是呼吸系统防御功能的重要环节。呼吸道不同部位的清除机制有所不同,鼻毛可阻留$10\mu m$以上的颗粒物达95%。颗粒物可通过咳嗽或随鼻腔的分泌物排出体外,也可被吞咽入消化系统、或进入淋巴管和淋巴结以及肺部的血管系统后在体内进行再分布。气管支气管的黏膜表面被纤毛覆盖并分泌黏液,通过纤毛运动可将沉积于呼吸道的颗粒物以及充满颗粒物的巨噬细胞随同黏液由呼吸道的深部向呼吸道上部转运,并越过

喉头的后缘向咽部移动,最终被咽下或随痰咯出。黏液-纤毛系统的清除过程较为迅速,沉积于下呼吸道的颗粒物在正常情况下 24~48 小时内可被清除掉。环境污染物可使呼吸道黏膜的分泌性和易感性增强,影响纤毛运动,导致黏液-纤毛清除机制受阻。肺泡对颗粒物的清除作用主要由肺巨噬细胞完成。颗粒物可被巨噬细胞吞噬后经黏液-纤毛系统排出或进入淋巴系统。一些细小的颗粒可直接穿过肺泡上皮进入肺组织间质,最后进入肺血液或淋巴系统。

4. 其他　某些生理或病理因素可影响颗粒物在呼吸道的沉积。例如,运动时呼吸的量和速度都明显增加,这样将大大增加颗粒物通过沉降、惯性冲击或扩散在呼吸道的沉积。慢性支气管炎患者的呼吸道黏膜层增厚,会造成气道的部分阻塞,颗粒物易于沉积。一些刺激性的气体如香烟烟气等可引起支气管平滑肌收缩,加大颗粒物在气管支气管的沉积。

二、气态污染物

(一)二氧化硫

1. 来源　一切含硫燃料的燃烧都能产生二氧化硫(sulfur dioxide,SO_2)。大气中的 SO_2 主要来自固定污染源,其中约 70% 来自火力发电厂等的燃煤污染,约 26% 来自有色金属冶炼、钢铁、化工、炼油和硫酸厂等生产过程,其他来源仅占 4% 左右。小型取暖锅炉和民用煤炉是地面低空 SO_2 污染的主要来源。

由于排放控制以及主要燃料种类改变等原因,世界一些城市大气 SO_2 浓度下降明显,欧美等发达国家目前 SO_2 的年平均浓度多在 $20\sim60\mu g/m^3$ 之间。2015 年,我国 338 个地级以上城市的监测结果显示,SO_2 年均浓度范围为 $3\sim87\mu g/m^3$,平均为 $25\mu g/m^3$。SO_2 在大气中可被氧化成 SO_3,再溶于水汽中形成硫酸雾。SO_2 还可先溶于水汽中生成亚硫酸雾然后再氧化成硫酸雾。硫酸雾是 SO_2 的二次污染物,对呼吸道刺激作用更强。硫酸雾等可凝成大颗粒,形成酸雨。

2. 健康影响　SO_2 是水溶性的刺激性气体,易被上呼吸道和支气管黏膜的富水性黏液所吸收。黏液中的 SO_2 转化为亚硫酸盐或亚硫酸氢盐后吸收入血迅速分布于全身。SO_2 可刺激呼吸道平滑肌内的末梢神经感受器,使气管或支气管收缩,气道阻力和分泌物增加。因此,人在暴露较高浓度的 SO_2 后,很快会出现喘息、气短等症状以及 FEV_1 等肺功能指标的改变。但是,个体对 SO_2 的耐受性差异较大。一般来说,哮喘患者对 SO_2 比较敏感。哮喘患者暴露于 $572\mu g/m^3$ 的 SO_2 15 分钟后就可观察到 FEV_1 降低。在 $1114\mu g/m^3$ 的 SO_2 时,FEV_1 下降 10%;$1716\mu g/m^3$ 的 SO_2 时下降 15%。流行病学研究表明,大气 SO_2 浓度高于 $250\mu g/m^3$ 时会引起易感人群呼吸系统症状的加剧。

一些研究发现,SO_2 可降低动物对感染的抵抗力,损害巨噬细胞参与的杀菌过程。SO_2 还可影响动物呼吸道对颗粒物的清除能力以及呼吸道黏膜纤毛的运动。有研究显示,血液中的亚硫酸盐可与血浆蛋白中的双硫键结合形成 S-磺酸(S-SO_3)产物。

目前还难以确定 SO_2 对人群健康影响的阈值。在很低的大气 SO_2 污染水平(日平均浓度为 $5\sim10\mu g/m^3$),仍可观察到污染浓度升高与人群日死亡率增加的关联。

实验研究证实,吸附 SO_2 的颗粒物是变态反应原,能引起支气管哮喘。SO_2 还有促癌作用,可增强 BaP 的致癌作用。

（二）氮氧化物

1. 来源　大气中的氮氧化物（nitrogen oxides，NO_x）主要指二氧化氮（nitrogen dioxide，NO_2）和一氧化氮（nitrogen monoxide，NO）。大气中的氮受雷电或高温作用，易合成 NO_x。火山爆发、森林失火以及土壤微生物分解含氮有机物都会向环境释放 NO_x。尽管自然界氮循环产生的 NO_x 大于人为活动的排放量，但是由于其广泛分布于大气层，所以大气中 NO_x 的本底很低。NO_2 自然本底的年均浓度为 $0.4\sim9.4\mu g/m^3$。人为来源的 NO_x 2/3 来源于汽车等流动源的排放，1/3 来自工业等固定源的排放。

各种矿物燃料的燃烧过程中均可产生 NO_x。当温度达到 1500℃ 以上时，空气中的 N_2 和 O_2 可以直接合成 NO_x。温度越高，NO_x 的生成量越大。火力发电、石油化工、燃煤工业等排放 NO_x 的量很大，硝酸、氮肥、炸药、染料等生产过程排出的废气中也含有大量的 NO_x。机动车尾气是城市大气 NO_x 污染的主要来源之一。2015 年，我国 338 个地级以上城市的监测结果显示，NO_2 年均浓度范围为 $8\sim63\mu g/m^3$，平均为 $30\mu g/m^3$。

NO_2 是光化学烟雾形成的重要前体物质，有刺激性，与 VOC 共存时，在强烈的日光照射下，可形成光化学烟雾。此外，大气中的 NO_2 与 PAH 发生硝基化作用，可形成硝基 PAH。

2. 健康影响　NO_2 的毒性比 NO 高 4~5 倍。有关 NO_x 健康影响的评价多来自于对 NO_2 的研究结果。大气 NO_2 污染对机体的呼吸系统可产生急性或慢性的不良影响。

NO_2 较难溶于水，故对上呼吸道和眼睛的刺激作用较小，主要作用于深部呼吸道、细支气管及肺泡。研究显示，健康成人暴露于 $4700\mu g/m^3$ 以上浓度的 NO_2 后，2 小时内就可出现显著的肺功能降低。患有呼吸系统疾病如哮喘的人对 NO_2 比较敏感。有研究发现，在 $560\mu g/m^3$ 的 NO_2 中暴露 $30\sim110$ 分钟，哮喘患者就可出现肺功能的改变。

体外实验显示，NO_2 可激活细胞的氧化应激系统，引起肺组织内以淋巴细胞和巨噬细胞浸润为主的炎症反应。亚慢性和慢性动物实验表明，NO_2 暴露可导致呼吸系统以及脾脏、肝脏、血液系统的病理改变。NO_2 可引起肺泡表面活性物质的过氧化，损害细支气管的纤毛上皮细胞和肺泡细胞，破坏肺泡组织的胶原纤维，严重时引起肺气肿。吸入的 NO_2 以亚硝酸根和硝酸根的形式进入血液，最终由尿排出。亚硝酸根与血红蛋白结合生成高铁血红蛋白，导致组织缺氧。

目前还没有足够的流行病学证据说明空气 NO_2 暴露与人群健康危害发生的剂量反应关系。有研究提示，长期暴露于年平均浓度高于 $50\sim75\mu g/m^3$ 的 NO_2 下，儿童的呼吸系统症状会显著增加，肺功能也会受到一定程度的损害。时间序列分析研究发现，大气中 NO_2 浓度与人群死亡率的增加有关。流行病学和动物实验研究都表明，NO_2 可损伤肺泡巨噬细胞和上皮细胞的功能，削弱机体对细菌、病毒感染的抵抗力。有研究发现，暴露于 $940\mu g/m^3$ 的 NO_2 可增强动物对肺部致病菌的感染。

NO_2 与大气中的 SO_2 和 O_3 分别具有相加和协同作用，造成呼吸道阻力增加以及对感染的抵抗力降低。

（三）一氧化碳

1. 来源　一氧化碳（carbon monoxide，CO）是含碳物质不完全燃烧的产物，无色、无臭、无刺激性。大气中的 CO 主要来源于机动车尾气、炼钢、铁、焦炉、煤气发生站、采暖锅炉、民用炉灶、固体废弃物焚烧排出的废气。2015 年,我国 338 个地级以上城市的监测结果显示,CO 年日均值第 95 百分位数浓度范围为 0.4~6.6mg/m³,平均为 2.1mg/m³。

2. 健康影响　CO 很容易通过肺泡、毛细血管以及胎盘屏障。吸收入血以后,80%~90% 的 CO 与血红蛋白结合形成碳氧血红蛋白(carboxyhaemoglobin,COHb)。CO 与血红蛋白的亲和力比氧大 200~250 倍,形成 COHb 后其解离速度比氧合血红蛋白慢 3600 倍,影响血液的携氧能力。此外,COHb 还影响氧合血红蛋白的解离,阻碍氧的释放,引起组织缺氧。暴露于高浓度 CO 时,吸收入血的 CO 还可与肌红蛋白、细胞色素氧化酶以及 P_{450} 结合。血中 COHb 含量与空气中 CO 的浓度呈正相关,正常人 COHb 饱和度为 0.4%~2.0%,贫血者略高。

与其他空气污染物不同,除职业因素外,因取暖不当,造成室内 CO 浓度过高所致的 CO 急性中毒也经常发生。急性 CO 中毒以神经系统症状为主,其严重程度与血中 COHb 含量有关(表 3-11)。

表 3-11　血中 COHb 含量与 CO 急性中毒症状的关系

COHb(%)	症状
<2	无(非吸烟者)
3~6	无(吸烟者,20 支/天)
10~20	剧烈运动时较早出现气短,一般活动时出现气短、轻度头痛
30	头痛、注意力下降、神经官能症的症状
40	剧烈头痛、精神错乱
>50	意识不清,休克,死亡

流行病学调查发现,CO 暴露与人群心血管疾病的发病率和死亡率增加有关。低浓度 CO 暴露还可使冠心病人发生心律不齐、心电图异常等。由于内源性 CO 生成增加,妇女妊娠时血中 COHb 浓度要比非妊娠时高 20% 左右。正常胎儿血中的 COHb 浓度高出母体 10%~15%,胎儿对 CO 的毒性比成人敏感。研究证实,妊娠妇女吸烟可引起胎儿血中 COHb 浓度上升至 2%~10%,其结果是导致低体重儿、围产期死亡增高以及婴幼儿的神经行为障碍。

（四）臭氧

1. 来源　臭氧(O_3,ozone)是光化学烟雾主要成分,其刺激性强并有强氧化性,属于二次污染物。光化学烟雾是大气中的 NO_2 和 VOC,在太阳紫外线作用下,经过光化学反应形成的浅蓝色烟雾,是一组混合污染物。O_3 约占烟雾中光化学氧化剂的 90% 以上,是光化学烟雾的指示物。自然本底的 O_3 浓度在 0.4~9.4μg/m³ 之间。洛杉矶光化学烟雾事件时,大气中的 O_3 浓度最高达 1500μg/m³。2015 年,我国 338 个地级以上城市的监测结果显示,O_3 日最大 8 小时平均值第 90 百分位数浓度范围为 62~203μg/m³,平均为 134μg/m³。

2. 健康影响　O_3 的水溶性较小,易进入呼吸道的深部。但是,由于它的高反应性,人吸入的 O_3 约有 40% 在鼻咽部被分解。人短期暴露于高浓度 O_3 可出现呼吸道症状、肺功能改变、气道反应性增高以及呼吸道炎症反应。有研究显示,健康成人在 160μg/m³ 的 O_3 浓度下 4~6 小时即可出现肺功能降低等呼吸系统功能的改变,而儿童等敏感人群在$120\mu g/m^3$的O_3下暴露8小时就可出现肺功能指标如FEV_1的下降。大气中的O_3为$210\sim1070\mu g/m^3$时可引起哮喘发作,导致上呼吸道疾病恶化,并刺激眼睛,使视觉敏感度和视力下降。高于$2140\mu g/m^3$可引起头痛、肺气肿和肺水肿等。流行病学研究发现,大气中O_3浓度每升高$25\mu g/m^3$,人群呼吸系统疾病的入院率将增加5%;每升高$100\mu g/m^3$,成人及哮喘患者的呼吸系统症状将增加25%。还有研究显示,与本底O_3水平($70\mu g/m^3$)相比,O_3的8小时平均浓度升高至$100\mu g/m^3$可使人群死亡率增加1%~2%。与SO_2和颗粒物一样,迄今的研究也未能观察到O_3对健康影响的阈值。

O_3对呼吸功能影响的机制还不很清楚。使用动物和人的细胞进行研究发现,O_3可激活肺上皮细胞和炎症细胞中与应激信号转导有关的核转录因子 NF-kB 及其核转移,诱导产生细胞因子和炎前因子如粒细胞-巨噬细胞克隆刺激因子、肿瘤坏死因子、白细胞介素、黏附分子等。这些因子引起中性粒细胞等在气道和肺泡的浸润,从而导致炎症发生和组织损伤。对志愿者的研究显示,$784\mu g/m^3$的O_3暴露2小时后,支气管肺泡灌洗液中的多形核白细胞、蛋白含量、乳酸脱氢酶、花生四烯酸的代谢产物如前列腺素 E_2 和 F_{2a} 等显著增多,其中以多形核白细胞的增加最为明显,达8倍左右。对动物和人的研究显示,与肿瘤坏死因子、过氧化物歧化酶、谷胱甘肽过氧化酶、谷胱甘肽硫转移酶有关的基因突变会增加对O_3的敏感性。最近的研究还发现,在近交系小鼠 Toll4 基因位点的一个基因与O_3诱发的中性白细胞增多以及细胞通透性增加有关。以上结果提示,不同人群对O_3的敏感性差异可能与遗传多态性有关。

动物实验发现,O_3可降低动物对感染的抵抗力,损害巨噬细胞的功能。O_3还能阻碍血液的输氧功能,造成组织缺氧,并使甲状腺功能受损,骨骼早期钙化。O_3还可损害体内某些酶的活性和产生溶血反应。O_3对微生物、植物、昆虫和哺乳动物细胞具有致突变作用。目前尚无证据表明O_3有致癌作用。

三、铅

(一)来源

城市大气铅(lead)污染的主要来源之一曾经是含铅汽油的使用。含铅汽油燃烧后85%的铅排入大气,机动车尾气排放对大气铅污染的贡献率高达80%~90%。推广使用无铅汽油,是降低大气中铅污染的重要措施。我国从2000年1月1日起停止生产含铅车用汽油,7月1日起停止销售和使用含铅汽油。目前,来自铅锌矿开采冶炼、铅冶炼厂、蓄电池厂等的含铅废气是城乡大气环境铅污染的重要来源。我国环境空气质量标准中铅的季平均限值是$1\mu g/m^3$,年平均限值是$0.5\mu g/m^3$。

(二)健康影响

人体铅暴露的途径是多方面的,儿童还可通过手-口方式从大气中降落的含铅尘土、室内墙壁、学习用品或玩具中脱落的含铅油漆皮摄入铅。母亲孕期和哺乳期的铅暴露也可增加婴幼儿体内的铅含量。吸收入体内的铅约90%贮存于骨骼中,主要经尿(占76%)和粪排出。血铅值反映近期铅的摄入量,常作为铅内暴露水平的重要指标。

铅是全身性毒物,可以影响多个系统,对神经系统、消化系统、造血系统、泌尿系统、心血管系统、免疫系统和内分泌系统均有不良影响。近年来人们十分关注环境铅污染对儿童健康的影响。儿童的户外活动多,单位体重的呼吸次数、体表面积、饮水量和食物摄入量都高于成人。研究发现,儿童的胃肠道对铅的吸收率比较高。1~3 岁幼儿胃肠道对铅的吸收率为 50% 左右,而成人的吸收率仅为10%。此外,儿童的血脑屏障和多种机能发育尚不完全。上述原因造成儿童对铅的毒性,特别是其神经毒性比成人更为敏感。铅可以选择性的蓄积并作用于脑的海马部位,损害神经细胞的形态和功能,如干扰神经递质的摄取、释放以及与受体的结合等,造成儿童神经行为功能和智力的损害。儿童铅中毒主要表现为注意力不集中、记忆力降低、缺乏自信、抑郁、淡漠或多动、强迫行为、学习能力和学习成绩低于同龄儿童等。环境铅暴露还可引起儿童视觉运动反应时间延长、视觉辨别力下降、听力下降、脑干听觉诱发电位改变、听觉传导速度降低等。不同血铅水平下儿童神经系统、血液系统的生化、病理改变见表 3-12。有研究指出,儿童血铅在 $100\mu g/L$ 甚至更低时,就可以出现学习记忆能力下降。血铅每增加 $100\mu g/L$,认知能力可降低 2~3 个 IQ 得分。

处于器官发生、发育阶段的胎儿对铅作用十分敏感。母体内的铅可以通过胎盘进入胎儿体内,造成母源性铅中毒或过量铅吸收。母亲孕期长期暴露于高浓度的铅可导致新生儿出现低体重、贫血、出生缺陷、死产等。

表 3-12 不同血铅水平下儿童神经系统、血液系统的改变

血铅浓度($\mu g/L$)	生化、病理改变
100	δ-氨基乙酰丙酸脱水酶(δ-ALAD)活性抑制、听力损伤
100~150	维生素 D_3 降低、认知功能受损
150~200	红细胞原卟啉升高
250~300	血红蛋白合成减少
400	尿 δ-氨基乙酰丙酸(δ-ALA)和粪卟啉增加
700	贫血
800~1000	铅性脑病

四、多环芳烃

(一)来源

大气中的多环芳烃(polycyclic aromatic hydrocarbon,PAH)主要来源于各种含碳有机物的热解和不完全燃烧,如煤、木柴、烟叶和石油产品的燃烧,烹调油烟以及各种有机废物的焚烧等。尽管不同类型污染源产生的 PAH 种类有所不同,但不同地区大气中的 PAH 谱差别不大。我国环境空气质量标准中 BaP 的二级浓度限值,24 小时平均是 $0.0025\mu g/m^3$,年平均是 $0.001\mu g/m^3$。

(二)健康影响

大气中的大多数 PAH 吸附在颗粒物表面,尤其是 $<5\mu m$ 的颗粒物上,大颗粒物上 PAH 很少。PAH 可与大气中其他污染物反应形成二次污染物。例如,PAH 可与大气中 NO_2 或 HNO_3 形成硝基PAH,后者有直接致突变作用。PAH 中强致癌性的多为四到七环的稠环化合物。由于苯并[a]芘

（benzo[a]pyrene，BaP）是第一个被发现的环境化学致癌物，而且致癌性很强，故常以其作为 PAH 的代表。BaP 占大气中致癌性 PAH 的 1%～20%。不同类型 PAH 的致癌活性依次为：BaP>二苯并（a,h）蒽>苯并（b）荧蒽>苯并（j）荧蒽>苯并（a）蒽。研究表明，一些 PAH 还有免疫毒性、生殖和发育毒性。

BaP 是唯一经吸入染毒实验被证实可引起肺癌的 PAH。同时暴露香烟烟雾、石棉、颗粒物等可增强 BaP 的致癌活性。BaP 需要在体内经代谢活化后才能产生致癌作用。目前认为，BaP 进入体内后，只有少部分以原形从尿或经胆汁随粪便排出体外。大部分 BaP 被肝、肺细胞微粒体中的 P_{450} 氧化成环氧化物，其中 7,8-环氧 BaP 在环氧化物水化酶的作用下，水解成 7,8-二羟-BaP，后者再由 P_{450} 作用，进行二次环氧化生成 7,8-二羟-9,10-环氧 BaP。其中，反式右旋 7,8-二羟-9,10-环氧 BaP 的化学反应活性最高，可与细胞大分子 DNA 的亲核基团发生不可逆的共价结合，启动致癌过程。体内的谷胱甘肽硫转移酶能催化谷胱甘肽与环氧化物的结合，使环氧化物的水溶性增加，化学活性降低，抑制它们与 DNA 等大分子的结合。

流行病学研究显示，肺癌死亡率与空气中 BaP 水平呈显著的正相关。采用线性多阶段模型得出，大气中 BaP 浓度为 0.012、0.12、1.2ng/m³ 时，终生患呼吸系统癌症的超额危险度分别是 10^{-6}、10^{-5}、10^{-4}。

五、二噁英

（一）来源

二噁英（dioxins）是一类有机氯化合物，包括多氯二苯并二噁英（polychlorinated dibenzo-p-dioxin，PCDD）和多氯二苯并呋喃（polychlorinated dibenzo furan，PCDF），共 210 种。一般将一些呈平面分子结构、毒性特征与二噁英类似的多氯联苯，即共面多氯联苯（coplanar polychlorinated biphenyls，Co-PCB）也包括在二噁英类化合物的范围内。大气中二噁英主要来源于城市和工业垃圾焚烧。含铅汽油、煤、防腐处理过的木材以及石油产品、各种废弃物特别是医用废弃物在燃烧温度低于 300～400℃ 时容易产生二噁英。某些农药的合成、聚氯乙烯塑料的生产、造纸厂漂白过程、氯气生产、钢铁冶炼、催化剂高温氯气活化都可向环境中释放二噁英。

国外的监测表明，大气中的二噁英浓度一般很低，但与农村地区相比，城市、工业区或离污染源较近区域的大气中一般含有较高浓度二噁英。排放到大气环境中的二噁英多吸附在颗粒物上，沉降到水体和土壤，然后通过食物链的富集作用进入人体。因此，食物是人体内二噁英的主要来源，其中来自鱼贝类、肉蛋类和奶制品的占食物摄入量的 78.1%～91.1%。一般人群通过呼吸途径暴露的二噁英很少，约为经消化道摄入量的 1%。在一些特殊情况下，经呼吸途径暴露的二噁英也是不容忽视的。有调查显示，某些垃圾焚烧从业人员血中的二噁英含量是正常人群水平的 40 倍左右。

（二）健康影响

二噁英在环境中以混合物的形式存在，其中许多化合物的毒性资料不完全，有致癌性、致畸性以及生殖毒性资料的仅限于几种化合物。二噁英类的毒性因氯原子的取代位置不同而有差异，为了便于比较它们的潜在毒性效应，常用它们的含量乘以等效毒性系数（toxic equivalency factors，TEFs）得到的毒性当量(toxic equivalent,TEQ)来表示其毒性。二噁英类化合物中以 2,3,7,8-氯代二噁英(2,3,7,8-tetrachlorodibenzo-p-dioxin,2,3,7,8-TCDD)的毒性最强。

二噁英暴露对人群健康的不良影响广泛。研究发现,在生产中接触 2,3,7,8-TCDD 的男性工人血清睾酮水平降低,而促卵泡素和黄体激素增加,提示二噁英类可能有抗雄激素和使男性雌性化的作用。还有资料显示,30 年前有二噁英暴露史的男性与同龄人相比,精子数目下降约 50%。流行病学研究表明,人群接触 2,3,7,8-TCDD 及其同系物与所有癌症的总体危险性增加有关。根据动物实验与人群流行病学研究结果,1997 年 IARC 将 2,3,7,8-TCDD 确认为人类致癌物。

第五节 大气污染对健康影响的调查和监测

大气污染对健康影响的调查及监测包括查明大气污染来源、污染状况和对居民健康造成的各种危害。

一、污染源的调查

了解并掌握各类大气污染源排放的主要污染物,排放量以及排放特点;检查有关单位执行环境保护法规和废气排放标准的情况及废气回收利用和净化的效果;进一步分析该污染源对大气污染的贡献和对居民健康可能造成的危害。

污染源可分为点源、面源和线源三种类型,不同的污染源调查方法也不相同。

（一）点源污染

即对一个工厂或一座烟囱对周围大气影响的调查,主要内容有:①地理位置及其与周围居住区及公共建筑物的距离;②生产性质、生产规模、投产年份、排放有害物质的车间和工序、生产工艺过程、操作制度和生产设备等;③废气中污染物的种类、排放量、排放方式、排放规律、排放高度;④废气净化处理设备及其效果,废气的回收利用情况;⑤锅炉型号,燃料的品种、产地和用量,燃烧方式,烟囱高度和净化设备等;⑥车间内外无组织排放的情况。

（二）面源污染

即对整个城市或工业区的大气污染源进行调查,主要内容包括:①该地区的地形、地理位置和气象条件;②功能分区以及工厂和锅炉烟囱等污染源的分布;③人口密度、建筑密度以及人口构成;④民用燃料种类和用量,炉具的种类和型号,排烟方式,取暖方式等;⑤交通干线分布,机动车种类、流量和使用燃料种类;⑥路面铺设和绿化情况。

（三）线源污染

除上述面源中包括的线源以外,还有许多跨地区的线源,主要应调查该线路上交通工具的种类、流量和行驶状态,燃料的种类和燃烧情况,废气的成分等。

以上资料可以通过城建、规划、环保、工业生产、气象、公安和街道办事处等有关部门收集,也可以进行实际调查获得。

二、污染状况的监测

（一）采样点的选择

采样点的选择和布置与调查监测的目的和污染源的类型有关。常用以下几种方式：

1. **点源污染监测**　一般以污染源为中心，在其周围不同方位和不同距离的地点设置采样点，主要依据工厂的规模、有害物质的排放量和排放高度、当地风向频率和具体地形，并参考烟波扩散范围、污染源与周围住宅的距离和植物生长情况来布置采样点。可选用的布点方式有三种。

（1）四周布点：以污染源为中心，划 8 个方位，在不同距离的同心圆上布点，并在更远的距离或其他方位设置对照点。

（2）扇形布点：在污染源常年或季节主导方向的下风侧，划 3~5 个方位，在不同距离上设置采样点，在上风侧适当距离设置对照点。

（3）捕捉烟波布点：随烟波变动的方向，在烟波下方不同距离采样，同时在上风侧适当距离设置对照点。此方法采样点不固定，随烟波方向变动，可以每半天确定一次烟波方向。

2. **面源污染监测**　采样点的设置通常有三种方法：①按城市功能分区布点选择具有代表性的地区布点，每个类型的区域内一般设置 2~3 个采样点，应设置清洁对照点；②几何状布点将整个监测区划分为若干个方形或三角形小格，在交叉点和小格内布点；③根据污染源和人口分布以及城市地形地貌等因素设置采样点。

3. **线源污染监测**　针对道路交通污染的采样点，其采样设备采样口离地面的高度应在 2~5 米范围内，距道路边缘距离不得超过 20 米。

（二）采样时间

应结合气象条件的变化特征，尽量在污染物出现高、中、低浓度的时间内采集。日平均浓度的测定，每日至少有 20 个 1 小时浓度平均值或采样时间，这样测定结果能较好地反映大气污染的实际情况。如果条件不容许，每天也至少应采样 3 次，包括大气稳定的夜间、不稳定的中午和中等稳定的早晨或黄昏。如计算年平均浓度，每年至少也有 324 个日平均浓度值，每月至少有 27 个日平均浓度值（二月至少有 25 个日平均浓度值），每天的采样时间与测定日平均浓度时相同。

一次最大浓度应在污染最严重时采样，即在生产负荷最大，气象条件最不利于污染物扩散时，在污染源的下风侧采样。当风向改变时应停止采样，采样时间一般为 10~20 分钟。

（三）监测指标

对点源进行监测时，选择所排放的主要污染物为监测指标。对一个区域进行监测时，一般应测定 SO_2、PM_{10}、$PM_{2.5}$、NO_2、CO 和 O_3，还可以加测监测区域内的其他主要污染物。对线源进行监测时，一般应测定 $PM_{2.5}$、NO_2 和 CO。

（四）采样记录

采样时应做好记录，包括采样地点、采样时间、采气量、周围环境，以及天气状况和气象条件（包括采样时的气压和采样点的气温）。

（五）监测结果的分析与评价

1. 分别计算 1 小时平均浓度、日平均浓度和年平均浓度的均值（多计算算术均数）或中位数及标准差或 95% 可信限。

2. 分别比较 1 小时平均浓度、日平均浓度和年平均浓度的最大值和最低值，并计算最大值的超标倍数。

3. 分别计算 1 小时平均浓度和日平均浓度的超标率。

4. 运用统计学方法，比较各地区和各个时期的污染状态。

5. 计算大气环境质量指数，对环境质量进行综合评价，找出主要污染源和主要污染物。

6. 查明影响范围和污染规律。

三、人群健康调查

人群调查的目的在于，探讨当地某些不明原因疾病或可疑症状与大气污染的关系，研究暴露于不同类型的大气污染环境中人群健康受影响的类型和危害程度，从而对大气质量作出评价。根据不同的调查目的和大气质量资料，制订具有针对性的调查计划，包括调查内容，现场要求、研究范围、调查对象、研究方法、测定指标、资料整理和分析方法等。

应根据大气调查监测结果及有关资料来选定调查现场。暴露现场的条件应符合调查目的，尽可能避免各种混杂因子，以保证调查结果的准确性，同时也要重视对照区的选择。要尽力查实对照区内不存在排放该污染物的大气污染源，也不宜有来自其他环境介质（水、土等）的同类污染物存在。应了解该地区既往存在的污染源情况，以免某些污染物的慢性有害作用干扰调查结果。

应选择暴露机会多的人群作为调查对象，甚至可选择老人、儿童等易感人群。应避免职业暴露、服用药物、吸烟、饮酒等嗜好、室内空气污染等混杂因子的干扰。对照人群也必须同样按上述要求严格选定，而且在性别、年龄、居住年限、职业种类、生活居住条件、生活习惯、经济水平等均应大致相同。

如果人群调查研究工作涉及伦理学问题，应该在开展工作前获得所在机构或上级伦理委员会的批准。申请伦理批准时一般需要填写详细的申请书，需具体说明研究目的，研究设计，研究所涉及的伦理学问题。在研究中，有时会涉及研究对象的姓名、年龄、家庭住址等隐私问题，如何保密成为一个重要的伦理学问题。在进行调查时，征得研究对象的同意也很重要，应该向研究对象详细说明研究过程及可能的危害（如果有的话），并获得他们的书面同意，即填写知情同意书。

（一）暴露评价

获得大气污染物暴露的手段很多，如收集大气监测数据、问卷调查、直接测量、个体暴露测定以及生物材料监测等。每种方法都各有优缺点，因此在人群健康调查研究中常同时采用多种暴露评价方法。

1. 大气监测资料　大气污染监测在一定程度上能反映出人群暴露水平，但比较粗略。人的一生有 2/3 以上时间是在室内度过的，而室内空气污染物的浓度和种类与室外不尽相同。因此，大气监测资料不一定能很好反映人对空气污染物的实际暴露情况。研究显示，人对空气颗粒物的实际暴露程度与大气颗粒物,尤其是 $PM_{2.5}$ 的监测结果有很好的相关性,而气态污染物的实际暴露与大气监测结果之间的关系则不太一致。

2. 调查问卷 可采用直接询问或被调查者自行填写的方法。直接询问通过面对面的交谈获得研究对象的暴露史。该方法的优点是比较直观、快速地收集到所需信息,缺点是调查费用较高。自填式问卷的优点是节约费用,缺点是应答率可能较低,而漏答率较高,可能需要多次返回给被调查者。自填式调查表的设计很重要,应本着简洁、先易后难、敏感问题放在最后面的原则。

3. 个体暴露测定 近年来此等技术手段进步很快。常用徽章式或小管式个体采样器固定在衣领或胸前等靠近鼻孔的部位,以便采集到较确切的吸入空气量和其中所含的污染物浓度。目前用于 SO_2、NO_2、CO、甲醛、可吸入颗粒物等测定的个体采样器已商品化。这些采样器的动力可以是被动式、也可以连接小型抽气泵进行主动式采样。

4. 生物材料监测 污染物在生物材料中的含量可以反映该污染物被吸收到体内的实际含量,即内暴露水平。在实际工作中可测量不同生物材料(如头发、血液、尿液)中污染物的浓度,污染物在该生物材料中代谢产物的浓度以及人体暴露该污染物后产生的生物学效应等。

生物材料监测比较客观,具有定量测量的特异性与敏感性,但在实际应用时,应考虑到接触的来源可能是多途径的。该方法的主要缺点是受试者要提供生物标本(采血、采尿),须事先做到知情同意。生物材料监测的质量控制非常重要,应建立标准的采样步骤和质量控制程序等。

(二)健康效应测定

健康效应测定的方法也很多,应注意所选方法或指标尽可能地简便易行,适应现场受检人数多工作量大的特点。

1. 疾病资料 包括原始资料和二次资料。前者是指为某些特定研究目的而专门收集的资料,如通过调查问卷或医学检查获得的资料,后者是从现存的记录中而得来的资料,包括医院记录、疾病登记、出生缺陷登记、医院出入院病人访问记录、儿童诊所登记等。疾病资料收集的方法有多种,主要包括:

(1)死亡和发病率资料收集:主要通过查阅死亡登记记录、疾病报告和医院病历记录来获得。

(2)调查问卷:使用调查表来获取信息是大气污染健康影响调查的基本手段。通过调查表可以获取环境暴露的信息、人口学信息、遗传学信息、个体和家庭健康信息及其他信息。

调查大气污染对呼吸系统的影响,调查问卷(questionnaire)是最为方便的基本工具。

用于呼吸系统疾病研究的标准调查问卷有多种。最早的标准调查问卷在 20 世纪 60 年代开始使用,那时调查的重点疾病是一般人群的慢性支气管炎、肺气肿以及职业人群的尘肺。之后,哮喘引起了人们的普遍关注,调查问卷中涉及哮喘的项目逐渐增多。最近,世界各地变应性鼻炎的患病率普遍上升,问卷中有关上呼吸道疾患的内容也相应增加。早期的问卷中有关呼吸系统疾病危险因素的内容主要集中在吸烟和职业暴露。目前使用的问卷中还包括大气污染、室内空气污染、饮食习惯以及与儿童期健康状况和其他环境有关的问题。表 3-13 将一些研究呼吸系统疾病的标准调查问卷进行了比较。

表 3-13　研究呼吸系统疾病的标准调查问卷比较

问卷名称	主要适用的疾病	简介
BMRC 调查问卷	慢性支气管炎、呼吸困难、哮喘、呼吸道感染以及变应性鼻炎	1960 年由英国医学研究委员会（British Medical Research Council, BMRC）发布，是呼吸系统疾病流行病学历史的一个重要里程碑。该问卷在 1966 年、1976 年以及 1986 年进行了三次修订
ECSC 问卷	同上	1962 年由欧共体发布的用于煤矿和钢铁工人呼吸系统疾病的调查问卷，其内容是基于 BMRC 标准调查问卷，补充了一些有关疾病史和职业史的内容。该问卷于 1987 年进行了修订
ATS-DLD-78 调查问卷	同上	由美国胸科学会（American Thoracic Society, ATS）与美国国立心脏、肺脏和血液研究所肺部疾病部（Division of Lung Disease, National Heart, Lung, Blood Institute）于 1974 年联合研制。该问卷分成人和儿童用两部分，也可由被调查者自行填写完成
IUATLD 支气管症状调查问卷	哮喘	1984 年由国际防痨与肺病联合 IUATLD 研制。该问卷通过最佳的症状组合判断哮喘
ECRHS 调查问卷	哮喘、变应性鼻炎	1994 年由欧共体呼吸健康调查 ECRHS 研制，用于成人哮喘的调查
ISAAC 调查问卷	同上	1995 年由国际儿童哮喘及过敏性疾病研究协会（International Study of Asthma and Allergies in Childhood, ISAAC）发布。用于儿童哮喘及过敏性疾病的调查。问卷中首次增加了调查哮喘严重程度的问题

2. 体检　针对某一人群的健康检查能获得该人群的有关健康效应信息，体检前要制订方案，统一标准，并要对结果进行认真核查。对于儿童，体检内容可包括体格发育和智力发育，常用的指标有身高、体重、胸围、智商等。研究大气污染对健康影响时，还常进行肺功能测定。常用的指标有 FVC、FEV_1、FEV_1%（1 秒率，其值等于 FEV_1 与 FVC 的百分比）、PEF、MMEF（最大呼气中段流速）等。

3. 生物材料监测　生物材料监测是评价健康效应的重要手段，考虑到不同监测人员及监测仪器（试剂）之间可能带来的偏差，标准化是十分必要的。进行生物学监测时应考虑监测方法能否被受试人群所接受以及所获资料的准确性和可信性。大气污染对健康影响的研究中可利用的生物效应指标见表 3-14。

表 3-14　大气污染物的生物效应指标

生物材料	指标	意义
血液	溶菌酶增高	慢性支气管炎
	Ⅱ型原胶原氨基端前肽	肺纤维化
	淋巴细胞染色体畸变、姊妹染色单体交换增加	遗传损伤
	嗜酸性细胞、IgE 增加	哮喘、过敏性炎症
呼出气	NO 增加	哮喘、慢性支气管炎
诱导痰	细胞因子、嗜酸性细胞阳离子蛋白（ECP）、硝酸盐和亚硝酸盐增高	哮喘、COPD
支气管肺泡灌洗液	细胞学改变	各种类型的炎症
	组胺酸增高	过敏性炎症
	细胞因子和自由基分泌增加	肺纤维化

续表

生物材料	指标	意义
肺组织	细胞间质蛋白的 mRNA 增加	肺纤维化
	TNF 的 mRNA 增加	肺纤维化
DNA	*K-ras* 激活	细胞转化
	p53 突变	肿瘤抑制活性减弱

（三）资料统计

可根据卫生统计学和流行病学的方法进行统计分析。根据资料的主要项目按不同地区分类进行统计,比较分析污染区与对照区之间有无显著性差异;要用相关、回归与多因素分析方法找出大气污染程度与居民健康（各项指标和疾病）调查结果之间相关关系;要判别和区分大气污染影响居民健康的主因和辅因;初步估计是否有危害健康的可能性;为深入探索和提出防治措施打下基础。当前,多因素分析除经典的逐步回归方法以外,常采用条件或非条件 Logistic 回归模型进行多因素分析,测出相关因素。例如大气污染与肺癌、心血管疾病等的关系,均可使用此法。在研究大气污染对健康的急性影响时,近些年来许多研究使用时间序列分析方法,把每日的环境监测资料（如大气颗粒物）和死亡（或医院住院）资料联系起来,这样就可监测该地区大气污染是否对健康构成危害。

第六节 大气污染控制措施

我国政府对大气污染控制工作非常重视。2013 年,为切实改善空气质量,国务院印发了《大气污染防治行动计划》。该计划提出,经过五年努力,全国空气质量总体改善,重污染天气较大幅度减少;京津冀、长三角、珠三角等区域空气质量明显好转。力争再用五年或更长时间,逐步消除重污染天气,全国空气质量明显改善。到 2017 年,全国地级及以上城市 PM_{10} 浓度比 2012 年下降 10% 以上,优良天数逐年提高;京津冀、长三角、珠三角等区域 $PM_{2.5}$ 浓度分别下降 25%、20%、15% 左右,其中北京市 $PM_{2.5}$ 年均浓度控制在 $60\mu g/m^3$ 左右。

2015 年 8 月 29 日,《大气污染防治法》经十二届全国人大常委会第十六次会议修订通过,自 2016 年 1 月 1 日起施行。新《大气污染防治法》规定了大气污染防治领域的基本原则、基本制度、防治措施等。明确提出防治大气污染应当以改善大气环境质量为目标,强化地方政府的责任,加强考核和监督。该法突出地方政府和企业这两个关键主体,推动地方政府切实履行改善本地区大气环境质量的主体责任,规定了地方政府对辖区大气环境质量负责、环境保护部对省级政府实行考核、未达标城市政府应当编制限期达标规划、上级环保部门对未完成任务的下级政府负责人实行约谈、区域限批等一系列制度措施,推动企业全面落实达标排放。该法强调要坚持源头治理、全防全控和问题导向,监管更加严密、处罚更加有力。新《大气污染防治法》的出台,明确了新时期大气污染防治工作的重点,对解决大气污染防治领域的突出问题具有很强的针对性和操作性,为大气污染防治工作全面转向以质量改善为核心提供了坚实的法律保障。

大气污染的程度受到能源结构、工业布局、交通管理、人口密度、地形、气象和植被等自然因素和社会因素的影响。因此,针对大气污染必须坚持综合防制的原则。为了从根本上解决大气污染问题,必须从源头开始控制并实行全过程控制,推行清洁生产。由于大气本身有自净能力,在制订大气污染控制措施时应坚持合理利用大气自净能力与人为措施相结合的原则,这样既可保护环境,又可以节约污染治理费用。此外,大气污染的防治要技术与管理措施相结合。在我国目前的情况下,加强环境管理显得尤为重要。在城市或区域性大气污染防制中,采取合理的规划措施和工艺措施是十分关键的。

一、规划措施

(一)合理安排工业布局,调整工业结构

应结合城镇规划,全面考虑工业布局。工业建设应多设在小城镇和工矿区,较大的工业城市最好不再新建大型工业企业,特别是污染重的冶炼、石油和化工等企业。如果必须要建,一定要建在远郊区或发展卫星城市。避免在山谷内建立有废气排放的工厂。应考虑当地长期的风向和风速资料,将工业区配置在当地最小风向频率的上风侧,这样工业企业排出的有害物质被风吹向居住区的次数最少。由于风向经常变化,工业企业生产过程中还可能发生事故性排放,因此在工业企业与居民区之间应设置一定的卫生防护距离。

(二)完善城市绿化系统

城市绿化系统是城市生态系统的重要组成部分。它不仅能美化环境,对于改善城市大气环境质量有重要作用。完善的城市绿化系统可调节水循环和"碳-氧"循环,调节城市的小气候,阻挡、滤除和吸附风沙和灰尘,吸收有害气体。此外,绿化可以使空气增湿和降温,缓解城市热岛效应。在建设城市绿化系统时,应注意各类绿地的合理比例。绿地的种类包括公共绿地、防护绿地、专用绿地、街道绿地、风景游览和自然保护区绿地以及生产绿地等。

(三)加强居住区内局部污染源的管理

卫生部门与有关部门配合,对居住区内饭店、公共浴室的烟囱、废品堆放处及垃圾箱等可能污染室内外空气的污染源加强管理。

二、工艺和防护措施

(一)改善能源结构,大力降低能耗

在城市应尽量选择使用低硫和低灰分的燃煤。与分散供热相比,集中供热可节约 $30\% \sim 35\%$ 的燃煤,而且便于提高除尘效率和采取脱硫措施,减少烟尘和 SO_2 的排放量。气态燃料燃烧完全,使用方便,是节约能源和减轻大气污染的较好燃料。因此,在城市应大力发展和普及天然气、煤气等气态能源。此外,还应因地制宜地开发水电、地热、风能、海洋能、核电以及太阳能等。

(二)控制机动车尾气污染

在建立、健全机动车污染防制的法规体系以及配套管理措施的基础上,采取措施在机动车的生产和使用中达到节能降耗、减少污染物的排放。为达到上述目的,可采取机内净化、机外净化以及燃料的改进与替代等措施。机内净化是指在机动车的设计和生产过程中,通过改进发动机结构和燃烧

方式,使新车的污染物排放达到国家的要求。机外净化一般是通过安装尾气催化净化装置,使机动车尾气达标排放。车用燃料的燃烧是产生污染物的主要原因。因此,燃料的改进与替代是减少机动车尾气对大气污染的重要措施之一。

（三）改进生产工艺,减少废气排放

通过改革工艺过程,以无毒或低毒的原料替代毒性大的原料,减少污染物的排出。在生产过程中加强管理,消除跑、冒、滴、漏和无组织排放,杜绝事故性排放。采用消烟除尘、废气净化措施,减少废气的排放。具体方法有:

1. 颗粒物的治理技术　一般是通过除尘器从废气中将颗粒物分离出来,然后进行捕集和回收。除尘器的种类繁多,有重力除尘器、惯性力除尘器等不同类型。

2. 气态污染物的治理技术　气态污染物的种类繁多,根据污染物的化学和物理性质,可采用吸收、吸附、催化、冷凝和燃烧等处理方法。

（郭新彪）

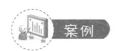 案例

某市为一南方丘陵地形城市,东南面和东北面群山环绕,常年主导风向为西北风。该市东南侧有一铅锌冶炼厂,在工厂的下风侧有两个居民区。工厂以生产铅、锌产品为主,铅的年产量达10 000吨左右。该工厂是该省主要的铅锌生产和出口基地之一。该厂现有鼓风炉1座,烧结锅8口,鼓风炉和烧结锅烟气混合后经过表面冷却器冷却、初除尘,然后经过砖混布袋除尘器进行除尘后通过烟囱排放入大气。工厂共有大小烟囱15个,高度在50m左右,年排放烟尘22 000吨。然而,由于受到技术和资金等因素的限制,生产工艺落后,大量含铅烟气通过无组织排放的方式排放到工厂周围的大气中。现计划调查该铅锌厂所致大气污染对周围居民健康的影响。

思考题　　请制定调查计划,并重点考虑以下几点:

1. 气象条件和地形对大气污染物浓度的影响?

2. 如何设置采样点,采样时间如何确定?

3. 选择哪些污染物进行监测?

4. 进行当地居民的健康调查采用什么方法,选择哪些人群,测定什么指标?

5. 如何进行大气污染调查情况与居民健康调查结果间的关联分析?

第四章

水体卫生

水是生命的摇篮,是构成机体的重要成分,是一切生命过程必需的基本物质,人体一切生理活动和生化反应都需要在水的参与下完成。同时,水也是构成自然环境的基本要素,是地球上不可替代的自然资源,在其生态平衡中具有重要的作用。由此可见,水不仅孕育了生命,还与人类的生存与发展有密切关系。

地球表面约有70%以上为水所覆盖,其余约占地球表面30%的陆地也有水的存在。地球总水量为$1.38×10^{10}$ km³,其中淡水储量为$3.5×10^8$ km³,占总储量的2.53%。由于开发困难或技术经济的限制,海水、深层地下水、冰雪固态淡水等还很少被直接利用。比较容易开发利用的、与人类生活生产关系最为密切的江河、湖泊和浅层地下水等淡水资源,只占淡水总储量的0.34%,约为$1.05×10^6$ km³,还不到全球水总储量的万分之一。通常所说的水资源主要指这部分可供使用的、逐年可以恢复更新的淡水资源。可见地球上的淡水资源并不丰富。

我国是一个严重缺水的国家,淡水资源总量为27 267km³,占全球水资源的6%,仅次于巴西、俄罗斯和加拿大,名列世界第四位。但是,我国的人均水资源量只有2100m³,仅为世界平均水平的28%,且逐年下降,是全球人均水资源最贫乏的国家之一。然而,中国又是世界上用水量最多的国家,2014年全国用水总量达到6095km³,呈逐年上升趋势。缺水成为全面告急的重大战略资源问题。我国从20世纪70年代以来开始出现水荒,到80年代水荒由局部逐渐蔓延至全国,形势越来越严重,对农业和国民经济已带来了严重影响。据统计,我国目前缺水总量估计为400km³,每年受旱面积200万~260万 km²,影响粮食产量150亿~200亿 kg,影响工业产值2000多亿元,全国还有7000万人饮水困难。缺水对环境和人的身心健康都有着严重的影响。

目前,我国水资源存在如下问题:①北方资源性缺水:从人口和水资源分布统计数据可以看出,中国水资源南北分配的差异非常明显。长江流域及其以南地区人口占了中国的54%,但是水资源却占了81%。北方人口占46%,水资源只有19%。②全国水质性缺水:以南方尤为严重,主要是由于南方地区污水处置不当,将未经处理的污水大量排到天然河道,污染水体,影响水资源的有效性,造成有水不能用,形成了水质性缺水的严重状况。③中西部工程性缺水:水资源在时间和空间上分配的不均匀性,使得中西部地区需要依靠水库来调节。新中国成立以来,我国兴建了大量水库,但由于水源工程建设投资额大,投资回报率不高,难以吸引更多建设资金。这种由工程滞后原因造成的工程型缺水在中部和西部地区尤其明显。④自然灾害影响:受大陆季风气候的影响,中国水资源在季节上分布极不均匀,总是连旱连涝。这种时间上不均匀的水资源的变化严重影响了有限水资源的合理利用。

第一节　水资源的种类及其卫生学特征

水资源(water resource)是指全球水量中对人类生存、发展可用的水量,主要是指逐年可以得到更新的那部分淡水量。最能反映水资源数量和特征的是河流的年径流量,它不仅包含降雨时产生的地表水,而且包含地下水的补给(潜在形式的地表水资源)。地球上的天然水资源分为降水、地表水和地下水三类。天然水所含物质可分为:①溶解性物质,如钙、镁、钠、铁、锰等的盐类或化合物及氧、二氧化碳等气体;②胶体物质如硅酸胶体、腐殖质等;③悬浮物质,包括黏土、砂、细菌、藻类及原生动物等。天然水和其中杂质不是单纯的混合关系,它们之间相互作用,共同决定了天然水的特性。

一、降水

降水(precipitation)是指雨、雪、雹水,水质较好、矿物质含量较低,但水量无保证。我国的降水量地区分布极不平衡、季节分配也很不均匀、且不同年份差异较大。一般来说,年降水量由东南沿海向西北内陆递减,呈现明显的多雨区(年降水量可达 4000~6000mm)和干旱区(年降水量小于200mm)。

降水的水质主要受大气和降水来源地的影响。①降水落到地面前,首先与大气接触,在一定程度上,大气中的物质会溶解在降水中。如果大气环境质量优良,相应降水质量也好,海洋中的一些岛屿把降水直接作为饮用水;但若大气受污染,降水水质要受到相应的污染,如大气受 SO_2、NO_x 等污染,该地区降水中因含硫酸、硝酸等物质而形成酸雨。②降水的水源地环境对降水水质也有一定影响,如沿海地区的降水会含有较多的海水成分,如盐分和碘,这也是沿海地区人群很少发生缺碘疾病的原因之一。

二、地表水

地表水(surface water)是降水在地表径流和汇集后形成的水体,包括江河水、湖泊水、水库水等。地表水以降水为主要补充来源,此外与地下水也有相互补充关系。地表水的水量和水质受流经地区地质状况、气候、人为活动等因素的影响较大。当降水大量进入江河湖泊,水量达最大时称为丰水期,一年中水量最小、水位最低的时期称枯水期。

地表水水质一般较软,含盐量较少。但因流经地区的地质环境条件、人类活动等因素的不同,河流水化学特征有所不同。地表水水质主要受地质环境和人类活动的影响:①由于地表水与当地地质长期接触,地表土壤中的物质会溶解在地表水中,如富硒地质环境中,当地地表水中的硒含量也较高,即富硒水;②人类活动,特别是人为污染,是影响地表水水质的最主要因素,如含汞污水大量排放,会出现汞中毒的公害病等。

地表水按水源特征可分为封闭型和开放型两大类。封闭型水体由于四周封闭,水无法流动,又称为"死水",如湖水、水库水等;开放型水体四周未完全封闭,依靠水位的落差,水自高处向低处流动,也称为"活水",如江河水等。封闭型水源和开放型水源的抗污染能力差别较大,但又各有特点,需区别对待。目前,我国部分地区正在尝试将封闭型水体如易受富营养化污染湖泊等,通过与江、河连接改造成开放型水体。

三、地下水

地下水(underground water)是由于降水和地表水经土壤地层渗透到地面以下而形成。地层是由透水性不同的黏土、砂石、岩石等构成。透水层是由颗粒较大的砂、砾石组成,能渗水与存水,不透水层则由颗粒细小致密的黏土层和岩石层构成。地下水可分为浅层地下水、深层地下水和泉水(图 4-1)。

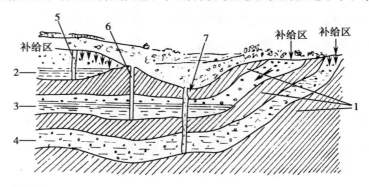

图 4-1
‐‐‐‐‐‐‐‐
地层含水情况示意图
1. 不透水层;2. 浅层地下水;3. 不承压的深层地下水;4. 承压的深层地下水;5. 浅井;6. 深井(由不承压深层地下水补给);7. 自流井(由承压深层地下水补给)

浅层地下水是指潜藏在地表下第一个不透水层之上的地下水,是我国广大农村最常用的水源,水质物理性状较好,细菌数较地表水少,但在流经地层和渗透过程中,可溶解土壤中各种矿物盐类使水质硬度增加,水中溶解氧因被土壤中生物化学过程消耗而减少。

深层地下水是指在第一个不透水层以下的地下水,其水质透明无色,水温恒定,细菌数很少,但盐类含量高,硬度大。由于深层地下水水质较好,水量较稳定,常被用作城镇或企业的集中式供水水源。

泉水(spring water)是地下水通过地表缝隙自行涌出的地下水。浅层地下水由于地层的自然塌陷或被溪谷截断而使含水层露出,水自行外流即为潜水泉;深层地下水由不透水层或岩石的天然裂隙中涌出,称为流泉。

地下水水质直接受地表水水质和地表土壤层环境的影响。因为:①由于地下水源于地表水;②地表水在流经地表土壤层时,一方面受到过滤和吸附作用,地表水获得净化,使污染物含量降低;另一方面地表水也会溶解土壤层中的矿物质,使地下水矿化度增高。所以,一般情况下,地下水比地表水水质好,但矿化度高,多属硬水。

第二节 水质的性状和评价指标

洁净的水仅存在分子式为 H_2O 的物质,但由于水的溶解性能,自然界中的天然水不可避免地与其他物质接触,水溶性物质会溶解在天然水中。另外,即使水不溶性的物质,也可以混悬在水中。为了准确测定水质的性状,研究其污染情况,以及评价其使用的安全性,特制订以下水质性状指标。

一、物理性状指标

根据天然水的物理性状指标的测定结果,可判断水质的感官性状好坏,也可以说明水质是否受到物理性污染。

(一)水温

温度是水的一个很重要的物理特性,它可影响到水中生物、水体自净和人类对水的利用。地表水的温度随季节和气候条件而有不同程度的变化,而且水温的变化总是落后于大气温度的变化,其变化范围大约在 $0.1 \sim 30 ℃$ 之间。地下水的温度比较恒定,一般变化于 $8 \sim 12℃$ 左右。当大量工业含热废水进入地表水时可造成热污染,导致溶解氧降低,危害水生生物的生长与繁殖,影响水生态环境。地下水温度如突然发生变化,可能是地表水大量渗入所致。水温与后续其他指标不同,它不是由于水体受到除 H_2O 外其他物质污染造成的。

(二)色

洁净水是无色的。天然水经常呈现的各种颜色是自然环境中有机物的分解或所含无机物造成的,最常见的是天然有机物分解产生的有机络合物的颜色。水中腐殖质过多时呈棕黄色,黏土使水呈黄色。在静水水体中由于藻类大量繁殖使水面呈不同颜色,如小球藻使水呈绿色,硅藻呈棕绿色,甲藻呈暗褐色,兰绿藻呈绿宝石色等。水体受工业废水污染后,可呈现该工业废水所特有的颜色。多数清洁的天然水色度在 $15° \sim 25°$,湖泊水的色度可达 $60°$ 以上,有时可高达数百度。

(三)臭和味

洁净水是无臭气和异味的。天然水中臭和味的主要来源有:①水生动植物或微生物的繁殖和衰亡;②有机物的腐败分解;③溶解的气体如硫化氢等;④溶解的矿物盐或混入的泥土。例如湖沼水因水藻大量繁殖或有机物较多而有鱼腥气及霉烂气,水中含有硫化氢时水呈臭蛋味,硫酸钠或硫酸镁过多时呈苦味,铁盐过多时有涩味。水中适量碳酸钙和碳酸镁时使人感到甘美可口,含氧较多的水略带甜味。受生活污水、工业废水污染时可呈现出特殊的臭和味。

(四)浑浊度

水浑浊度表示水中悬浮物和胶体物对光线透过时的阻碍程度。浑浊度(turbidity)主要取决于胶体颗粒的种类、大小、含量、形状和折射指数。浑浊度的标准单位是以 1L 水中含有相当于 1mg 标准硅藻土形成的浑浊状况,作为 1 个浑浊度单位,简称 1 度。

浑浊现象常用来判断水是否遭受污染的一个表观特征,地表水的浑浊是水中含泥沙、黏土、有机物等造成的,河水因流经地区的土壤和地质条件不同,浑浊度可能有较大差别,不同季节的河水,其浑浊程度也可有较大差别。地下水一般较清澈,若水中含有二价铁盐,与空气接触后就会产生氢氧化铁,使水呈棕黄色浑浊状态。必须强调的是,不浑浊的水不一定未受污染。

二、化学性状指标

水质的化学性状复杂,因而采用较多的评价指标,以阐明水质的化学性质及受污染的状况。

（一）pH

纯 H_2O 的 pH 等于 7，天然水的 pH 一般在 7.2~8.5 之间。当水体受大量有机物污染时，有机物因氧化分解产生游离二氧化碳，可使水的 pH 降低。当大量酸性或碱性废水排入水体时，水的 pH 可发生明显变化。目前我国的酸雨面积约 70 多万 km^2，可造成湖泊等水体酸化，值得高度重视。

（二）总固体

总固体（total solid）是指水样在一定温度下缓慢蒸发至干后的残留物总量，包括水中的溶解性固体和悬浮性固体，由有机物、无机物和各种生物体组成。总固体愈少、水愈清洁。当水受污染时，其总固体增加。溶解性固体是水样经过滤后，再将滤液蒸干所得的残留物，其含量主要取决于溶于水中的矿物性盐类和溶解性有机物的多少。悬浮性固体是水中不能通过滤器的固体物干重。水中总固体经烧灼后，其中的有机物被全部氧化分解而挥发，剩下的为矿物质。烧灼后的损失量大致可说明水中有机物的含量。缓慢蒸发至干后的残留物总量实际小于水体真实总固体，因为挥发性物质并没有被检出。

（三）硬度

硬度（hardness of water）指溶于水中钙、镁盐类的总含量，以 $CaCO_3$（mg/L）表示。水的硬度一般分为碳酸盐硬度（钙、镁的重碳酸盐和碳酸盐）和非碳酸盐硬度（钙、镁的硫酸盐、氯化物等）。也可分为暂时硬度和永久硬度。水经煮沸后能去除的那部分硬度称暂时硬度，水煮沸时，水中重碳酸盐分解形成碳酸盐而沉淀，但由于钙、镁的碳酸盐并非完全沉淀，故暂时硬度往往小于碳酸盐硬度。永久硬度指水煮沸后不能去除的硬度。

天然水的硬度，因地质条件不同差异很大。地下水的硬度一般均高于地表水，因为地下水在渗透过程中吸收了土壤中有机物分解释放出的 CO_2，可使地层中的碳酸钙、碳酸镁溶解，使地下水的硬度增高。而地表水仅河床、湖底与地表接触，且水中 CO_2 含量较低，故地表水的硬度较低。当地表水受硬度高的工矿废水污染时，或排入水中的有机污染物分解释出 CO_2，使地表水溶解力增大时，可使水的硬度增高。

（四）含氮化合物

包括有机氮、蛋白氮、氨氮、亚硝酸盐氮和硝酸盐氮。有机氮是有机含氮化合物的总称，蛋白氮是指已经分解成较简单的有机氮，此两者主要来源于动植物，如动物粪便、植物遗体腐败、藻类和原生动物等。当水中有机氮和蛋白氮显著增高时，说明水体新近受到明显的有机性污染。

氨氮是天然水被人畜粪便等含氮有机物污染后，在有氧条件下经微生物分解形成的最初产物。水中氨氮增高时，表示新近可能有人畜粪便污染。但流经沼泽地带的地表水，其氨氮含量也较多。地层中的硝酸盐可在厌氧微生物的作用下，还原成亚硝酸盐和氨，也可使氨氮浓度增加。

亚硝酸盐氮是水中氨在有氧条件下经亚硝酸菌作用形成的，是氨硝化过程的中间产物。亚硝酸盐含量高，该水中有机物的无机化过程尚未完成，污染危害仍然存在。硝酸盐氮是含氮有机物氧化分解的最终产物，如水体中硝酸盐氮含量高，而氨氮、亚硝酸盐氮含量不高，表示该水体过去曾受有机污染，现已完成自净过程。若氨氮、亚硝酸盐氮、硝酸盐氮均增高，提示该水体过去和新近均有污染，或过去受污染，目前自净正在进行。人们可根据水体中氨氮、亚硝酸盐氮、硝酸盐氮含量变化的意义进行综合分析、判断水质的污染状况。

（五）溶解氧

溶解氧（dissolved oxygen，DO）指溶解在水中的氧含量。其含量与空气中的氧分压、水温有关。一般而言，同一地区空气中的氧分压变化甚微，故水温是主要的影响因素，水温愈低，水中溶解氧含量愈高。清洁地表水的溶解氧含量接近饱和状态。水层越深，溶解氧含量通常愈低，尤其是湖、库等静止水体更为明显。当水中有大量藻类植物生长时，其光合作用释出的氧，可使水中溶解氧呈过饱和状态。当有机物污染水体或藻类大量死亡时，水中溶解氧可被消耗，若消耗氧的速度大于空气中的氧通过水面溶入水体的复氧速度，则水中溶解氧持续降低，进而使水体处于厌氧状态，此时水中厌氧微生物繁殖，有机物发生腐败分解，生成 NH_3、H_2S 等，使水发臭发黑。因此，溶解氧含量可作为评价水体受有机性污染及其自净程度的间接指标。我国的河流、湖泊、水库水的溶解氧含量多高于 4mg/L，有的可达 6~8mg/L。当水中溶解氧小于 3~4mg/L 时，鱼类就难以生存。

（六）化学耗氧量

化学耗氧量（chemical oxygen demand，COD）指在一定条件下，用强氧化剂如高锰酸钾、重铬酸钾等氧化水中有机物所消耗的氧量。它是测定水体中有机物含量的间接指标，代表水体中可被氧化的有机物和还原性无机物的总量。化学耗氧量的测定方法简便快速，适用于快速检测水体受有机物污染的情况。但 COD 不能反映有机污染物的种类，以及污染物的化学稳定性及其在水中降解的实际情况，因为有机物的降解主要靠水中微生物的作用。

（七）生化需氧量

生化需氧量（biochemical oxygen demand，BOD）指水中有机物在有氧条件下被需氧微生物分解时消耗的溶解氧量。水中有机物愈多，生化需氧量愈高。生物氧化过程与水温有关，在实际工作中规定以 20℃ 培养 5 日后，1L 水中减少的溶解氧量为 5 日生化需氧量（BOD_5^{20}）。它是评价水体污染状况的一项重要指标。清洁水生化需氧量一般小于 1mg/L。BOD 可反映水体中微生物分解有机物的实际情况，在水体污染及治理中经常采用。

（八）氯化物

天然水中均含有氯化物，其含量各地有所不同，当水源流经含氯化物的地层、受生活污水污染，或受海潮影响等均可使水中氯化物含量增加。同一区域水体内氯化物含量是相对稳定的，当水中氯化物含量突然增高时，表明水有可能受到人畜粪便、生活污水或工业废水的污染。

（九）硫酸盐

天然水中均含有硫酸盐，其含量主要受地质条件的影响。水中硫酸盐含量突然增加，表明水可能受生活污水、工业废水或硫酸铵化肥等污染。

（十）总有机碳和总需氧量

总有机碳（total organic carbon，TOC）是指水中全部有机物的含碳量，它只能相对表示水中有机物的含量，是评价水体有机物污染程度的综合性指标之一，但不能说明有机污染物的性质。总需氧量（total oxygen demand，TOD）指一升水中还原物质在一定条件下氧化时所消耗氧的毫升数，是评定水体被污染程度的一个重要指标，其数值愈大，污染愈严重。由于目前生化需氧量测定时间长，不能迅速反映水体被需氧有机物污染的程度,因此,TOC和TOD的检测有可能取代生化需氧量的测定方法,实现对其测定的快速自动化。

（十一）有害物质

主要指水体中重金属和难分解的有机物,如汞、镉、砷、铬、铅、酚、氰化物、有机氯和多氯联苯等。有害物质的来源,除氟、砷等可能与地层有关外,主要受工业、生活和农业废水的污染。随着生产和生活方式的改变,排入水体的有害物质种类和数量也会呈现新的变化。

三、微生物学性状指标

天然水常含有多种微生物,特别是病原微生物在水体卫生中具有重要意义。但由于微生物种类繁多,检测方法不一,逐项检测每一种微生物显然是不可行的。因此,需要针对病原微生物的共同特性,尽可能找到一个或两个有代表性的微生物指标,其指标可在一定程度上反映所有病原微生物的污染状况,而且要求该指标检测方便。这种具有代表微生物污染总体状况的菌种称为指示菌。地表水的指示菌选用了细菌总数和粪大肠菌群数。前者反映地表水受微生物污染的总体情况,后者反映受病原微生物污染的情况。

当地表水受人畜粪便、生活污水或工业废水污染时,水中细菌可大量增加,所以细菌学检查特别是病原微生物指示菌检查,可作为水体受粪便污染的直接指标,在水质的卫生学评价中具有重要意义。在实际工作中,检查水中细菌总数和粪大肠菌群数可间接评价水质受到微生物的污染情况。

（一）细菌总数

细菌总数(bacteria count)指1ml水在普通琼脂培养基中经37℃培养24小时后生长的细菌菌落数。它可以反映水体受生物性污染的程度,水体污染愈严重,水的细菌总数愈多。但是在实验条件下,这种在人工培养基上生长的细菌数,只能说明在这种条件下适宜生长的细菌数,不能表示水中所有的细菌数,更不能指出有无病原菌存在。因此细菌总数可作为水体被生物性污染的参考指标。

（二）粪大肠菌群

粪大肠菌群是《地表水环境质量标准》中的一项微生物指标。总大肠菌群(total coliform)是指一群需氧及兼性厌氧的在37℃生长时能使乳糖发酵、在24小时内产酸产气的革兰阴性无芽孢杆菌。水体中广泛存在两种大肠菌群,一种是人和其他温血动物如牛、羊、狗等肠道内存在的大肠菌群细菌,称为粪大肠菌群;另一种是土壤、水等自然环境中存在的大肠菌群细菌。由于人粪便中存在的大肠菌群细菌具有指示菌意义,因此将粪大肠菌群作为粪便污染水体的微生物学指标。目前利用提高培养温度的方法来区别不同来源的大肠菌群细菌,即在44.5±0.2℃环境中培养能生长繁殖使乳糖发酵而产酸产气的大肠菌群细菌为粪大肠菌群。而自然环境中存活的大肠菌群在44.5℃培养时,则不再生长,故培养于37℃生长繁殖发酵乳糖产酸产气的大肠菌群细菌称为总大肠菌群。它既包括存在于人及动物粪便的大肠菌群,也包括存在于其他环境中的大肠菌群。近年来的研究表明,某些肠道病毒对氯的抵抗力往往比大肠菌群细菌强,有时水质的大肠菌群数虽已符合规定要求,但仍可检出病毒。

第三节　水体的污染源和污染物

水体污染（water pollution）是指人类活动排放的污染物进入水体，其数量超过了水体的自净能力，使水和水体底质的理化特性和水环境中的生物特性、组成等发生改变，从而影响水的使用价值，造成水质恶化，乃至危害人体健康或破坏生态环境的现象。造成水体污染的污染物主要来自人类的生产或生活活动。此外，自然因素也可引起水质某些成分的改变，甚至对人体产生危害，如水中氟含量过高所致地方性氟中毒。但水体污染主要是指人为污染。

一、水体污染的主要来源

水体污染源通常指向水体排放污染物的场所、设备和装置等，也包括污染物进入水体的途径。造成水体污染的原因是多方面的，其主要来源有以下几方面：

（一）工业废水

工业废水（industrial wastewater）是世界范围内水污染的主要原因。工业生产过程的各个环节都可产生废水，如冷却水，洗涤废水，水力选矿废水，水力除渣废水，生产浸出液等。工业废水的特点是水质和水量因生产品种、工艺和生产规模等的不同而有很大差别。即使在同一工厂，各车间废水的数量和性质也会有很大差异；生产同类产品的工业企业，其废水的质和量也因工艺过程、原料、药剂、生产用水的质量等条件不同而相差很大。钢铁厂、焦化厂排出含酚和氰化物等废水，化工、化纤、化肥、农药等厂排出含砷、汞、铬、农药等有害物质的废水，造纸厂可排出含大量有机物的废水，动力工业等排出的高温冷却水可造成热污染而恶化水体的理化性质。对水体污染影响较大的工业废水主要来自冶金、化工、电镀、造纸、印染、制革等企业。

近年来，我国频发工业废水污染事件，对社会生产和人民生活造成了重大影响，有些甚至影响与邻国的关系。2005年11月13日，中国石油吉林石化公司双苯厂苯胺装置发生严重爆炸，致使苯、苯胺和硝基苯等有机物流入松花江，造成松花江流域重大水污染。该事件不仅造成包括哈尔滨在内的松花江流域城市停水，而且污染物险些造成邻国俄罗斯的水体污染。2005年12月15日，韶关冶炼厂超过1000吨的高浓度含镉污水直接排入北江，造成北江下游韶关、清远、英德三个城市的饮用水受到威胁，部分城市自来水供应停止。2010年7月3日，紫金矿业紫金山铜矿湿法厂污水池发生渗漏，9100立方米含铜酸性污水进入汀江，部分江段出现大量死鱼。2012年1月，广西龙江河突发严重镉污染，约20吨含镉废水波及河段达300公里，引发当地居民饮用水安全危机。2015年11月24日，甘肃省陇星锑业有限责任公司尾矿库发生尾砂泄漏，造成嘉陵江及其一级支流西汉水数百公里河段锑浓度超标。

企业频发污染事件的现实，再次提醒人们需要重新审定工业企业，特别是具有潜在污染危害的化工企业选点布局的原则。

（二）生活污水

生活污水（domestic sewage）是人们日常生活的洗涤废水和粪尿污水等，水中含有大量有机物如纤维素、淀粉、糖类、脂肪、蛋白质等及微生物包括肠道病原体等。生活污水中也含有大量无机物质如氯化物,硫酸盐、磷酸盐、铵盐、亚硝酸盐、硝酸盐等。近年来由于大量使用合成洗涤剂,其中部分产品的磷酸盐含量高达30%~60%,使污水中磷含量显著增加,为水生植物提供充足的营养物质。受含磷、氮等污水污染造成水体中藻类大量繁殖,使水中有机物增加、溶解氧下降,水质恶化的现象,称为水体富营养化(eutrophication)。

水质富营养化已成为我国淡水湖泊的重要污染类型。由于治理周期长,投入高,多年来一直无彻底治理富营养化的方案出台。因此,限制高磷合成洗涤剂的污染显得尤为迫切。然而,由于磷酸盐自身对人体并无直接毒副作用,造成目前限磷工作难于顺利开展。相信通过环境工作者的不懈努力,合成洗涤剂的限磷标准会尽早出台。

受降水洗淋城市大气污染物和冲洗建筑物、地面、废渣、垃圾而形成的城市地表径流也是生活污水的组成部分。一些工业废水和地表径流排入城市污水管道中,使城市生活污水的数量和成分不断增加,特别是生物可降解的有机物大量增加,能造成水体缺氧,对水生生物极为不利。来自医疗单位的污水,包括病人的生活污水和医疗废水,含有大量的病原体及各种医疗、诊断用物质,是一类特殊的生活污水,医院污水污染的主要危害是引起肠道传染病。

近年来,富营养化水体污染造成的危害事件频繁发生。2007年5月29日开始,由于太湖水富营养化加重,江苏省无锡市城区的大批市民家中自来水水质突然发生变化,并伴有难闻的气味,无法正常饮用。2007年6月,巢湖、滇池也不同程度地出现蓝藻。安徽巢湖西半湖出现了5平方公里左右大面积蓝藻。由于西半湖不是饮用水源,所以对当地影响不大,但随着持续高温,巢湖东半湖也出现蓝藻。滇池也因连日天气闷热,蓝藻大量繁殖。在昆明滇池海埂一线的岸边,湖水如绿油漆一般,并伴随着阵阵腥臭。武汉市的东湖是全国著名的大湖,由于富营养化污染,东湖已于20世纪末退出了饮用水水源地,几乎每年都发生批量死鱼的事件。

（三）农业污水

指农牧业生产排出的污水及降水或灌溉水流过农田或经农田渗漏排出的水。早期原始的小规模农业生产由于使用的是天然循环肥料,并不产生明显的农业污水,但随着大规模农业生产,特别是现代化工工业化肥、农药的产生,氮、磷、钾肥引起的水质富营养化,高残留、高毒性农药引起的水质污染,逐渐形成了农业污水对全球水质的污染。20世纪60—70年代,由于有机氯农药如DDT、六六六的大量使用,导致此类农药的污染遍及全球,在极端的环境,如珠穆朗玛峰上的积雪、南极企鹅和北极熊体内均检测出六六六。由此可见,农业上滥用农药对地球环境的破坏具有深远影响。目前,高残留有机氯农药已被低残留、低毒性农药取代。近年来,农村养殖业的规模化经营,引发抗生素的大量滥用,农业污水,乃至城市河流中出现了抗生素污染的新格局。

（四）其他

工业生产过程中产生的固体废弃物,城市垃圾等随工业发展日益增多,这些废物中常含有大量易溶于水的无机物和有机物及致病微生物等,受雨水淋洗后进入地表径流而造成水体污染。海上石油开采、大型运油船只泄漏事故及航海船只产生的废弃物等则是海洋污染的重要来源。

此外,按照污染物进入水体的方式,可将水体污染源分为点源污染(point source pollution)和面源污染(diffused pollution)。前者指通过沟渠管道集中排放的污染源,有其固定的排放点,其排放量和排放浓度随生产、生活活动呈规律性的周期变化;后者主要从广大流域面积上或从一个城市区域汇集而来,它没有固定的排放点,排放量和浓度随降雨而发生变化。

二、水体污染物

通过各种途径进入水体的污染物种类繁多,性质各异,一般分为物理性、化学性和生物性污染物,见表4-1。

(一)物理性污染物

主要是指热污染和放射性污染。水体热污染主要来源于工业冷却水。其中以动力工业为主如火力发电厂每发电100万千瓦约需水 $30\sim50m^3/s$,核电站产生同样的电力,冷却水用量比火力发电多50%左右,其次为冶金、化工、石油、造纸和机械工业。水中放射性物质主要来源于以下几个方面:①天然放射性核素;②核试验沉降物;③核工业的废水、废气、废渣;④核研究和核医疗等单位排放的废水。

(二)化学性污染物

当今水污染最显著的特点是化学性污染。因为水具有很强的溶解能力,以及现代工业生产、使用而进入水中的化学物质的种类和数量不断增长。水体污染的化学物质包括无机物和有机物两大类。最常见的无机污染物如铅、汞、镉、铬、砷、氮、磷、氰化物及酸、碱、盐等;有机污染物如苯、酚、石油及其制品等。据统计从全球水体中已鉴别出有机化学物达2221种。我国松花江检出有机物152种,第二松花江吉林市江段达317种,长江江阴段达150多种,上海黄浦江水中发现有机化合物达500余种。松花江水质污染物以多环芳烃比例最大,长江江阴段江水中则以酚类和有机酸为主。

(三)生物性污染物

生活污水、医院污水、畜牧和屠宰场的废水等,以及垃圾和地表径流都可能带有大量病原体和其他微生物。此外,由于磷、氮等污染物引起水体富营养化而导致藻类污染也属于生物性污染。

表4-1　水体污染分类、污染标志及来源

污染类型		污染物	污染标志	废水来源
	热污染	热的冷却水	升温、缺氧或气体饱和、热富营养化	动力电站、冶金、石油、化工等
物理性污染	放射性污染	铀、钍、锶、铯	放射性沾污	核研究生产、试验、核医疗、核电站
	表观污染 混浊度	泥、沙、渣、屑、漂浮物	混浊	地表径流、农田排水、生活污水、大坝冲沙、工业废水
	水色	腐殖质、色素、染料、铁、锰	染色	食品、印染、造纸、冶金等工业污水和农田排水
	水臭	酚、氨、胺、硫醇、硫化氢	恶臭	污水、食品、制革、炼油、化工、农肥

续表

污染类型	污染物	污染标志	废水来源
酸碱污染	无机或有机酸碱、	pH异常	矿山、石油、化工、化肥、造纸、电镀、酸洗等工业、酸雨
重金属污染	汞、镉、铬、铅、锌等	毒性	矿山、冶金、电镀、仪表颜料等工业的排水
非金属污染	砷、氰、氟、硫、硒等	毒性	化工、火电站、农药、化肥等工业
需氧有机物污染	醣类、蛋白质、油质、木质素等	耗氧、缺氧	食品、纺织、造纸、制革、化工等工业、生活污水、农田排水
农药污染	有机氯农药、有机磷农药和抗生素等	严重时水中无生物	农药、化工、炼油等工业、农田排水
易分解有机物污染	酚类、苯、醛类	耗氧、异味、毒性	制革、炼油、化工、煤矿、化肥等工业、污水及地表径流
油类污染	石油及其制品	漂浮和乳化、增加水色	石油开采、炼油、油轮等
病原体污染	各种病原体	水体致病性	医院、屠宰、畜牧、制革等工业、生活污水、地表径流
真菌污染	霉菌毒素	毒性、致癌	制药、酿造、食品、制革等工业
藻类污染	磷、氮	富营养化、恶臭	化肥、化工、食品等工业、生活污水、农田排水

化学性污染 包含前七行;生物性污染 包含后三行。

三、我国水环境污染的概况

2015年,全国967个地表水国控断面(点位)开展了水质监测,Ⅰ~Ⅲ类、Ⅳ~Ⅴ类和劣Ⅴ类水质断面分别占64.5%、26.7%和8.8%。5118个地下水水质监测点中,水质为优良级的监测点比例为9.1%,良好级的比例为25.0%,较好级的为4.6%,较差级的为42.5%,极差级的为18.8%。

淡水流域:2015年,972个地表水国控断面(点位)覆盖了七大流域、浙闽片河流、西北诸河、西南诸河及太湖、滇池和巢湖的环湖河流共423条河流等监测表明,Ⅰ~Ⅲ类、Ⅳ~Ⅴ类和劣Ⅴ类水质断面分别占64.5%、26.7%和8.8%。湖泊(水库):2015年,全国62个重点湖泊(水库)中,5个湖泊(水库)水质为Ⅰ类,13个为Ⅱ类,25个为Ⅲ类,10个为Ⅳ类,4个为Ⅴ类,5个为劣Ⅴ类。主要污染指标为总磷、化学需氧量和高锰酸盐指数。

地下水:2015年,国土部门对全国31个省(区、市)202个地市级行政区的5118个监测井(点)(其中国家级监测点1000个)开展了地下水水质监测。评价结果显示:水质呈优良、良好、较好、较差和极差级的监测井(点)比例分别为9.1%、25.0%、4.6%、42.5%和18.8%。超标指标主要包括总硬度、溶解性总固体、pH、COD、"三氮"、氯离子、硫酸盐、氟化物、锰、砷、铁等,个别水质监测点存在铅、六价铬、镉等重(类)金属超标现象。

水源地:2015 年,全国 338 个地级以上城市的集中式饮用水水源地取水总量为 355.43 亿吨,达标取水量为 345.06 亿吨,占取水总量的 97.1%。其中,地表饮用水水源地 557 个,92.6%达标,主要超标指标为总磷、溶解氧和五日生化需氧量;地下饮用水水源地 358 个,86.6%达标,主要超标指标为锰、铁和氨氮。

海域:2015 年,中国管辖海域海水中无机氮、活性磷酸盐、石油类和化学需氧量等指标的监测结果显示,近岸局部海域海水环境污染依然严重,近岸以外海域海水质量良好。冬季、春季、夏季和秋季,劣四类海水海域面积分别为 67 150、51 740、40 020 和 63 230km²,分别占中国管辖海域面积的 2.2%、1.7%、1.3%和 2.1%。污染海域主要分布在辽东湾、渤海湾、莱州湾、江苏沿岸、长江口、杭州湾、浙江沿岸、珠江口等近岸海域。

第四节　水体的污染、自净和污染物的转归

一、各种水体的污染特点

水在河流、湖泊、水库、海洋中,由于其运动方式不同,环境条件各异,形成了各种水体的不同污染特点,了解这些特点对研究和评价水污染具有重要意义。

（一）河流

河流的污染程度取决于河流的径污比(径流量与排入河流中污水量的比值),河流的径污比大,稀释能力强,河流受污染的可能性和污染程度较小。河水混合能力很强,加上河水流动的推力作用,上游遭受污染可很快影响到下游,一段河流受污染,可影响到该河段以下的河道环境。河流的大小可影响污染物扩散的方式,中小河流由于水量相对较小污染物可沿着纵向、横向、垂直方向扩散,污染不仅发生在排污口,甚至可影响到下游数公里至数十公里。垂直方向的混合大多在排污口下游数百米内完成。在排污口下游 1~3km 内横向混合也较充分,使污染物在整个断面均匀分布。流量大的江河,污水不易在全断面混合,只在岸边形成浓度较高的污染带,影响下游局部水域的水质。因此河流污染范围不限于污染发生区,还可殃及下游地区,甚至可影响到海洋。

（二）湖泊、水库

湖泊、水库以水面宽阔、流速缓慢、沉淀作用强,稀释混合能力较差,水交换缓慢为显著特点。湖泊常接纳可携带流经地域厂矿企业的各种工业废水和居民生活污水。由于湖泊、水库的上述特点,污染物进入后不易被湖水稀释混合而易沉入湖底,难于通过湖流的搬运作用经出湖口河道向下游输送。因此,湖泊的相对封闭性使污染物质易于沉积。此外,湖泊的缓流水面使水的复氧作用降低,从而使湖水对有机物质的自净能力减弱。当湖泊、水库水接纳过多含磷、氮的污水时,可使藻类等浮游生物大量繁殖形成水体富营养化(eutrophication)。由于占优势的浮游生物的颜色不同,水面往往呈现红色、绿色、蓝色等,这种情况出现在淡水中时称水华(water blooms),发生在海湾时叫赤潮(red tide)。藻类繁殖迅速生长周期短,死亡后通过细菌分解,不断消耗水中溶解氧使水质恶化,危及鱼类及其他水生物的生存。藻类及其他生物残体在腐烂过程中,又把生物所需的磷、氮等营养物质释

放到水中,供新一代藻类利用。水体富营养化是湖泊、水库污染的主要现象,我国的太湖、滇池等大型湖泊都发生过较严重的水体富营养化,我国的近海部分水域也曾多次发生赤潮,仅 2005 年全国海域就达 82 起之多。控制水体富营养化的根本措施在于防止封闭型湖泊的水污染,特别是含磷、氮的污水污染。

鉴于目前我国封闭型湖泊水质的富营养化趋势日益严重,而开放型河流具有径污比高、稀释能力强的特点。近年来,有学者提出将河流水引入湖泊,甚至用河流水将湖泊贯通,变封闭型水源为开放型水源的观点,期望能迅速缓解湖泊水源富营养化的危机。

（三）地下水

地下水与地表水关系密切,因为地表水可通过各种途径渗入地下而成为地下水。污染物在地表水下渗过程中不断地被沿途的各种阻碍物阻挡、截留、吸附、分解,进入地下水的污染物数量显著减少,通过的地层愈厚,截留量愈大,因此地下水污染过程缓慢。但长年累月的持续作用仍可使地下水遭受污染,且一旦地下水受到明显污染,即使查明了污染原因并消除了污染来源,地下水水质仍需较长时间才能恢复。这是因为被地层阻留的污染物还会不断释放到地下水中,且地下水流动极其缓慢、溶解氧含量低,微生物含量较少,自净能力较差。因此,地下水污染治理一般需要十几年,甚至几十年的时间才能见效。受工业废水、生活污水污染的地下水,一般表现为钙盐、镁盐、氯化物、硝酸盐显著增加,其有毒污染物主要有酚、氰、汞、铬、砷、石油及其有机化合物。堆积于地表的工业废渣和生活垃圾,其可溶性成分也可随雨水渗入地下,造成地下水污染。

一般而言,地下水由于受到地表土壤层的过滤、吸附等作用,污染物的含量会低于地表水。但地下水中污染物的含量反映的是地表水前期的污染状况,若地表水中污染物的含量发生变化,有可能出现地下水中污染物含量高于地表水的情况。有机氯农药在很多地区都出现过地下水高于地表水的情况。

（四）海洋

海洋的污染源多而复杂。各种各样的工业废水和生活污水通过江河水注入海洋,其中污染物很难再转移出去,不易分解的污染物便在海洋中积累起来,或者被海洋生物富集,形成海洋的持续性污染,危害较为严重。此外,海上航行的船只和大型油轮发生漏油事故时有发生,以及海上石油开采作业等均可使海洋发生石油污染。局部海域严重的油污染甚至可影响海洋生物的生存。由于世界各海洋是相通的,污染物通过海水的潮汐作用和洋流的涌动,使污染扩散到海洋的各个角落。因此,海洋污染的另一特点是污染范围大。

二、水体污染的自净及其机制

（一）水体污染的自净作用

水体自净(self-purification)是指水体受污染后,污染物在水体的物理、化学和生物学作用下,使污染成分不断稀释、扩散、分解破坏或沉入水底,水中污染物浓度逐渐降低,水质最终又恢复到污染前的状况。水体自净是环境有限度接纳污染物的作用基础。影响水体自净过程的因素很多,如受纳水体的地形、水文条件、微生物种类与数量,水温和复氧能力(风力、风向、水体紊流状况等),以及污染物性质和浓度等。废水进入水体后,污染与自净过程几乎同时开始,距排污口近的水域以污染过程为主,表现为水质恶化,形成严重污染区;而在相邻的下游水域,自净过程有所加强,污染强度逐渐减弱,水质渐见好转,形成中度至轻度污染区域;在轻度污染水域下游,则以自净过程为主。

有机物的自净过程一般可分为三个阶段:第一阶段是易被氧化的有机物进行的化学氧化分解,本阶段在污染物进入水体后数小时即完成。第二阶段是有机物在水中微生物作用下的生物化学氧化分解,本阶段持续时间的长短与水温、有机物浓度、微生物种类和数量等有关,一般要延续数日。通常用 BOD_5 这一指标表示能被生物化学氧化的有机物的量。第三阶段是含氮有机物的硝化过程,这个阶段最慢,一般要延续一个月左右。

(二)水体自净过程的特征

污染物进入水体后就开始了自净过程,该过程由弱到强,直至水质逐渐恢复到正常状态。水体自净过程具有如下基本特征:①进入水体的污染物在自净过程中,总的趋势是浓度逐渐降低;②大多有毒污染物在物理、化学和生物学作用下转变为低毒或无毒的化学物,如除莠剂2,4-二氯苯氧乙酸(2,4-D)可在微生物作用下,经过复杂的分解过程,最终形成无毒的二氧化碳、水和氯根;氰化物可被氧化成无毒的二氧化碳和硝酸根;③重金属污染物在溶解状态时可被吸附或转变成不溶性化合物沉淀至底泥或进入食物链中;④复杂的有机物如碳水化合物、脂肪、蛋白质等,不论水中溶解氧含量如何,都能被微生物利用和分解,先降解为较简单的有机物,再进一步分解为二氧化碳和水;⑤不稳定的污染物在自净过程中转变成稳定的化合物,如氨转变为亚硝酸盐,后者再氧化成硝酸盐;⑥在自净过程初期,水中溶解氧含量急剧降低,到达最低点后又缓慢上升,并逐渐恢复至正常水平;⑦进入水体的大量污染物,如有毒性,则影响生物栖息,如生物不逃避就会中毒死亡,使水生物种群和数量大为减少,随着自净过程的进行,污染物浓度降低,生物种群和数量逐渐回升,最后使生物分布趋于正常。

(三)水体自净的机制

水体自净的机制包括稀释、混合、吸附沉淀等物理作用,氧化还原、分解化合等化学作用,以及生物分解、生物转化和生物富集等生物学作用。各种作用可相互影响,同时发生并交互进行。自净的初始阶段以物理和化学作用为主,后期则以生物学作用为主。

1. 物理净化　　污染物进入水体后,立即受到水体的混合与稀释,可用稀释比(参与混合稀释的河流水量与废水流量之比)来表示。显然,河水流量越大,其稀释比越大,稀释效果也就越好。河水中的悬浮颗粒物则靠其重力作用逐渐下沉,参与底泥的形成。颗粒物进入底泥后,水体变清、水质改善。但沉入底泥的污染物可因降雨时流量增大或其他原因搅动河底污泥而使已沉入底泥的污染物再次悬浮于水中,造成水体的二次污染。此外,水中的污染物也可被固体(如悬浮性的矿物成分、黏土、泥沙、有机碎屑等)吸附,并随同固相迁移或沉降。水体的物理净化过程还与河水流速、河床形状,污水排放口的位置与形式等因素有关。对湖泊、水库、海洋来说,影响水稀释的因素更多,如水流方向、风向、风力、水温、潮汐等。物理净化过程虽然只是改变了污染物的浓度分布,并不减少污染物的绝对量,但有助于后续化学和生物净化过程的进行。

2. 化学净化　　由于进入水体的污染物与水中成分发生化学作用,致使污染物浓度降低或毒性消失的现象,称化学净化。包括污染物的分解与化合、氧化与还原、酸碱中和等作用。废水中常见的污染物如酚、氰,除挥发进入大气外,还易在水中发生分解与化合反应。酚在 pH 较高时与钠生成苯酚钠,氰化物在酸性条件下易分解而释出氢氰酸,后者可挥发至大气中。重金属离子可与阴离子发生化合反应生成难溶的重金属盐而沉淀,如硫化汞、硫化镉等。污染水体的氧化还原反应受水中溶解氧等因素的影响较大,当水中溶解氧含量高时,氧化还原值高,氧化能力强,可使二价铁、锰分别氧化成三价铁和四价锰成为难溶性化合物而沉淀。当水中溶解氧较低或缺氧时,氧化还原值低,此时铁、锰被还原为易于迁移的形态。在厌氧条件下汞的甲基化反应受阻,此时存在的汞离子将生成不溶性硫化汞沉淀,很难生成甲基汞。水体自净过程中另一种化学反应是酸碱中和反应,水体中酸性废水和碱性废水可相互中和。有些水体污染物,可发生光解反应和光氧化反应,如杀虫剂乙拌磷在光敏剂腐殖酸和富里酸存在下可发生光解反应。酚在水中也可发生光解反应,反应速度随季节有很大变化,其光解半减期春季为 69 小时,夏季为 43 小时,秋季 63 小时。氨基甲酸酯在天然水中通过氧化剂(如自由基)作用形成光氧化产物。此外,水中的化学反应有些是在微生物的参与下完成的,如有机氮化合物分解成氨,再转化成亚硝酸盐和硝酸盐就是在相应细菌的参与下完成的。化学净化过程改变了污染物的绝对量,但需要注意的是,污染物在水体中发生的化学反应可生成减毒或增毒的两种产物,特别是后者应引起高度重视。

3. 生物净化　在河流、湖泊、水库等水体中生存的细菌、真菌、藻类、水草、原生动物、贝类、昆虫幼虫、鱼类等生物,通过它们的代谢作用分解水中污染物,使其数量减少,直至消失,这就是生物净化。此作用在地表水自净作用中最为重要且最为活跃。水中悬浮和溶解的有机物在溶解氧充足时,需氧微生物将其分解成简单的无机物如二氧化碳、水、硫酸盐、硝酸盐等,使水体得以自净。水中某些特殊的微生物种群和高级水生植物如浮萍、凤眼莲、芦苇等能吸收、分解或浓缩水中汞、镉、锌等重金属及难于降解的人工合成有机物,使水体逐渐净化,如芦苇能分解酚类,每 100g 新鲜芦苇在 14 小时能分解 8mg 酚,浮萍对镉具有很强的富集能力,其干重可达 17mg/kg。微生物分解有机物、消耗溶解氧的同时,空气中的氧可通过水面不断溶解补充到水中,水生植物的光合作用释放的氧也补充到水体,这就是水体的复氧过程。有机物进行生物净化的过程中,复氧与耗氧同时进行,水中溶解氧含量即为耗氧与复氧两过程相互作用的结果。因此,可以把溶解氧作为水体自净的一个指标。在水体有机物污染过程中,溶解氧变化可用氧垂曲线表示,如图 4-2。氧垂曲线上的 Cp 点为溶解氧的最低点,此点的耗氧速率与复氧速率相等,其值由水体的耗氧和复氧过程确定。在此点之前,耗氧作用大于复氧作用,水中溶解氧逐渐降低,水质逐渐恶化;Cp 点以后,复氧作用大于耗氧作用,溶解氧逐渐恢复,水质逐渐好转。若 Cp 点溶解氧含量大于地表水卫生标准规定的数值(4mg/L),表明废水中耗氧有机物的排放未超过水体的自净能力;若排入的有机物过多,超过河流的自净能力,则 Cp 点低于卫生标准规定的最低溶解氧含量,甚至在排放点下游的某一河段会出现无氧状态,此时水中厌氧菌对有机物进行厌氧分解,产生硫化氢、甲烷等,水质严重恶化、变黑发臭。污水中的微生物进入水体后,由于阳光紫外线照射,水生生物间的拮抗作用,噬菌体的噬菌作用,以及不适宜的环境条件等因素的影响而逐渐死亡,病原微生物死亡更快。寄生虫卵进入水体后,大多沉入水底,逐渐死亡。生物净化是水体的主要净化途径,对降低水中有机污染物至关重要。合理利用水体中微生物对有机污染物的降解特性,是目前污水处理的重要技术手段。

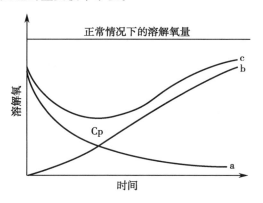

图 4-2

氧垂曲线图
a. 有机物分解的耗氧曲线;b. 复氧曲线;c. 氧垂曲线

三、水体污染物的转归

污染物在水体中的转归是指污染物在水环境中的空间位移和形态改变。前者表现为量的变化,后者则是质的变化。这两种变化之间通常存在相互联系。

(一)污染物的迁移

是指污染物从某一地点转移到另一地点,从一种介质转移到另一种介质的过程。废水中的污染物进入流动的水体后,沿水体流动方向,迅速从纵、横、竖三个方向扩散,将污染物向下游推移和搬运。污染物可通过水中固体颗粒物和胶体物质的吸附和凝聚作用而随之转移或沉淀。水中污染物也可通过水生物的吸收、代谢及食物链的传递过程而转移。因此这些物质在颗粒物和沉淀物中的浓度往往比水中高得多。有些污染物如挥发性酚、氢氰酸、氨等可经挥发进入大气,而有毒金属和难分解的有机化合物则随水流推进、与固体颗粒或胶体结合发生沉淀或随食物链而转移。

生物富集作用(bioenrichment)是指某些生物不断从环境中摄取浓度极低的污染物,在体内逐渐聚集,使该物质在生物体内达到相当高、甚至引起其他生物(或人)中毒的浓度。生物放大作用(bio-magnification)是由于食物链上各级生物的生物富集作用,使高位营养级生物体内污染物浓度大大高于低位营养级生物的现象。如甲基汞、有机氯农药等可通过食物链作用,在各级生物之间传递、转移形成生物放大作用。

(二)污染物的转化

主要指污染物在水体中所发生的物理、化学、光化学和生物学作用。通过此等作用,污染物改变了原有的形态或分子结构,以致改变了污染物固有化学性质、毒性及生态学效应。水体污染物的物理转化主要通过挥发、吸附、凝聚及放射性元素的蜕变等作用来完成。化学转化主要通过水解、化合、氧化还原等作用来实现。水解可能是有机物如卤代烃、磷酸盐、氨基甲酸酯等在水中最重要的反应,但某些有机官能团如烷烃、多环芳烃较难水解。有害物质可与水中所含各种无机和有机配位体或螯合剂结合而改变形态。水环境中发生的化学转化还与水体的氧化还原状态有关,在一定的氧化还原状态下,重金属可接受或失去电子,出现价态的变化,如在氧化条件下三价铬可转变成六价铬,在还原条件下五价砷可转化成三价砷,均使其毒性增大。光化学作用是指有机化合物在水中吸收太阳辐射大于290nm的光能而发生分解反应。在天然水体中,污染物的光分解率取决于水环境的性质(如太阳辐射强度、光敏剂的存在等)及有机物质的性质(如污染物的种类及对太阳辐射的吸收程度等)。生物转化一般是指水中某些有毒污染物在生物作用下转变成无毒或低毒化合物。水中微生物对有机物的生物降解起着关键作用,从简单有机物如单糖,到复杂有机物如纤维素、木质素等及石油、农药等,均可在不同条件下被微生物利用、降解,并最终分解成简单的二氧化碳和水等。此外,某些元素在微生物的作用下可发生价态的变化,如微生物能将无机汞转化成甲基汞,而另一些微生物如极毛杆菌等能将二价汞还原成元素汞,后者易挥发,促进水中汞的净化。在水生生物体内可通过代谢酶的催化作用将污染物分解或转化成另一种物质,但这种作用较微生物的降解作用弱得多。

(三)DDT在水生食物链中的迁移和转归的实例分析

DDT是一种有机氯农药的代表品种,它具有非常稳定的化学性质,在自然环境下半减期长达25年,能较好地溶解在油脂等有机相中。DDT一旦被动物机体吸收,则代谢、分解和排出过程缓慢。如果动物持续不断地低浓度或低剂量长期摄取DDT,就会在脂类含量丰富的组织和脏器中累积,发生生物富集现象。

由于DDT具有生物富集作用,因此DDT在水生食物链上会出现如下浓度变化:水(0.3μg/L)→浮游生物(30μg/kg)→小鱼(0.3mg/kg)→大鱼(3mg/kg)→水鸟(30mg/kg)。可以看出,尽管水体中DDT浓度只有0.3μg/L,但通过水生食物链的生物放大作用,高端水鸟体内DDT的浓度已高达30mg/kg,与水体中DDT浓度比较,放大了10万倍。

由于水生食物链和陆生食物链等其他食物链相互交融,水生食物链中的生物既可能摄取陆生食物链上的生物,同时它本身又可能作为其他食物链上生物的食物。DDT对水环境的污染,通过众多食物链的传递,可以造成对全球环境的污染。检测资料显示,从地球南、北极的冰川,到珠穆朗玛峰上的积雪均含有DDT。几乎全世界的人体内每公斤脂肪中都含有数毫克DDT。可见,一种环境介质的污染,有时哪怕是轻微污染,通过污染物各种形式的迁移和转归,都会引发灾难性的连锁危害。

通过DDT以水生食物链为媒介污染全球水环境的实例分析,我们可以获得如下经验教训:①水体资源的轻微污染可能引发危害更大的环境灾害;②长残留期的脂溶性化学物质具有极大的生物放大作用;③位于食物链最高位的人类将成为环境污染的最大受害者。

(吴志刚)

第五节　水体污染的危害

水体中的污染物不仅是影响水体质量的重要因素,也是影响生态环境和人群健康的重要因素。水体污染可分为生物性污染、化学性污染和物理性污染。典型的生物性污染是含有病原体的人畜粪便或污水污染水体后,可引起介水传染病(water-borne communicable diseases)的传播和流行。水体富营养化中藻类增殖及其毒素释放将破坏水体生态环境,某些藻类产生的毒素也可引起敏感个体中毒,甚至死亡。有毒化学物质污染水体,除可直接引起接触人群发生急慢性中毒、公害病(public nuisance disease),甚至诱发癌症外,还会对水体中微生物种群造成影响,阻碍水中有机物的转化过程,影响水体自净能力,同时使水体的感官性状恶化。另外,有些污染物,如固体悬浮物和工业冷却水等,虽然不会对人体健康产生直接危害,但可使水体感官性状恶化、破坏水生生物间的平衡关系,从而影响水体的自净能力和水的正常利用。

一、生物性污染的危害

天然水体生物污染的危害主要包括由病原体污染、藻类及其毒素等对生态环境和人群健康造成的不良影响。本节主要论述由病原体等生物性污染和水体中的藻类毒素对健康的影响。

(一)生物性病原体的污染危害

水中病原体主要来源于人畜粪便、生活污水、医院废水以及畜牧屠宰、皮革和食品加工过程中产生的废水。水体中最常见的病原体主要有四类:①致病细菌:如伤寒杆菌、副伤寒杆菌、痢疾杆菌、霍乱弧菌和致病性大肠杆菌;②致病病毒:甲型和戊型肝炎病毒、人类轮状病毒、脊髓灰质炎病毒、柯萨奇病毒及腺病毒等;③寄生虫:如溶组织阿米巴原虫、兰氏贾第鞭毛虫、隐孢子虫、血吸虫等;④其他:包括沙眼衣原体、钩端螺旋体等。居民通过饮水、食物、洗涤和娱乐等活动直接或间接接触被上述生物性致病因子污染的水体后,可能会引起与水中生物性污染相关疾病发生和流行,从而对人体健康造成危害。

许多人类疾病的发生与水质质量有关,水污染也是引起疾病、导致死亡的重要原因之一。WHO数据表明每年至少有500万人死于经水传播的疾病。水中生物性污染引起的疾病给人群健康和社会稳定带来了巨大的威胁。无论是发展中还是发达国家都曾遭受过生物性污染引起的疾病暴发流行,水相关疾病的暴发事件时有发生,因而对人群的健康和生命构成重大威胁。我国近几十年来也发生过数百起水传播性疾病的暴发流行,水体污染物突发事件中生物性污染超过了三分之二。美国威斯康星州20世纪90年代初期的贾第氏鞭毛虫和隐孢子虫污染事件和中国上海20世纪80年代毛蚶引起的甲型肝炎暴发流行都与水体遭受生物性污染有关,成为水体生物性污染事件的经典案例。水相关疾病的发生既可能是因水体遭受污染,人与遭受污染的水直接接触,例如:农业活动和娱乐活动过程中与受血吸虫污染的水接触引发急性血吸虫病;也可以是与在自来水加工过程中病原微生物不能有效去除,或在输配水过程中遭受的二次污染有关。上述美国威斯康星州贾第氏鞭毛虫和隐孢子虫污染事件就是水体遭受污染而未能有效处理引起的。值得注意的是,正是因为美国发生的贾第鞭毛虫和隐孢子虫污染事件引发了重大公共卫生问题,才催生了WHO和一些国家处于对保障公众健康的紧迫需求,对饮用水贾第鞭毛虫和隐孢子虫等生物性污染建立了严格的控制标准,为有效预防控制介水传染病的发生奠定了重要基础。

WHO资料显示因不安全的饮水和食品污染每年可导致霍乱病例达数百万例,由此而引起的死亡人数达到10万~12万人。全球每年有180万人死于腹泻性疾病,大部分发生在发展中国家,占发展中国家中人口总死亡率的80%,其中,90%是5岁以下儿童。90%的腹泻性疾病是由于缺乏基本卫生设施,不安全饮水所引起。例如:劳动或休闲娱乐过程中经水接触而感染血吸虫的人数达到2

亿。由于缺乏清洁用水,全球每年有 5 亿人受到沙眼威胁。上述数据表明生物性污染依然是引起人群健康问题、导致健康危害的重要因素。

(二)水中藻类毒素的危害

近年来,水体富营养化的危害已引起人们的广泛关注。在富营养化水体中藻类大量繁殖聚集在一起,浮于水面可影响水的感观性状,使水质出现异臭异味。藻类产生的黏液可黏附于水生动物的腮上,影响其呼吸,导致水生动物窒息死亡,如夜光藻对养殖鱼类的危害极大。有的赤潮藻大量繁殖时分泌的有害物质如硫化氢、氨等可破坏水体生态环境,并可使其他生物中毒及生物群落组成发生异常。藻类大量繁殖死亡后,在细菌分解过程中不断消耗水中的溶解氧,使水中溶解氧含量急剧降低,引起鱼、贝类及其他水生物因缺氧而大量死亡,造成一定的经济损失。据报道,许多国家的近海水域和内陆湖泊均有过多次富营养化现象的发生。近年来,我国海域赤潮发生频率增加,面积不断扩大。据《中国海洋环境质量公报》披露:与 20 世纪相比,我国不仅赤潮的发生频率和累计面积呈现明显升高的态势,而且赤潮时空分布也不断扩大,全年各月份和全国近岸海域乃至近海海域均有赤潮发生。如 2009 年发现赤潮 68 次,累计面积达 14 100km²,由此造成的经济损失高达数十亿元人民币。有些藻类能产生毒素,如麻痹性贝毒、腹泻性贝毒、神经性贝毒等,而贝类(蛤、蚶、蚌等)能富集此等毒素,人食用了毒化的贝类后可发生中毒甚至死亡。

藻类毒素对水体的污染已成为一个全球性的环境问题,正日益受到人们的关注。在富营养化淡水湖泊中生长的优势藻类是毒性较大的蓝藻(cyanobacteria,Blue-green algae),其已知的产毒种属有 40 多种,其中铜绿微囊藻产生的微囊藻毒素(microcystin,MC)和泡沫节球藻产生的节球藻毒素(nodularin)是富营养化水体中含量最多、对人体危害最大的两类毒素。调查显示,我国从黄河流域以南,各地约有70%的湖泊沟塘均已频繁发生过水华,其中大约 80% 左右含有微囊藻毒素(microcystin,MC)。

二、化学性污染的危害

工业废水和生活污水未经有效处理排放入水体是化学性污染的主要原因。工业废水所含化学物质与企业类别、生产产品、工艺过程和处理过程密切相关。通常水体遭受工业废水污染后,废水中的有毒化学物质,如汞、砷、铬、酚、氰化物、多氯联苯及农药等可通过饮水或食物链传递使人体发生急、慢性中毒。通常水体化学性污染对人群健康的影响可表现为长期慢性过程。水体化学性污染的急性危害往往表现为对水体环境和饮用水水源的影响。水源水质污染已经成为影响城市供水水质和饮水安全的重要问题。过去十年我国相继发生过因工业废水排放、化学品废弃物倾卸、化学品运载过程中的突发事件导致饮用水水源污染,继而影响城市正常供水,凸显了我国水体化学性污染问题形势依然严峻。

本节仅以酚、多氯联苯和邻苯二甲酸酯类化合物为代表介绍水体污染物的危害。关于汞及其甲基汞对健康的危害见第八章。

(一)酚

酚类化合物是指芳香烃中苯环上氢原子被羟基取代所生成的化合物。酚类化合物中能与水蒸气共同挥发(沸点在 230℃ 以下)的称为挥发酚(volatile phenols)。不能同水蒸气一起挥发的称非挥发酚。自然界中存在的酚类化合物有 2000 多种。酚类化合物有特殊臭味,易被氧化,易溶于水、乙醇等多种溶剂。通常天然水体中含有一定量的酚,但总体含量水平较低,处于微克水平。水中酚类化合物的浓度高或突然增加意味着水体存在酚类物质的污染。

酚是工业生产中广泛使用的重要工业原料,伴随生产和使用进入水体。水体中的酚类化学物主要来自炼焦、炼油、制取煤气、造纸及用酚作为原料的工业企业。酚类化合物还广泛用于消毒、灭螺、除莠、防腐等,工业废水中的酚已成为水体中重要的有机化学污染物。我国曾发生过多起含酚废水引起的水环境污染事件,造成鱼类死亡、农田污染并影响城市居民的生活用水安全。

酚在低浓度时能使蛋白质变性,高浓度时则能使蛋白质沉淀。酚对皮肤黏膜有强烈的刺激腐蚀作用,也可抑制中枢神经系统或损害肝肾功能。水体中的酚可经皮肤接触或经饮用由胃肠道吸收。进入机体的酚类化学物在肝脏代谢转化,代谢迅速,代谢产物可与葡萄糖醛酸等结合而毒性降低,随尿液排出。酚类化学物对人群健康的影响主要来自于水体污染突发事件和化学品不当使用。历史上,美国曾因酚类化学品运输过程的事故导致酚污染水源和饮用水。我国也曾发生多起五氯酚存储不当、误用和违禁使用导致的水源污染事件,导致人群出现急性中毒症状。急性酚中毒者主要表现为大量出汗、肺水肿、吞咽困难、肝及造血系统损害、黑尿等。

近年研究不断发现不同酚类化学物的有害效应,甚至是低剂量时即可对人群健康产生潜在危害。已有研究发现,某些酚类化合物,如五氯酚、辛基酚、壬基酚和双酚 A 等具有内分泌干扰作用,可表现为雌激素干扰效应和甲状腺干扰效应。例如,我国曾以五氯酚钠作为灭螺剂杀灭血吸虫的中间宿主钉螺,致使水体、土壤和水生生物中广泛存在不同浓度的五氯酚,继而通过饮水和食物进入人体。动物实验表明,五氯酚可干扰机体甲状腺素的正常功能。人群调查显示持续暴露五氯酚可干扰妇女正常内分泌功能。五氯酚可通过模仿天然激素(natural hormone)与胞质中的激素受体结合形成复合物,后者结合在 DNA 结合区的 DNA 反应元件上,从而诱导或抑制靶基因的转录和翻译,产生类似天然激素样作用。五氯酚还可与天然激素竞争血浆激素结合蛋白,增强天然激素的作用,并可通过影响天然激素合成过程中的关键酶而产生增强或拮抗天然激素的作用。

酚类污染水体可使水的感官性状明显恶化,可使鱼贝类水产品带有异臭异味。此外,当以含酚类化学物污染的水体为水源生产自来水,并以氯消毒时,水中的酚类化合物可与水中游离氯结合产生氯酚,由于氯酚的臭阈低至 $5\mu g/L$,氯酚臭产生明显的异味,引起感官性状不良反应。

(二)多氯联苯

多氯联苯(polychlorinated biphenyls,PCB)是由氯置换联苯分子中的氢原子而形成的一类含氯化合物,易溶于脂质,水中溶解度低至 $12\mu g/L(25℃)$,化学稳定性随氯原子数的增加而增高。PCB 具有可燃性低、低电导率、高热稳定性和化学稳定性等性能,作为良好的绝缘材料应用于变压器和电容器、热交换器和无碳复印纸、工业用油、添加剂和阻燃剂等工业产品中。虽然 PCB 禁用已长达四十余年,但是 PCB 半减期长达数十年,因而 PCB 可从多种来源进入不同环境介质,并广泛存在于多种工业废弃物及电子元器件中。目前世界各地的海水、河水、底泥、水生生物及土壤和大气中都可检测到 PCB 污染。从北极的海豹到南极的海鸟蛋以及从美国、日本、瑞典和中国等多个国家的人乳中均可检测到 PCB,提示 PCB 污染是全球性问题。

尽管水体环境中 PCB 浓度处于纳克水平,例如:莱茵河的 PCB 为 $100\sim500ng/L$,美国的哈德逊河为 $530ng/L$,我国松花江水中 PCB 平均浓度为 $130ng/L$,由于 PCB 在水环境中稳定性极高,残留时间长,具有生物蓄积性和高毒性,被认为是广泛存在的持久性有机污染物。值得注意的是,PCB 可通过生物富集作用和生物放大作用沿着食物链浓度逐级增高,例如:鱼类中的 PCB 可比水中高达数万倍。研究表明,在鱼类、奶制品和脂肪含量高的肉类中均能检出高浓度的 PCB。因此,摄取被 PCB 污染的食物,是人类暴露 PCB 的主要途径。人类对 PCB 健康危害的认识并非来自水污染事件,而是载入公共卫生史册的两起重要食品污染灾难性事件,即 1968 年发生在日本的"米糠油中毒事件"和 1979 年发生在我国台湾彰化县的"油症事件"。两起事件的受害者均因食用被 PCB 严重污染的米糠油而中毒,主要表现为皮疹、色素沉着、眼睑水肿、眼分泌物增多及胃肠道症状等,严重者可发生肝损害,出现黄疸、肝性脑病甚至死亡。孕妇食用被污染的米糠油后,出现胎儿死亡,新生儿体重减轻,皮肤颜色异常,眼分泌物增多等,即所谓的"胎儿油症"。这些情况表明 PCB 可透过胎盘进入胎儿体内。

PCB 是典型的具有内分泌干扰效应的化学污染物,具有拮抗雄激素睾酮的作用。研究表明 PCB 能干扰和破坏体内雄激素和雌激素的代谢平衡,使雄性胎儿睾酮水平降低,从而抑制 Wolffian 管向雄性生殖系统分化,导致胚胎期雄性性腺的分化发育障碍,引起生殖系统的结构改变。同时 PCB 还通过干扰雄激素的体内代谢,抑制雄激素生物学效应,使睾丸精曲小管的支持细胞和各级生精细胞发育迟缓,直接影响睾丸的生精功能。PCB 还可通过与雌激素受体结合,干扰雌激素的正常代谢,直接影响雌性生殖系统的发育和功能。新近的研究发现 PCB 还可干扰甲状腺的功能,动物实验显示 PCB 可改变甲状腺细胞形态结构、导致甲状腺细胞凋亡增加、影响甲状腺激素和甲状腺球蛋白分泌水平等多种不良效应,且呈明显的剂量-反应关系,提示应关注 PCB 的甲状腺干扰效应和人群健康的影响。由于甲状腺激素对个体生长发育具有至关重要的作用,而发育中的胎儿和生长发育中的婴幼儿和儿童对具有甲状腺干扰效应的化合物可能更为敏感,因而需关注 PCB 对儿童健康的影响。

(三)邻苯二甲酸酯类化合物

邻苯二甲酸酯又称酞酸酯(phthalic acid esters,PAE)是广泛使用的化工原料和化工产品。邻苯二甲酸酯类化合物多为无色透明油状黏稠液体,难溶于水,易溶于二氯甲烷、甲醇、乙醇、乙醚等有机溶剂,比重与水相近,沸点高、蒸汽压低、不易挥发。工业用途主要作为塑料的增塑剂和软化剂,也可用作农药载体及驱虫剂、化妆品、香味品、润滑剂和去泡剂的生产原料。邻苯二甲酸酯类化合物主要包括邻苯二甲酸二甲酯(dimethyl phthalate,DMP)、邻苯二甲酸二乙酯(diethyl phthalate,DEP)、邻苯二甲酸二正丁酯(di-n-butyl phthalate,DBP)、邻苯二甲酸二正辛酯(di-n-octyl phthalate,DOP)、邻苯二甲酸二异辛酯[di(2-ethylhexyl)phthalate,DEHP]和邻苯二甲酸丁基苄酯(butyl benzyl phthalate,BBP)等。由于邻苯二甲酸酯类化合物长期大量使用,因而广泛存在于水体、土壤、底泥、生物体内、空气及大气降尘物等不同环境介质。无论是发达国家还是发展中国家的水体中均可检测到 PAE,以 DEHP 和 DBP 尤为常见。当水体中存在多种 PAE 污染时,水中的 PAE 主要来源于工业废水。其次,农用塑料薄膜、驱虫剂以及塑料垃圾等,经雨水淋刷、土壤径流也可进入水体。该类物质在排入大气后易吸附于固体颗粒物上,通过沉降或雨水也会转入水环境中。进入水体的 PAE 易被悬浮固体及沉积物所吸附,并具有较高的生物富集性。PAE 在水体中的水解速率较慢,当 pH 为 8 时,其水解半减期为 125 天,pH 为 7 时,则半减期为 3.5 年。常规的自来水加工工艺并不能完全去除水中存在 PAE,我国南北方城市的饮用水中常可检出微量水平的 DEHP 和 DBP。

大多数 PAE 化合物急性毒性很低。国际化学品安全署归纳总结的研究资料显示 DEHP 大鼠经口 LD_{50} 超过 25 000mg/kg,小鼠经口 LD_{50} 为 30 000mg/kg 左右;DBP 大鼠经口 LD_{50} 范围在 8000~20 000mg/kg 之间,小鼠经口 LD_{50} 在 5000~16 000mg/kg 之间。大量实验研究证实,PAE 具有较强的雄性生殖毒性,是典型的内分泌干扰物。若雄性动物在出生前及发育早期暴露 DEHP 时会导致睾丸萎缩、附睾发育不全,附睾畸形,肛殖距缩短,精子数量下降、尿道下裂、隐睾症等不良生殖结局和出生缺陷。睾丸是 PAE 生殖毒性的重要靶器官,PAE 通过影响睾丸间质细胞的睾酮生成而发挥其抗雄激素作用。美国国家毒理规划署(National Toxicology Program,NTP)报道,大鼠和小鼠能通过食物长期吸收 DEHP 而引起肝癌,同时 DEHP 的代谢单体 MEHP 可引起睾丸间质细胞肿瘤。根据现有研究资料,国际癌症机构 2011 年发布的化学致癌物名单中将 DEHP 列为 2B 类化学致癌物。需要指出的是,环境中的 PAE 可经呼吸、消化道和皮肤接触进入人体。但人类暴露 PAE 的主要方式是通过食物摄入,经饮水和呼吸暴露远低于食物。人群研究显示,人乳中的邻苯二甲酸单酯含量与男性儿童体内的雄性激素水平相关,且在人类羊水中也发现了 PAE 代谢产物,提示 DEHP 可以通过胎盘屏障。鉴于 PAE 类化合物对人类健康和生态环境的影响,2005 年欧洲议会和欧盟理事会发布了 2005/84/EC 号指令,规定玩具和儿童护理用品中,DEHP、DBP 和 BBP 的含量不得超过 0.1%。2008 年美国总统签署《消费品安全改进法案》,也严禁儿童玩具或儿童护理用品中 DEHP、DBP 和 BBP 三种物质含量超过 0.1%。我国环保总局 2002 年颁布的《中华人民共和国地表水环境质量标准》集中式生活饮用水水源中 DEHP 和 DBP 含量作出了明确规定,分别为 0.008mg/L 和 0.003mg/L。

三、物理性污染的危害

(一)热污染

水体热污染主要来源于工业冷却水,特别是发电厂的冷却水。大量含热废水持续排入水体可使水温升高,加速水体中化学和生物学反应的速率和水分蒸发量。例如:水温每升高 10℃,化学反应的速率约增加一倍,水中有毒物质、重金属离子等对水生动物的毒性也随之增强,如氰化物、锌离子等对鱼类的毒性随水温升高而增强。水温增加可以导致水中溶解氧含量下降和水氧饱和浓度降低。一定温度范围内,水温升高可使水中细菌分解有机物的能力增强,水生动物的耗氧量增加,可造成水中溶解氧进一步降低;水温升高造成的水环境改变可影响某些鱼的产卵和孵化,导致水域中原有鱼类的种群改变。更重要的是,水温增高可影响藻类增殖和生长,一定条件下水中藻类和水生植物的生长繁殖随温度增高而加快,加剧水体富营养化。此外,水温增加可改变水体中悬浮物的沉降速度,水温 0℃ 以上时,水的比重和黏度随温度升高而减小,因此热污染可使水的密度和黏度下降,加速水中颗粒物质的沉降速度,影响河流携带淤泥的能力。

(二)放射性污染

水体中放射性污染分为天然和人为两类。水体中天然放射性物质主要来自地球形成时结合到地层中的放射性元素及其衰变产物,部分来自于宇宙射线,如:^{40}K、^{14}C、^{238}U、及 ^{232}Th 等,这些物质可通过降水、岩石风化、采矿和选矿等方式进入水体环境。人为放射性物质主要来源于各种与放射性核素相关的核试验、核战争、核燃料和核素应用产生的废水、废渣、废气,通过不同形式进入水体。放射性污染水体继而通过饮水或受污染的食物进入机体。吸收入血的放射性物质可均匀分布于全身,有的则相对集中于某器官组织,如^{131}I 主要聚集于甲状腺,^{222}Rn 主要分布于肺,^{235}U 主要储存于肾脏。人体接触到含高浓度放射性物质的水可引起外照射,而饮水或食品受放射性污染后可造成内照射。放射性物质对人体健康的影响,除核素本身毒性外,主要是其在衰变过程中所释放出的不同能量的 α、β、γ 射线或低能 X 线对组织器官产生的辐射损伤,导致某些疾病的发生率增加并可能诱发人群恶性肿瘤发生率增高。例如,^{235}U 对肝脏、骨髓和造血机能的损害,^{90}Sr 可引起骨肿瘤和白血病等。大量研究还证实,胎儿和青少年对放射性物质比成人敏感,能导致胎儿畸形及生长发育障碍。有些水生生物对放射性物质具有富集能力,使鱼类等水生生物受到内照射和外照射而影响其正常生长发育和繁殖。人摄入此种受放射性物质污染的水生生物后可使体内的放射性负荷增加,甚至影响机体健康。

第六节　水环境标准

水环境标准是水质管理、水污染防治和水质保护的重要基础,其制订、审批、颁布与实施需遵循现行的各项法规法律和相关政策,水环境标准与其他标准一样具有法律约束性。水环境标准的法律依据包括:《中华人民共和国环境保护法》《中华人民共和国水污染防治法》《中华人民共和国海洋环境保护法》《中华人民共和国水法》《中华人民共和国水污染防治法实施细则》等法律法规。

我国水环境标准体系可概括为"六类三级",即水环境质量标准、水污染物排放标准、水环境卫生标准、水环境基础标准、水监测分析方法标准和水环境标准样品标准六类,标准又分为国家级标准、行业标准和地方标准三级。水环境质量标准、水污染物排放标准、水环境卫生标准属于强制性标准,其他的水环境标准为推荐性标准。

我国的水环境标准是由国家职能部门委托国家标准委员会研究制定的。基于管理的现状,我国制定水环境国家和行业标准的相关部门,除国家环境保护部外,还有水利部、国家卫生计生委、建设部、国土资源部、国家经贸委等。行业水环境标准,水利部门颁布 54 项,环境保护部颁布 18 项;建设部颁布至少 47 项;其他行业如农业、林业、海洋、卫生、核工业、电力等系统也颁布相应的水环境行业标准。行业标准中也分强制性标准和推荐性标准两种。国家标准是考虑了全国各地均可能执行的标准,既考虑了科学性、技术上的可行性,也考虑了经济上的合理性。而行业标准和地方标准是针对行业和地区特点和经济发展水平制定的标准,因此,通常应该严于国家标准。

水环境标准的主体是水环境质量标准、水污染物排放标准和水环境卫生标准 3 种,其支持系统和配套标准有水环境基础标准(含环境保护仪器设备标准)、水质分析方法标准、水环境标准样品标准 3 种,共计 6 种。本章节重点介绍水环境质量标准和水污染物排放标准。

一、水环境质量标准

我国的水环境质量标准是根据不同水域及其使用功能和其所控制的对象分别制订的。水环境质量标准主要由《地表水环境质量标准》（GB 3838—2002）和系列标准如《渔业水质标准》（GB 11607—1989）、《农田灌溉水质标准》（GB 5084—2005）、《海水水质标准》（GB 3097—1997）、《地下水水质标准》（GB/T 14848—1993）、《生活饮用水卫生标准》（GB 5749—2006）等组成。近年来，国家已经组织了标准补充修订工作，例如，继生活饮用水卫生标准颁布实施后，对执行了20余年《地下水水质标准》等标准完成了补充修订，将原标准的39项指标增加至93项，充分考虑了对人体健康的影响和潜在风险。

（一）地表水环境质量标准

《地表水环境质量标准》（GB 3838—2002）适用于全国领域内的江河、湖泊、运河、渠道、水库等具有使用功能的地表水水域。该标准分为地表水环境质量标准基本项目、集中式生活饮用水地表水源地补充项目和特定项目。地表水环境质量标准基本项目适用于全国江河、湖泊、运河、渠道、水库等具有使用功能的地表水水域；集中式生活饮用水地表水源地补充项目和特定项目适用于集中式生活饮用水地表水源地一级保护区和二级保护区。地表水环境质量标准体现了以保证饮用水水源水质为中心，按水域功能区分水质要求。集中式生活饮用水地表水源地特定项目由县级以上人民政府环境保护行政主管部门根据本地区地表水水质特点和环境管理的需要进行选择，其补充项目和选择确定的特定项目作为基本项目的补充指标。

本标准项目共计109项，其中地表水环境质量标准基本项目24项，集中式生活饮用水地表水源地补充项目5项，集中式生活饮用水地表水源地特定项目80项。

地表水环境质量标准基本项目包括水温、pH、溶解氧、汞、粪大肠菌群等24项。将硫酸盐、氯化物、硝酸盐、铁、锰调整为集中式生活饮用水地表水源地补充项目，修订了pH、溶解氧、氨氮、总磷、高锰酸盐指数、铅、粪大肠菌群七个项目的标准值，增加了集中式生活饮用水地表水源地特定项目40项。本标准删除了湖泊水库特定项目标准值。

与近海水域相连的地表水河口水域，根据水环境功能按本标准相应类别标准值进行管理；近海水功能区水域，根据使用功能按《海水水质标准》相应类别标准值进行管理。批准划定的单一渔业水域按《渔业水质标准》进行管理；处理后的城市污水、与城市污水水质相近的工业废水、用于农田灌溉用水的水质按《农田灌溉水质标准》进行管理。

我国地表水环境质量标准的制定采取引进和制定相结合的原则。核心要素是防止疾病传播、防止急慢性危害、保证感官性状良好和水体自净正常进行。在污染调查和潜在健康危害调查分析的基础上，通过用实验研究和环境流行病学调查相结合的方法，对生态环境和人群健康可能产生有害影响的重要污染物和污染因素制订标准。我国目前实施的各类水环境标准都是针对单一物质和单一因素制定限量标准，很少基于污染物混合暴露情况，对某类污染从整体上考虑并提出控制要求。近年来对某类污染物的总量予以控制已经受到人们的高度重视。

（二）水环境功能区划

改善地表水环境，确保地表水资源的持续利用是我国水环境管理的重要策略。针对流域、水系情况，对我国不同流域水系进行了系统的水环境功能区划，按不同水质划定不同使用功能范围，将我国水环境管理出发点、最终目标以及地表水环境质量标准对应到1.2万多个水环境功能区，实现水域分级管理向水域分类管理过渡。

我国《地表水环境质量标准》依据地表水水域环境使用功能和保护目标,按功能将水域质量由高至低划分为五类功能区:Ⅰ类,主要适用于源头水、国家自然保护区;Ⅱ类,主要适用于集中式生活饮用水地表水源地一级保护区、珍稀水生生物栖息地、鱼虾类产卵场、仔稚幼鱼的索饵场等;Ⅲ类,主要适用于集中式生活饮用水地表水源地二级保护区、鱼虾类越冬场、洄游通道、水产养殖区等渔业水域及游泳区;Ⅳ类,主要适用于一般工业用水区及人体非直接接触的娱乐用水区;Ⅴ类,主要适用于农业用水区及一般景观要求水域。按水资源划定的功能区为自然保护区、饮用水水源保护区、渔业用水区、工农业用水区、景观娱乐用水区、混合区、过渡区等管理区。各类功能区均设置了其相应的水质标准,明确提出高功能水域高标准保护、低功能水域低标准保护思想。如:生活饮用水卫生标准、各种工业用水水质标准和农田灌溉水质标准等。水域功能类别高的标准值严于水域功能类别低的标准值。同一水域兼有多类使用功能的,执行最高功能类别对应的标准值。

二、水污染物排放标准

我国的污水排放标准包括国家、地方和行业污水综合排放标准三级体系。国家污水排放标准是国家环境保护主管部门制定并在全国范围内适用的标准,如《中华人民共和国污水综合排放标准》(GB 8978—2002)适用于全国范围。地方排放标准是由省、自治区、直辖市人民政府批准颁布的,在特定行政区适用《中华人民共和国环境保护法》第10条规定:"省、自治区、直辖市人民政府对国家污染物排放标准中没做规定的项目,可以制定地方污染物排放标准,对国家污染物排放标准已做规定的项目,可以制定严于国家污染物排放标准的地方污染物排放标准,两种标准并存的情况下,执行地方标准。"污水排放标准按适用范围不同,可以分为污水综合排放标准和水污染物行业排放标准。我国允许造纸工业、船舶工业、海洋石油开发工业、纺织染整工业、肉类加工工业、钢铁工业等合成氨工业、航天推进剂、兵器工业、磷肥工业、烧碱、聚氯乙烯工业等12个工业门类的污水排放可执行相应的行业标准。

《污水综合排放标准》(GB 8978—2002)是国家标准,用于控制水污染,保护地表水及地下水水质处于良好状态,保障人体健康,维护生态平衡,促进经济建设的发展,同时也为工程设计和环境管理提供了依据。在标准适用范围上明确综合排放标准与行业排放标准不交叉执行的原则,除医疗机构、城市污水处理、造纸工业、船舶、海洋石油开发工业、纺织染整工业、钢铁工业、磷肥工业等19个行业所排放的污水执行相应的国家行业标准外,其他一切排放污水的单位一律执行本标准。标准适用于现有单位水污染物的排放管理,以及建设项目的环境影响评价,建设项目环境保护设施设计、竣工验收及其投产后的排放管理。现行的《污水综合排放标准》按地表水水域使用功能要求和污水排放走向,对向地表水水域或城市下水道排放的污水分别执行一、二、三级标准。

《污水综合排放标准》将排放的污染物按其性质及控制方式分为两类。第一类是指能在环境和动植物体内蓄积,对人体健康产生长远影响者,包括汞、镉、铬、砷、铅、镍、苯并(a)芘、铍等13种物质。含此类污染物的污水不分行业和污水排放方式,也不分受纳水体的功能类别,一律在车间或车间处理设施排放口采样,其最高允许排放浓度必须达到本标准要求。第二类污染物按年限(1997年

12月31日之前和1998年1月1日起)分别执行不同的规定,1997年12月31日前的建设(包括改、扩建)单位的污水排放,本标准规定了26种有害物质或项目;1998年1月1日起建设(包括改、扩建)单位的污水排放,规定了56种有害物质或项目;并规定在排污单位排放口采样,其最高允许排放浓度必须达到本标准要求。此外,现行的《污水综合排放标准》还按年限对部分行业最高允许排水量作出了具体规定。

为加强对医疗机构污水、污水处理站废气、污泥排放的控制和管理,预防和控制传染病的发生和流行,保障人体健康,应加强环境管理。现行的《医疗机构水污染物排放标准》(GB 18466—2005)由原国家环保总局和国家质量监督检验检疫总局于2005年7月联合发布,并于2006年1月1日起正式实施,并以此作为管理医疗机构水污染物排放的重要依据。标准中明确了对县级及县级以上或20张床位及以上的综合医疗机构和其他医疗机构污水排放以及传染病、结核病医院的污水中粪大肠菌群数和采用氯化消毒的医院污水中的总余氯作出了具体规定。如排放标准中分别规定医院(20个床位以上)、兽医院及医疗机构污水中粪大肠菌群数为500MPN/L[每升污水中粪大肠杆菌的最大可能数(most probable number,MPN)];传染病、结核病医院污水中的粪大肠菌群数100MPN/L;采用氯化消毒的医院污水中总余氯的一、二级标准分别规定为3~10mg/L(接触时间≥1小时)和2~8mg/L(接触时间≥1小时);传染病、结核病医院污水中总余氯为6.5~10mg/L(接触时间≥1.5小时)。对医院污水的有毒化学物质和放射性物质,则按本标准中有毒有害化学物质和放射性物质的标准执行。

第七节 水体卫生防护

水体卫生防护是保护城乡生活饮用水水源卫生状况及保证人群健康的重要基础。从源头控制污染物排放,保护水源水质,从而保护生态环境和饮水安全已成为全球共识。实现水体卫生防护,关闭高污染、高能耗企业、提倡"清洁生产"、实施污染物源头控制处置方式、设置污水处理设施以有效去除废水中的污染物,增加废水处理后回用,从而降低废水排放是关键。2013年全国城镇污水处理厂运行负荷率为82.6%,为有效的污染物排放控制和水体质量的好转奠定了重要基础。

为从根本上控制水体污染,国家出台了一系列政策法规确保水环境改善。2015年4月16日,国务院正式颁布《水污染防治行动计划》,提出到2020年全国水环境质量得到阶段性改善,污染严重水体较大幅度减少。到2030年,力争全国水环境质量总体改善,水生态系统功能初步恢复。到21世纪中叶,生态环境质量全面改善,生态系统实现良性循环。

一、污染源头控制

污染物源头控制是防止污染物扩散、引发生态环境恶化和对人群健康产生不良影响的重要基础。污染物源头控制是污染物尚未对水体造成污染之前采用积极有效的措施,防止污染物进入水体。"清洁生产"理念,采用一体化的污染物整体控制战略,降低污染物对环境的破坏和人群健康的风险,已被国际社会所接受。清洁生产包括节约原材料和能源,消除有毒原材料,并在一切排放物和废物离开工艺之前削减其数量和毒性;在整个生产过程中从原材料提取到产品的最终处置,均应减少其危害。清洁生产是一种预防性方法,它要求在产品或工艺的整个寿命周期的所有阶段,都必须考虑预防污染,或将产品或工艺过程中对人体健康及环境的短期或长期风险降至最小,以实现以人为本,可持续发展战略。

二、工业废水利用与处理

(一)工业废水利用

通过采取有效的处理措施对已使用的工业用水进行处理,提高工业用水的重复利用率是节约水资源降低生产成本,实现环境友好,清洁生产理念的重要体现。对于降低热能转换冷却为主的发电和钢铁企业,完全可以通过有效处理,增加生产用水的循环使用率以增加工业用水的重复使用。对于污染程度较低的工业用水,也可以经过适当处理,作为工业冷却水使用。

(二)工业废水处理

工业废水的处理包括物理处理、化学处理、物理化学处理和生物处理等四种方式。根据水质污染类型和特征选择适当有效的处理措施,既可增加水的利用率,也可节约生产成本,降低能耗,实现清洁生产。

1. 物理处理　是指通过机械阻留、沉淀和膜过滤等物理措施实现污染物浓度降低的处理技术。机械阻留包括格栅、筛网等,废水流经其孔隙时将较大的悬浮物和漂浮物阻留下来。沉淀则是废水中悬浮物通过重力沉降作用,沉入池底污泥斗而被去除,常用的沉淀池有平流式、竖流式和斜板式沉淀池等形式。物理法也称污水的一级处理。

2. 化学处理　是利用化学反应去除废水中溶解物或胶体物质的处理方法,包括混凝沉淀、中和、氧化还原等。凡含有胶体物质微细悬浮物和乳化油的废水均可采用混凝沉淀,即混凝剂与混合反应池中的废水充分接触,使微粒凝聚形成絮凝体,而有利于沉降。中和是利用酸与碱反应生成盐和水的化学原理,将酸性废水和碱性废水引入专门的反应池的处理方法。氧化还原是利用某些氧化剂或还原剂将废水中的有害物质转变成无毒或微毒的新化学物质,而达到处理废水的目的。如含氰废水在碱性条件下加入过量漂白粉,可使其氧化成氰酸盐,进而氧化成二氧化碳和氮。另一种是电解氧化还原法,借助于电流通过电解液(废水)引起的氧化还原反应,去除废水中的铬、氰、酚等有害物质。

3. 物理化学处理　通过物理和化学的综合作用使废水得到净化处理,一般是指由物理方法和化学方法组成的废水处理系统(wastewater treatment system),或指包括物理过程和化学过程的单项处理系统。其主要作用是用来处理废水中的溶解性物质,常用吸附、萃取、离子交换和电渗析等技术。

4. 生物处理　利用微生物消耗水中有机物作为自身能量的来源,使废水中的有机污染物转化为稳定且无害的物质,可分为需氧处理和厌氧处理两类。需氧处理法是指在有氧条件下进行的处理。可分为活性污泥法(activated sludge process)和生物膜法。活性污泥法(又称曝气法)是利用含有大量需氧微生物的活性污泥,在强力通气的条件下使污水净化的技术,是处理废水的常用方法。

常用于处理合成树脂工业含甲醛废水、电镀工业含氰废水及纺织印染、木材防腐、农药等多种生产废水。厌氧处理是利用厌氧微生物在缺氧条件下分解有机物,从而实现污染物浓度降低的过程。厌氧分解的产物是甲烷、硫化氢、氨、氢和二氧化碳等。厌氧生物处理法主要用于处理污水中的沉淀污泥,也用于处理高浓度的有机废水如肉类、食品加工厂废水、屠宰场废水等。厌氧生物处理后的污泥比原生污泥容易脱水,所含致病菌、寄生虫卵大大减少,臭味显著减弱,肥分易为农作物吸收。

三、生活污水的利用与处理

(一)城镇生活污水的利用与处理

生活污水是指人们日常生活过程中产生的洗涤废水和粪便污水。生活污水中固体物质一般不足1%,99%以上是水,主要为纤维素、油脂、蛋白质及其分解产物等。生活污水适宜于多种微生物的繁殖,因此常含有大量细菌和病原体(如肠道致病菌、寄生虫卵等)。生活污水通常进入城镇污水处理厂,经处理后方能排入水体。其处理方法与工业废水处理类似。目前建立集中式污水处理厂收集处理生活污水已经成为有效解决城乡生活污水的最重要的方式,也是保障水体卫生防护的重要设施和基础。由于生活污水中含有相当数量的氮、磷、钾等肥料成分,可将无害化处理后的生活污水用于农田灌溉,增加土壤肥力和水分,同时,也使污水进一步得以净化。但是,如果城镇生活污水中混有未经处理的工业废水形成的混合污水,如不经处理时则不能用于农田灌溉。

(二)中水回用

水资源短缺已经成为全球性问题。为缓解水资源危机和紧缺,增加水的利用率,通过对城市生活或工业污水深度处理,达到一定水质要求,再行使用,称为中水回用。中水回用主要用于冲洗地面、厕所、绿化、喷洒及景观用水等,已成为城市公共用水来源的重要方式。

由于单一的水处理方法一般很难达到回用水水质的要求,中水回用通常需经格栅→混凝沉淀→活性污泥池→过滤,再经消毒等多个工艺处理后才能使用。近年来,膜生物反应器技术(membrane bioreactor,MBR)已开始用污水处理和回用水处理工艺。它是将生物降解作用与膜的高效分离技术结合而成的一种新型高效污水处理与回用工艺,具有出水水质良好、运行管理简单、占地面积小等优点。

经过上述处理的污水,在达到中水水质标准后通过以下措施,可确保中水回用的安全:①为了确保细菌不会重新生长,在输送和使用过程中也不产生细菌污染,中水水质必须达到国家《生活杂用水水质标准》(GB/T 18920—2002)后才能使用。同时要制定详细的回用中水水质标准和完善的质量保证体系,并对回用前的中水水质进行检验和跟踪监控,一旦发现问题,立即启动相应应急措施。②国家相关中水回用标准,对氮、磷等有较高的要求,以确保回用中水不出现黑臭等富营养化现象。③目前,中水仅用于非饮用水、非人体直接接触的、低质用水领域,如冲洗卫生洁具、清洗车辆、园林绿化、道路保洁及消防补水等。不能用于饮用、食用、洗手、洗澡、洗衣等与人身体有密切接触的用水领域。④确保自来水与中水的供给是两个被严格分开的独立水系统,具有各自的专设管网系统,并将各类输水管道标注差异显著的区分标志,以消除潜在的误用问题。⑤对使用者要进行必要的安全教育和相关知识培训,以防范使用中的误操作、误使用。

四、医疗机构污水的处理

医疗机构污水指医疗机构门诊、病房、手术室、各类检验室、病理解剖室、放射室、洗衣房、太平间等处排出的诊疗、生活及粪便污水。当医疗机构其他污水与上述污水混合排出时一律视为医疗机构污水。

医疗机构污水特别是传染病、结核病医院的污水含有大量病菌、病毒、寄生虫卵。例如传染病医院污水中可含肠道致病菌 $10^5 \sim 10^6$ CFU/L,病毒 10^5 PFU/L 及蠕虫卵 10~15 个/L,甚至 100 个/L。结核病医院污水中含结核杆菌较多,可达 $10^6 \sim 10^9$ CFU/L,且结核杆菌在外环境中存活能力强,可存活数月。若此种医院污水污染了饮用水水源,会使人患病或引起传染病的暴发流行。此外,医院在诊断、医疗、化验检测、洗涤消毒等过程也可排出某些放射性物质。因此,必须加强医院污水管理,认真贯彻《医疗机构水污染物排放标准》(GB 18466—2005),对医院污水和污泥采取严格的消毒处理措施后方可排放。同时禁止向《地表水环境质量标准》(GB 3838—2002)规定的 Ⅰ、Ⅱ类水域和Ⅲ类水域的饮用水水源保护区和游泳区以及《海水水质标准》(GB 3097—1997)规定的一、二类海域直接排放医疗机构污水。带传染病房的综合医疗机构,应将传染病房污水与非传染病房污水分开。传染病房的污水、粪便经过消毒后方可与其他污水合并处理。

医院污水消毒最常用的方法是氯化消毒(chlorination),主要以次氯酸钠作为消毒剂。当消毒剂投加量及与污水接触时间充足时,通常可实现杀灭病原体的目标。采用含氯消毒剂消毒医疗机构污水时,若直接排入地表水体和海域,应先进行脱氯处理,使总余氯小于 0.5mg/L。医院污水处理过程中生成的污泥,含有污水中病原体总量的 70%~80%,也须进行彻底消毒处理;可采用加热消毒如蒸汽、高温堆肥等方法或以化学消毒,如投加漂白粉和石灰等方法。

第八节 水体污染的卫生调查、监测和监督

一、水体污染调查

水体污染调查是了解水体质量的重要手段及对水体环境实施监测及监督管理的重要环节,其目的是准确地掌握水污染源的废(污)水排放情况及废水中的污染物特性,认识污染水体的污染状况和时空变化规律,找出对水体环境和威胁人群健康的潜在有害因素的种类和数量,为制定水污染防控和治理对策提供科学依据。依据水体类型,水体污染调查主要包括江河、湖泊、水库、河口、港湾、海域等地表水及浅层和深层地下水。

(一)污染源调查

水体污染源调查是了解所在区域工业企业总体布局、企业生产产品类型和企业废水、废气和废渣等不同类型污染物的排放情况。调查主要包括:①企业种类、性质、规模和整体及企业内部布局情况;②企业各车间使用的原料、成品、半成品、副产品等;③工业用水的水源类型、供水方式和使用情况,废水排放量及所含污染物的种类及其浓度;④废水排放方式和流向;⑤企业对废水回收处理和综合利用情况。

调查工业废水污染情况时,应按照工业废水排放标准的要求,在车间排出口或工厂的总排出口测定废水流量和水质。未经处理的居民生活污水和城市地表径流污水也应采样测定。最后将调查监测结果以每个污染源为单位逐一建立技术档案。

(二)水体污染调查

水体污染调查可分为:①基础调查:目的是调查了解水体基本状况,调查范围较大,如全国性水体污染和某一水系的污染调查。②监测性调查:根据基础调查结果,选择代表性水体断面,定期对水污染进行调查,了解水体中污染物的变化情况。联合国环境规划署和世界卫生组织举办的全球监测系统的水质监测即属此类调查。③专题调查:为深入开展某类特定污染类型或污染物而进行的针对性专门调查。④应急性突发事件调查:在水体发生严重污染事故时对污染事故的原因、时间、可能造成的危害等情况进行的调查。

(三)水体污染对居民健康影响的调查

采用流行病学调查方法对水体污染引起的居民健康影响进行调查。由于水体污染物浓度通常较低,对人群健康的危害多为长期、缓慢的过程,且人们对污染物的敏感性不同,故在研究水体污染对健康影响时,应全面分析考虑各种可能的干扰因素,进行深入细致的调查。流行病学调查包括现况调查、回顾性调查和前瞻性调查。通过收集水污染地区水环境污染资料和居民患病率、死亡率及某些健康损害的资料,系统分析水体污染与居民健康之间的关系,寻找确认影响居民健康的主要因素,以采取有效措施控制水体污染对人群健康的影响。

二、水体污染监测

水体污染监测的目的是了解水污染控制治理情况,水体中污染物的时空分布,追溯污染物的来源和污染途径,了解污染物的迁移转化规律,预测水污染的发展态势,更合理的使用水资源,以有效保护水体环境。通过水体污染监测,可准确判断水污染对环境生态和人群健康可能造成的影响,评价污染防治措施的实际效果,为制订有关法规、污染物排放标准等提供科学依据。

(一)江河水系监测

江河水系的监测是了解我国主要水体的受污染状况和水质基本情况的基本手段。我国曾先后开展多次大规模的江河水系的水质监测工作,为认识长江、黄河、珠江和松花江等流域水系的水质状况奠定了重要基础。

1. 采样断面与采样点的选择　首先应了解沿河城市和企业分布情况。调查水系的水质状况,应在河段至少设置3个采样断面:①设在污染源的上游清洁或对照断面,可了解河水未受本地区污染时的水质状况;②设在污染源的下游的污染断面,可了解水质污染状况和程度;③设在污染断面下游一定距离的自净断面,可了解污染范围及河水的自净能力。

各断面采样点数依河道宽度而定,河道较宽的水体如长江中、下游可设5个采样点(分别距两岸边50m、150m及江心处),而较小的河流可只在河中心点采样。对重要的支流入口也应进行采样监测,因为一些支流本身就是一个重要的污染源。采样深度一般在水下0.2~0.5m。

2. 采样时间和频率　针对调查目的和不同水质监管要求进行采样。如条件许可应对其进行连续检测,如条件不许可,则可采取每月或每季检测。为了解不同时间和季节水体质量状况,则至少应在平水期、枯水期和丰水期各采样一次,每次连续 2~3 天。采样前数日及采样时应避开雨天,以免水样被稀释。

3. 水质监测项目　根据调查研究的目的、水体用途等选择确定水质监测项目。在基础性调查时,应包括能反映水质天然性状的指标如水温、浑浊度、色度、pH、总硬度等,及一般卫生学指标如溶解氧、生化需氧量、总大肠菌群等,以及有毒物质指标如酚、氰化物、汞、砷等。专题调查时,除一般监测项目外,还应选择特异的监测指标,如已知松花江汞污染严重,则重点研究汞在松花江的分布和变化动态。我国挥发性酚、氰化物、砷、汞、铬作为水质监测的必测项目,近年来,一些有机污染物如有机氯农药等已纳入水污染物监测项目。

4. 水体底质的监测　底质是指江河、湖泊、水库等水体底部的淤泥,是水体的重要组成部分。底质中有害物质(特别是重金属)含量的垂直分布一般能反映水体污染历史状况。有些污染物在水中含量很低而不易检出,而在底质中的含量有时可比水中高出很多倍。例如松花江某些断面的水中不易检出汞,但却能从底质中检出。因此,水体底质监测对于弄清有害物质对水体的污染状况及其对水体可能产生的危害具有重要意义。

5. 水生生物的监测　水体污染可影响到水体生态系统,使生物的种群、数量、群落组成和结构、生物习性、生长繁殖、甚至遗传特性等发生改变。因此,通过生物监测有助于判断水污染状况和污染物毒性的大小。生物监测项目通常包括:①水生生物种群、数量及分布情况的测定:以了解和评价水体的污染情况;②生物体内毒物负荷测定:可深入了解水体污染及污染物在水体中的迁移、消长规律及对人群健康的可能危害;③水中污染物对水生生物综合作用检测:有助于了解污染对水生生物的总体效应。例如,观察水生动物的外周血微核发生率、染色体畸变等作为反映水中有害物质对遗传物质影响的指标,已受到重视。④水中大肠菌群和病原微生物的检测,则作为水体生物性污染的常用指标。

（二）湖泊、水库的监测

监测项目与江河水系基本相似,但监测时应结合水体自身特点,可按不同水区设置监测断面,如进水区、出水区、深水区、浅水区、湖心区、污染源废水排入区等设置采样点,同时以远离污染的清洁区水样作对照。由于湖(库)水流动缓慢,沉淀作用较强,对水体底质和生物的监测更有意义。此外,湖泊水库的富营养化问题日益严重,我国的太湖、鄱阳湖、巢湖、滇池等都曾发生过多次藻类大量繁殖的情况,因而对湖水监测时应增加磷、氮及藻类毒素的测定。

（三）海域的监测

海域监测的重点是了解沿海大型厂矿企业、城市工业废水和生活污水、船舶排油及海上油井等的污染状况,及主要水产海域等受污染的情况。因此,应对河口和港湾作重点调查监测。河口的调查监测应根据河水入海流量、流向、地形及污染程度等确定调查范围。港湾的调查可根据港湾的大小、地形、潮汐、航道、污染源分布情况等,设置若干横断面及纵断面采样监测。一般应包括污染区、自净区和对照区。

（四）地下水的监测

受污染的地表水、生活垃圾堆放场渗出液、灌溉农田污水等均可透过土壤表层渗入地下水。污染物以铬、镉、砷、酚和氰化物等最常见。在污水灌溉区、垃圾堆放场等应根据地下水流向,在地下水的下游设立若干监测井,并在地下水上游设置本底对照井,还可在污水灌溉区内设置若干个监测井。采样时间依具体情况而定。水质检测项目与江河水系基本相同,并根据需要增测碘、氟、砷、硫化物和硝酸盐等及污染物指标。

三、水体卫生监督和管理

根据我国水污染防治法的规定,各级环境保护部门对水污染防治实行统一监督与管理,卫生部门协同环境保护部门实施卫生监督和管理。

1. 开展水体污染与水体自净调查　首先必须摸清水体污染源、污染性质及污染范围及其程度。在对水体进行经常性卫生监测时,应注意监测污染源排放的废水对下游取水点水质的影响。如条件许可应在丰水期、枯水期分别对水体水质进行监测。

2. 加强医疗机构污水的管理处置　加强医疗机构污水的管理处置,特别是传染病、结核病医院污水的管理处置,严格按照医院污水排放标准对其进行处理和消毒,并在技术上给予指导。

3. 以污水进行农田灌溉或污水流入的养殖区　对以污水进行农田灌溉或污水流入养殖区,则应定期监测污水水质、土壤中有害物质含量以及农产品和鱼类产品的质量,防止农作物和鱼类受污染而对人群健康造成危害。

4. 协同环境保护部门开展水污染防治的监督和管理　特别是对水体污染源的管理,监督厂矿企业认真执行《污水综合排放标准》,积极参与有可能向水体排放污染物的建设项目的监督管理。

5. 开展经常性卫生监督和管理　要重视资料的收集和管理,及时分析与总结,为修订有关卫生标准提供科学依据。

（屈卫东）

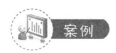

水资源紧缺和水质污染的双重负担决定了我国在现阶段的发展中需要充分利用有限的水资源。 在此背景下, 一些地区的农田被迫采用污水进行灌溉, 即利用污水中存在的氮、磷、钾、锌、镁等多种养分和较为丰富的有机质, 增加土壤肥力、节约用水。 用于灌溉的污水主要来自生活污水和经过处理的工业污水。 生活污水水质相对较好、肥分高, 对水稻有利。 工业污水含有某些重金属污染物和持续性有机污染物, 如铅、铬、砷、汞以及氯、硫、酚、氰化物、多氯联苯、邻苯二甲酸酯类化合物等有害成分, 污染程度高于生活污水。 因此, 利用污水灌溉农田必须对污水中的有害成分进行有效处理, 方能降低污染物对生态环境和人群健康带来的潜在危害。

思考题 | 污水灌溉农田中可能引起哪些危害及其解决办法?

第五章

饮用水卫生

第一节　饮用水的卫生学意义

　　水是生命之源,人体内的一切生理和生化活动如体温调节、营养物质输送、代谢产物排泄等都需在水的参与下完成。成人每日生理需水量约为 2.5~3L,通过饮水摄入的水量约占 1/2。人体需水量随着年龄、气候、劳动强度和生活习惯等而异。在炎热条件下从事重体力劳动的成人,每昼夜需水可达 8~10L,而婴幼儿按每公斤体重计算,需水量会更高。此外,水还与人们的日常生活密切相关,在保持个人卫生、改善生活居住环境和促进人体健康等方面起着重要作用。为使人们日常生活维持在较高卫生水平,城乡给水必须充分满足多项用水量。发达国家城市居民每人每天用水量达到 500L 以上,而发展中国家仅 200L 左右。城市人均耗水量已是衡量一个国家城市居民生活水平和经济发展的重要标志。

　　由于环境污染和饮用水资源的日益破坏,饮水资源的短缺和污染已成为世界的重要问题。我国人均水量仅为世界人均量的 1/4。我国 600 多个城市有 400 多个属于重度缺水和缺水城市。有研究指出,我国南方城市饮用水优先控制污染物有 20 种,包括汞、镉、铅、镍、砷等 8 种金属元素及苯、六氯苯、苯酚、乙苯、甲苯、1,2-二氯苯、邻苯二甲酸二丁酯、苯并(a)芘等 12 种有机污染物。我国水质性缺水和水源性缺水并存,不仅阻碍国家的建设和发展,也严重影响到人民群众的身体健康。

　　鉴于饮用水与健康和生活关系密切,保护好我们赖以生存的水资源,供给量足质佳的饮用水对防止疾病的发生,促进人体健康以及维持和提高人民生活卫生水平都具有重要意义。

第二节　饮用水与健康

一、饮用水污染与疾病

　　根据世界卫生组织的调查,人类疾病 80% 与饮用被污染的水有关,水质不良可引起多种疾病。全世界近 10 亿人不能获得洁净的水供应;每年有 200 万人死于因不安全的水、环境卫生和个人卫生导致的腹泻病;50 多个国家仍有霍乱疫情;成百万人饮用含量过高的砷和氟化物的水。我国饮水卫生现状为生物性污染和化学性污染同时存在。但总体而言,在我国农村以生物性污染为主,不少地区饮用水水质不合格是微生物污染所致,生物性污染仍是我国农村饮水安全面临的突出问题。饮用水受病原体污染可引起介水传染病的流行,尤其是肠道传染病的暴发流行。饮水化学性污染虽然不占主导地位,但其对人体健康的危害较为严重,特别是工业性水污染造成的急性中毒以及导致癌变、畸变和突变等远期危害效应等。

（一）介水传染病

介水传染病(water-borne communicable diseases)指通过饮用或接触受病原体污染的水而传播的疾病,又称水性传染病。其发生原因有二:①水源受病原体污染后,未经妥善处理和消毒即供居民饮用;②净化消毒后的饮用水在输配水和贮水过程中,由于管道渗漏、出现负压等原因,重新被病原体污染。

介水传染病的病原体主要有三类:①细菌:如伤寒与副伤寒杆菌、霍乱与副霍乱弧菌、痢疾杆菌、致病性大肠杆菌等;②病毒:如甲型肝炎病毒、脊髓灰质炎病毒、柯萨奇病毒、腺病毒、轮状病毒等;③原虫:如贾第鞭毛虫、隐孢子虫、溶组织阿米巴原虫等。此等病原体主要来自人粪便、生活污水、医院以及畜牧屠宰、皮革和食品工业等废水。

介水传染病的流行特点为:①水源一次严重污染后,可呈暴发流行,短期内突然出现大量病人,且多数患者发病日期集中在同一潜伏期内。若水源经常受污染,则发病者可终年不断,病例呈散发流行。②病例分布与供水范围一致。大多数患者都有饮用或接触同一水源的历史。③一旦对污染源采取治理措施,并加强饮用水的净化和消毒后,疾病的流行能迅速得到控制。

介水传染病一旦发生,危害较大。因为饮用同一水源的人较多,发病人数往往很多;且病原体在水中有较强的生存能力,一般都能存活数日甚至数月,有的还能繁殖生长,一些肠道病毒和原虫包囊等不易被常规消毒所杀灭。

据报道,约有40多种传染病可通过水传播,一般以肠道传染病多见,某些经饮用水传播疾病的病原体可导致严重疾病,甚至危及生命,如伤寒、霍乱、甲型和戊型肝炎,以及志贺菌和大肠埃希菌O157引起的疾病。目前,不论是发达国家还是发展中国家,介水传染病一直没有得到完全控制,仍然是严重影响人群健康的一类疾病。联合国环境规划署指出,受污染的水源是人类致病、致死的最大单一原因。联合国发展计划署在《2006年人类发展报告》中指出,全球有11亿人用水困难,每年有180万儿童死于不洁净用水引发的腹泻。非洲地区一些国家,由于水源不洁净,卫生设施和供水条件缺乏常导致霍乱的蔓延。WHO报道,津巴布韦仅在2008年8月至2009年1月期间,霍乱病例就有6万多例,死亡3000多人。

隐孢子虫(*cryptosporidium*)可通过其卵囊污染水源及饮用水而引起隐孢子虫病的传播。发达国家人群感染率0.6%~20%,发展中国家为4%~25%,我国各地的调查结果为1.4%~13.3%。隐孢子虫卵囊可在4℃水中存活13个月,普通氯化消毒不能完全除去其卵囊。患隐孢子虫病的人或动物的粪便污水污染了水源或饮用水,即可引起本病的流行。隐孢子虫感染人体可导致持续性霍乱样腹泻并伴有胃痉挛、恶心、低烧、消化功能障碍等。1993年,美国威斯康星州某地市政供水被隐孢子虫卵囊污染,导致84万人口中有40.3万人罹患隐孢子虫病,60多人死亡。贾第鞭毛虫是寄生于人类和动物肠道的原生动物,一般消毒方法很难将其全部杀死。人感染贾第鞭毛虫后可出现腹痛、腹泻和吸收不良等症状。贾第鞭毛虫病亦是最有可能通过水源或饮水而传播的介水传染病之一。

细菌、病毒和原虫引发的介水传染病对人体健康的影响是直接的,有时呈暴发性流行。因此美国等少数发达国家已经将隐孢子虫、贾第鞭毛虫、军团菌和病毒等指标作为饮水标准中要控制的微生物项目。我国《生活饮用水卫生标准》(GB 5749—2006)中,增加了隐孢子虫和贾第鞭毛虫的限值。

(二)化学性污染中毒

饮用水的化学性污染引起的卫生问题与微生物污染问题有所不同,对健康的不良影响主要是长期暴露于这些化学物质所致。除非受到大量意外污染引起急性中毒,饮水化学性污染主要引起慢性中毒和远期危害(致突变、致癌和致畸)。

造成饮用水化学性污染的物质很多,本章仅对氰化物、硝酸盐以及饮水消毒副产物和藻类毒素等进行阐述。

1. 氰化物

(1)污染来源:天然水不含氰化物,水源中的氰化物主要来自选矿、有色金属冶炼、金属加工、炼焦、电镀、电子、化工、制革、仪表等工业排放的废水。

(2)理化性质:氰化物是一类含有氰基(CN^-)的化合物,包括简单氰化物、氰络合物和有机氰化物。各种氰化物毒性的大小取决于它们在人体内是否易于生成游离氰基。常见的氰化物如氰化氢(HCN)、氰化钾(KCN)和氰化钠(NaCN)等易溶于水,在体内极易解离出游离氰基,对人体的毒性很大。

(3)毒作用机制:氰化物经口进入人体后,经胃酸作用形成氰氢酸。游离氰离子与细胞色素氧化酶中的 Fe^{3+} 结合,形成氰化高铁细胞色素氧化酶,使 Fe^{3+} 失去传递电子的能力,中断呼吸链,阻断细胞内氧化代谢过程,造成细胞窒息死亡。机体营养不良、维生素 B_{12} 的缺乏可使氰化物的毒性增加。

(4)危害:由于中枢神经系统对缺氧特别敏感,氰化物急慢性中毒主要表现为中枢神经系统损害。氰化物急性中毒分为四期,即前驱期、呼吸困难期、惊厥期和麻痹期,主要表现为中枢神经系统的缺氧症状和体征,严重者可突然昏迷死亡。慢性中毒主要表现为神经衰弱综合征、运动肌的酸痛和活动障碍等,长期饮用含氰化物的水,还可出现头痛、头晕、心悸等神经细胞退行性变的症状。氰化物在体内酶的作用下可转变成硫氰酸盐,后者能抑制甲状腺聚碘功能,妨碍甲状腺激素的合成,因而可引起甲状腺肿大。测定尿和唾液中硫氰酸根的含量是评价外源性氰化物中毒的重要指标,但影响尿液和唾液中硫氰酸根的因素很多,在测定时应注意内源性氰化物的干扰。鉴于氰化物的毒性较强,我国《生活饮用水卫生标准》规定,饮水中氰化物的含量应低于 0.05mg/L。

2. 硝酸盐

(1)污染来源:水源中的硝酸盐除来自地层外,主要污染来源为生活污水和工业废水、施肥后的地表径流和渗透、大气中的硝酸盐沉降以及土壤中含氮有机物的生物降解等。

(2)危害:硝酸盐本身相对无毒,但硝酸盐摄入后,在胃肠道某些细菌作用下,可还原成亚硝酸盐,亚硝酸盐与血红蛋白结合则形成高铁血红蛋白,后者不再有输氧功能。葡萄糖-6-磷酸脱氢酶缺乏者高铁血红蛋白形成的易感性较高。婴幼儿特别是六个月以内的婴儿血中 10% 左右的血红蛋白转变为高铁血红蛋白(Methemoglobinemia)时,婴儿即可出现发绀等缺氧症状,也称蓝婴综合征(blue baby syndrome);大于50%时可引起窒息死亡。硝酸盐在自然界和胃肠道均可转化为亚硝酸盐,采用氯胺消毒时亦可产生高浓度的亚硝酸盐,后者再与胺合成亚硝胺。亚硝胺已经被确认为致突变和致癌物质,同时对动物还有致畸作用。流行病学资料表明,人类的某些癌症,如胃癌、食道癌、肝癌、结肠癌、膀胱癌等的发病率都可能与亚硝胺有关。实验研究显示硝酸盐是致甲状腺肿因子,还可能是环境内分泌干扰物质。

目前,我国某些地下水源中硝酸盐的含量有增高趋势,其原因除污染加重外,还与地下水水位不断下降有关。为保护敏感人群,我国《生活饮用水卫生标准》规定,饮用水中硝酸盐含量应低于10mg/L。

二、饮用水的其他健康问题

饮用水对健康的不良影响,除了生物性和化学性的污染因素外,还包括:天然水环境中某些元素含量过高或过低可导致生物地球化学性疾病,如地方性氟病、地方性砷中毒和碘缺乏病等(见第七章);饮水消毒产生的消毒副产物对健康有潜在不良影响;水体富营养化时的藻类大量繁殖不仅可引起水体感官性状的恶化,其藻类毒素还可损伤肝脏等。

(一)饮水消毒副产物与健康危害

饮用水消毒是集中式供水安全的重要保障,在预防介水肠道传染病方面发挥极其重要的作用。但饮水消毒剂除具有强效杀菌作用外,还能与水中某些成分反应,形成新的对人体健康具有潜在危害的消毒副产物(disinfection by-products,DBP)。至今,饮水中发现的消毒副产物近700种。水中能与化学消毒剂形成消毒副产物的有机物被称为有机前体物(organic precursor),如腐殖酸、富里酸、藻类及其代谢物、蛋白质等。

1. 氯化消毒副产物　氯化消毒副产物(chlorinated disinfection by-products)系指在氯化消毒过程中的氯与水中有机物反应所产生的卤代烃类化合物。氯化消毒剂包括氯气、漂白粉、漂白粉精和氯胺等。

(1)氯化消毒副产物的种类:最常见的氯化消毒副产物有两大类:①挥发性卤代有机物:主要有三卤甲烷(trihalomethane,THM),包括三氯甲烷、一溴二氯甲烷、二溴一氯甲烷和溴仿;②非挥发性卤代有机物:主要有卤代乙酸(haloacetic acids,HAA),如氯乙酸、二氯乙酸、三氯乙酸、溴乙酸、二溴乙酸、三溴乙酸、溴氯乙酸、二溴一氯乙酸、二氯一溴乙酸等;此外还有卤代醛、卤代酚、卤代腈,卤代酮、卤代羟基呋喃酮等。THM和HAA两者含量之和可占全部氯化消毒副产物的80%以上。我国城市饮用水中氯化消毒副产物中,总三卤甲烷和总卤乙酸的平均浓度为18.5μg/L、10.3μg/L,氯仿约占三卤甲烷的41%,二氯乙酸和三氯乙酸约占卤乙酸的87%。

(2)影响氯化消毒副产物形成的因素:①有机前体物的含量:水中天然有机物的浓度和类型对氯化消毒副产物的形成有重要影响。一般用地表水做水源的自来水中三卤甲烷的产生量较高,富含腐殖酸的水要比含富里酸的水产生的副产物要多。腐殖酸与氯反应能生成二氯乙酸和三氯乙酸,且两种氯乙酸的生成量与腐殖酸在水中的含量成正相关。此外,排入水中的污染物也是有机前体物的重要来源。②加氯量、溴离子浓度以及pH等因素:当有机前体物的含量一定时,投氯量越大,接触时间越长,生成的三卤甲烷越多。水源水中溴化物浓度较高时,则会生成各种溴代三卤甲烷,含量往往高于氯仿。三卤甲烷的生成还与水的 pH 有关,随着 pH 升高,三卤甲烷生成量增大,而卤乙酸的生成量则是在一定范围内随着投氯量、反应时间、反应温度增加而增大,随着 pH 的减小而增大。

(3)氯化消毒副产物对健康的影响:一些氯化消毒副产物已被证实具有遗传毒性、致癌性、生殖发育毒性等,对人群健康构成潜在威胁。一些流行病学研究表明,长期饮用含有有机卤代烃的居民中,消化道癌症死亡率明显高于洁净水对照组的居民;加拿大的病例-对照研究显示,男性患结肠癌的危险性与饮用水中累积的 THM 量相关。在饮用 THM 浓度为 $75\mu g/L$ 的氯化消毒饮用水 35 年以上的男性居民中,患结肠癌的危险性比暴露时间不足 10 年的男性居民明显增加,但在女性并不明显。另有流行病学研究表明,通过饮用氯化消毒水或通过洗浴和游泳途径暴露氯化消毒副产物可能会增加患膀胱癌的风险。饮用 THM 含量大于 $49.0\mu g/L$ 的人群患膀胱癌的风险比饮用 THM 低于 $8.0\mu g/L$ 的人群高一倍。还有研究显示,每日饮用含 THM 大于 $75.0\mu g/L$ 的饮用水 2L 以上,有可能增加孕妇早期流产的危险性并可使婴儿患中枢神经缺陷。

动物实验表明,氯化消毒副产物具有致突变性和/或致癌性、致畸性和神经毒性作用。三卤甲烷类的氯仿、一溴二氯甲烷、二溴一氯甲烷和溴仿均对实验动物有致癌性,可引起肝、肾和肠道肿瘤。卤代乙酸类中的二氯乙酸、三氯乙酸、二溴乙酸、溴氯乙酸也能诱发小鼠肝肿瘤。三氯甲烷主要作用于中枢神经系统,并可造成肝和肾损害。IARC 已将 N-二甲基亚硝胺(NDMA)列为对人类很可能致癌物(ⅡA 类),三氯甲烷、一溴二氯甲烷、二氯乙酸和卤代羟基呋喃酮被列为可能致癌物(ⅡB 类),而一氯二溴甲烷、三溴甲烷、三氯乙酸、二溴乙腈被列为无法分类的致癌物(Ⅲ类)。此外,三氯甲烷、一溴二氯甲烷、二溴一氯甲烷、2-氯酚对动物胚胎和胎仔具有一定毒性。

卤代羟基呋喃酮是 20 世纪 80 年代芬兰科学家首次在氯化消毒的饮水中检出的一类氯化消毒副产物,鉴于其强诱变性以及当时尚无成熟的方法对其化学结构做出确切分析而将其称为“ Mutagen X”或“MX”,后分析鉴定 MX 为 3-氯-4-二氯甲基-5-羟基-2(5 氢)呋喃酮。研究表明,MX 在氯化消毒的饮水中浓度很低,一般为 $2\sim67ng/L$,但却有极强的遗传毒性和致癌作用,被认为是迄今为止最强的诱变物之一。MX 可以导致体内外哺乳动物细胞 DNA 多种损伤,如基因突变、染色体畸变、姐妹染色单体交换、DNA 链断裂等;可以导致大鼠甲状腺、肝脏和肾上腺等多种脏器肿瘤。MX 诱导人类胚胎肝细胞(L-02 细胞)*ras* 基因突变和氧化应激的发生可能参与 MX 的致癌过程。目前芬兰、美国、加拿大、日本等国已在自来水中检出了 MX,我国部分城市的自来水中也检出有 MX。

需要特别指出的是,尽管消毒副产物引起的多器官肿瘤在实验中已被证实,但流行病学研究结果仅在膀胱癌和直肠癌显示与之一致性,而且膀胱癌仅在男性一致。因为致癌的机制可能不同,实验研究结果难于外推到人类,实验条件下暴露浓度会更高。因此,从氯化消毒副产物的健康危害鉴定到风险管理和政策制定仍然面临挑战。

(4)预防措施:鉴于氯化消毒是最常用的饮用水消毒方法,在氯化消毒的饮水中已检出三卤甲烷和卤乙酸等氯化副产物,其有机提取物致突变试验为阳性;动物实验证明很多氯化消毒副产物具有致突变性和(或)致癌性,因此从保护人群健康出发,在氯化消毒时应尽量降低氯化消毒副产物的生成。目前减少氯化副产物的措施有:采用生物活性炭法除去或降低有机前体物含量;通过混凝沉淀和活性炭过滤等净化措施来降低或除去氯化消毒副产物;改变传统氯化消毒工艺,如避免预氯化和折点氯消毒,采用中途加氯法;采用二氧化氯或臭氧消毒方法,以减少氯化副产物形成。

2. 二氧化氯消毒副产物　二氧化氯作为饮水消毒剂与水中天然的有机物和无机物接触时,可迅速分解为亚氯酸盐、氯酸盐和氯化物。虽然氯酸盐对动物和人的影响方面尚无足够的数据,但一些动物实验证明,亚氯酸盐能影响血红细胞,导致高铁血红蛋白血症和溶血性贫血,还可能诱发神经、心血管和甲状腺损害等。二氧化氯可直接氧化水中的腐殖质等有机前体物,使三氯甲烷生成量减少90%。

3. 臭氧消毒副产物　臭氧作为饮水消毒剂不会生成氯化消毒副产物,但能生成甲醛和溴酸盐等具有潜在毒性的臭氧消毒副产物。饮水中的甲醛主要由天然有机物(腐殖质)在臭氧化和氯化中的氧化过程形成,溴酸盐则由水源水中溴化物被臭氧氧化后产生。吸入甲醛对人类是致癌的,但很少有证据表明甲醛可经口致癌。溴酸盐中以溴酸钾最受关注。动物实验表明,溴酸钾对动物体细胞或性细胞的染色体、基因或 DNA 均呈明显的遗传毒性,是一种致突变剂。IARC 将溴酸盐(钾)列为对人类可能致癌物(2B 类)。

(二)藻类及其代谢产物与健康危害

当含有大量磷、氮的污水进入湖泊、水库、海湾等缓流水体时,可引起藻类及其他浮游生物迅速繁殖,进而导致水体溶解氧量下降,水质恶化,鱼类及其他生物大量死亡,这种水质状况称为水体富营养化(eutrophication)。水体富营养化的发生与含磷、氮的污水污染及气象条件关系密切。

1. 藻类及其代谢产物对健康的危害　人类可以通过食用被藻类毒素污染的鱼贝类,饮用被藻类毒素污染的淡水或在其中洗浴和游泳而产生健康损害。海洋赤潮藻类毒素的发现多起源于对贝类或鱼类的污染,故称其为贝毒或鱼毒。贝毒可分为麻痹性贝毒、腹泻性贝毒、记忆缺失性贝毒、神经性贝毒和西加鱼毒。部分腹泻性贝毒可损伤肝脏。在赤潮藻毒素引起的中毒和死亡事件中87%由麻痹性贝毒引起,其次是腹泻性贝毒。1986 年 11 月我国福建省东山县发生因食用被裸甲藻赤潮污染的蛤仔造成 136 人中毒,1 人死亡的麻痹性贝毒中毒事件。1976—1982 年间日本共有 1300 多人发生腹泻性贝毒中毒,1984 年法国有 500 人中毒,挪威有 300~400 人因食用紫贻贝而中毒。

湖泊水库发生水华时,蓝藻产生的微囊藻毒素(microcystin,MC)是含量最多、危害最大的毒素之一。蓝藻毒素可分为肝毒素、神经毒素和皮肤毒素(脂多糖毒素),肝毒素又可分为环肽毒素和生物碱毒素。β-N-甲氨基-L-丙氨酸则是在蓝藻中新发现的神经毒素。微囊藻毒素有 70 多种异构体,毒性较大的是 MC-LR、MC-RR 和 MC-YR,其中 L、R、Y 分别代表亮氨酸、精氨酸和酪氨酸。急性毒性以MC-LR 型最强,主要累及肝脏,引起肝脏大面积肿胀、出血、坏死、肝细胞结构和功能破坏,严重者可因肝功能衰竭而死亡。1996 年 2 月,巴西一血液透析中心因使用含铜绿微囊藻毒素的水给病人做肾透析,导致 126 人视物模糊,呕吐、肝衰竭,60 多人死亡。近 30 年来,澳大利亚、美国和英国等,约上万人由于饮用或直接接触微囊藻毒素污染的水而造成急性中毒,其中 100 多人死亡。然而,饮水中的微囊藻毒素一般含量较低,其慢性毒性危害更为常见。流行病学调查表明,在我国江苏海门、启东和广西扶绥地区,长期饮用含微量微囊藻毒素的浅塘水和河流水的当地居民的原发肝癌发病率明显高于饮用深井水的当地居民。微囊藻毒素已经成为我国南方肝癌高发区的三大环境危险因素之一。在急性和慢性肝损伤患者可出现血清丙氨酸氨基转移酶（ALT）、γ-谷氨酰转移酶（γ-GT）和碱性磷酸酶（ALP）水平升高。有研究发现,饮用含有大量铜绿微囊藻的水库水的居民血清酶增高,出现轻度可逆的肝脏损害。除肝脏毒性外,微囊藻毒素还具有肾毒性、肠毒性（大肠癌）、生殖毒性、神经毒性和胚胎毒性,引起肾上腺、肠道相关疾病、生殖系统以及神经系统损伤等。

微囊藻毒素的毒效应具有明显的器官选择性,其主要靶器官为肝脏、肾脏、肠、脑等,以肝脏毒效应最为显著。研究表明,肝细胞中表达的有机阴离子转运多肽将微囊藻毒素转入细胞内是肝脏成为靶器官的重要原因。MC-LR 主要作用于肝细胞和肝巨噬细胞,强烈抑制丝氨酸/苏氨酸蛋白磷酸酶-1（PP1）和蛋白磷酸酶-2A（PP2A）的活性。当 MC-LR 与 PP2A 催化亚基特异性结合后,使 PP2A 失去对细胞内持续信号转导通路中的丝裂原活化蛋白激酶（MAPK）旁路的负调控作用,激活蛋白激酶和环加氧酶,导致细胞内多种蛋白质的过磷酸化,改变多种细胞内信号转导通路和酶的活力,造成细胞内生理生化反应紊乱,肝细胞损伤,最终导致细胞死亡。在巨噬细胞中微囊藻毒素能诱导肿瘤坏死因子和白细胞介素产生血小板激活因子,并激活环加氧酶,诱导血栓素和前列腺素产生,引起肝脏炎症、损伤甚至坏死。此外,研究还发现 MC 可诱导细胞内控制细胞增殖的早期反应基因 *c-fos* 和 *c-jun* 持续高表达,并认为这种异常表达引起的细胞过度增殖可能是 MC 的促癌机制之一。MC 还可明显增强 3-甲基胆蒽及有机污染物启动的细胞恶性转化,在二阶段诱导的细胞转化中能激活 *ras* 癌基因。

1998 年世界卫生组织在《饮用水卫生基准》中建议饮用水中 MC-LR 标准为 $1.0\mu g/L$,英国、美国等的 MC 标准为 $1.0\mu g/L$。我国一些地区饮用水源的地表水中微囊藻毒素达到了 $0.0046mg/L$,最高曾达 $0.053mg/L$。我国 2006 年颁布的《生活饮用水卫生标准》中增加微囊藻毒素-LR 限值为 $0.001mg/L$。

2. 预防措施　①减少水华发生:控制废水处理系统和农业肥料造成的污染,以减少湖泊和水库中的磷、氮积累;②加强宣传教育:使卫生和供水部门的工作人员以及公众了解饮用含有高浓度蓝藻的水或者在这种水中洗浴或游泳的健康风险;③加强水处理工艺:清除饮水中的藻类及其毒素。

（三）高层建筑二次供水污染与健康问题

高层建筑二次供水（secondary water supply）又称高层建筑二次加压供水,是指用水单位将来自市政供水或自备井的生活饮用水,贮存于储水池或水箱中,再通过机械加压或凭借高层建筑的自然压差,二次输送至用户的供水系统。在我国高层建筑（包括住宅楼、办公楼、宾馆、饭店等）的 5 层以上用水都需要二次供水系统才能输送到高层用户。

1. 二次供水水质污染的原因　二次供水受污染的原因包括从储水箱设计到管理的各个方面。主要有:①储水箱（池）材料不合格,如不加内衬的混凝土水箱更易导致生物膜形成;内壁防腐材料不合格,涂料脱落,某些成分渗出或溶出,致使某些元素或有毒成分含量升高;②水箱容积过大,储水量远远超过用户需水量,使水滞留时间过长,导致余氯耗尽,微生物繁殖。有实验显示,平均水温低于 20℃时,停留时间不宜超过 8 小时;水温高于 20℃左右,停留时间不宜超过 6 小时。最大停留时间不超过 12 小时;③储水箱设计不合理,如出水口高出水箱（池）底平面,使水不能完全循环,形成死水,致使杂质沉淀、微生物繁殖、藻类及摇蚊孳生等;④储水箱长期不清理,使内壁腐蚀、结垢、沉积物沉积而污染水质;⑤基础设施设计和安装不合理,如上水管设在污水管下面;溢水管与污水管连接,无防倒灌措施,引起污水倒流;⑥日常卫生管理不善,水箱无定期清洗消毒制度、无盖、无排水孔等。

2. 二次供水污染对健康影响　二次供水水质一旦被污染,会直接影响人们的健康。据报道,二次供水的储水箱(池)水和末梢水浊度、细菌总数、大肠菌群数、铁、锰、氯仿、四氯化碳、亚硝酸盐的含量均较出厂水有所增加,有的增加90%,有的高达130%以上,而余氯明显下降。有时甚至出现异味、浑浊、红线虫和藻类生长等现象。我国1996—2006年饮用水污染案例发生271起,二次供水占14.8%。自1991—2002年,共发生二次加压供水污染事故142起,导致4338人发生腹泻等疾病。二次供水污染以生物性污染为主,占85.7%;低位蓄水池污水逆流、蓄水池破损渗漏、管网破损渗漏和直接污染的发生率分别为35.7%、17.9%、10.7%和14.3%。二次供水水质污染对健康的影响取决于污染的原因及污染物的性质。生物性污染通常引起介水肠道传染病。饮用者可出现恶心、呕吐、腹胀、腹泻,严重者危及生命。如果二次供水的储水箱(池)材料的有害物质(如铅、砷、汞、镉等)含量或溶出过高,常常导致相应的慢性危害。

3. 预防措施　高层建筑二次供水是我国大中城市普遍采用的供水方式,应加强对二次供水的卫生管理和防护。除对二次供水设施的设计、施工及所用材料加强审查外,还应加强经常性卫生监督和管理,建立定期清洗、二次消毒以及定期水质检验制度等,以防二次供水水质受污染。对于水量充足而水压不足的生活小区,尽量取消储水箱(池),采取直接补压供水的二次供水方式,比如选用无负压的变频供水方式。

第三节　生活饮用水标准及用水量标准

一、生活饮用水水质标准

生活饮用水卫生标准是保证水质安全,保护民众健康的一项标准。它既是衡量供水部门的供水质量标准,也是卫生部门开展饮水卫生工作、监测和评价饮用水水质的依据。

我国1976年制定《生活饮用水卫生标准》(TJ 20—76),共四组(感官性状指标、化学指标、毒理学指标、细菌学指标)23项指标;1985年修订为《生活饮用水卫生标准》(GB 5749—85),增至四组35项指标;1994年再次修订,增订粪大肠菌群和铝两项指标限值,修订大肠菌群一项指标。2001年颁布《生活饮用水卫生规范》,常规检验项目为四组34项,增加非常规检验项目两组62项。2006年年底,国家颁布《生活饮用水卫生标准》(GB 5749—2006),常规检验项目为五组(微生物指标、毒理指标、感官性状及一般化学指标、放射性指标和消毒剂指标)42项;非常规检验项目为三组(微生物指标、毒理指标、感官性状及一般化学指标)64项,合计106项。该标准对饮用水的水质安全要求更高。

(一)制定饮用水水质标准的原则

在研究制定生活饮用水水质标准时,要求水中不得含有病原体,保证水在流行病学上的安全性;

水中所含化学物质和放射性物质对人体健康无害;水的感官性状良好。此外,在选择指标和确定标准限值时要考虑经济技术上的可行性。

（二）我国生活饮用水水质标准制定依据及卫生学意义

《生活饮用水卫生标准》（GB 5749—2006）根据各项指标的卫生学意义,将 106 项饮用水水质指标分为常规指标和非常规指标（附录 5）。

1. 常规指标　常规指标（regular indices）分为五组,即微生物学指标、毒理学指标、感官性状和一般化学指标、放射性指标及消毒剂指标。微生物和消毒剂指标旨在保证饮用水在流行病学上的安全性;感官性状和一般化学指标旨在保证饮用水感官性状良好;毒理学指标和放射性指标旨在保证饮用水对人体健康不产生毒性和潜在危害。

（1）微生物指标

1）总大肠菌群（total coliform）:系指一群在 37℃ 培养 24~48 小时能发酵乳糖并产酸产气的革兰氏阴性无芽孢杆菌。总大肠菌群不只来自人和温血动物粪便,也可来自植物和土壤。总大肠菌群是评价饮用水水质的重要指标。标准规定每 100ml 水样中不得检出。

2）耐热大肠菌群（thermotolerant coliform）:即粪大肠菌群,是一群在 44.5℃ 培养 24 小时,能使乳糖发酵产酸产气的细菌。耐热大肠菌群来源于人和温血动物粪便,是判断饮用水是否受粪便污染的重要微生物指标。检测结果阳性还预示可能存在肠道致病菌和寄生虫等病原体污染的危险。标准规定每 100ml 水样中不得检出。

3）大肠埃希菌（Escherichia coli，E. Coli）:习惯称为大肠杆菌,存在于人和动物的肠道中,在自然界中生命力很强,能在土壤、水中存活数月,是判断饮用水是否遭受粪便污染的重要微生物指标。标准规定每 100ml 水样中不得检出。

4）菌落总数:是评价水质清洁度和考核净化效果的指标。菌落总数增多说明水受到了微生物污染,但不能识别其来源,必须结合总大肠菌群指标来判断污染来源及安全程度。我国各地水厂只要认真落实水质的净化处理和消毒,其出厂水水质是能够达到该标准的。标准规定细菌总数 ≤ 100CFU/ml（CFU 为菌落形成单位）。

（2）毒理学指标

1）砷:饮用含砷 1.0~2.5mg/L 的水,可引起慢性砷中毒;饮用含砷 0.12mg/L 以上的水 10 年后可出现慢性砷中毒或疑似病例,且发砷含量增高;饮用含砷 0.027~0.081mg/L 的水,其发砷含量与对照人群无明显差异;国外资料显示水砷在 0.05mg/L 时未见任何有害影响。饮用含高浓度砷的水对人有致癌作用,IARC 已将无机砷化合物列为人类致癌物（Ⅰ类）。标准规定生活饮用水砷含量不得超过 0.01mg/L,此时导致皮肤癌的风险为 6×10^{-4}。小型集中式供水和分散式供水可容许为 0.05mg/L。

2）镉:大鼠饮用含镉为 0.1~10mg/L 的水,肾、肝中镉含量均可增加。据报道某地居民长期饮用含镉 0.047mg/L 的水,未发现任何症状。我国各地饮水中镉平均浓度几乎低于 0.01mg/L。1972 年世界粮农组织（FAO）、食品添加剂专家委员会确定从食物、水和空气中摄取镉的总量每周不得超过 0.4~0.5mg。根据上述情况,标准规定饮水中镉含量不得超过 0.005mg/L。

3）铬：六价铬比三价铬毒性大。大鼠饮用含铬 0.45～25mg/L 的水一年，未出现毒性反应，当饮用高于 5mg/L 水时，组织中铬含量明显增加。某家庭饮用含铬 0.45mg/L 水达三年时，体检未发现异常。考虑饮水中铬的浓度一般较低，标准规定饮水中六价铬不得超过 0.05mg/L。

4）铅：1972 年 FAO 和 WHO 专家委员会确定每人每周摄入铅的总耐受量为 3mg。儿童、婴儿、胎儿和妇女对铅较为敏感，饮水中铅含量为 0.1mg/L 时，儿童血铅超过上限值 30μg/100ml。调查表明管网末梢水中铅含量一般低于 0.05mg/L。从保护敏感人群出发，标准规定饮水中含铅量不得超过 0.01mg/L。

5）汞：汞为剧毒物质，可致急、慢性中毒。用无机汞 0.05mg/kg 剂量给大鼠染毒 4 个月后，大鼠条件反射有明显改变，血中网织红细胞和胆色素增加；剂量为 0.005mg/kg 时上述变化轻微；而剂量为 0.0005mg/kg 时则无异常发现。据报道有机汞的最小作用剂量为每人每日为 0.25～0.3mg。而饮水中的汞主要为无机汞。国内调查饮水汞含量几乎均低于 0.001mg/L。基于上述资料，标准规定饮用水中汞含量不得超过 0.001mg/L。

6）硒：人和动物摄入过量硒均可发生中毒。大鼠在 68 天内每周摄入硒的总量为 1.5mg/kg 体重时，白细胞数和血清谷丙转氨酶活力等指标虽与对照组相比无显著差异，但肝的硒含量比对照组高，提示硒可蓄积。根据硒的毒性，并考虑到从食物中可能摄入的硒量，标准规定饮水硒不得超过 0.01mg/L。

7）氰化物：使水呈杏仁味，其味觉阈为 0.1mg/L。氰化钾剂量为 0.025mg/kg 体重时，大鼠的过氧化氢酶活性增高，条件反射活动有变化；剂量为 0.005mg/kg 体重时无异常变化，此剂量相当于在水中 1mg/L。考虑到氰化物毒性很强，应有一定安全系数，标准规定饮水中氰化物含量不得超过 0.05mg/L。

8）氟化物：水中氟化物在 0.5～1.0mg/L 时氟斑牙患病率为 10%～30%，多数为轻度斑釉齿；1.0～1.5mg/L 时，多数地区氟斑牙患病率已高达 45% 以上，且中、重度患者明显增多。而在 0.5mg/L 以下地区，居民龋齿患病率高达 50%～60%，但在 0.5～1.0mg/L 的地区，仅为 30%～40%。综合考虑氟在 1mg/L 时对牙齿的轻度影响和防龋作用，以及高氟地区除氟在经济技术上的可行性，标准规定饮用水中氟化物含量不应超过 1.0mg/L。

9）硝酸盐：国外报道硝酸盐氮低于 10mg/L 时未发现变性血红蛋白血症病例，高于 10mg/L 时偶有病例发生，故一些国家规定饮用水中硝酸盐氮含量不超过 10mg/L。国内调查表明饮用水中硝酸盐氮含量在 14～25.5mg/L 时，20 年来未发现婴幼儿患高铁血红蛋白症；10～30mg/L 时 1 岁以内婴儿血液中变性血红蛋白含量与对照组相比无明显差异，而大于 30mg/L 时则有明显差异。标准规定饮用水中硝酸盐含量不得超过 10mg/L（以 N 计），地下水源受限制时为 20mg/L。

10）三氯甲烷：源水中含有机前体物时，加氯消毒可形成三卤甲烷类物质，其中三氯甲烷的含量最高。三氯甲烷可引发小鼠肝癌及雄性大鼠肾肿瘤，IARC 将三氯甲烷列为对人可能的致癌物（ⅡB 类）。世界卫生组织《饮用水水质准则》规定三氯甲烷在饮水中的限值为 0.3mg/L，美国规定最大允许浓度为 0.08mg/L，考虑到我国的具体情况，标准规定饮水中三氯甲烷含量不得超过 0.06mg/L。

11）四氯化碳：四氯化碳具有多种毒理学效应，可诱发小鼠肝细胞癌，IARC 将四氯化碳列为对人可能的致癌物（ⅡB 类）。标准规定饮水中四氯化碳含量不得超过 0.002mg/L。

12）溴酸盐：溴酸盐一般在水中不存在，当水源水含有溴化物，并经臭氧消毒时，可产生无机消毒副产物溴酸盐。动物试验证实溴酸盐有致癌性，IARC 将其列为对人可能的致癌物（ⅡB 类），饮水中终生过量致癌风险增量为 10^{-4}、10^{-5}、10^{-6} 时其对应的溴酸钾的浓度分别为 30、3、0.3μg/L。标准首次规定饮水中溴酸盐的含量不得超过 0.01mg/L。

13）甲醛：饮水中甲醛主要是天然水中腐殖酸在臭氧或氯化消毒过程中形成的。在臭氧消毒的饮水中发现最高达 30μg/L。标准规定饮水中甲醛含量不得超过 0.9mg/L。

14）亚氯酸盐：饮水使用二氧化氯消毒时可产生亚氯酸盐。IARC 将亚氯酸盐列为对人的致癌性尚无法分类（Ⅲ类）。为保障供水安全，标准首次规定饮水中亚氯酸盐含量不得超过 0.7mg/L。

15）氯酸盐：饮用水使用二氧化氯消毒时可产生氯酸盐，氯酸盐对动物和人的影响尚无足够的数据。为保障供水安全，标准首次规定饮水中氯酸盐含量不得超过 0.7mg/L。

（3）感官性状及一般化学指标

1）色度：饮用水的颜色可由带色有机物如腐殖质、金属或高色度的工业废水造成。水的色度大于 15 度时，多数人用杯子喝水时即可察觉。色度较高的地表水经净化后一般可达 15 度以下。因此饮用水色度不应超过 15 度。

2）浑浊度：水的浑浊度（turbidity）在 10 度时，人们即可觉察水质浑浊。水源水经常规净化处理后出厂水浑浊度一般均不超过 5 度，多数能达 3 度以下。降低浑浊度对除去某些有害物质、细菌、病毒，提高消毒效果，确保供水安全等方面都有积极作用。根据我国大中城市自来水厂出厂水的浑浊度大都可达 1 度以下的实际情况，标准规定浑浊度的限值为 1 度，在水源与净水技术条件限制情况下浑浊度可为 3 度。

3）臭和味：水中异臭和异味主要是由水中化学污染物和藻类代谢产物引起的。臭和味是人们对饮用水的安全性最为直接的参数，带有异臭和异味的饮水会引起饮用者对水质产生不信任感和厌恶感，异常的臭味可能是水质污染信号。标准规定饮用水不得有任何异臭或异味。

4）肉眼可见物：指饮水中不得含有肉眼可见的沉淀物、水生生物等令人厌恶的物质。

5）pH：pH 在 6.5～9.5 时并不影响饮用和健康。但 pH 过低可腐蚀管道影响水质，过高又可析出溶解性盐类并降低消毒效果。根据供水实际情况，其上限很少超过 8.5。故标准规定饮水的 pH 为 6.5～8.5。

6）铝：20 世纪 70 年代曾有研究提出铝可能与早老性痴呆的脑损害有关。以后在某些生态流行病学研究中也显示出早老性痴呆可能与饮水中铝有关。但根据现有毒理学和流行病学研究尚未确定两者因果关系，无法推导出铝影响健康的限量值。考虑到水净化处理中常使用铝化合物作为混凝剂，且铝可影响水的感官性状，故规定饮水中铝含量不应超过 0.2mg/L。

7）铁：饮水铁含量在 1mg/L 时有明显金属味；0.3～0.5mg/L 时无任何异味；0.5mg/L 时色度可大于 30 度。为防止衣服器皿着色及产生沉淀，规定饮水中铁不超过 0.3mg/L。

8）锰：饮水中有微量锰时水可呈黄褐色，超过 0.15mg/L 时能使衣服及白色瓷器等出现色斑。故规定饮水中锰含量不超过 0.1mg/L。

9）铜：水中含铜1.5mg/L时即有明显的金属味；超过1.0mg/L时可使衣服及白瓷器染成绿色。故规定含铜量不超过1.0mg/L。

10）锌：水中含锌10mg/L时水可呈现浑浊，5mg/L时有金属涩味。我国各地水中含锌量一般很低。故规定饮用水中锌含量不超过1.0mg/L。

11）氯化物：氯过高对配水系统有腐蚀作用。氯的钠、钾或钙盐的味阈浓度不同，以氯化物计为200～300mg/L。根据其味觉阈，规定饮水中氯化物不超过250mg/L。

12）硫酸盐：饮水中超过750mg/L时有轻泻作用，300～400mg/L时多数人感觉水有味。故规定饮水中硫酸盐（以硫酸根计）含量不超过250mg/L。

13）溶解性总固体（total dissolved solids，TDS）：水中溶解性固体主要包括无机物，主要成分为钙、镁、钠的重碳酸盐、氯化物和碳酸盐。高于1200mg/L时可产生苦咸味。故规定饮水中溶解性固体的含量不超过1000mg/L。

14）总硬度：饮用硬度高的水可引起胃肠功能暂时性紊乱。据国内报道饮用总硬度为707～935mg/L（以碳酸钙计）的水，次日就可出现腹胀、腹泻和腹痛等症状。此外，硬水易形成水垢，对日常生活产生影响。但是人们对硬度不超过425mg/L的水反应不大。故规定硬度不超过450mg/L。

15）耗氧量：饮用水耗氧量高说明水中有机物浓度较高。氯化消毒时可生成较多消毒副产物，使水的致突变活性增强。结合我国国情，标准规定生活饮用水中耗氧量不得超过3mg/L。考虑到有些城市水源受污染较严重或水源受到限制等情况，规定原水耗氧量>6mg/L情况下不超过5mg/L。

16）挥发酚类：酚类化合物具有恶臭，在加氯消毒时能形成臭味更强的氯酚，且其嗅觉阈浓度较低，苯酚为0.005mg/L，对位甲酚为0.002mg/L，邻位和间位甲酚均为0.001mg/L。根据感观性状要求，规定饮用水中挥发酚（以苯酚计）不超过0.002mg/L。

17）阴离子合成洗涤剂：国产合成洗涤剂以阴离子型的烷基苯磺酸盐为主。动物实验表明其毒性极低。人体摄食少量未见有害影响。但当水中浓度超过0.5mg/L能使水产生泡沫和异味。故规定其浓度不超过0.3mg/L。

（4）放射性指标：正常情况下饮水中放射性浓度很低，据国内调查地表水的总α放射性为0.001～0.01Bq/L；总β放射性为0～0.26Bq/L。地下水的总α放射性一般为0.04～0.4Bq/L，最高可达2.2Bq/L；总β放射性为0.19～1.0Bq/L，最高可达2.9Bq/L。标准规定总α放射性≤0.5Bq/L，总β放射性≤1Bq/L。若超过上述规定值时，应组织有关专家进行核素分析和评价，以判断该水能否饮用。

（5）消毒剂指标：消毒剂指标是衡量水厂出厂水消毒效果是否合格的主要指标。消毒剂指标包括氯气及游离氯制剂、一氯胺、臭氧和二氧化氯。除游离氯（free chlorine）外，其余指标均为新增指标，旨在考虑不同消毒方式对供水安全的影响。

游离氯：加氯消毒是我国城市供水的主要消毒方式。实验证明含氯制剂与水接触时间达30分钟，游离氯在0.3mg/L以上时，对肠道致病菌（如伤寒杆菌、痢疾杆菌等）、钩端螺旋体、布氏杆菌等均有杀灭作用。而肠道病毒（传染性肝炎、脊髓灰质炎病毒等）对氯消毒的耐受力较肠道病原菌强。

据报道,若消毒剂与水接触 30~60 分钟,游离氯余量在 0.5mg/L 以上时,亦可使肠道病毒灭活。因此在怀疑水源受肠道病毒污染时,应加大氯消毒剂用量和接触时间,以保证饮水安全,防止肠道病毒的介水传播。游离氯的嗅觉和味觉阈为 0.2~0.5mg/L,慢性毒性阈剂量为 2.5mg/L,故标准规定用氯气及游离氯制剂消毒时,在接触至少 30 分钟情况下,出厂水中游离氯不超过 4mg/L,游离氯余量(residual chlorine)不低于 0.3mg/L,而管网末梢水中游离氯余量不低于 0.05mg/L。管网水出现二次污染(secondary pollution)时,游离氯会耗尽,故管网末梢水中的游离氯余量可作为在输配水过程中有无再次污染的信号。

2. 非常规指标　除常规指标外,《生活饮用水卫生标准》(GB 5749—2006)还规定了 64 项非常规指标(non-regular indices)及其限值。非常规指标分为三组:微生物学指标、毒理学指标、感官性状和一般化学指标。其中,感官性状和一般化学指标 3 项,微生物学指标 2 项(贾第鞭毛虫和隐孢子虫),毒理学指标 39 项(农药、除草剂、苯化合物、微囊藻毒素-LR、氯化消毒副产物等)。非常规指标主要参照世界卫生组织、欧盟、美国等发达国家的饮用水标准,结合我国实际情况而制订。此外,该标准不仅适用于城市集中式供水的生活饮用水,也适用于城乡各类集中式供水和分散式供水的生活饮用水。

(三)世界卫生组织和其他一些国家的现行饮用水水质指南和标准

1. WHO　2011 年 7 月 WHO 发布饮用水指南第四版《饮用水水质准则》,呼吁世界各国政府转变思路,以预防为主,加强饮用水质量管理,降低饮用水被污染的风险。其中微生物指标包括 19 种致病菌,7 种病毒,11 种致病原虫(寄生虫),并关注有毒蓝藻和蓝藻毒素;化学指标包括 187 种化学物(90 种建立准则值,25 种不需要建立准则值,72 种没有建立准则值)。放射性指标就辐射来源及危害、筛查和检测程序,饮用水中常见核素的指导值等进行了阐述。世界卫生组织的《饮用水水质准则》是世界各国制订饮用水水质标准的参考依据。

2. 美国饮用水标准　美国是世界上最早制定生活水质标准的国家之一,美国现行饮用水水质标准(2006)中,一级标准(强制性标准)检测指标 98 项,二级标准(非强制性标准,用以控制对感官有影响的污染物)检测指标 15 项。美国是世界上对饮用水水质标准更新最频繁的国家。

3. 欧盟　1980 年制订欧共体饮用水水质标准(80/778/EC)又称 EC 饮用水指令(Drinking Water Directive),是欧洲各国制定国家标准的主要依据。欧共体水质标准于 1998 年更新(98/83/EC),水质检测指标包括:微生物学 2 项(瓶装或桶装饮用水为 4 项)、化学物质 26 项、指示参数(感官性状参数、细菌学参数和放射性参数)20 项。

二、生活用水量标准

水在保持个人卫生、改善生活条件和促进人体健康方面,有着重要意义。城乡给水必须充分供应各项用水量,才能使人们的日常生活保持较高的卫生水平。国际上已把城市人均耗水量作为衡量一个国家城市居民生活水平和市政公共设施完善程度的重要标志。人们的经济和文化生活水平越高,每人每日用水量也越多。

我国由住房与城乡建设部颁布的《城市居民生活用水量标准》(GB/T 50331—2002)(附录 6)旨

在加强城市供水管理、充分利用水资源、保障水资源的可持续发展、促进城市居民合理用水、节约用水、科学地制定居民用水价格和准确核定居民用水量。与原标准相比,该标准在区域分类方式和定值方法上做了调整,由原来的五个分区变成了六个,取消了时变化系数,直接规定了每人每日的用水量。

《农村生活饮用水量卫生标准》中规定的用水量指维持日常生活的家庭个人用水,包括饮用、洗涤、冲洗便器等室内用水和居民区浇洒道路、冲洗、绿化等室外用水。乡镇居民区生活用水量与乡镇规划、住宅发展规划、水源条件、生活习惯和生活水平等因素有关。

(谭凤珠)

第四节　集中式供水

集中式供水(central water supply)是指由水源集中取水,经统一净化处理和消毒后,通过输配水管送到用户的供水方式。所供给的水通常称为自来水(tap water)。其供水方式有两种,即城建部门建设的各级城市公共供水和各单位自建设施供水。集中式供水的优点是:有利于水源的选择和防护;易于采取改善水质的措施,保证水质良好;用水方便;便于卫生监督和管理,但水质一旦被污染,其危害面亦广。

一、水源选择和卫生防护

(一)水源选择的原则

选择饮用水水源时,必须综合考虑以下原则:

1. 水量充足　水源的水量应能满足城镇或居民点的总用水量,并考虑近期和远期的发展。天然水源的水量,可通过水文学和水文地质学的调查勘察来了解;选用地表水时,一般要求95%保证率的枯水流量大于总用水量。

2. 水质良好　水源水质应符合下列要求:

(1)选用地表水作为供水水源时,应符合《地表水环境质量标准》(GB 3838—2002)的要求;选用地下水作为供水水源时,应符合《地下水环境质量标准》(CB/T 14848—93)的要求。

(2)水源水的放射性指标限值,规定总 α 放射性为 0.1Bq/L,总 β 放射性为 1.0Bq/L。

(3)当水源水质不符合要求时,不宜作为供水水源。若限于条件需要加以利用时,水源水质超标项目经自来水厂净化处理后,应达到标准的要求。

3. 便于防护　旨在保证水源水质不致因污染而恶化。有条件时宜优先选用地下水。采用地表水作水源时,应结合城市发展规划,将取水点设在城镇和工矿企业的上游,以防止水源污染。

4. 技术经济上合理　选择水源时,在分析比较各个水源的水量和水质后,可进一步结合水源水质和取水、净化、输水等具体条件,考虑基本建设投资费用最小的方案。

(二)水源卫生防护

为保护水源,取水点周围应设置保护区。根据《饮用水水源保护区划分技术规范》(HJ/T338—

2007）和《饮用水水源保护区污染防治管理规定》（2010 年 12 月 22 日修订），生活饮用水水源保护区由有关市、县人民政府提出划定方案，报省、自治区、直辖市人民政府批准。地表水或地下水饮用水源保护区范围应按照不同水域特点进行水质定量预测并考虑当地具体条件加以确定，保证在规划设计的水文条件和污染负荷下，供应规划水量时，保护区的水质能满足相应的标准。保护区内严禁修建任何可能危害水源水质卫生的设施及一切有碍水源水质卫生的行为。

1. 地表水水源卫生防护   必须遵守下列规定：

（1）取水点周围半径 100m 的水域内，严禁捕捞、网箱养殖、停靠船只、游泳和从事其他可能污染水源的任何活动。

（2）取水点上游 1000m 至下游 100m 的水域内不得排入工业废水和生活污水；其沿岸防护范围内不得堆放废渣，不得设立有毒有害化学物品仓库、堆栈，不得构筑装卸垃圾、粪便和有毒有害化学物品的码头，不得使用工业废水或生活污水灌溉及施用难降解或剧毒的农药，不得排放有毒气体、放射性物质，不得从事放牧等有可能污染该水域水质的活动。

（3）以河流为饮用水水源时，一级保护区水域长度为取水点上游不小于 1000m，下游不小于 100m 范围内的河道水域。

（4）受潮汐影响的河段水源地，一级保护区上、下游两侧范围相当，范围可适当扩大。

（5）以水库和湖泊为饮用水水源时，应根据不同情况，将取水点周围部分水域或整个水域及其沿岸划为水源保护区，并按（1）、（2）项的规定执行。

（6）对生活饮用水水源的输水明渠、暗渠，应重点保护，严防污染和水量流失。

2. 地下水水源卫生防护   必须遵守下列规定：

（1）在单井或井群的影响半径范围内，不得使用工业废水或生活污水灌溉和施用难降解或剧毒的农药，不得修建渗水厕所、渗水坑，不得堆放废渣或铺设污水渠道，并不得从事破坏深层土层的活动。

（2）工业废水和生活污水严禁排入渗坑或渗井。

（3）人工回灌的水质应符合生活饮用水水质要求。

二、取水点和取水设备

（一）地表水的取水点和取水设备

1. 取水点的位置   位于城镇和工业企业的上游，避开生活污水和工业废水排出的影响，取水点的最低水深应有 2.5～3m。

2. 取水设备   主要类型有：①岸边式：适用于基础坚实和河岸较陡的河流；②河床式：适用于河岸较平坦、河内水质较差的地点；③缆车式：适用于水位涨落幅度大，河岸有适宜坡度，河床较稳定的地点。

（二）地下水的取水点和取水设备

1. 取水点的位置   地下水埋藏愈深，含水层上面覆盖的不透水层愈厚，给养区愈远，在卫生上愈宜作取水点。当深层地下水的覆盖层为裂隙地层，或以浅层地下水为水源时，取水点应设在污染源上游。在不影响水量、水质的前提下,应考虑技术上方便的地点。

2. 取水设备的类型　主要有:①管井:又名机井或钻孔井,可采取各层地下水,应用甚广;②大口井:适用于地下水埋藏较浅、含水层薄和不宜打管井的地点。

三、水的净化和消毒

生活饮用水的水源水,不论取自何处,都不同程度地含有各种杂质,不经净化和消毒处理往往达不到生活饮用水卫生标准的要求。生活饮用水的净化处理有常规净化、深度净化、特殊净化三种。以地表水为水源时,常规净化过程为:水源取水-水厂混凝沉淀(或澄清)-过滤-消毒。常规净化可除去原水中的悬浮物质、胶体颗粒和细菌等。以地下水为水源且不受地表水影响出现浑浊时,可以直接进行消毒。若原水中含铁、锰、氟等,则需特殊处理。为生产优质饮用水,可对常规水厂的水质进行深度净化处理。

(一)混凝沉淀

天然水中的细小颗粒,特别是胶体微粒,难以自然沉淀,是水混浊的主要根源。此时需加入混凝剂进行混凝沉淀而去除之,此过程称为混凝沉淀(coagulation precipitation)。

1. 混凝原理　关于混凝原理,目前尚未完全清楚,以下仅介绍一些基本原理:

(1)压缩双电层作用:水中的胶粒具有吸附层和扩散层,合称为双电子层,双电子层中正离子浓度由内向外逐渐降低,最后与水中的正离子浓度大致相等。如向水中加入大量电解质,则其正离子就会挤入扩散层而使之变薄,进而挤入吸附层,使胶体表面的电位降低,因而使双电层变薄,这种作用称压缩胶体双电层。双电层的压缩使颗粒间的静电斥能降低,颗粒会相互吸附成大的絮凝体而下沉。

(2)电性中和作用:投加于水中的混凝剂,经水解后形成带正电荷的胶体,能和水中带负电荷的胶体相互吸引,使彼此的电荷中和而凝聚和下沉。

(3)吸附架桥作用:一些呈线型结构的高分子混凝剂,以及金属盐类混凝剂在水中形成线型高聚物后,均能强烈吸附胶体颗粒。当吸附颗粒增多时,上述线型分子会弯曲变形和成网,使颗粒间的距离缩短而相互黏结,并逐渐形成粗大的絮凝体而沉淀。这些混凝剂起着胶粒与胶粒间相互结合的桥梁作用,称为吸附架桥作用。

2. 混凝剂的种类和特性　目前所使用的混凝剂种类繁多,下面介绍几种常见的混凝剂。

(1)混凝剂:常用的混凝剂有金属盐类混凝剂和高分子混凝剂两类。前者如铝盐和铁盐等;后者如聚合氯化铝和聚丙烯酰胺等。

1)铝盐:铝盐是最常用的混凝剂,其中有明矾$[Al_2(SO_4)_3 \cdot K_2SO_4 \cdot 24H_2O]$、硫酸铝$[Al_2(SO_4)_3 \cdot 18H_2O]$、铝酸钠$(Na_3AlO_3)$和三氯化铝$(AlCl_3 \cdot 6H_2O)$等。铝盐易溶于水,在水处理中投入的浓度大致为$10^{-5} \sim 10^{-3}$mol/L(含Al量$0.27 \sim 27$mg/L)。其优点是:腐蚀性小,使用方便,混凝效果好,且对水质无不良影响。缺点是:水温低时,絮凝体形成慢且松散,效果不如铁盐。

2)铁盐:铁盐也是最常用的混凝剂,包括三氯化铁$(FeCl_3 \cdot 6H_2O)$和硫酸亚铁$(FeSO_4 \cdot 7H_2O)$等。三氯化铁是具有金属光泽的黑褐色结晶,易溶于水,含杂质少。操作液浓度宜高,可达45%。其优点是:适用的 pH 范围较广(5~9),絮凝体大而紧密;对低温、低浊水的效果较铝盐好。缺点是:腐蚀性强,易潮湿,水处理后含铁量高。硫酸亚铁为绿色半透明结晶,又称绿矾。20℃时的溶解度为21%。因亚铁只能生成简单的单核络合物,故混凝效果差;且残留于水中的亚铁会使水呈色。

3)聚合氯化铝:常用的是聚合氯化铝$[Al_2(OH)_nCl_{6-n}]m(n=1~5,m≤10)$和碱式氯化铝$[Al_n(OH)_mCl_{3n-m}]$。其优点为:①对低浊度水、高浊度水、严重污染的水和各种工业废水都有良好的混凝效果;②用量比硫酸铝少;③适用的 pH 范围较宽(5~9);④凝聚速度非常快,凝聚颗粒大,沉淀速度快,过滤效果好;⑤腐蚀性小,成本较低。

4)聚丙烯酰胺:是一种非离子型线型高分子聚合物,具有吸附架桥作用。加碱水解,可形成阴离子型聚合物。这种水解产物因分子内同性电荷相斥,使聚合物链条保持伸展状态,较未水解前更有利于吸附架桥。聚丙烯酰胺的优点是对低浊和高浊水效果均好。其缺点是价格昂贵,产品中常含有微量未聚合的单体,其毒性甚高,应予重视。

(2)助凝剂:其作用有二:①调节或改善混凝条件,如原水碱度不足,可加石灰;用氯将亚铁氧化成高铁;②改善絮凝体结构,如铝盐产生的絮凝体细小而松散时,可用聚丙烯酰胺或活性硅酸等助凝。

3. 影响混凝效果的因素　主要有:①水中微粒的性质和含量:水中微粒大小越单一均匀、越细,越不利于混凝。微粒含量过少时,将明显减少微粒的碰撞机会;微粒含量过多,则不能充分混匀。②水温:水温低时,絮凝体形成会慢且细小、松散。③水的 pH:在不同 pH 下,铝盐和铁盐的水解、缩聚产物不同,因而对其混凝效果影响较大,而高分子混凝剂受 pH 影响较小。④水中有机物和溶解盐含量:水中有机物对混凝有阻碍作用,溶解性盐类对铝盐的混凝有促进作用。⑤混凝剂的种类和用量。⑥混凝剂的投加方法、搅拌强度和反应时间等。

4. 沉淀和澄清　混凝过程中生成的絮凝体和其他悬浮颗粒依靠重力作用,从水中分离出来的过程称为沉淀。所用的沉淀设施主要有平流式沉淀池和斜板与斜管沉淀池。澄清池有泥渣循环型和泥渣悬浮型。澄清池的特点:一是利用积聚的泥渣与水中脱稳颗粒相互接触、吸附,充分发挥泥渣的絮凝活性;二是将混合、反应和泥水分离等过程放在同一池内完成,从而使水得到澄清。

(二)过滤

过滤(filtration)是以石英砂等具有孔隙的粒状滤料层截留水中的杂质从而使水获得澄清的工艺过程。滤池通常设在沉淀池或澄清池之后。过滤的功效有三:①使滤后水的浊度达到生活饮用水水质标准的要求;②去除水中大部分病原体,如致病菌、病毒以及寄生原虫和蠕虫等,特别是阿米巴包囊和隐孢子虫卵囊对消毒剂的抵抗力很强,主要靠过滤去除;③水经过滤后,残留微生物失去悬浮物的保护作用,为滤后消毒创造条件。在以地表水为水源的饮用水净化中,有时可省去沉淀或澄清,但过滤是不可缺少的。

1. 过滤的净水原理

(1)筛除作用:水通过滤料时,比滤层孔隙大的颗粒被截留;随着过滤的进行,被截留的颗粒增多,滤层孔隙越来越小,较小的颗粒也被截留。

（2）接触凝聚作用：水在滤层孔隙内的流动，一般呈层流状态，而层流产生的速度梯度会使细小絮凝体和脱稳颗粒不断旋转，并跨越流线向滤料表面运动，当其接近滤料颗粒表面时，就会产生接触吸附。

2. 滤料　在市政给水过程中，应用最广的滤料是石英砂，常用的还有无烟煤、木炭、活性炭、磁铁矿砂、锰砂、金刚石和石榴石等颗粒。

滤料的卫生要求：①滤料本身无毒，有足够的化学稳定性，长期浸泡不会溶解出任何有毒有害物质，也不应与水中任何化学物质反应而产生有毒物质。②滤料应不会被微生物利用和分解。③滤料要有良好的机械强度，使用时不易磨损和碎裂。④滤料颗粒粒度要较均匀，有一定的颗粒级配和适当的孔隙率。

3. 滤池的类型和工作周期　常用的滤池有慢滤池、普通快滤池、双层和三层滤料滤池、接触双层滤料滤池、虹吸滤池、无阀滤池、移动罩滤池、V 型滤池和压力滤池等。

滤池工作可分三期：①成熟期：此时滤料很清洁，过滤效果较差，需降低滤速或实行初滤排水。②过滤期：此时滤料表面已吸附了一层絮凝体或已形成生物膜，净水效果良好。③清洗期：在过滤过程中，滤层孔隙不断减小，水流阻力越来越大，终因产水量大减，或出水水质欠佳，而需停止过滤进行反冲洗。

4. 影响过滤效果的因素　主要有：①滤层厚度和粒径：滤层过薄，水中悬浮物会穿透滤料层而影响出水水质；过厚会延长过滤时间。滤料粒径大，筛滤、沉淀杂质的作用小。②滤速：是指水流通过过滤层整个面积的速度（单位为 m/h）。滤速过快会影响滤后水质，滤速过慢过滤效果好，但会影响出水量。③进水水质：进水的浑浊度、色度、有机物、藻类等对过滤效果影响很大，其中影响最大的是进水的浊度，要求浊度低于 10 度。④滤池类型：慢滤池因滤料粒径小，过滤效果好，去除微生物的效果一般在 99% 以上。而快滤池一般在 99% 以下，有时甚至远低于 90%。

（三）消毒

消毒（disinfection）是指杀灭外环境中病原微生物的方法。饮用水消毒目的是考虑供水过程的各个环节都存在致病菌的污染，通过消毒切断饮用水中病原微生物的传播途径，预防传染病的发生和流行。目前我国用于饮用水消毒的方法主要有氯化消毒、二氧化氯消毒、紫外线消毒和臭氧消毒等。

1. 氯化消毒　氯化消毒（chlorination）是指用氯或氯制剂进行饮水消毒的一种方法。供饮用水消毒的氯制剂主要有液氯、次氯酸钠、漂白粉[$Ca(OCl)Cl$]、漂白粉精[$Ca(OCl)_2$]和有机氯制剂等。含氯化合物中具有杀菌能力的有效成分称为有效氯，含氯化合物分子团中氯的价数大于-1 者均为有效氯。漂白粉含有效氯约 28%～33%；漂白粉精含有效氯约 60%～70%；优氯净（二氯异氰尿酸钠）含有效氯约 60%～64%。

（1）氯化消毒的基本原理：氯溶于水后发生以下反应：

$$Cl_2 + H_2O \longrightarrow HOCl + H^+ + Cl^-$$

$$HOCl \longrightarrow H^+ + OCl^-$$

漂白粉和漂白粉精在水中均能水解成次氯酸：

$$2Ca(OCl)Cl+2H_2O \longrightarrow Ca(OH)_2+2HOCl+CaCl_2$$

$$Ca(OCl)_2+2H_2O \longrightarrow Ca(OH)_2+2HOCl$$

氯的杀菌作用机制是由于次氯酸(hypochlorous acid)体积小,电荷中性,易于穿过细胞壁;同时,它又是一种强氧化剂,能损害细胞膜,使蛋白质、RNA 和 DNA 等物质释出,并影响多种酶系统(主要是磷酸葡萄糖脱氢酶的巯基被氧化破坏),从而使细菌死亡。氯对病毒的作用,在于对核酸的致死性损害。病毒缺乏一系列代谢酶,对氯的抵抗力较细菌强,氯较易破坏$-SH$键,而较难使蛋白质变性。

氯与水中存在的一定量氨氮可发生可逆反应,形成一氯胺(NH_2Cl)、二氯胺($NHCl_2$)和三氯胺(NCl_3)。

$$Cl_2+H_2O \longrightarrow HOCl+H^++Cl^-$$

$$NH_3+HOCl \rightleftharpoons NH_2Cl+H_2O$$

$$NH_2Cl+HOCl \rightleftharpoons NHCl_2+H_2O$$

$$NHCl_2+HOCl \rightleftharpoons NCl_3+H_2O$$

上述反应是可逆反应。NH_2Cl 和 $NHCl_2$ 的杀菌原理仍是 HOCl 的作用,只有 HOCl 消耗完后反应才向左进行。氯胺是弱氧化剂,杀菌作用不如 HOCl 强,需要较高浓度和较长接触时间。

(2)影响氯化消毒效果的因素

1)加氯量和接触时间:用氯及含氯化合物消毒饮用水时,氯不仅与水中细菌作用,还要氧化水中的有机物和还原性无机物,其需要的氯的总量为"需氯量"。为保证消毒效果,加氯量必须超过需氯量,使在氧化和杀菌后还能剩余一些有效氯,称为"余氯"。余氯(residual chlorine)有两种,一种为游离性余氯如 HOCl 和 OCl^-,另一种为化合性余氯如 NH_2Cl 和 $NHCl_2$。一般要求氯加入水中后,接触 30 分钟,有 $0.3\sim0.5mg/L$ 的游离性余氯,而对化合性余氯则要求接触 $1\sim2$ 小时后有 $1\sim2mg/L$ 余氯。

加氯量和余氯量的关系(图 5-1):假定水的需氯量为零,则加氯量等于余氯量,如图 5-1 虚线 OA 所示。当水中有机物较少,且无游离氨时,则加氯量与余氯量的关系如图 5-1 实线 MB 所示,即加氯量为 M 时,余氯为零。此后,随着加氯量增加,余氯开始逐渐增多。但实线 MB 的坡度较小。这是因为水中有机物与氯作用的速度有快有慢,在测定余氯时,部分有机物尚在与氯继续反应中;水中 HOCl 受某些杂质和光线的作用,部分可催化分解为 HCl 和 O_2。

当水中的氨含量较多时,加氯量与余氯的关系如图 5-2 所示。该实线的意义是:在出现余氯后,随着加氯量的增加,余氯量逐渐上升,但产生的是化合氯。当余氯量升至 C 点时,加氯量如再增加,余氯反而逐渐下降,其原因是氯胺在过量氯作用下逐渐分解:

$$2NH_2Cl+HOCl \rightarrow N_2+3HCl+H_2O$$

$$NHCl_2+HOCl \rightarrow NCl_3+H_2O$$

达 D 点时,分解过程结束。如继续加氯,则余氯量又重新上升,这时形成的余氯全部为游离氯,故 D 点称为折点。一般而言,原水中游离氨在 $0.5mg/L$ 以下时,加氯量应控制在 C 点以后;而游离氨在 $0.5mg/L$ 以上时,产生的化合性余氯已够消毒,故加氯量可控制在 C 点前。

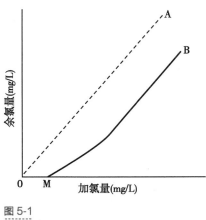

图 5-1
水中无氨时加氯量与余氯量的关系

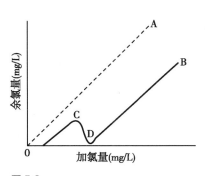

图 5-2
水中有氨时余氯量与加氯量的关系

2）水的 pH：次氯酸是弱电解质，在水中按下式离解：$HOCl \Longleftrightarrow H^+ + OCl^-$。其离解程度与水温和 pH 有关。当 pH<5.0 时，水中 HOCl 达 100%，随着 pH 的增高，HOCl 逐渐减少，而 OCl^- 逐渐增多。pH 在 6.0 时，HOCl 在 95% 以上；pH>7.0 时，HOCl 含量急剧减少；pH 为 7.5 时，HOCl 和 OCl^- 大致相等；pH>9 时，OCl^- 接近 100%。根据对大肠杆菌的实验，HOCl 的杀菌效率比 OCl^- 高约 80 倍。因此，消毒时应注意控制水的 pH 不宜太高。

对氯胺而言，当 pH>7 时，一氯胺的生成量较多；pH=7.0 时，一氯胺和二氯胺基本相等；pH<6.5 时，主要生成二氯胺。三氯胺只有当 pH<4.4 时才存在。二氯胺的杀菌效果较一氯胺高，三氯胺几乎无杀菌作用。但二氯胺很臭，故消毒时以一氯胺为好。

3）水温：水温高，杀菌效果好。水温每提高 10℃，病菌杀灭率约提高 2~3 倍。

4）水的浑浊度：用氯消毒时，必须使 HOCl 和 OCl^- 直接与水中细菌接触，方能达到杀菌效果。如水的浑浊度很高，悬浮物质较多，细菌多附着在这些悬浮颗粒上，则氯不易直接作用于细菌本身，使杀菌效果降低。

5）水中微生物的种类和数量：不同微生物对氯的耐受性不同，一般来说，大肠杆菌抵抗力较低，病毒次之，原虫包囊抵抗力最强。水中微生物的数量过多，则消毒后水质较难达到卫生标准的要求。

（3）氯化消毒方法

1）普通氯化消毒法：是指水的浊度低，有机物污染轻，基本上无氨（<0.3mg/L）无酚时，加入少量氯即可达到消毒目的的一种方法。此时产生的主要是游离氯，所需接触时间短，效果可靠。若原水为地表水时，有机物含量往往较多，会产生氯化副产物，使饮水具有致突变性。水中含有酚类物质时，加氯消毒会产生氯酚臭。

2）氯胺消毒法：加氯量控制在 C 点前，在水中加入氨（液氨、硫酸铵或氯化铵），则加氯后生成一氯胺和二氯胺。氨与氯的比例应通过试验确定，一般为 1∶3~1∶6。本法的优点是：消毒副产物生成较少，水的口感和色度均较好，稳定性较高、管网末梢余氯有保证，适宜于长距离输水的水厂；如先加氨后加氯，则可防止产生氯酚臭，化合氯较稳定，在管网中可维持较长时间，使管网末梢余氯得到保证。缺点是：氯胺的消毒作用不如次氯酸强，接触时间长，费用较高；需加氨而操作复杂；对病毒的杀灭效果较差。

3）折点氯消毒法：加氯量超过折点（D 点），在水中形成适量的游离氯。其优点是：消毒效果可靠;能明显降低锰、铁、酚和有机物含量;并具有降低臭味和色度的作用。缺点是:耗氯多,且能产生较多的氯化副产物;需事先求出折点加氯量。

4)过量氯消毒法:当水源受有机物和细菌污染严重时,或在野外工作、行军等条件下,需在短时间内达到消毒效果时,可加过量氯于水中,使余氯达 $1\sim5mg/L$。消毒后的水用亚硫酸钠、亚硫酸氢钠、硫代硫酸钠或活性炭脱氯。

(4)加氯地点和加氯设备:在水的净化处理流程中,加氯地点可选择在:①滤前加氯,即在混凝沉淀前加氯,其主要目的在于改良混凝沉淀和防止藻类生长,但易生成大量氯化副产物。②滤后加氯,即在过滤后加氯,其目的是杀灭水中病原微生物,它是最常用的消毒方法;也可采用二次加氯,即混凝沉淀前和滤后各加一次。③中途加氯,即在输水管线较长时,在管网中途的加压泵站或贮水池泵站补充加氯。此法既可保证末梢水余氯量,又不使水厂附近的管网水含余氯过高。

2. 二氧化氯消毒 二氧化氯(ClO_2,chlorine dioxide)在常温下为橙黄色气体,带有刺激性的辛辣味,易溶于水,在水中溶解度为 Cl_2 的 5 倍,但不与水起化学反应,在水中极易挥发,其水溶液呈黄绿色,敞开存放时能被光解成 Cl_2、O_2、Cl_2O_6 和 Cl_2O_7 的混合物,因此不宜存放,需临用时配制。当空气中 ClO_2 浓度大于 10% 或水中浓度大于 30% 时,都具有爆炸性。因此,在生产时常用空气来冲淡二氧化氯气体,使其浓度低于 $8\%\sim10\%$。将此气体溶于水时,水中二氧化氯浓度约为 $6\sim8mg/L$。ClO_2 具有极强的氧化性,其氧化能力为 Cl_2 的 2.6 倍。

ClO_2 是极为有效的饮水消毒剂,对细菌、病毒及真菌孢子的杀灭能力均很强。对微生物的杀灭原理是:ClO_2 对细胞壁有较好的吸附性和渗透性,可有效地氧化细胞内含巯基的酶;可与半胱氨酸、色氨酸和游离脂肪酸反应,快速控制蛋白质的合成,使膜的渗透性增高;并能改变病毒衣壳,导致病毒死亡。ClO_2 对于水中残存有机物的氧化作用优于 Cl_2。ClO_2 的强氧化性还可将致癌物 BaP 氧化成无致癌性的醌式结构。

ClO_2 制法主要有化学法和电解法。化学法中可用 $NaClO_3$($KClO_3$)和用 $NaClO_2$ 为原料制备 ClO_2。电解法中可用 NaCl 溶液、亚氯酸盐及氯酸盐为电解液进行制备 ClO_2。

ClO_2 消毒饮用水的优点:杀菌效果好、用量少,作用时间长,可保持剩余消毒剂量;可减少水中三卤甲烷(THM)、卤乙酸(HAA)等氯化副产物的形成。当水中含氨时不与氨反应,其消毒作用不受影响;氧化性强,能分解细胞结构并能杀死芽孢和病毒,特别是对隐孢子虫、贾第鞭毛虫的灭活效果好;消毒后水中余氯稳定持久,防止再污染的能力强;可除去水中的色和味,不与酚形成氯酚臭;去除铁、锰的效果比氯强;ClO_2 水溶液可以安全生产和使用。其缺点是:ClO_2 具有爆炸性,故必须在现场制备,立即使用。ClO_2 消毒饮用水可产生氯酸盐和亚氯酸盐。

3. 臭氧消毒 臭氧(O_3,ozone)是极强的氧化剂,在水中的溶解度比 O_2 大 13 倍。O_3 极不稳定,需在临用时制备,并立即通入水中。

O_3 加入水后即放出新生态氧[O],[O]具有很大的氧化能力,可氧化细菌的细胞膜而使其渗透性增加,细胞内容物漏出;也可影响病毒的衣壳蛋白,导致病毒死亡。因此,O_3 的杀灭菌、病毒以及氧化有机物的作用均很强。O_3 用于饮水消毒的投加量一般不大于 $1mg/L$,要求接触 $10\sim15$ 分钟,剩余 O_3 为 $0.3mg/L$。

O_3 消毒的优点是:消毒效果较 ClO_2 和 Cl_2 好;用量少;接触时间短;pH 在 6~8.5 内均有效;对隐孢子虫和贾第鞭毛虫有较好的灭活效果;不影响水的感官性状,同时还有除臭、色、铁、锰、酚等多种作用;不产生三卤甲烷;用于前处理时尚能促进絮凝和澄清,降低混凝剂用量。缺点是:投资大,费用较氯化消毒高;水中 O_3 不稳定,易自行分解,且控制和检测 O_3 需一定的技术,在水中保留时间很短,不能维持管网持续的消毒效率,需要第二消毒剂。

4. **紫外线消毒** 波长 200~280nm 的紫外线具有杀菌作用,其中以波长 254nm 的紫外线杀菌作用最强。紫外线对病原微生物杀灭作用的原理是:当微生物被照射时,紫外线可透入微生物体内作用于核酸、原浆蛋白与酶,使 DNA 上相邻的胸腺嘧啶键合成双体,致 DNA 失去转录能力,阻止蛋白质合成而造成病原微生物死亡。用紫外线消毒设备有两种:套管进水式(浸入式)和反射罩式(水面式)。套管进水式是灯管外有石英套管,水从灯管旁流过而消毒;反射罩式是利用表面抛光的铝质反射罩将紫外线辐射到水中,所处理的水为无压流(指液体表面相对压强为零的液体流动)。不管何种消毒形式,消毒时要求原水色度和浊度要低,水深最好不要超过 12cm,光照接触时间 10~100 秒。

紫外线消毒的优点是接触时间短、杀菌效率高,对致病微生物有广谱消毒效果;对隐孢子虫有特殊消毒效果;不产生有毒有害物质;能降低臭和味,并降解微量有机污染物;消毒效果受水温和 pH 影响不大。缺点是没有持续消毒效果,需与氯配合使用,且价格较贵。

(四)饮用水的深度净化

饮用水深度净化是指在市政供水常规处理的基础上,再次对水质净化处理。旨在将常规处理工艺难以去除的有机污染物、重金属离子、消毒副产物的前驱体等加以去除。

深度净化的方式有:①分散式,如:矿化、磁化和纯水等净化器。②集中式,即市政自来水管道进入小区后,一部分直接入户供生活用,另一部分入净水站(净水屋)经深度净化,由专用管道入户或居民在净水站汲取,供饮用和厨房烹饪用。同时该管道采用优质管材呈环状分布,无死水区,从而保证水质。

深度净化的目的是获得优质饮用水,目前常用的深度处理方法有:

1. **物理吸附分离技术** ①活性炭吸附法:该方法对色、臭、味、腐殖酸、微量污染物、总有机碳、总有机卤化物及总三卤甲烷等均有明显去除作用。集中式深度处理工艺流程为:自来水→澄清→过滤→活性炭吸附→消毒→净化水。②膜分离法:该方法常用的膜技术有微滤(MF)、超滤(UF)、纳滤(NF)和反渗透(RO)等。

2. **化学氧化技术** ①预氧化技术:是通过在给水处理工艺前端投加氧化剂强化处理效果的一类预处理措施。常用有氯气、高锰酸钾、高铁酸钾、臭氧、二氧化氯、过氧化氢预氧化法,其中臭氧的应用较为广泛。②TiO_2 光催化技术:该技术是利用强氧化剂的活性自由基(主要是羟自由基)参与反应,能够将多数有机物氧化分解并最终矿化为 H_2O 和 CO_2 等小分子。

3. **生物预处理技术** 是指在常规给水处理工艺之前增设生物处理工艺,包括塔滤、生物转盘、生物滤池与接触氧化等生物膜技术,借助于微生物群体的新陈代谢活动,去除那些常规给水处理工艺不能有效去除的有机物、氨氮和亚硝酸盐等污染物。

（五）水质的特殊处理

1. 除氟　常用除氟方法的有：①活性氧化铝法：活性氧化铝是白色颗粒状多孔吸附剂，有较大的比表面积，是两性物质，等电点约 9.5，当水的 pH 小于 9.5 时可吸附阴离子，大于 9.5 时可去除阳离子，因此在酸性溶液中活性氧化铝为阴离子交换剂，对氟有极大的选择性。当除氟能力达到饱和时，可用 1%～2% 浓度的硫酸铝溶液再生。②骨碳法（磷酸钙法）：是一种有效的、经济简便的除氟方法。骨碳的主要成分是羟基磷酸钙，与氟反应式：$Ca_{10}(PO_4)_6(OH)_2 + 2F^- \rightleftharpoons Ca_{10}(PO_4)_6F_2 + 2OH^-$，当水的含氟量高时，反应向右进行，氟被骨碳吸收而去除。再生时，加 1%NaOH 溶液浸泡，此时水中 OH^- 浓度升高，反应向左进行，然后再用 0.5% 的硫酸溶液中和。③电渗析法：在直流电场的作用下，原水中可溶解性离子迁移，通过离子交换膜达到分离。

2. 除铁和除锰　在饮用水中，过量铁能引起铁味，在白色织物及用具上留下黄斑，铁在管道中沉积和铁细菌繁殖会引起短期"黄水"。锰在管道中沉积可引起"黑水"，所以饮用前需经处理。水中二价铁去除可用空气自然氧化除铁工艺，其原理是，在曝气充氧后将亚铁氧化为三价铁，经反应沉淀后，通过过滤将其除去。提高水的 pH，可大大加快 Fe^{2+} 氧化为 Fe^{3+} 的速度。该工艺采用较大的曝气强度，增加水中的溶解氧，同时驱除 CO_2，以提高水的 pH 至 7.0 以上，使二价铁氧化为三价铁。然后过滤，以除去由三价铁形成的絮凝体，并将尚未氧化的二价铁接触吸附于滤料上。除锰方法同上。使用曝气氧化法除锰时，pH 略高于 10 才能使锰沉淀下来，处理后再用硫酸调节 pH，以符合饮用水要求。

3. 除藻和除臭　常用的除藻方法有：①物理方法：气浮技术除藻效果较好，去除率可达 70%～80%。②化学方法：利用硫酸铝和硫酸铜做除藻剂可去除大部分藻类。还可利用铁盐除藻，铁盐能与水形成较重的矾花，增加混凝效果，提高藻类的去除率。③生物方法：水网藻除藻，水网藻隶属绿藻门，其繁殖能力比蓝绿藻更强，在其生长过程中可大量吸收水中的磷、氮，使蓝绿藻无法在水中大量繁殖，从而达到治藻目的。

自来水中能够产生臭味的物质很多。有机污染物产生的臭味可用 O_3 和 ClO_2 加以处理；水中挥发性物质如 H_2S 等产生的臭味，可用曝气法去除；酚和氯酚产生的臭味可用 ClO_2 去除；原因不明的臭味，或用上述方法处理效果不佳时，可用活性炭吸附处理。

四、配水管网的卫生要求

给水管网中，配水到用户的干管和支管，称为配水管。配水管分布在城镇给水区域，纵横交错，形成网状，称为配水管网（distribution net work）。配水管网的布置可分成树枝状管网和环状管网。树枝状管网投资较省，但由于末梢水的停滞，管内可有沉淀物积聚，消毒不够彻底时，水中细菌可再繁殖，造成水质恶化；同时，管网中某个部分检修时，该处以下的供水地区都将停水。环状管网是将管线连成环状，相互衔接，管网内水经常流动，水压较均匀，水质较好；任何一处管道检修时，都可由另一管道供水，无需停水，但投资较高。

配水管材料种类很多。目前的管材有：钢管、球墨铸铁管、钢筋混凝土管和聚乙烯管等。正确地选择管材非常重要。选材时应从经济的合理性和技术上的可靠性两方面考虑。管材应有足够的强度,能够承受设计所需的内外压力和机械作用力而不会出现爆裂现象;管材应有稳定的化学性能,耐腐蚀性强,保证供水水质不受污染和维持一定的管道使用年限;管材还应运输安装方便,价格合理。对使用的聚乙烯管材应通过卫生部门的"产品安全性鉴定"。

管道的埋设应避免穿过垃圾和毒物污染区,否则应加强防护措施。给水管道与污水管道交叉时,给水管道应埋设在污水管道的上面,垂直净距不得小于 0.4m,如污水管道必须在给水管道上面通过时,给水管应加套管,其长度距交叉点每侧 3~5m。如给水管与污水管平行铺设时,垂直间距应有 0.5m,水平间距不小于 1.5~3m。给水管埋设深度应在当地冻结线以下,以防冻结。企事业单位自备的供水系统,不得与城市公共供水管网直接连接。

管道及其附属系统安装完毕后,应进行冲洗和消毒。先将管道先用清水冲洗内壁的泥沙杂物后,在管道中灌满含游离氯 4~6mg/L 的水,保持 24 小时,再用清水冲洗。消毒完毕后,必须连续抽样检验,直至水质合格后方准使用。凡是有积垢和"死水"的管段,都必须定期冲洗;管线过长时,应中途加氯;管道在检修后也应冲洗消毒。

配水管网内必须维持一定的水压,应按最高日、最高时用水量所需要的水压设计。为保证用户给水龙头取水,管网任一点设计水压须保证最小服务水头。城镇最小服务水头规定:一层建筑物为 10m、二层 12m、二层以上每增加一层增加 4m,当城镇内主要是六层建筑物时,所需最小服务水头为 28m。

金属管道由于易被腐蚀必须进行防腐处理。水塔、水箱和水池应远离污染源;内壁要求光滑,顶部应设盖,并有换气孔,上装纱网;周围应有防护措施,防止闲人接近。给水站周围地面应铺设水泥地坪,并有一定坡度,以利排水。

五、供管水人员的卫生要求

供管水人员是指供水单位直接从事供水、管水的人员,包括从事净水、取样、化验、二次供水卫生管理及水池、水箱清洗消毒人员。对这些人员进行预防性健康检查和提出卫生要求的目的是防止饮用水受污染引起介水传染病的发生和流行,保障居民健康。

直接从事供、管水的人员必须每年进行一次健康检查,取得"体检合格证"后方可上岗工作。此外,直接从事供、管水人员还要取得卫生知识培训合格证书才能上岗工作。凡患有痢疾、伤寒、甲型和戊型病毒性肝炎、活动性肺结核、化脓性或渗出性皮肤病及其他有碍生活饮用水卫生的疾病或病原携带者,不得直接从事供、管水工作。

经健康检查确诊的传染病病人及病原携带者由卫生监督机构向患者所在单位发出"职业禁忌人员调离通知书",供水单位应将患者立即调离直接供、管水工作岗位,并于接到"职业禁忌人员调离通知书"之日起十日内,将患者原"体检合格证"及调离通知书回执送交卫生监督机构。

第五节　分散式供水

一、井水卫生

水井的形式很多,如普通水井、手压机井、陶管小口井等。现以普通水井为例,说明对水井应有的卫生要求。

（一）井址选择

应从水量、水质及便于防护和使用等方面加以考虑。为了防止污染，水井应尽可能设在地下水污染源上游，地势高燥，不易积水，周围 20~30m 内无渗水厕所、粪坑、垃圾堆等污染源。

（二）井的构造

1. 井底　用卵石和粗砂铺垫，厚约 0.5m，上设一块多孔水泥板，以便定期淘洗。

2. 井壁　可选用砖、石等材料砌成。井底以上高约 1m 的井壁，外周充填厚约 30~60cm 的沙砾，以利地下水渗入；离地面 1~3m 的井壁，周围应以黏土或水泥填实，内面用水泥沙浆抹平，以防污水渗入井内。

3. 井台　应用不透水材料建成井台，半径 1~3m，并应便于排水。

4. 井栏　一般高出地面 0.3~0.5m，以防止污水溅入和地面垃圾尘土等被风吹入井内，并保证取水方便和安全。

5. 井盖　井口最好设盖。如能修井棚或围墙，则可防止禽畜接近水井。

6. 取水设备　公用井应设公用桶，并保持桶底清洁。建议尽可能做成密封井，装置手压或脚踏式或电动式抽水泵，既方便取水，又可防止污染。

（三）井水消毒

常用漂白粉或漂白粉精片进行消毒，特别是肠道传染病流行季节，更应加强消毒。一般每天两次，一次在早晨用水前，另一次在午后，消毒应在取水前 1~2 小时进行，条件许可时测定余氯含量，应符合《生活饮用水水质标准》。如用水量大、肠道传染病流行、突发公共卫生事件和自然灾害发生时，消毒次数或用药量应增加。为延长消毒持续时间，一些地区采用竹筒、塑料袋和广口瓶等，以绳悬吊于水中，容器内的消毒剂借水的振荡由小孔中漏出，可持续消毒 10~20 天。这样既节省了人力，又能保证持续消毒的效果。

二、泉水卫生

泉水常出现在山坡或山脚下。水质良好、水量充沛的泉水，如取水方便，是农村饮用水的适宜水源。在利用泉水时，可根据便于使用、防止污染等要求，修建集水池。如果集水池位置高，可利用压差，引水进村入户。必要时可在集水池中加氯消毒，防止污染危害。

三、地表水卫生

地表水包括江河、湖塘、水库水等。以江河为水源时，宜采用分段用水，将饮水取水点设在河段上游，其下游设洗衣点、牲畜饮水点等；在池塘多的地区，可采用分塘用水，污染严重或很小的池塘不可作饮用水源；较大的湖可分区供水。同时应禁止可能污染饮水水源的一切活动。实际上地表水难以完全避免污染，应根据情况加强净化和消毒。可选用缸水混凝沉淀、岸边砂滤井、砂滤缸（桶）等方法净化，再用漂白粉消毒。

（一）缸水混凝沉淀

常用明矾做混凝剂。将明矾放入竹筒内,制成加矾筒,在缸水中搅拌,使其溶解,并通过加矾筒四周的小孔流出,与水混匀。待出现矾花时取出加矾筒。静置 30~60 分钟后,再用吸泥筒吸出缸底污泥。水质经沉淀和过滤后,还需用漂白粉液消毒,其用量以接触 30 分钟后能嗅到轻微的氯臭为宜。

（二）岸边砂滤井

原水由进水管引入砂滤井,过滤后进入清水井。砂滤井底部铺 15cm 厚的卵石(粒径 15~25mm),其上铺 70cm 厚的砂层(粒径 0.3~0.5mm)。砂滤井和清水井均应设盖。清水井中的水,需用漂白粉澄清液消毒。

（三）砂滤缸（桶）

自下而上铺卵石 10~15cm,棕皮两层,砂子 40cm,棕皮两层,卵石 5cm。砂滤缸(桶)主要靠砂层滤水。底层和上层的卵石起承托和防止冲刷的作用,也可改用多孔板。初用时出水往往浑浊,需过滤一段时间后,水才会变清。使用期间,应使砂层上面经常保持一层水,以防止空气进入滤层,影响过滤效果。砂滤缸使用一段时间后,砂层会逐渐堵塞,使出水量减少或净水效果下降。当堵塞严重时,应进行清洗。

四、雨雪水卫生

在缺水地区,常用水窖收集贮存雨雪水。水窖由集水区和窖身组成。集水区常利用屋顶,屋顶以水泥被覆的平顶为佳。雨前将屋顶上的尘土扫除,初雨时,收集到的水不够清洁,应从收集管侧道排走,待流下清洁水时,再收集到水窖内。水窖以修建在地下或半地下为宜。窖身容积可按每人每日需水 10L、饮水人数和贮存天数计算。水窖上要设有严密的盖和通气管,以防周围环境的污染。比较长时期的储存要采用储水的防腐消毒措施。

五、包装饮用水卫生

包装饮用水是指密封于容器中可直接饮用的水。包装饮用水的水源可直接来源于地表、地下或公共供水系统。根据水源、加工方式的不同,《饮料通则》(GB 10789—2007)将产品分为饮用天然矿泉水、饮用纯净水、饮用天然泉水、其他天然饮用水、饮用矿物质水、其他包装饮用水 6 类。包装饮用水根据容器外形大小不同可分为桶装水和瓶装水。瓶(桶)装水的类型有:

1. 纯水　纯水(pure water)是以市政自来水为原水,经初步净化、软化(视原水硬度而定),主要采用反渗透、电渗析、蒸馏等工艺使水中溶解的矿物质以及其他有害物质全部去除,其电导率小于 10μs/cm,浊度小于 1 度,即除水分子外,基本上没有其他化学成分。用于电子工业、航天工业的纯水其电导率小于 5μs/cm 或更低。

2. 净水　净水(purified water)是以市政自来水为原水通过吸附(多为活性炭或加入铜锌合金)、超滤(多用中空纤维膜或素烧瓷滤芯)、纳滤以去除水中有害物质而保留原水的化学特征,即保留原水中的溶解性矿物质。

3. 天然矿泉水　天然矿泉水(natural mineral water)是储存于地下深处自然涌出或人工采集的未受污染且含有偏硅酸、锶、锌、溴等一种或多种微量元素达到限量值的泉水,经过过滤等工艺而成。它除含有上述特定的元素外,还含有较多的溶解性矿物质。

桶装水生产过程中均有消毒这一流程,从理论上说,桶装水是不会被微生物玷污的。但我国桶装水出现细菌总数、大肠菌群超标的现象时有发生。究其原因,一是生产过程中消毒不严;二是水桶清洗消毒不彻底;三是灌装过程玷污;四是桶装水与饮水机配套使用,造成饮水机出水系统玷污。

近年来,桶装矿泉水出现沉淀的现象也较多见。矿泉水出现的沉淀包括生物性和非生物性两大类。非生物性沉淀主要由于矿泉水中的矿物质和金属盐类发生化学反应或溶解度下降所致。生物性沉淀由微生物引起,亦有因淡水藻类污染引起矿泉水沉淀报道。有的桶装矿泉水可受到真菌污染,主要为曲霉和枝孢霉菌属,青霉、木霉、镰刀菌也较常见。

从健康考虑,理想的饮用水应该保留天然化学特性,即含有适量的矿物质和微量元素。我国目前对于包装饮用水制定了新的食品安全标准,国家卫生计生委发布的《食品安全国家标准包装饮用水》(GB 19298—2014),于2015年5月24日起实施,则不适用于天然矿泉水。天然矿泉水仍实行《饮用天然矿泉水》(GB 8537—2008)国家标准。

六、直饮水卫生

直饮水(direct drinking water)属于分质供水的范畴,是对自来水进行深度处理后,再将符合直接饮用标准的自来水通过食品卫生级输水管道送入用户,水质优良可以直接饮用。直饮水的基本工艺流程为:市政自来水加压泵→多介质过滤器→活性炭过滤器→阳离子软水器→保安过滤器→反渗透机→臭氧发生器→不锈钢储水罐→变频恒压供水泵→优质供水管道。

管道直饮水产生的基础是:"按需处理、分质供水、优水优用"的理念。分质供水系统源于美国、丹麦、荷兰等发达国家。我国自1996年上海首先投运优质直饮水工程后,在北京、广州、深圳、珠海、海口、桂林等城市,也开始选用不同净水工艺推广直饮水,满足城市部分居民的高质量饮水需求。2006年8月1日,我国原建设部颁布并实施了《管道直饮水系统技术规程》(CJJ 110—2006),对于规范和指导管道直饮水系统的设计、施工安装、运行维护管理以及居民的饮水安全都产生了重要影响。

七、淡化水卫生

在我国的西北干旱地区,蕴含丰富的地下苦咸水或苦咸水湖,但可供利用的淡水资源非常有限。沿海地区具有丰富的海水资源,但其淡水资源短缺。因此,研究开发并推广有效的苦咸水和海水淡化技术是解决苦咸水地区淡水资源紧缺、沿海居民地区生活用水短缺等问题的重要举措。

苦咸水是指水的溶解性总固体不小于1000mg/L的地下水,水中阴阳离子含量过高,饮用水的口感发生明显变化,以至于饮用者难以接受。苦咸水淡化(bitter salt water desalination process)多采用蒸馏法、反渗透法和电渗析法。目前世界上苦咸水淡化产量达$7.0×10^6 m^3/d$。苦咸水淡化也将成为我国某些地区居民生活饮用水的主要水资源。

海水淡化方法(seawater desalination process)主要有蒸馏法、反渗透法、电渗析法、冷冻法、纳滤膜法以及利用核能、太阳能、风能、潮汐能海水淡化技术等。我国政府高度重视海水淡化工作,采取了一系列措施推动海水淡化产业发展。截止 2010 年底,已建成海水淡化装置 70 多套,设计产能 60 万立方米/日,年均增长率超过 60%。

第六节　涉水产品的卫生要求

涉及饮用水卫生安全产品,简称涉水产品(products related to the health and safety of drinking water)是指在饮用水生产和供水过程中与饮用水接触的连接止水材料、塑料及有机合成管材、管件、防护涂料、水处理剂、除垢剂、水质处理器及其他新材料和化学物质。加强对涉水产品的监督监测、评价和管理,对提高水质卫生质量,保障人体健康具有重要意义。

一、涉水产品存在的卫生问题

(一)水质处理器

是指以市政自来水为进水,经过进一步处理,旨在改善饮用水水质,降低水中有害物质,或增加水中某种对人体有益成分为目的的饮水处理装置。按其功能一般分为:一般净水器、矿化水器、纯水器和特殊净水器(如去除铁、锰、氟、砷的净化器)等。

水质处理器的主要组成部分是与饮水接触的成型部件和过滤材料。成型部件如果没有足够的化学稳定性,与水接触后,一些化学成分会逐渐溶解到饮水中,对人体产生危害。过滤材料主要以活性炭为主,它的优点是吸附效果好,可吸附水中有机物,可使水的浊度、色度、有机物和重金属等均明显降低。所存在的问题是作用一段时间后,活性炭上易繁殖细菌,使出水中细菌数增加。一些水质处理器的过滤材料载有杀菌或抑菌成分,使用较多的如三碘树脂、五碘树脂和 KDF(kinetic degradation fluxion,俗称黄金碳)等,使出水中碘离子和锌离子含量增高。

(二)生活饮用水输配水设备

生活饮用水输配水设备是指与生活饮用水接触的输配水管、蓄水容器、供水设备、机械部件(如阀门、水泵、水处理剂加入器等)。

1. 供水用塑料管材、管件　该类产品是以合成树脂为主要原料,添加适量的增塑剂、稳定剂、抗氧化剂等助剂,国内常用的有聚氯乙烯、聚乙烯、聚丙烯管材、管件等。聚氯乙烯树脂本身无毒,但所残留的催化剂及二氯乙烷均有一定毒性。尤其是氯乙烯单体具有致癌性。

2. 玻璃钢及其制品　以合成树脂为黏合剂、玻璃纤维及其制品作增强材料而制成的复合材料,称为玻璃纤维增强塑料。因其强度高,可以和钢铁相比,故又称玻璃钢。主要用于制作水箱、输配水管道、水厂沉淀池的斜板、斜管等。其主要卫生问题是所使用的树脂及助剂化学结构成分复杂,若固化不完全,在使用过程中可迁移到饮用水中。

3. 橡胶制品　用于涉水产品的橡胶产品有各种垫片、密封圈(条)、储水袋等。橡胶制品的主要卫生问题是所用的助剂和裂解产物,因其化学结构复杂,在使用过程中可迁移到水中,造成饮用水污染。

（三）涂料

为防止容器内壁与饮用水接触受到腐蚀,造成饮用水污染,需在容器内壁涂上涂料。目前使用较多的涂料有聚酰胺环氧树脂、酚醛环氧树脂、聚四氟乙烯等。从卫生学角度来看,环氧树脂分子量越大越稳定,越不易溶出迁移到食品和饮水中。

（四）水处理剂

包括混凝、絮凝、助凝、消毒、氧化、pH调节、软化、灭藻、除垢、除氟、除砷、等用途的生活饮用水化学处理剂。此类产品的卫生安全性取决于产品的原料、配方和生产工艺。

二、涉水产品的卫生监测和评价

《生活饮用水卫生监督管理办法》规定:"涉及饮用水卫生安全的产品,必须进行卫生安全性评价。"其中由国家卫生计生委审批的产品:①与饮用水接触的防护涂料;②水质处理器;③与饮用水接触的新材料和化学物质;④涉及饮用水卫生安全的各类进口产品。由省级卫生计生部门审批的产品:①与饮用水接触的连接止水材料、塑料及有机合成管材、管件,各类饮水机;②水处理剂;③除垢剂。未经审批的不得生产、销售和使用。

（一）生活饮用水输配水设备及防护材料

凡与饮用水接触的输配水设备必须按安全性评价的有关规定进行浸泡试验,浸泡水的检验结果必须符合浸泡试验基本项目的卫生要求和增测项目的卫生要求。如果在浸泡水中的溶出物质未规定最大容许浓度时,应进行毒理学试验,确定其在饮用水中的限值,以便决定该产品可否投入使用。同时结合产品质量标准中的卫生性能指标(有的还需结合质量指标)进行综合评价。

（二）饮用水化学处理剂

饮用水化学处理剂种类很多,因直接投加到水中,与人体健康关系更加密切,因此应进行采样检验和安全性评价。一般来讲,生活饮用水化学处理剂在规定的投加量使用时,处理后的一般感官性状指标应符合《生活饮用水卫生标准》(GB 5749—2006)的要求。如果饮用水化学处理剂带入饮用水中的有害物质是上述标准中规定的物质时,该物质的容许量不得大于相应规定值的10%,该物质分为四类:①金属:砷、硒、汞、镉、铬、铅、银;②无机物;③有机物;④放射性物质。如果带入饮用水中的有害物质在标准中未做规定时,根据国内外相关标准判定项目及限值,无相关项目可依的,需进行毒理学试验确定限值,其容许限值不得大于该容许浓度的10%。

（三）水质处理器

水质处理器所用材料必须严格按照2001年原卫生部颁布的《生活饮用水水质处理器卫生安全与功能评价规范——一般水质处理器》的要求进行检验和鉴定,符合要求的产品方可使用。用于组装饮用水水质处理器和直接与饮水接触的成型部件及过滤材料,应该按照原卫生部《水质处理器中与水接触的卫生安全证明文件的规定》提供卫生安全证明文件,否则必须进行浸泡试验。特殊净水器和矿化水器的卫生安全与功能评价,按《生活饮用水水质处理器卫生安全与功能评价规范》规定的有关条款执行。

三、涉水产品的卫生毒理学评价程序

为了保证涉水产品在使用中的安全性,除了对其基本项目进行监测和评价外,还应对其进行卫生毒理学评价。当生活饮用水输配水设备、水处理材料和防护材料在水中溶出的有害物质未规定最大容许浓度时,或生活饮用水化学处理剂带入饮用水中的有害物质凡在有关卫生标准中未做规定时,需通过下列程序和方法确定其在饮用水中的限值。

根据涉水产品在水中溶出物质的浓度,毒理学安全性评价分四个水平进行,以确定其在水中的最大容许浓度。

（一）水平 I：有害物质在饮用水中的浓度<10μg/L

毒理学试验包括以下遗传毒性试验各一项:基因突变试验(Ames 试验)和哺乳动物细胞染色体畸变试验(体外哺乳动物细胞染色体畸变试验,小鼠骨髓细胞染色体畸变试验和小鼠骨髓细胞微核试验)。如果上述两项试验均为阴性,则该产品可以投入使用,如果上述两项试验均为阳性,则该产品不能投入使用,或者进行慢性(致癌)试验,以便进一步评价;如果上述两项试验中有一项为阳性,则需选用另外两种遗传毒理学试验作为补充研究,包括一种基因突变试验和一种哺乳动物细胞染色体畸变试验。补充研究的两项实验结果均为阴性,则产品可以投入使用,若有一项阳性,则不能投入使用,或进行慢性(致癌)试验,以便进一步评价。

（二）水平 II：有害物质在饮用水中浓度在 10～<50μg/L

毒理学试验包括水平 I 全部试验和大鼠 90 天经口毒性试验。对水平 II 中遗传毒理学试验的评价同水平 I,通过大鼠 90 天经口毒性试验,确定有害物质在饮用水中的最高容许浓度(根据阈下剂量、安全系数可选用 1000)。当有害物质在水中的实际浓度超过最大容许浓度时,不能通过。

（三）水平 III：有害物质在饮用水中的浓度为 50～<1000μg/L

毒理学试验包括水平 II 全部试验和大鼠致畸试验。对水平 III 遗传毒理学试验的评价同水平 I。通过大鼠 90 天经口毒性试验和大鼠致畸试验,确定有害物质在饮用水中的最高容许浓度(大鼠 90 天经口毒性试验:根据阈下剂量,安全系数可选用 1000;致畸试验:根据阈下剂量,安全系数可选用范围 100～1000)。当有害物质在水中的实际浓度超过最大容许浓度时,不能通过。

（四）水平 IV：有害物质在饮用水中的浓度≥1000μg/L

毒理学试验包括水平 III 全部试验和大鼠慢性毒性试验。当致畸试验结果为阳性时,不能通过;当致癌试验和遗传毒理学试验结果综合评价有害物质有致癌性时,不能投入使用。根据大鼠致畸试验和慢性毒性试验,确定有害物质在饮用水中的最高容许浓度(慢性毒性试验:根据阈下剂量,安全系数可选用 100)。当溶出物在水中的实际浓度超过最大容许浓度时,不能投入使用。

第七节　饮用水卫生的调查、监测和监督

为确保生活饮用水卫生安全,保障居民身体健康,1996 年原国家建设部和原卫生部联合发布《生活饮用水卫生监督管理办法》(建设部、原卫生部令第 53 号),2010 年原卫生部对《办法》进行了

修订,2016 年 4 月 17 日国家住房城乡建设部和卫生计生委又对该《办法》作了修订,自 2016 年 6 月 1 日起施行。该《办法》明确规定:"国家卫生计生委主管全国饮用水卫生监督工作。县级以上地方人民政府卫生计生部门主管本行政区域内饮用水卫生监督工作。国家住房城乡建设部主管全国城市饮用水卫生管理工作。县级以上地方人民政府建设行政主管部门主管本行政区域内城镇饮用水卫生管理工作。国家对供水单位和涉及饮用水卫生安全的产品实行卫生许可制度。"为此,卫生计生部门必须从涉及饮用水安全的多个环节开展预防性卫生监督和经常性卫生监督工作,包括水源选择、水源卫生防护、供水单位调查、水质监测及饮用水卫生监督等。

一、集中式供水的卫生调查、监测和监督

(一)水源卫生调查

在选择水源时,卫生计生部门应组织有关部门,对可能选择的各个水源进行较长时间的卫生调查和水质监测,并研究确定水源卫生防护的方案。对已投入使用的水源则主要调查取水点及水源卫生防护的执行情况,必要时应检测水源水质。如水源水质恶化,应查明原因。如发现污染源时,应监督有关单位限期消除。

(二)供水单位调查

对供水单位调查的内容:①供水单位使用的涉及饮用水卫生安全产品是否符合卫生安全和产品质量标准的有关规定;②水处理剂和消毒剂的投加和贮存室是否通风良好,有无防腐、防潮、安全防范和事故的应急处理设施以及防止二次污染的措施;③取水、输水、蓄水、净化消毒和配水过程中是否建立了各项管理制度,是否有专人负责,执行情况如何;④集中式供水单位是否建立了水质净化消毒设施和必要的水质检验仪器、设备和人员,能否对水质进行日常性检验,并向当地人民政府卫生计生部门和建设行政主管部门报送检测资料;城市自来水供水企业和自建设施对外供水的企业,其生产管理制度的建立和执行、人员上岗的资格和水质日常检测工作由城市建设行政主管部门负责管理。⑤直接从事供、管水人员是否取得健康体检合格证和上岗证,发现带菌者和传染病患者是否及时调离工作。

(三)水质监测

根据我国《生活饮用水卫生监督管理办法》的有关规定,集中式供水单位必须建立水质检验室,配备与供水规模和水质检验要求相适应的检验人员和仪器设备,并负责检验水源水、净化构筑物出水、出厂水和管网末梢水的水质。自建集中式供水及二次供水的水质也应定期检验。政府卫生计生部门应对本行政区域内水源水、出厂水和居民经常用水点进行定期监测,并做出水水质评价。

水质监测采样点的设置应有代表性,应分别设在水源取水口、出厂水口和居民经常用水点处。管网水的采样点数,一般按供水人口每两万人设一个点计算,供水人口在 20 万以下、100 万以上时,可酌量增减。在全部采样点中,应有一定的点数选在水质易受污染的地点和管网系统陈旧部分等处。每一采样点,每月采样检验应不少于两次,细菌学指标、浑浊度和肉眼可见物为必检项目,其他指标可根据当地水质情况和需要而定。对水源水、出厂水和部分有代表性的管网末梢水至少每半年进行一次常规检验项目的全分析。对于非常规检验项目,可根据当地水质情况和存在问题,在必要

时具体确定检验项目和频率。

集中式供水单位应按上级主管部门有关规定进行生活饮用水检验,其测定项目及检验频率至少应符合表 5-1 要求。当检测结果超过水质指标限值时,应予立即重复测定,并增加监测频率。连续超标时,应查明原因,采取有效措施,防止对人体健康造成危害。选择水源时或水源情况有变化时,应检测全部常规检验项目及该水源可能受到某种成分污染的有关项目。自建集中式生活饮用水水质监测的采样点数、采样频率和检验项目按上述规定执行。

表 5-1　水质检验项目和检验频率

水样类别	检验项目	检验频率
水源水	浑浊度、色度、臭和味、肉眼可见物、COD_{Mn}、氨氮、细菌总数、总大肠菌群、耐热大肠菌群	每日不少于一次
	GB 3838-2002 中有关水质检验基本项目和补充项目共 29 项	每月不少于一次
出厂水	浑浊度、色度、臭和味、肉眼可见物、余氯、细菌总数、总大肠菌群、耐热大肠菌群、COD_{Mn}	每日不少于一次
	常规检验中全部项目,非常规检验项目表中可能含有的有害物。	每月不少于一次
	非常规检验全部项目	地表水为水源:每半年检验一次 地下水为水源:每一年检验一次
管网水	浑浊度、色度、臭和味、余氯、细菌总数、总大肠菌群、COD_{Mn}	每月不少于两次
管网末梢水	常规检验中全部项目,非常规检验项目表中可能含有的有害物质	每月不少于一次

(四)卫生监督

饮用水卫生安全是关系到当地居民健康的重大问题,我国饮用水卫生立法工作起步较晚,随着改革开放深入,工农业生产发展,水源污染加重,饮用水安全产品种类、数量增加,二次供水大幅增加,供水体系呈现多样化,涉及饮用水卫生安全的责任主体随之复杂。《生活饮用水卫生监督管理办法》(2016 年修订)、《生活饮用水卫生标准》(GB 5749—2006)、《中华人民共和国传染病防治法》(2013 年修订)、《突发公共卫生事件应急条例》《二次供水设施卫生规范》等法规的出台,标志着饮水卫生监督工作走上法制化轨道。

《生活饮用水卫生监督管理办法》明确规定,供水单位新建、改建、扩建的饮用水供水工程项目,应当符合卫生要求,选址和设计审查、竣工验收必须有建设、卫生计生部门参加。新建、改建、扩建的城市公共饮用水供水工程项目由建设行政部门负责组织选址、设计审查和竣工验收,卫生计生部门参加。新建、改建、扩建集中式供水项目时,当地人民政府卫生计生部门应做好预防性卫生监督工作,并负责本行政区域内饮用水的水源水质监测和评价。做好饮用水安全突发事件应急准备工作,确保饮用水卫生安全。

新建二次供水设施应当与主体工程同时设计、同时施工、同时交付使用,其工程设施审查和竣工验收时相关部门应当通知卫生计生部门及当地政府公用事业部门参加。新建、改建、扩建二次供水设施,其选址、设计必须符合国家标准《二次供水设施卫生规范》的规定,并要符合以下卫生要求:二次供水储水设施应与消防水池分建,不得与城市公共供水管网或自建供水管网直接连接;严禁将自用的地下水和其他水源与二次供水管网连通,防止对城市供水管网造成二次污染;二次供水设施应便于防护和清洗,排水应通畅,蓄水池周围十米以内不得有渗水坑和堆放的垃圾等污染源,水箱周围两米内不得有污水管线。

卫生计生部门对供水单位的饮用水进行经常性卫生调查、监测和监督。医疗单位发现因饮用水污染出现的介水传染病或化学中毒病例时,应及时向当地人民政府卫生行政部门和卫生防疫机构报告。县级以上人民政府卫生计生部门设饮用水卫生监督员,负责饮用水卫生监督工作,可聘任饮用水卫生检查员,负责乡、镇饮用水卫生检查工作。县级以上地方人民政府卫生计生部门负责本行政区域内饮用水污染事故对人体健康影响的调查。当发现饮用水污染危及人体健康,须停止使用,对二次供水单位应责令其立即停止供水;对集中式供水单位应当会同住房城乡建设主管部门报同级人民政府批准停止供水。并在供水单位成立饮用水污染事故应急处理领导小组,单位负责人为安全用水第一责任人。供水单位卫生许可证由县级以上人民政府卫生计生部门发放,有效期四年。有效期满前六个月重新提出申请换发新证。

县级以上地方人民政府卫生计生部门和建设行政主管部门对于违反《生活饮用水卫生监督管理办法》中的各项规定,对违法供水行为依法处理,处以罚款、责令限期改进等处罚。

二、农村供水的卫生调查、监测和监督

为了保证农村居民生活饮用水安全卫生,促进农村饮水事业的发展,加强农村供水的卫生调查、监测和监督势在必行。

(一)水源调查

卫生计生部门要积极参与水源的选择,对水源进行卫生调查,并提出相应的水源防护措施。对新选水源的水质必须进行全面分析。对已设立防护措施的水源应检查执行情况,是否正确应用一级、二级、三级水质的有关规定。对水质不良,如易引起地方病或污染后难以消除的水源,检查是否采取了净化措施,净化效果如何等。

(二)水质监测

中国疾病预防控制中心 2008 年《全国农村饮用水水质卫生监测技术方案》规定,每个县采样点数一般不少于 20 个,但可酌情增减。采样点的选择应考虑水源类型、水性疾病的人口分布、环境污染和采样的交通情况等。采样次数,丰、枯水期各一次。当发生影响水质的突发事件时,对受影响的供水单位增加水质检测频次。监测项目包括:①必测项目:水温、色度、浑浊度、臭和味、pH、总硬度、铁、锰、砷、氟化物、氯化物、硫酸盐、氨氮、亚硝酸盐氮、硝酸盐氮、耗氧量、总大肠菌群和细菌总数、耐热大肠菌群、游离氯。②选测项目:根据当地情况选择如碘、铅、镉、汞、溶解性固体和有机氯农药等。介水传染病流行时应监测水温、pH、色度、浑浊度、总大肠菌群和余氯。其中浑浊度和余氯每天必须测定。

(三)水性疾病的监测

水性传染病的监测,主要是收集和汇总本年度疫情资料;调查核实由饮水引起的暴发性传染病

的次数、时间、患病人数及造成的损失等。水性地方病的监测是收集、汇总当地地方病资料中记录的地方病（如地方性氟病、碘缺乏病或砷中毒）的病史、病情、饮用水水质以及改水后的病情变化。

为了全面提高农村饮水安全保障水平，建立从"源头到龙头"的农村饮水安全工作建设和运行管控体系。"十三五"期间，全国农村饮水安全工作的主要预期目标是：到2020年，全国农村安全集中供水率达到85%以上，自来水普及率达到80%以上；水质达标率整体有较大提高（提高15%~25%）；小型工程供水保证率不低于90%，其他工程供水的保证率不低于95%。推进城镇供水公共服务向农村延伸，使城镇自来水管网覆盖村的比例达到33%。健全农村供水工程运行管护机制，逐步实现良性可持续运行。

（张志红）

2000年4月23日~5月1日，山西某县一自然村居民发生硫氰酸盐（硫氰化钠、硫氰酸氨）中毒，经流行病学调查、临床资料分析及水质后续追踪监测，发现为排放含硫氰酸盐废水造成该村饮用水污染所致。

1. 流行病学调查　该村位于一河道旁，共有58户210口人。全村共用一水井，水源主要来自河道中的浅层地下水，水位埋深6~9m。该河道上游约300m处，建一化工企业，以二硫化碳和液氯为原料生产硫氰酸盐。2000年4月23日，有人出现头晕、头痛、恶心、呕吐、乏力、胸闷、神志不清等症状。到5月1日，村里许多人相继出现同样的症状。从5月1日到5月6日，有100多人被送往医院抢救，其中40多人留院治疗，1人死亡。实验室检查，患者血、尿中硫氰酸盐含量明显增高。

2. 卫生调查和水质检测　5月6日起，调查人员对井水和农户家中管网末梢水进行了检测，发现井水中硫氰酸盐浓度为285mg/L，管网末梢水中硫氰酸盐为197.9mg/L。为了弄清污染源，由卫生、环保、水利和地质等部门专家对该村饮用水井至该化工企业之间的河道钻孔14个，取水样、土样检测。结果表明，该村水井及其周围钻孔中硫氰酸盐的浓度均较高，与该企业所排放污水中的特征污染物硫氰酸盐相吻合，该公司所排放污水中重点污染物硫氰酸盐浓度为1293mg/L。调查还发现该企业自1998年投产以来，其车间冲洗废水一直未经处理直接外排至河道，生产中的跑冒滴漏现象严重，并有数次生产事故造成污染排放。

思考题
1. 根据以上信息和所学知识，本次污染事件如何判断人群硫氰酸盐中毒？依据是什么？
2. 如果以后遇到类似事件，你应该从哪几方面着手进行现场调查、样品采集分析和结果分析评价？
3. 为了保护人体健康，应如何加强农村饮用水的卫生调查、监测和监督工作？

第六章

土壤卫生

　　土壤是人类环境的基本要素之一,是人类赖以生存和发展的物质基础。土壤处于大气圈、水圈、岩石圈和生物圈之间的过渡地带,是联系无机界和有机界的重要环节;是结合环境各要素的枢纽;是陆地生态系统的核心及其食物链的首端;同时又是许多有害废弃物处理和容纳的场所。土壤作为自然体和环境介质,是人类生活的一种极其宝贵的自然资源;它承载一定的污染负荷,对污染物有净化作用,具有一定的环境容纳量。但是污染物一旦超过土壤的最大容量将会引起不同程度的土壤污染,进而影响土壤中生存的动植物,最后通过生态系统食物链危害牲畜乃至人类健康。

　　土壤卫生是从卫生学角度来认识土壤和研究土壤环境与人体健康的关系,揭示土壤环境因素的变化通过间接途径对人体健康可能产生的影响,为制订土壤卫生防护措施提供科学依据。

第一节　土壤环境特征

　　土壤环境是人类环境的重要组成部分,充分认识土壤环境,有利于对土壤资源的进一步利用和对土壤环境的合理调控。从卫生学角度研究土壤的各种特征,是研究土壤对健康的影响、土壤卫生标准和土壤卫生防护的基础。

一、土壤的组成

　　土壤(soil)是陆地表面由矿物质、有机质、水、空气和生物组成,具有肥力,能生长植物的未固结层。土壤是由固相、液相和气相组成的三相多孔体系。

　　（一）土壤固相

　　由土壤中矿物质、有机物质以及生活在土壤中的微生物和动物组成土壤固相。土壤的矿物质是指含钠、钾、钙、铁、镁、铝等元素的硅酸盐、氧化物、硫化物、磷酸盐。土壤矿物质约占土壤固体总重量的90%以上。土壤有机质约占固体总重量的 1%~10%。土壤有机质(soil organic matter)系土壤中各种含碳有机化合物的总称,包括腐殖质、生物残体及土壤生物,与土壤矿物质一起共同构成土壤的固相部分。

　　（二）土壤液相

　　土壤液相是指土壤中水分及其水溶物质。土壤水分(soil water)是指土壤孔隙中的水分,主要来源于降水和灌溉水。进入土壤中的各种水分与土体相互作用,经一系列物理、化学、物理化学和生物化学过程,形成土壤溶液。水是土壤中大多数可溶物质的主要载体,一般只有溶解在土壤溶液中的物质才是最活跃的部分。土壤水分既是植物养分的主要来源,也是进入土壤的各种污染物向其他环境圈层(如水圈、生物圈)迁移的媒介。

(三)土壤气相

土壤气相是指土壤孔隙所存在的多种气体的混合物。土壤是一个多孔体系,在水分不饱和情况下,孔隙里总是有空气的。土壤空气(soil air)是指土壤孔隙中的气体。这些气体主要来自大气,其次为土壤中的生物化学过程所产生的气体。土壤空气的成分在上层与大气相近似,而深层土壤空气中氧气逐渐减少,二氧化碳增加,这主要是由于生物呼吸和有机物分解所致。土壤空气中还可含有氨、甲烷、氢、一氧化碳和硫化氢等有害气体。土壤空气成分的变化受土壤污染程度、土壤生物化学作用和与大气交换程度等因素的影响。

二、土壤的物理学特征

主要指土壤固、液、气三相体系中所产生的各种物理现象和过程。其中以土壤质地、土壤的孔隙度和土壤结构等影响土壤水分等特性居主导地位。土壤的理化性质制约土壤肥力水平,影响着土壤的通透性、持水能力、过滤速度、吸附能力、营养的供应和微域环境(microenvironment)的构成,因此土壤的理化与生物特性是探讨土壤中化学物质的转归、污染物的降解等卫生问题的必然影响因素。

(一)土壤质地

由于土壤中的矿物质颗粒大小相差悬殊,对土壤的性状影响很大,所以,把各种矿物质颗粒按大小和性质的不同进行分组,划成若干等级,称为土壤的粒级,其大小以当量粒径表示。土壤质地是按土壤粒级及其组合比例而定的土壤名称,反映了土壤固相颗粒系列分布情况,是土壤的一个稳定的自然属性和本质的物理特性指标之一。我国将土壤质地划分为砂土、壤土和黏土共三类。其中壤土类土壤因其物理性能良好,通气透水、保水保肥性能均较好,适种作物范围较广,具有良好的土壤质地。

(二)土壤的孔隙度

土壤固相是由不同的颗粒和团聚体构成的分散系,它们之间形成了大小不同、外形不规则和数量不等的空间即土壤孔隙。土壤的孔隙度(soil porosity)指在自然状态下,单位容积土壤中孔隙容积所占的百分率。土壤孔隙对土壤性质有多方面的影响:①土壤容水量:土壤颗粒越小,其孔隙总容积就越大,容水量也越大,土壤的渗水性和透气性不良,不利于建筑物防潮和有机物的无机化。②土壤渗水性:土壤颗粒越大,渗水越快,土壤容易保持干燥。若渗水过快,地面污染物容易渗入地下水中,不利于地下水的防护。③土壤的毛细管作用:土壤中的水分沿着孔隙上升的现象,称为土壤的毛细管作用。土壤孔隙越小其毛细管作用越大。建筑物地面和墙壁的潮湿现象等都和土壤的毛细管作用有关。

三、土壤的化学特征

构成土壤的化学元素主要与地壳成土母岩成分有密切的关系。以沉积岩为主形成的土壤中含有人类生命必需的各种元素;以火成岩为主形成的土壤则往往缺少某些必需的微量元素,以致对健康产生不利影响。人体内的化学元素和土壤中化学元素之间保持着动态平衡关系。当地球化学元素的变化超出人体的生理调节范围,就会对健康产生影响,甚至引起生物地球化学性疾病。因此,各地区土壤中各种化学元素的背景值及其环境容量与居民健康之间有着非常密切的关系。

(一)土壤环境背景值

1. 土壤环境背景值　环境背景值(environmental background value)是指该地区未受或少受人类活动(特别是人为污染)影响的土壤环境本身的各种化学元素组成及其含量,它是一个相对的概念,只能表示在相对不受污染情况下,环境要素的基本化学组成。同一环境要素在不同的地理、地质环境中,自然背景值是不同的。化学元素含量超过了环境背景值和能量分布异常,表明环境可能受到了污染。

2. 研究土壤背景值的实践意义　土壤中各种元素的背景值是评价化学污染物对土壤污染程度的参照值;是确定土壤环境容量,制订土壤中有害化学物质卫生标准的重要依据;是评价土壤化学环境对居民健康影响的重要依据;也是土地资源开发利用和地方病防治工作的科学依据。由于各地区成土母岩、土壤种类和地形地貌的不同,造成不同地区土壤背景值差别很大。

(二)土壤环境容量

环境容量(environment capacity)是环境的基本属性和特征,指在一定条件下环境对污染物的最大容纳量。土壤具有一定容纳固、液、气相等物质的能力,不同土壤其环境容量是不同的,同一土壤对不同污染物的容量也是不同的,这涉及土壤的净化能力。土壤环境容量又称土壤负载容量,是一定土壤环境单元在一定时限内遵循环境质量标准,即维持土壤生态系统的正常结构与功能,保证农产品的生物学产量与质量,在不使环境系统污染的前提下,土壤环境所能容纳污染物的最大负荷量。土壤的环境容量是充分利用土壤环境的纳污能力,实现污染物总量控制,合理制定环境质量标准和卫生标准、防护措施的重要依据。

土壤的化学特性在上述特点的基础上还应体现在土壤的吸附性、酸碱性和氧化还原性等方面。这些性能对土壤的结构、质量及土壤中污染物的转归都有重大影响。

四、土壤的生物学特征

土壤生物是土壤形成、养分转化、物质迁移、污染物降解、转化和固定的重要参与者。其中土壤微生物(包括细菌、放线菌、真菌、藻类和原生动物等)是土壤中重要的分解者,对土壤自净具有重要的卫生学意义。

1. 土壤细菌　土壤细菌(soil bacteria)是土壤中分布最广的生物体。主要特点是:菌体很小,细菌的生长繁殖速度非常快,在 20~30 分钟内,就能重复分裂 1 次。根据土壤中细菌的营养方式可分为自养型和异养型。自养型细菌能利用太阳能或氧化无机物产生的化学能,由空气中摄取的 CO_2 合成碳水化合物,作为自身的营养物质。异养型细菌靠分解有机物获得能量和养料,土壤中的绝大部分细菌都是异养型的。根据其对空气条件的要求,又可分为需氧性和厌氧性两类。土壤中多数细菌属兼氧性细菌,在氧气充足或缺氧的条件下均能生存。土壤受人畜排泄物和尸体等污染则可含有病原菌,如肠道致病菌、炭疽芽孢杆菌(俗称炭疽杆菌)、破伤风梭菌、产气荚膜梭菌、肉毒梭菌等,分别引起肠道传染病、炭疽、破伤风、气性坏疽、肉毒中毒。许多病原菌在土壤中可存活数十天,有芽孢的病原菌可在土壤中存活数年。

2. 土壤藻类 土壤藻类(soil alga)是含有叶绿素的低等植物。藻类能够进行光合作用,合成自身的有机物质。土壤藻类主要分布在土壤表面及以下几厘米的表层土壤中。土壤中的藻类主要是绿藻和硅藻,其次是黄藻。

3. 土壤原生动物 在土壤中生存或栖居的动物物种有上千种,多为节肢动物,也有非节肢土壤动物。节肢动物主要有螨类、蜈蚣、马陆、跳虫、白蚁、甲虫、蚂蚁等。非节肢土壤动物主要有线虫和蚯蚓。

第二节 土壤的污染、自净及污染物的转归

一、土壤的污染

由于土壤环境的组成、结构、功能以及在自然生态系统中的特殊地位和作用,使土壤污染比大气污染、水体污染要复杂得多。研究土壤环境污染的意义在于土壤环境中积累的污染物质可以向大气、水体、生物体内迁移,降低农副产品生物学质量,直接或间接地危害人类的健康。

土壤污染(soil pollution)是指在人类生产和生活活动中排出的有害物质进入土壤中,超过一定限量,直接或间接地危害人畜健康的现象。

(一)土壤污染现状及其基本特点

1. 我国土壤污染现状 2005年4月—2013年12月,我国开展了首次全国土壤污染状况调查。调查范围为中华人民共和国境内(未含中国香港、中国澳门和中国台湾地区)的陆地国土,调查点位覆盖全部耕地,部分林地、草地、未利用地和建设用地,实际调查面积约630万平方公里。《全国土壤污染状况调查公报》显示,我国土壤环境状况总体不容乐观,工矿业、农业等人为活动以及土壤环境背景值高是造成土壤污染或超标的主要原因。全国土壤总的超标率为16.1%,其中轻微、轻度、中度和重度污染点位比例分别为11.2%、2.3%、1.5%和1.1%。污染类型以无机型为主,有机型次之,复合型污染比重较小,无机污染物超标点位数占全部超标点位的82.8%。

从污染分布情况看,南方土壤污染重于北方;长江三角洲、珠江三角洲、东北老工业基地等部分区域土壤污染问题较为突出,西南、中南地区土壤重金属超标范围较大;镉、汞、砷、铅4种无机污染物含量分布呈现从西北到东南、从东北到西南方向逐渐升高的态势。污染物超标情况:无机污染物:镉、汞、砷、铜、铅、铬、锌、镍8种无机污染物点位超标率分别为7.0%、1.6%、2.7%、2.1%、1.5%、1.1%、0.9%、4.8%;有机污染物:六六六、滴滴涕、多环芳烃3类有机污染物点位超标率分别为0.5%、1.9%、1.4%。

2. 土壤污染的基本特点 土壤环境的多介质、多界面、多组分以及非均一性和复杂多变的特点,决定了土壤环境污染具有区别于大气环境污染和水环境污染的特点。

(1)隐蔽性:与大气污染、水体污染易被发现不同,污染进入土壤时由于有害物质在土壤中可与土壤成分相结合,有的有害物质会被土壤生物分解或吸收,从而改变了其本来性质和特征。而且,当

土壤将有害物质输送给农作物,再通过食物链而损害人畜健康时,土壤本身可能还会继续保持其生产能力。因此,土壤污染对机体健康的危害以慢性、间接危害为主。显然,土壤污染具有隐蔽性。

(2)累积性:土壤中的有害物质不像在大气和水体中那样容易扩散和稀释,土壤对污染物进行吸附、固定,其中也包括植物吸收。特别是重金属和放射性元素都能与土壤有机质或矿物质相结合,并且不断积累达到很高的浓度,长久地保存在土壤中,表现为很强的累积性、地域性特点,成为顽固的环境污染问题。

(3)不可逆转性:重金属对土壤环境的污染基本上是一个不可逆的过程。同样,许多有机化合物对土壤环境的污染也需要较长的时间才能降解,尤其是那些持久性有机污染物不仅在土壤环境中很难被降解,而且可能产生毒性较大的中间产物。例如,农药六六六和DDT在我国已禁用20多年,但至今仍然能从土壤环境中检出,主要由于有机氯很难降解。

(4)长期性:土壤环境一旦被污染,仅仅依靠切断污染源的方法很难自我修复,如受某些重金属污染的土壤可能需要100~200年才能够恢复。只有采用有效的治理技术才能消除现实污染。但是,就目前的治理方法,仍然存在治理成本较高和周期较长的矛盾。

鉴于土壤污染难于治理,而土壤污染问题的产生又具有明显的隐蔽性和滞后性等特点,因此土壤污染问题一般都不太容易受到重视。

(二)土壤污染的来源

土壤是一个开放体系,土壤与其他环境要素间进行着不间断的物质和能量的交换。因而土壤污染物的来源极为广泛,有天然污染源,也有人为污染源。

按照污染物进入土壤的途径,可将土壤污染源分为以下几类。

1. 工业污染　是指工矿企业排放的废水、废气和废渣等,是土壤环境中污染物最重要的来源之一。该类污染源对土壤环境系统带来的污染可以是直接的,也可以是间接的。工业"三废"在陆地环境中的堆积以及不合理处置,将直接引起周边土壤中污染物的累积,进而引起动物、植物等生物体内污染物的累积。

(1)废水灌溉:废水灌溉是造成土壤污染的主要原因。随着经济的发展,工农业用水资源紧缺状况日益严重。尤其是在北方干旱半干旱气候区,污水资源已经成为了重要的灌溉水资源。根据我国农业部进行的全国污灌区调查,在约140万公顷的污灌区中,遭受重金属污染的土地面积占污灌区面积的64.8%,其中轻度污染占46.7%,中度污染占9.7%,严重污染占8.4%。污灌区主要污染物质为镉,其次为镍、汞和铜。个别重污染区域70~100cm深处土壤中镉和汞仍然超标。《全国土壤污染状况调查公告》显示,在调查的55个污水灌溉区中,有39个存在土壤污染。在1378个土壤点位中,超标点位占26.4%,主要污染物为镉、砷和多环芳烃。

(2)废气:大气中的有害气体主要来自工业企业排出的废气,其污染面大,可对土壤造成严重污染。工业废气的污染大致分为两类:气体污染,如二氧化硫、氟化物、臭氧、氮氧化物、碳氢化合物等;气溶胶污染,如粉尘、烟尘等固体粒子及烟雾,雾气等液体粒子,它们通过沉降或降水进入土壤,造成污染。垃圾焚烧时烟气中的二噁英主要对大气造成污染,但有调查显示,垃圾焚烧烟气中的二噁英可以通过干沉降、湿沉降污染周围土壤中,而被土壤矿物表面吸附。由于二噁英在常温下为固态,低挥发性,其在土壤中半减期可达 10 年,而在土壤中积累。

(3)废渣:主要是工矿排出的废渣、污泥和选矿尾渣在地表堆放或处置过程中通过扩散、降水淋溶、地表径流等方式直接或间接地造成的土壤污染,属点源型土壤污染。

2. 农业污染 主要是指基于农业生产自身需要而施入土壤的化肥、农药以及其他农用化学品(如残留于土壤中的农用地膜)等。相对于工业污染源,农业生产过程排放的污染物具有剂量低、面积大等特点,属于非点源污染。

(1)不合理地使用农药:自 1990 年以来,中国农药原药和制剂的发展速度加快,产量不断增长。2007 年,我国农药产量首次超越美国跃居世界第一。2010—2014 年全国农药原药生产量增加趋势平缓,保持在 125.9 万~147.8 万吨。农药用量偏高、利用率偏低是当前农业病虫防治中的突出问题。近 5 年全国农药用量纯品约 31 万吨,制剂达 100 多万吨,农药利用率约 35%。全国受农药污染的农田土壤达 933 万 hm^2(1.4 亿亩)。我国目前使用的农药主要以杀虫剂为主,其中高毒农药品种仍然占有相当高的比例,特别是有机氯农药及金属类农药,不仅对环境造成损害,而且导致了在食品中的有害残留,使农药成为土壤的重要污染来源之一。

(2)不合理使用肥料:中国不但是世界上最大的农药使用国,也是最大的化肥使用国。尽管我国耕地面积不到全世界总量的 10%,但化肥施用量接近世界总量的 1/3,是构成农业面源污染的主要原因。2012 年我国农用化肥施用总量达 5839 万吨(折纯),约占世界化肥施用总量的 1/3,是美国、印度的总和。近几年我国农作物化肥平均施用量约为 21.2kg/亩,远远高于世界平均水平(8kg/亩),是美国的 3 倍,印度、欧盟的 2.5 倍。2013 年农业部发布《中国三大粮食作物肥料利用率研究报告》显示,我国农田三大粮食作物氮、磷化肥养分利用率平均仅为 33% 和 24%。过量施肥不仅增加了农业生产成本,而且大量未利用的养分进入了土壤、大气和水体,由此导致土壤剖面中硝酸盐累积、耕层土壤有效磷富集以及与此相关的土壤酸化、地下水硝酸盐超标、地表水富营养化等环境问题。氮肥施用引起 NH_3、N_2O、CO_2 等的温室气体排放,也越来越引起人们的关注。有研究显示,2005 年中国氮肥生产和施用所产生的相关温室气体排放达到 4 亿吨,占全国温室气体排放总量的 7%。

畜禽有机肥含有较多的污染物质(如重金属、抗生素及动物生长激素等),导致耕地土壤污染。畜牧业生产中大量使用微量元素添加剂,如硒、铜、铅、镉、砷等金属元素,而无机元素在畜体内的消化吸收利用极低,在排放的粪尿中含量却很高。长期使用此类添加剂,造成土壤污染。据报道,全国畜禽排泄物年排放量已达 18.84 亿吨,相当于工业废弃物年排放量的 3.4 倍。

(3)不合理使用地膜:2011 年全国地膜使用量 124.5 万吨,地膜覆盖面积 1979 万 hm^2。我国的残膜量每年高达 40 万吨,残膜率高达 40% 以上。残膜自然降解需要几十甚至上百年,大量留于农地对土壤造成了“白色污染”。

3. 生活污染 人粪尿及畜禽排泄物长期以来被看作是重要的土壤肥料来源,对农业增产起着重要作用。将这种未经处理的肥源施于土壤,会引起土壤严重的生物污染。城市生活垃圾的不合理处置是引起土壤污染的另一个主要途径。随着城市化进程的不断发展,城市生活垃圾产量迅速增长,由于缺乏足够的处理设施,大量的垃圾只能运往城外郊区常年露天堆放腐烂。由于无任何防渗措施而使大量水质极劣的渗滤液进入土壤、地下水中,造成周围环境的严重污染,直接威胁着人类的健康。有研究资料表明,垃圾堆放区土体净化能力日趋饱和,污染物不断累积,土壤质量明显下降。据报道,徐州荆马河区域土壤重金属污染的成因中,Cr、Cu、Zn、Pb 是由于垃圾施用于土壤引起的,As 是由农田灌溉引起的,Cd 是由农田灌溉和垃圾施用引起的,Hg 污染是由多种途径造成的。

4. 交通污染　交通工具对土壤的污染主要体现在汽车尾气中的各种有毒有害物质通过大气沉降造成对土壤的污染,以及事故排放所造成的污染。公路两侧土壤重金属污染以 Pb 为主,其次是 Zn、Cd、Cr、Cu、Ni 和 Mn 等,其中 Pb 污染主要来源于汽车尾气。自四乙基铅被作为汽油抗爆剂使用以来,公路路域铅污染便不断加剧。我国于 2000 年 7 月 1 日起停止使用含铅汽油,改用无铅汽油。但是,公路路域土壤中的已有铅短期内无法消除,另外,无铅汽油并不是绝对无铅,含铅汽油是指铅含量大于 0.013g/L,无铅汽油是指铅含量不大于 0.005g/L,所以公路土壤重金属污染依然存在。对江苏境内主要公路两侧土壤及农产品研究显示,土壤已受到 Pb、Cu、Ni、Cr 污染,土壤 Pb 含量最大值出现在距公路 100m 或 150m 处。对 210 国道延安市宝塔区路段两侧农田土壤和玉米叶中金属含量研究显示,土壤受到严重的 Cd 污染,超标率为 87.5%,重度污染达到 75%。玉米叶中污染物主要以 Cd 和 Cr 为主,超标率都达到 100%。有人对日本冈山县某道路两侧的土壤及杜鹃花叶子重金属研究表明,土壤中 Zn 主要来源于轮胎的磨损;Cr 主要来源于沥青;Pb 污染主要来源汽车尾气以及汽车涂料。

5. 灾害污染　某些自然灾害有时也会造成土壤污染。例如,强烈火山喷发区的土壤、富含某些重金属或放射性元素的矿床附近地区的土壤,由于矿物质(岩石、矿物)的风化分解和播散,可使有关元素在自然力的作用下向土壤中迁移,引起土壤污染。

战争灾害可对战区的生态环境造成严重影响,贫铀弹对土壤的污染主要是由含放射性的爆炸物和空气中灰尘的沉降所致。土壤中的放射性铀和分散在植物叶面上的放射性物质可被植物吸收,人或动物食用这类植物后可能造成再次污染。

6. 电子垃圾污染　电子垃圾(electronic waste)可以来自工业生产也可以来自日常生活的废弃物,是一种污染量逐渐增多的土壤污染源。电子垃圾也称电子废弃物,包括日常生活中使用的各种电脑、家用电器、通信设备,以及在生产、办公过程中淘汰的精密电子仪表等。电子垃圾含有 Pb、Cd、Hg、六价铬、聚氯乙烯塑料、溴化阻燃剂等大量有毒有害物质,比一般的城市生活垃圾危害大得多。

中国是目前世界上最大的电子垃圾进口国。全世界每年约产生 2000 万~5000 万吨电子垃圾,其中 70% 被运往中国。但中国自己产生的电子垃圾数量也与日俱增。据 2010 年联合国环境规划署指出,我国已成为世界第二大电子垃圾生产国,每年生产超过 230 万吨电子垃圾,仅次于美国的 300 万吨;到 2020 年,我国的废旧电脑将比 2007 年增长 2~4 倍,废弃手机将增长 7 倍。我国电子垃圾集散处理场主要在东部地区,包括广东的贵屿镇、清远龙塘镇、南海大沥镇、浙江台州地区、河北黄骅市、湖南省及江西省等地。这些地区的电子垃圾中进口的比例较高。

我国电子垃圾主要以复合污染为主,特别是电子垃圾拆解场属于多种重金属与有机污染物的复合污染,在当地的土壤、水体及其沉积物、作物中可同时检出多种重金属和有机污染物,并通过大气、水等影响人体健康。已发现高污染风险的毒物包括多溴联苯醚(PBDE)、多氯联苯(PCB)、二噁英等持久性有机污染物以及 Cu、Pb、Cd 等重金属。对当地人群的调查显示,人体血样中重金属和有机污染明显偏高,具有明显的有机-无机复合污染特征。我国由于处理手段极为原始,只能通过焚烧、破碎、倾倒、浓酸提取贵重金属、废液直接排放等方法处理。有毒物质一旦进入环境,就会严重污染土壤和水源。

(三)污染物污染土壤的方式

1. 气型污染 是由于大气中污染物沉降至地面而污染土壤。主要污染物有铅、镉、砷、氟等,例如大型冶炼厂排放含氟的污染物落到附近土壤中。大气中的硫氧化物和氮氧化物形成酸雨降至土壤,使土壤酸化。气型污染还包括汽车废气对土壤的污染。气型污染分布的特点和范围受大气污染源性质的影响(如点源和面源及排放方式的不同),也受气象因素影响,其污染范围和方向各不相同。

2. 水型污染 主要是工业废水和生活污水通过污水灌田而污染土壤。灌区土壤中污染物分布特点是进水口附近土壤中的浓度高于出水口处,污染物一般多分布于较浅的耕作层。水型污染在渗水性强,地下水位高的地方容易污染地下水。污水灌田的农作物容易受到污染,有的作物能大量吸收富集某些有害物质,甚至引起食用者中毒,如含镉污水灌田而富集到稻米中引起慢性镉中毒。

3. 固体废弃物型污染 是工业废渣、生活垃圾粪便、农药和化肥等对土壤的污染。其特点是污染范围比较局限和固定,也可通过风吹雨淋扩大污染土壤和水体的范围;有些重金属和放射性废渣污染土壤,持续时间长,不易自净,影响长久。

二、土壤的净化作用

土壤自净作用(soil self-purification)是指受污染的土壤通过物理、化学和生物学的作用,使病原体死灭,各种有害物质转化到无害的程度,土壤可逐渐恢复到污染前的状态,这一过程称为土壤自净。土壤自净与土壤特性和污染物在土壤中的转归有密切的关系。

1. 物理净化 土壤是一个多相的疏松多孔体,进入土壤的难溶性固体污染物可被土壤机械阻留;可溶性污染物可被土壤水分稀释,降低毒性,或被土壤固相表面吸附,但可随水迁移至地表水或地下水;某些污染物可挥发或转化成气态物质通过土壤孔隙迁移到大气环境中。

2. 化学净化 污染物进入土壤后,可发生一系列化学反应,如凝聚与沉淀反应、氧化还原反应、络合-螯合反应、酸碱中和反应、水解、分解化合反应,或者发生由太阳辐射能和紫外线等引起的光化学降解作用等。通过上述化学反应使污染物分解为无毒物质或营养物质。但性质稳定的化合物如多氯联苯、稠环芳烃、有机氯农药、塑料和橡胶等难以化学净化;重金属通过化学反应不能降解,只能使其价态发生变化,进而影响其迁移方向。

3. 生物净化 土壤中存在大量依靠有机物生存的微生物,它们具有氧化分解有机物的巨大能力,是土壤自净作用中最重要的因素之一。各种有机污染物在不同条件下分解的产物多种多样,并最终转化为对生物无毒的物质。

(1)病原体的死灭:病原体进入土壤后,受日光的照射,土壤中不适宜病原微生物生存的环境条件,微生物间的拮抗作用,噬菌体作用,以及植物根系分泌的杀菌素等许多不利因素的作用下而死亡。

（2）有机物的净化：土壤中的有机污染物在微生物的作用下，使有机物逐步无机化或腐殖质化。

土壤中的有机含氮化合物主要为蛋白质、多肽、核酸、肽聚糖、几丁质等。蛋白质及多肽通常占有机含氮化合物总量的 2%~50%，这些物质不能被植物直接吸收，必须经过微生物分解，将氨释放出来，才能供植物利用。氨作为微生物的代谢产物释放出来，一部分被植物吸收，一部分被土壤颗粒吸附，另一部分被其他微生物吸收利用。

含氮有机物在土壤微生物的作用下，使含氮有机质分解，是土壤氮素循环的主要过程。其过程主要包括：①氨化作用（ammonification）：微生物分解有机氮化合物释放出氨的过程。在氨化细菌作用下，第一步是含氮有机化合物（蛋白质、核酸等）降解为多肽、氨基酸、氨基糖等简单含氮化合物；第二步则是降解产生的简单含氮化合物在脱氨基过程中转变为 NH_3。大部分土壤细菌、真菌和放线菌能分解有机氮化合物。细菌中氨化作用较强的有假单胞菌属、芽孢杆菌属、梭菌属、沙雷氏菌属及微球菌属中的某些种群。这些能分解有机含氮化合物产生氨的细菌统称为氨化细菌。②硝化作用：微生物氧化氨为硝酸并从中获得能量的过程，也称硝化过程。土壤中硝化过程分两个阶段完成，第一阶段是由亚硝酸细菌将 NH_3 氧化为亚硝酸的亚硝化过程；第二阶段是由硝酸细菌把亚硝酸氧化为硝酸的过程。硝化过程需在有氧条件下进行。土壤中的亚硝酸转变成硝酸后，很容易形成硝酸盐，从而成为可以被植物吸收利用的营养物质。③反硝化作用：在厌氧条件如水淹、有机质含量过高情况下，微生物将硝酸盐还原为还原态含氮化合物或分子态氮的过程，也称反硝化过程。

不含氮有机物也可在土壤微生物的作用下发生分解。含碳有机物在氧气充足的条件下最终形成二氧化碳和水，在厌氧条件下则产生甲烷；含硫或磷的有机物，在氧气充足的条件下最终分别形成硫酸盐或磷酸盐。在厌氧条件下则产生硫醇、硫化氢或磷化氢等恶臭物质，与含氮、碳有机物产生的氨、甲烷等一起以恶臭污染环境。

有机物经过土壤微生物分解后再合成的一种褐色或暗褐色的大分子胶体物质，称为腐殖质（humus），形成腐殖质的过程称为有机物的腐殖质化。腐殖质的成分很复杂，其中含有木质素、蛋白质、碳水化合物、脂肪和腐殖酸等，约占土壤有机质总量的 85%~90%。腐殖质的存在使土壤具有一定的净化能力，一方面腐殖质通常带有电荷，具有较强的吸收、缓冲性能，对土壤的理化性质和生物学性质有重要影响。另一方面腐殖质的化学性质稳定，病原体已经死灭，不招引苍蝇，无不良气味，质地疏松，在卫生上是安全的，又是农业上良好的肥料。常用的人工堆肥法就是使大量有机污染物在短时间内转化为腐殖质而达到无害化的目的。

土壤中的污染物被生长的植物吸收、降解，并随茎叶、种子离开土壤；或被土壤中的蚯蚓等软体动物所食用等也属于土壤环境生物净化作用。

三、污染物的转归

进入土壤中的化学污染物（如重金属、农药）的转归表现为化学污染物在土壤中的迁移、转化、降解和残留。因此，研究污染物的转归对土壤卫生防护有重要意义。

（一）化学农药在土壤中的迁移转化

1. 土壤对农药的吸附 土壤是一个由无机胶体（黏土矿物）、有机胶体（腐殖酸类）以及有机-无机胶体所组成的胶体体系,具有较强的吸附性能。所以,在某种意义上土壤对农药的吸附表现为净化作用。但这种净化作用是有限度的,只是在一定条件下起到缓冲作用,而没有使化学农药得到根本的降解。

2. 化学农药在土壤中的挥发、扩散和迁移　土壤中的农药,在被土壤固相物质吸附的同时,通过气体挥发和水的淋溶在土壤中扩散迁移,进而导致大气、水和生物的污染。农药在以水为介质进行迁移时,在吸附性能小的砂性土壤中容易移动,而在粘粒含量高或有机质含量多的土壤中则不易移动,大多积累于土壤表层 30cm 土层内。因此有学者指出,农药对地下水的污染是不大的,主要是由于土壤侵蚀,通过地表径流流入地表水体造成水体的污染。

3. 农药在土壤中的降解过程　主要有光化学降解、化学降解和生物降解等作用。

(1)光化学降解:指土壤表面接受太阳辐射和紫外线能量而引起农药的分解作用。这是农药转化和消失的一个主要途径。大部分除草剂、DDT 以及某些有机磷农药等都能发生光化学降解作用。

(2)化学降解:主要是水解和氧化作用。这种降解与微生物无关,但受土壤的温度、水分和 pH 的影响。许多有机磷农药进入土壤后,可进行水解。如马拉硫磷和丁烯磷可进行碱水解,二嗪磷则进行酸水解。

(3)生物降解:主要是土壤中的微生物(包括细菌、霉菌、放线菌等)对有机农药的降解起着重要的作用。土壤微生物对有机农药的生物化学作用主要有:脱氯、氧化还原、脱烷基、水解、环裂解等。如有机氯农药 DDT 等化学性质稳定,在土壤中残留时间长,通过微生物作用脱氯,使 DDT 变成滴滴滴(DDD),或脱氢脱氯变为〔1,1-双(对氯苯基)二氯乙烯(DDE,即 DDT 的降解产物)〕,而 DDE 和 DDD 都可以进一步氧化为 DDA〔双(对-氯苯基)乙酸〕。DDE 和 DDD 的毒性虽然比 DDT 低很多,但 DDE 仍有慢性毒性和男性生殖危害。在环境中应注意这类农药及其分解产物的积累。

土壤和农药之间的作用性质是极其复杂的,农药在土壤中的迁移转化不仅受到了土壤组成的有机质和颗粒、离子交换容量等的影响,也受到了农药本身化学性质以及微生物种类和数量等诸多因素的影响,只有在一定条件下,土壤才能对化学农药有缓冲及净化的能力,否则,土壤将遭受化学农药的残留积累及污染危害。

(二)重金属元素在土壤中的转化

1. 土壤胶体、腐殖质的吸附和螯合作用　重金属可被土壤吸附而处于不活化状态。土壤腐殖质能大量吸附重金属离子,通过螯合作用使其稳定地滞留于土壤腐殖质中而不易迁移到水和植物中,使其危害减轻。

2. 土壤 pH 的影响　重金属一般是以氢氧化物、离子和盐类形式存在,土壤 pH 越低,金属溶解度越高,越容易被植物吸收或迁移。而土壤 pH 偏碱性时,多数金属离子形成难溶的氢氧化物而沉淀,植物难以吸收。实验表明:当土壤 pH 为 5.3 时,糙米镉含量为 0.3mg/kg,而 pH 为 8.0 时,糙米镉含量仅为 0.06mg/kg。土壤受镉污染后用石灰调节土壤 pH 可明显降低作物中的镉含量。

3. 土壤氧化还原状态的影响　在还原条件下,许多重金属形成不溶性的硫化物被固定于土壤中,减少了水稻对金属的吸收。但砷与之不同,在还原状态下的三价砷比五价砷更易被植物吸收,且毒性增强。

（三）重金属和农药的残留

土壤中的重金属由于化学性质不甚活泼,迁移能力低,另外土壤中有机、无机组分吸附、螯合限制了重金属的移动能力。因此,一旦污染,可长期以不同形式存在于土壤中,也可经植物吸收和富集。农药进入土壤中,水溶性农药可随降水渗透至地下水中,或由地表径流横向迁移、扩散至周围水体。脂溶性农药,易被土壤吸附,因移动性差而被作物根系吸收,引起食物链高位生物的慢性危害。污染物在土壤或农作物中的残留情况常用半减期和残留期表示,前者是指污染物浓度减少50%所需的时间,后者表示污染物浓度减少75%~100%所需的时间。据报道,含有铅、镉、砷、汞等农药的半减期为10~30年,有机氯农药也需2~4年,有机磷农药为2周到数周,见表6-1。

表6-1　农药在土壤中的半减期

农药名称	半减期（年）	农药名称	半减期（年）
含有铅、镉、砷、汞农药	10~30	2,4-D、2,4,5-D 等苯氧羧酸类	0.1~0.4
DDT、六六六、狄氏剂等有机氯类	2~4	敌草隆等取代脲类	数月~1
敌百虫、马拉硫磷等有机磷类	0.02~0.2	三嗪除莠剂	1~2
氨基甲酸甲酯类	0.02~0.1	苯酸除莠剂	0.02~0.1
西马津等均三氮苯类	数月~1	尿素除莠剂	0.3~0.8

第三节　土壤污染对健康的影响

由于土壤环境的开放性特点,极易受到人类活动的影响。当土壤中有害物质过多,超过土壤的自净能力,就会引起土壤的组成、结构和功能发生变化,微生物活动受到抑制,有害物质或其分解产物在土壤中逐渐积累。人为因素是造成土壤重金属、农药、石油污染的主要原因,致使土壤酸化、营养元素流失,进而破坏土壤生态系统、降低作物产量和品质。有害物质通过"土壤→植物→人体",或通过"土壤→水→人体"间接被人体吸收,对人体健康造成危害。

一、重金属污染的危害

土壤无机污染物中以重金属比较突出,主要是由于重金属不能为土壤微生物所分解,而易于积累,或转化为毒性更大的化合物。有的甚至可通过食物链传递在人体内蓄积,严重危害人体健康。重金属系指密度4.0以上约60种元素。砷、硒是类金属,但是它的毒性及某些性质与重金属相似,所以将砷、硒列入重金属污染物范围内。环境污染方面所指的重金属主要是指生物毒性显著的汞、镉、铅、铊及类金属砷,还包括具有毒性的重金属锌、铜、钴、镍、锡、钒等污染物。

目前我国受镉、砷、铬、铅等重金属污染的耕地面积近2000万 hm^2,约占总耕地面积的1/5;其中工业"三废"污染耕地1000万 hm^2,污水灌溉的农田面积已达330多万 hm^2。污水灌溉已对农田造成大面积的污染。天津近郊因污水灌溉导致2.3万 hm^2 农田受到污染。广州近郊因为污水灌溉而污染农田2700 hm^2,因施用含污染物的底泥造成1333 hm^2 的土壤被污染,污染面积占郊区耕地面积的46%。

土壤镉污染造成稻米中镉含量增加，长期食用此稻米可引起慢性镉中毒如痛痛病。慢性镉中毒是土壤污染引起健康危害的典型例子，详见"环境污染性疾病"一章。这里主要讨论铊、铬污染对健康影响。

（一）铊污染

铊（thallium，Tl）是典型的剧毒重金属元素，呈银白色，具有延展性。在空气中很不稳定，室温下易氧化，易溶于水、硝酸和硫酸。在自然界中铊的独立矿物不多，大多以一价形式（Tl^+）存在，少数情况下为三价形式（Tl^{3+}）存在，在成岩作用过程中，铊元素具备亲石性（lithophile affinity）和亲硫性，是一种高度分散的稀贵金属元素。在已发现的近 40 种含铊矿物中，主要是硫化物和少量的硒化物。世界范围土壤中铊的含量为 0.1~0.8mg/kg，平均约 0.2 mg/kg。我国 34 个省（区）、市 853 个土壤样本的铊背景值为 0.29~1.17mg/kg，平均约 0.58mg/kg。铊在工业上主要用于制造光电管、合金、低温温度计、颜料、染料、焰火。如溴化铊和碘化铊是制造红外线滤色玻璃的原料。硫酸铊可制造杀虫剂和杀鼠剂。醋酸铊曾用于治疗脱发、头癣。由于铊盐属高毒类，有机铊盐较无机铊盐毒性大、三价铊较一价铊毒性大，各国已限制其使用。但是铊矿的开采带来的污染日趋严重，这些地区植物和水体沉积物中铊含量远高于背景值，成为一种重要的环境污染源。如贵州黔西南汞铊矿区土壤中铊含量为 28.3~60.5mg/kg；矿渣土中铊含量达 221.49~232.49mg/kg；安徽香泉铊矿化区的表层土中铊含量为 0.39~6.87mg/kg；在广东云浮某硫酸厂的焙烧渣堆放区土壤中的铊含量达到 4.99~15.2mg/kg；可见，土壤铊主要有自然风化和人为排放两大来源，但以采矿活动和废渣堆放导致土壤铊含量增加为主要原因。

铊在土壤中的迁移主要是由铊的存在形态和土壤的理化性质决定的。水溶态的铊在土壤溶液中以 Tl^+、Tl^{2+} 和 $[TlCl_4]^-$ 等卤素配合物及 SO_4^{2-}、AsO_2^- 的配合物形式存在，并且水溶态的铊可直接被植物吸收，容易淋溶进入土壤深层或随溶液迁移至地下水、地表水中。同时，土壤 pH 是影响铊迁移的主要因素。

土壤铊污染造成的环境危害，主要表现在土壤中铊极易被植物吸收，直接进入食物链，从而危害人体健康。如在美国西北部的某地，由于大量使用铊硫酸盐来防治害虫，这些含铊溶液进入土壤进而富集，当地居民长期食用这些污染土壤上种植的食物，从而导致 27 人中毒死亡。

植物中铊含量的高低与生长植物土壤中的铊含量有关，也和植物种类有关。如我国黔西南金、汞、铊矿化区的植物体内的铊含量以卷心菜最高，达 41.71mg/kg，白菜则为 0.7~5mg/kg。铊具有被植物体优先吸收富集的特性。如贵州滥木厂土壤中汞和砷的含量均高于铊，但铊在农作物中高度富集，远远高出汞和砷的含量。提示铊可能具有被植物体优先吸收富集的特性。其可能原因是铊与钾的离子半径近似，因而在生物化学过程中置换植物体中的钾得以富集。铊污染区植物调查显示，不同植物中，铊含量由高到低依次为乔木，灌木，野生草本植物，而在同一种植物中，铊主要分布在根和叶中，其次为茎、果实和块茎。铊对植物的毒性远大于铅、镉、汞等其他重金属。实验表明，浓度为 1mg/L 的铊会使植物中毒，表现为使甜菜、莴苣和芥菜种子停止生长。铊对土壤微生物毒性很大，可抑制硝化菌的生长而影响土壤的自净能力等。

鉴于铊可在动、植物体内蓄积并产生毒害作用，且毒性远高于汞、镉、铜和锌，加拿大和德国把农业土壤中铊的安全阈值定为 1μg/g,美国 EPA 将铊列为优先控制的毒害污染物之一。我国迄今尚未制订土壤中铊的环境质量标准。

铊对人体健康的危害主要是由于植物富集或者附着在烟尘上通过消化道、呼吸道、皮肤进入人体,随着血液分布于全身组织所致。一般情况下,铊对成人最小致死量约为 12mg/kg。人摄入后 2 小时,血铊达到最高值,24～48 小时血铊浓度明显降低。在人体内以肾脏中含量最高,其次是肌肉、骨骼、肝脏、心脏、胃、肠、脾、神经组织、睾丸,皮肤和毛发中也有一定量铊。铊主要通过肾和肠道排出,少量可从乳汁、汗腺、泪液、毛发和唾液排出。但铊的代谢缓慢,在人体内的半减期为 10～30 天。

铊对人体的危害主要表现为急性铊中毒和慢性铊中毒。急性铊中毒主要发生在皮肤接触或口服铊盐后。环境中铊污染对人体的影响多为慢性危害,主要表现为:①周围神经损害,早期表现为双下肢麻木、疼痛过敏,很快出现感觉、运动障碍。②视力下降甚至失明,可见视网膜炎、球后视神经炎及视神经萎缩。③可表现为毛发脱落。例如,1958 年,贵州某村庄出现大批村民头发迅速脱光,持续三年,发病人数逐年递增,共有 60 名病人在三年内相继死亡。流行病学调查证实为来自于附近的汞铊矿床引起的慢性铊中毒。④男性还可见性欲丧失、睾丸萎缩、导致精子生成障碍等。铊对睾丸的损伤作用比铊中毒的一些典型症状如脱发和周围神经系统紊乱的出现时间要早,说明雄性生殖系统对铊的早期作用特别敏感。⑤致畸和致突变性。动物实验结果表明,当铊剂量为 0.83～2.5mg/kg 时对小鼠有致畸作用,表现为胚胎吸收率增高、胸骨和枕骨缺失。大鼠妊娠第 12、13、14 天给予硫酸铊,可使胎仔发生肾盂积水和椎体缺陷。实验还表明,铊化合物能在骨髓中蓄积,并抑制骨髓细胞的有丝分裂。铊化合物还引起 CHO 细胞染色体畸形和断裂以及姊妹染色单体交换率升高、小鼠骨髓多染红细胞微核和精子畸形率增高。

铊的毒作用机制尚不完全清楚。一价铊离子和钾离子具有相同的电荷和相近的离子半径,所以它遵从钾的分布规律,尤其是影响体内与钾离子有关的酶系,如铊与钠-钾激活的 ATP 酶的亲和力比钾大 10 倍,这种酶系亲和力可引起毒性作用,干扰正常的代谢活动。研究表明,铊和铊化物进入体内后,可溶性的铊离子与体内的生物分子(如酶类)中的-SH、-NH$_2$、-COOH、-OH 等基团结合,导致其生物活性丧失,从而使组织功能发生障碍。研究还发现,铊离子也可以与维生素 B$_2$ 结合,从而使细胞能量代谢发生改变。铊还可使怀孕小鼠的胚胎发生严重的骨骼畸形,使大鼠胚胎成纤维细胞 DNA 断裂,也能引起单链 DNA 断裂,具有明显的致突变效应。

（二）铬污染

铬(chromium,Cr)广泛存在于自然界,铬的天然来源主要是岩石风化,土壤中含铬水平,因地质条件、土壤性质的不同变化很大,约为 5～3000mg/kg,平均含铬量约为 100mg/kg,由此而来的铬多为三价。土壤铬污染主要来自铬矿和金属冶炼、电镀、制革等工业废水、废气、废渣及含铬工业废水灌溉。我国自 1958 年建成第一条铬盐生产线至今,先后有 70 余家企业生产铬盐。现有铬盐生产企业 25 家,年生产能力 32.9 万吨。截至 2012 年年底,我国的大部分铬渣得到了安全处置。但铬渣长期堆放引起的土壤污染问题,已经成为我国环境保护工作中的突出问题。如青岛某铬渣污染场地总铬浓度是全国土壤背景值的 61.7～128.7 倍,其中六价铬占总铬的 1.4%～16.8%(质量分数)。有报道用含铬废水灌溉与河水灌溉相比,胡萝卜的含铬量高 10 倍,白菜高 4 倍。水生生物对铬的富集倍数更高,如鱼类为2000倍左右。因此控制土壤中铬污染水平,保证植物的清洁对人体健康至关重要。

土壤中铬的形态铬在环境中最常见的价态是三价和六价。土壤中三价铬最稳定,主要以 $Cr(H_2O)_6^{3+}$、$Cr(H_2O)^{3+}$ 和 CrO^+ 形式存在,90%以上可被吸附固定,极易被土壤胶体吸附或形成沉淀,对植物的毒害作用相对较轻。土壤中六价铬有很强的氧化性,极易溶于水,可随土壤水而迁移,其迁移速度大于三价铬,仅有8.5%~36.2%可被土壤胶体吸附固定,当含铬浓度较高的淋滤液坑贮或排放时,会在土壤上层很快达到饱和,随后移入地下水,对地下水造成污染,或被植物吸收,对植物产生较强的毒害作用。

六价铬在环境中易于在生物和化学的作用下通过还原反应转化为三价铬,而三价铬在自然条件下很难转化为六价铬。土壤中铬的吸附也与土壤的类型、土壤性质(酸碱度、氧化还原电位、孔隙率、含水率等)以及土壤所含矿物的类型有关。比如土壤中黏土含量越多,土壤对铬的阻滞能力越强,吸附量也越大。碱性土壤的吸附能力一般大于酸性土壤。

英国的调查显示,普通人群从空气、水和食物中摄入铬的总量为78~106μg/d,从食物中的摄入量占总摄入量的93%~98%,水占1.9%~7.0%,空气中摄入的铬可以忽略不计。

铬对人体与动物的健康影响与铬的价态有很大的关系。三价铬是铬最稳定的氧化态,是人体必需的微量元素,由于三价铬是葡萄糖耐量因子(glucose tolerance factor,简称GTF)的组成部分,所以三价铬通过GTF影响糖代谢。GTF普遍存在于哺乳动物体内,可在肝脏合成,是由三价铬、烟酸、谷氨酸、甘氨酸和含硫氨基酸组成的活性化合物。GTF的主要生理功能为强化胰岛素的作用,将血糖转化为二氧化碳和脂肪,GTF对胰岛素的强化作用并不增加胰岛素的量,而是胰岛素作用的内源强化剂。GTF的作用大小也与GTF分子中铬含量有关。缺铬时,机体会产生葡萄糖耐量降低的有关症状,如血糖升高,出现尿糖等。铬能增加胆固醇的分解和排泄,铬缺乏可使脂肪代谢紊乱,出现高脂血症,特别是高胆固醇血症,诱发动脉硬化和冠心病。所以说三价铬是人体必需的微量元素,人体每天需三价铬的量约为0.06~0.36mg(铬在人体内半减期为27天)。如果过量摄入则可能对人体造成损伤,如儿童过量摄入铬后肾小管过滤率呈明显降低,而且这种降低是不可逆的或者需要较长时期才能恢复。

六价铬因具有强氧化性和腐蚀性,又有透过生物膜的作用,容易进入细胞内对人体有很强的毒性作用,其毒性比三价铬毒性大100倍。因此铬毒性研究主要集中在六价铬化合物。

人口服六价铬的化合物致死剂量约为1.5~1.6g。研究显示,经口摄入的六价铬有10%被机体吸收,已被人体吸收的六价铬中约10%可能在人体内停留达5年之久。进入人体的铬主要蓄积在肺、肝、肾、脾及内分泌腺中,代谢和被清除的速度缓慢。铬80%经肾脏排泄,小部分由粪便排出,乳汁和毛发也可检出铬。

相对于对职业铬暴露人群的健康研究而言,暴露于环境铬污染状况下的一般人群健康研究极为有限。六价铬污染健康影响主要表现在恶性肿瘤、消化系统影响、呼吸系统影响、皮肤影响及泌尿、循环系统的影响等方面。

流行病学研究表明,长期接触六价铬化合物的人群,患口腔炎、齿龈炎、鼻中隔穿孔、皮肤铬溃疡、变态反应性皮炎者的概率高于普通人群。研究发现,六价铬化合物在体内具有致癌作用,长期摄入六价铬可能会引起呼吸系统肿瘤（主要是肺癌和鼻癌）以及扁平上皮癌、腺癌等。长期接触六价铬的父母还可能对其子代的智力发育带来不良影响。实验室研究表明，六价铬是引起哺乳动物、果蝇、酵母体细胞重组的有效诱导物。六价铬比四价铬可诱导更多及更大的体细胞突变的克隆，体细胞重组可能引发一系列的遗传效应，与癌症的发生有一定关系。IARC 和美国政府工业卫生学家协会（ACGIH）均已确认六价铬化合物具有致癌性。

铬造成健康损伤的可能机制是进入人体的六价铬化合物一旦进入细胞中，作为氧化剂很容易被细胞内存在的各种还原性物质所还原，这些还原物质包括：多糖、维生素、羧酸、含氨基酸的硫化物、核苷酸和小分子肽等。六价铬化合物在被还原的过程中会产生五价、四价中间产物，六价铬的细胞毒性主要就是这些中间产物和蛋白质、DNA 反应的结果，产生 Cr-DNA 加合物、DNA-DNA 交联、DNA-蛋白质交联、去碱基化及氧化反应等。六价铬在被还原的过程中还会产生 O_2^-、OH^- 等自由基，这些自由基同样会引起细胞损伤。

二、农药污染的危害

农药种类繁多，全世界已开发出的农药原药 1200 多种，其中常用的有 200 余种。主要包括有机氯、有机磷、有机砷、有机汞、氨基甲酸酯、菊酯类化合物等几大类。据统计，使用农药可挽回年粮食减产损失的 30%，相当于因使用农药每年可增加 3 亿~3.5 亿吨的粮食。但是，由于不少农药具有高毒性、高生物活性、在土壤环境中残留的持久性以及农药滥用引发的问题，已引起人们的高度关注。农药污染土壤后即使土壤中农药的残留浓度很低，通过食物链和生物浓缩作用可使体内浓度提高数千倍甚至上万倍，而对人体健康造成危害。农药污染对人体造成的危害是多方面的，如急性、慢性中毒和致癌、致畸、致突变作用等。

（一）土壤污染引发急性中毒

有报道，2004 年北京宋家庄地铁工程建筑工地，三名工人在开挖深层土壤时，出现急性中毒事件，其中一人症状最重，接受了高压氧舱治疗。依据环评报告，该地点原是北京一家农药厂的旧址，该工程基坑土壤里含有 DDT、六六六等农药成分，污染深度从 0~6.5m 范围，呈不规则分布，共计约 5 万 m^3。这些污染物挥发性极强，人体通过吸入、皮肤、眼睛接触导致中毒、昏厥。此等问题在我国逐渐增多，如武汉的某地产项目、苏州南环路筑路等工程皆因施工地为原农药厂或化工企业留下的"棕地"，造成施工时人体不适或中毒，被迫停止施工。城市工业污染场地是我国产业结构升级和城市布局调整过程中出现的新环境问题，工业企业腾出来的地方多被用来兴建居民住宅、商务楼或其他用途，但部分工业用地尤其是化工厂用地却遗留有污染物而未经处理。因此，大量"棕地"问题随之暴露出来，制约着城市土地资源的安全与利用，并威胁着周边居民的身体健康。

（二）对免疫功能的影响

加拿大的研究显示，由于食用杀虫剂污染的鱼类及猎物，致使儿童和婴儿表现出免疫缺陷症，其耳膜炎和脑膜炎的发病率是美国儿童的 30 倍。农药可以抑制人类淋巴细胞的增殖和转化，显示其对细胞免疫的毒性作用。有人对在家庭或工作中接触氯丹 4 个月~10 年的 27 人进行了调查，测定了 T 细胞的 14 种 CD 标志物，发现这些人的 CD_4 表达减少。国内外已有不少关于接触农药引起过敏性疾病和自身免疫性疾病,如过敏性皮肤病、哮喘等疾病的报道,部分患者血中检出特异性 IgE。对机体抵抗力影响的现场调查表明,农药用量大的地区居民肠道传染病高发。

(三) 对内分泌系统和生殖效应的影响

有些有机氯农药,如 DDT、硫丹、甲氧 DDT、狄氏剂和开蓬等,其作用与人体内所存在的天然雌激素如 17-雌二醇、睾酮等的作用类似。虽然它们的结构相差很大,但可直接与激素受体结合,对生殖系统产生影响;也可先与体内其他受体结合,然后共同作用于激素受体,对生殖系统产生影响。此类有机氯农药还可在与激素受体作用中与内源雌激素竞争,从而阻碍 17-雌二醇与雌激素受体结合,产生了抗雌激素的作用,其结果是导致某些生物体的雄性化。有研究表明,DDT 在体内的半减期约为7.5 年,它具有雌激素效应,能通过与内源性雌二醇竞争雌激素受体(ER),直接改变 DNA 的结构,影响性激素调节的生长因子及其受体的平衡,促进细胞的异常增殖和乳腺癌的形成。一项 Meta 分析显示,长期农药接触可对女性产生生殖毒性作用,与月经异常、自然流产和早产均有一定程度的相关性。

(四) 致癌、致畸、致突变作用

IARC 根据动物实验确证,18 种广泛使用的农药具有明显的致癌性,还有 16 种显示潜在的致癌危险性。20 世纪 60 年代初—70 年代的越南战争期间,美军在越南北部喷洒了 4000 多万升含二噁英的脱叶剂,导致当地居民、参战美军及其后代出现众多健康问题,如癌症、出生缺陷及其他疾病。德国进行的一项涉及 1658 名农民的研究报告指出,长期暴露各种农药,不论其是否有吸烟史,农民患肺癌的几率都大大增加,而且发病率与从事农药接触年限成正比。

鉴于有机氯农药的严重危害,我国于 1983 年已停止生产有机氯农药,1984 年已停止使用六六六和 DDT 等有机氯农药,但其长远影响尚需逐渐消除。

三、持久性有机污染物的危害

持久性有机污染物(persistent organic pollutants,POP)是指能持久存在于环境中,并可借助大气、水、生物体等环境介质进行远距离迁移,通过食物链富集,对环境和人类健康造成严重危害的天然或人工合成的有机污染物质。

POP 是一类对全球环境和人类健康影响非常显著的化学物质,已引起全世界的广泛关注。2001年 5 月 23 日,来自 126 个国家的代表在瑞典签署了旨在控制和消除 POP 影响的《关于持久性有机污染物的斯德哥尔摩公约》,标志着针对 POP 采取国际行动正式启动。公约规定削减和淘汰的首批12 种持久性有机污染物包括:艾氏剂、氯丹、DDT、狄氏剂、异狄氏剂、七氯、灭蚁灵、毒杀酚、六氯苯、多氯联苯(PCB)、二噁英(PCDD)和呋喃(PCDF)。我国人大常委会于 2004 年 5 月 17 日正式批准《关于持久性有机污染物的斯德哥尔摩公约》。随着人们对持久性有机污染物研究和认识的深入,POP 名单进一步扩大。2009 年 5 月增加了 9 种 POP,包括:α-六氯环己烷、β-六氯环己烷、林丹、十氯酮、五氯苯、六溴联苯、四溴二苯醚和五溴二苯醚、六溴二苯醚和七溴二苯醚、全氟辛基磺酸及其盐类和全氟辛基磺酰氟;2011 年 4 月增补"硫丹"为 POP;2013 年 5 月又增补"六溴环十二烷"为 POP。现受控或拟消除的 POP 总数已达 23 种。有些国家已对十溴二苯醚、开乐散、五氯酚、六氯丁二烯、氯化萘和短链氯化石蜡等物质进行监测和限制,建议将其列入 2017 年召开的缔约方大会 POP 公约中。

目前规定的受控物质已从最初的 12 种扩大至 23 种,很大程度受到控制或削减。但是,近年来全球范围内的调查和研究显示,POP 的危害仍不容忽视。1987—2012 年,WHO 及联合国环境规划署(United Nations Environment Programme,UNEP)先后 5 次针对特定区域人群母乳 POP 的水平和趋势进行了调查。首批的 POP 均有检出,甚至包括多溴联苯醚(PBDE)等新型 POP。此外,大气、水体、土壤、动物和人体组织器官内均检测到了 POP 的存在。

（一）我国持久性有机污染物污染的概况

1. 土壤环境中的 POP 来源　　主要来自以下几个方面:①生产过程产生 POP 或从事 POP 相关的化工、农药生产企业的厂区或周边区域;②一些长期施用有机氯农药的农田仍有较高浓度残留;③堆放、填埋区域的 POP 物质泄漏;④工农业生产不断发展导致的新 POP 问题(如石化、交通问题导致的多环芳烃问题,垃圾焚烧导致的二噁英问题等)。

2. 我国 POP 的生产和使用状况　　我国作为农业大国,曾大量生产和使用有机氯农药,主要有 DDT、毒杀酚、六氯苯、氯丹和七氯。据统计,1970 年我国共使用 DDT、六六六、毒杀酚等有机氯农药 19.17×10^4 吨,占农药总用量的 80%;到 80 年代初,我国有机氯农药使用量仍占农药总用量的 78%。我国累计使用 DDT 约 40 多万吨,占世界用量的 21%。

我国目前保留有 DDT 农药登记和六氯苯的生产,DDT 主要用于生产农药三氯杀螨醇,六氯苯主要用于生产五氯酚(木材防腐剂)和五氯酚钠(灭钉螺药)。我国五氯酚及其钠盐年产量约 1 万吨。国产五氯酚钠和五氯酚产品中的杂质多氯二苯并-对-二噁英(polychlorinated dibenzo-p-dioxin,PCDD)和多氯二苯并呋喃(polychlorinated dibenzo furan,PCDF)的平均含量分别为 15.76~27.47mg/kg 和 2.26~4.74mg/kg。仅此,目前我国 PCDD 和 PCDF 的年产量已超过 100kg,加上五氯酚钠和五氯酚生产过程中废渣所含更高浓度的 PCDD 和 PCDF,总生成量可达 4.4 吨和 5.7 吨。

我国 1965 年开始生产多氯联苯,到 80 年代初全部停产,共生产 PCB 达 1 万吨。其中 90% 用于电力电容器的浸渍剂,约 1 千吨用于油漆添加剂。此外,我国在 20 世纪 50 年代至 20 世纪 80 年代从国外进口大量装有多氯联苯的电力电容器,目前多已报废。这些报废的变压器的浸渍剂中多氯联苯含量达 50%~90%。

废旧电线和电子垃圾回收金属熔融时可生成 PCDD 和 PCDF,是由于旧金属夹杂着氯乙烯等进行高温再生时生成的。烟囱飞灰中可检出 58~370ng/kg 的 2,3,7,8-四氯二苯并二噁英(2,3,7,8-TCDD)及 730~1160ng/kg 的 2,3,7,8-四氯代二苯并呋喃(2,3,7,8-TCDF)。铜再生时的烟气中 2,3,7,8-TCDD 高达 170ng/kg。废旧电子产品回收金属造成的 POP 污染也已引起了人们的高度重视。

3. 我国 POP 的污染现状　　研究结果显示,各环境介质中 POP 的污染程度不一,但污染范围在不断扩大,又由于生物具有富集放大作用,对人群健康产生的影响不容忽视。

1988 年调查的我国土壤有机氯农药的残留状况,呈现南方>中原>北方的地域格局,平均残留水平南方相当于北方的 3.3 倍。但整体上与 1983 年之前我国农田土壤的残留水平相比略有下降。1998—1999 年,辽宁省 186 个土样检测表明,土壤中 DDT 残留量已明显下降,DDT 为 22~30μg/kg。

对天津市郊污灌区农田土壤的检测,有机氯农药的检出率均100%,其中污灌菜地的污染状况最为严重,DDT达2.7μg/kg,普遍高于无污水灌溉的地块。2014年《全国土壤污染状况调查公告》显示,全国土壤有机污染物主要以六六六、DDT、多环芳烃这三类有机物超标严重,其点位超标率分别为0.5%、1.9%、1.4%。

垃圾的焚烧所产生的二噁英已成为土壤、大气环境中二噁英的主要来源之一。农药及含氯有机物的高温分解或不完全燃烧、火山活动、森林火灾等亦可以形成二噁英。我国目前城市的垃圾年产生量约为1亿吨,且正以年增长率10%左右的速度增长。垃圾焚烧的飞灰和废气中可含有二噁英类物质及几百种其他有机物。据中国环境监测总站的调查显示,对7个焚烧厂所排烟气中的二噁英类污染物进行了监测,其超标率为57.1%,超标倍数在5.4~>99。垃圾焚烧装置产生飞灰量的1/5由烟囱直接排入大气。

长江黄石段检出POP有100多种,太湖检出74种。有人对我国各地的一些主要河流市区段(珠江广州段、北江韶关段、闽江福州段、钱塘江杭州段、长江武汉段和南京段、汉水汉阳段、淮河蚌埠段、黄河郑州段、松花江哈尔滨段等)沉积物中多氯联苯的含量进行测定,其含量一般在10.5~22.5μg/kg。我国某典型污染区域附近农田土壤中PCB含量可达778μg/kg。污染区域附近河道底泥表层中PCB含量达430μg/kg。

某些水库的水体沉积物中可检出有机氯农药六六六、DDT及其同系物,其总含量达26.7μg/kg。有人对白洋淀水生食物链中六氯苯和DDT含量进行测定,尽管湖水中的含量很低,但水生物体内浓度较高。DDT浓度(μg/kg):水生植物6.3,浮游生物21.0,底栖无脊椎动物37.9,当年生鲫鱼19.4,二岁龄黑鳢124.4。相对应的生物体内六六六浓度分别为:19.0,30.0,37.9,17.2,110.7μg/kg。

可以看出,POP在环境中的不断迁移,通过食物链的传递与浓缩,使污染物得到了不同程度的富集。

（二）持久性有机污染物的特性

1. 持久性　POP物质因具有抗光解、抗化学分解和抗生物降解性,能够在水体、底泥和土壤等环境中数年、数十年,甚至百年。例如二噁英类在土壤和沉积物中可存留数十年到百年。

2. 生物蓄积性　POP具有高亲脂性和高疏水性,在机体的脂肪组织中蓄积,可达到相当高的浓度,并通过食物链危害人类健康。

3. 迁移性　POP可通过风和水流向遥远的地区扩散,能从水体或土壤以蒸发形式进入大气环境或附着在大气颗粒物上,通过大气环流远距离迁移,导致全球范围的污染。POP易从温暖地区向寒冷地区迁移,这可以很好解释为什么在远离污染源的北极圈也可检测到POP。

4. 高毒性　POP在低浓度时也会对生物体造成伤害,其中毒性最强的是二噁英类。例如,2,3,7,8-TCDD对豚鼠的LD_{50}为0.6~2.0μg/kg。POP还具有生物放大效应,环境中低浓度的POP可通过食物链逐渐蓄积在人体内达到相当高的浓度而产生严重的危害。

（三）持久性有机污染物对健康的危害

POP除了对人体造成急性损伤外,更多地表现为长期、低剂量POP暴露带来的危害。

1. 对免疫系统的危害　PCB暴露与儿童免疫抑制有关。对342名幼儿追踪调查的结果显示,儿童在胎儿期的高暴露可增加自身患哮喘和上呼吸道疾病的风险,同时下调机体对麻疹疫苗的体液免疫反应(如类二噁英 PCB 暴露,抗体水平下调 15%),破伤风抗体水平、白喉抗体水平也显著下降。PCB 暴露降低儿童免疫应答的抗体水平。

2. POP 神经系统损害　二噁英暴露可导致学习记忆能力障碍。1987—1992 年的研究显示,士兵血液中二噁英浓度高者(15. 70~617. 75ng/kg)比较低者(0~3. 13ng/kg)的词语记忆能力显著降低。美国研究表明,在 12~15 岁儿童,血浆 PCDD 和 PCDF 浓度高者,其学习障碍和注意力障碍的现患率是对照组的两倍,且与浓度呈正相关。

3. 内分泌系统损害　美国一项对 424 名 10~20 岁青年人的流行病学研究显示,人群血液中的 PCB 水平与 TSH 水平正相关,与 FT_4 的水平负相关。Osius 等人调查了居住在有毒废物焚化炉附近 7~10 岁的 671 名儿童,并对其血液中各种 PCB 同系物的浓度与血清中 TSH,游离甲状腺素(FT_4)和游离三碘甲状腺素(FT_3)的浓度之间的关系进行了研究,结果发现血液内 PCB 118 浓度与 TSH 浓度呈正相关($\beta = 7. 129$,$P = 0. 039$),而 PCB 138、153、180、183 和 187 的浓度与 T_3 浓度呈负相关。

多氯联苯的生物转化有两条主要途径一种是形成甲磺基多氯联苯;另一种是转化成羟基多氯联苯,其中以形成羟基化代谢产物为主。羟基多氯联苯在结构上与雌激素和甲状腺激素类似,能够在生物机体内产生类雌激素干扰和甲状腺干扰效应,因而受广泛的关注。

4. 生殖系统的影响　1979 年台湾食用油中毒事件中约 2000 人受到 PCB 毒害,在 1993—1994 年共有 596 位 PCB 中毒的女性存活,年龄从 30~59 岁,研究人员找到 368 位,访问到 356 位的生殖情况。316 位的生殖情况以同性邻居为对照确定了 329 位,结果显示:暴露组的后代童年死亡占 10. 2%,对照组为 6. 1%;暴露组因健康问题而影响生育占 7%,对照组为 2%。这些数据提示 PCB 的高暴露将影响女性的内分泌和生殖功能。在一项性发育初步研究中,选取 55 名出生后的前几年受污染男童(年龄 11~14 岁)与同龄的未暴露的男童比照,发现 55 名暴露者的阴茎长度相对较短小,这种变化与 PCB/PCDF 的激素负反馈调节有关。

5. 致癌、致畸、致突变作用　Madhu 等对印度妇女的乳腺癌进行研究,结果表明有机氯农药可能与乳腺癌发生的风险性增高相关。Mills 等对美国联合农业工人的研究显示,加利福尼亚州农场中西班牙人胃癌的发生风险与接触 2,4-滴、氯丹、炔螨特、三氯乙烯相关。

不少 POP 物质具有内分泌干扰作用,能够从多个环节上影响体内天然激素正常功能的发挥,影响和改变免疫系统和内分泌系统的正常调节功能,引发女性的乳腺癌、子宫内膜异位等,男性发生睾丸癌、前列腺癌、性功能异常、生精功能障碍,精子数量减少,生育障碍等。对 TCDD 进行的多种动物致癌实验均呈阳性,而且已证明,TCDD 与人类多种肿瘤的发生有关,如乳腺癌、睾丸癌、血液癌等。1997 年 IARC 发布公告,将毒性最大的二噁英类化合物 2,3,7,8-TCDD 确认为人类致癌物(Ⅰ类)。

四、生物性污染的危害

土壤生物性污染是指由于病原体和带病的有害生物种群从外界侵入土壤,导致土壤中致病菌、病毒、寄生虫(卵)等病原微生物增多,对人体健康或生态系统产生不良影响的现象。其主要来源是用未经处理的人畜粪便施肥;用生活污水、垃圾渗滤液、含有病原体的医院污水和工业废水作农田灌溉或将其底泥施肥;以及病畜尸体处理不当等均可污染土壤。

土壤生物性污染的致病特点主要表现为散发性,但如果污染水源或造成食源性污染,也可以导致大规模疾病的暴发。

病原微生物污染土壤危害人体健康的主要途径与方式:

1. 人-土壤-人　人体排出的含有病原体的粪便污染土壤,人直接接触受污染的土壤或生吃在这种土壤中种植的蔬菜瓜果等而引起肠道传染病和寄生虫病。许多肠道致病菌在土壤中能存活很长时间,如痢疾杆菌存活 25~100 天,伤寒杆菌存活 100~400 天,肠道病毒可存活 100~170 天,蛔虫卵在土壤中存活 7 年之久。

2. 动物-土壤-人　含有病原体的动物粪便污染土壤后,人与污染土壤接触后,病原体通过皮肤或黏膜进入人体而感染发病。如钩端螺旋体病的传播主要是由于带菌动物(牛、羊、猪、鼠等)排出带菌尿液污染水和土壤等,人群经常接触疫水和土壤,病原体经破损皮肤侵入机体。与疫水等接触时间愈长,次数愈多,土壤偏碱,气温 22℃ 以上,钩端螺旋体容易生长,因而受感染的机会更多。炭疽芽孢杆菌抵抗力很强,在土壤中可存活 1 年以上,家畜一旦感染了炭疽病并造成土壤污染,会在该地区相当长时间内传播此病。

3. 土壤-人　天然土壤中常含有破伤风梭菌和肉毒梭菌,人接触土壤而引起破伤风和肉毒中毒。这两种病菌抵抗力很强,在土壤中能长期存活。

土壤污染的危害主要通过农作物等间接地对居民健康产生危害。土壤污染的判定比较复杂,既要考虑土壤中的测定值,又要考虑其背景值,还要考虑农作物中污染物的含量及其食用后对健康的影响等。土壤污染造成的危害不易及时发现,且一旦遭受污染又难以清除。

第四节　土壤环境质量标准

土壤环境质量标准是国家为防止土壤污染、保护生态系统、维护人体健康所制订的土壤中污染物在一定的时间和空间范围内的容许含量值。与环境空气质量标准、地表水环境质量标准等相比,土壤环境质量标准的制订更加复杂。这是由土壤和受体的复杂性所决定的:外源污染物进入土壤并达一定数量后,通过多种途径对生物、水体、空气和人体等各种受体产生影响。影响因素有两个方面:一是土壤因素,由于受气候、成土母质、地形、生物、时间和人为活动的深刻影响,土壤类型和性质的不同,因此同一污染物在不同土壤中的活性也有差异;二是受体因素,土壤中同一污染物对各类受体(植物、微生物、动物,人体以及水体、大气等)的影响是不同的,并且同一受体又有地区的差别。

一、土壤环境质量标准制定的基本原则

在制定土壤环境质量标准时,通常考虑各种化学物生态毒害性、土壤环境背景值、污染程度、影响化学污染物迁移和暴露的环境因素,从土地利用功能保护和污染土壤修复目的出发,形成以重金属、有机污染物为主要指标,由土壤质量基准与标准、污染起始浓度、污染土壤修复行动值、修复基准与标准构成的土壤质量标准体系。以保护生态系统、人体健康为目标而确定的土壤污染物的临界含

量,是制定土壤环境质量标准的基础依据。

土壤环境质量标准的制定的基本原则:

1. 保护陆地生态安全   主要是指土壤自身、植物/农作物、土壤无脊椎动物、野生动物等生态受体以及大气、水等其他环境要素暴露于土壤污染物时不产生有害影响。

2. 保护人体健康   主要指人体长期暴露于土壤污染物时不产生显著的健康风险。

发达国家在制定基于风险的土壤质量指导值时普遍遵循三种指导原则:①保护生态受体,如确保植物/作物、土壤无脊椎动物、土壤微生物、野生动物等,暴露于土壤污染物不至于产生生态风险;②保护污染场地/土壤上活动的人群,暴露于土壤污染物不至于产生健康风险;③同时保护生态环境和人体健康,限制土壤污染物对生态受体和人体产生不可接受的健康风险。

二、土壤环境质量标准

(一)土壤环境质量标准内容

我国现行的《土壤环境质量标准》(GB 15618—1995)在考虑土壤主要性质(pH 和土壤阳离子交换量)的基础上,制定 8 种重金属(Cd、Hg、As、Cu、Pb、Cr、Zn、Ni)及两种农药(六六六及 DDT)在土壤环境中的最高允许浓度。该标准根据土壤功能和保护目标划分为三类,规定不同应用功能的土壤执行不同标准值。其中 I 类主要适用于国家规定的自然保护区(原有背景重金属含量高的除外)、集中式生活饮用水水源地、茶园、牧场和其他保护地区的土壤,执行为保护区域自然生态,维持自然背景的土壤环境质量的限制值(一级标准);II 类主要适用于一般农田、蔬菜地、茶园、果园、牧场等土壤,执行为保障农业生产,维护人体健康的土壤限制值(二级标准);III 类主要适用于林地土壤及污染物容量较大的高背景值土壤和矿产附近等地的农田土壤(蔬菜地除外),执行为保障农业生产和植物正常生长的土壤临界值(三级标准)。至于当地土壤属于何种功能类别,应由环境保护部门会同卫生等部门研究划定,执行相应级别的土壤环境质量标准(附录7)。

(二)制定土壤环境质量标准的基本方法

地球化学法和生态效应法是制定土壤环境质量标准的两种基本技术路线。地球化学法指根据土壤中元素地球化学含量状况、分布特征来进行土壤环境质量标准推断的方法。这种方法制定的标准计算准确,可以充分考虑不同地理区域的实际状况如背景值较高地区,但与元素的生态学影响联系不够。生态效应法主要包括下列方法:①建立土壤-植物(动物)-人的系统模型,应用食品卫生标准来推算土壤中有害物质的最高允许浓度值;②以作物产量减少10%的土壤有害物质的浓度作为最高允许浓度;③将土壤微生物减少或活性降低到一定限度时土壤中有害物质的浓度作为最高允许浓度;④对地表水、地下水不产生次生污染时的土壤有害物质的浓度作为最高允许浓度;⑤根据人体血液中有害物质的浓度不得超过规定而推算出的土壤最高允许浓度值;⑥综合上述方法,将上述方法中得出的最低浓度值作为土壤环境质量基准值。

我国依据上述两种技术路线,把土壤环境质量划分为 3 个等级。其中,第一级标准主要是依据土壤背景值,即地球化学法进行制定的。第二、三级标准主要依据生态效应法制订,所不同的是第二级标准的制订是从全国范围内选用诸多类型土壤中最小的土壤环境基准值作为二级标准,而第三级标准是根据国内某些高污染物含量但尚未发生危害地区土壤(或人工外源污染的试验资料)制订的。

国外的土壤环境标准值大多采用生态效应法制订。与国外相比,我国土壤镉标准要严于国外,汞、锌、铜的标准值高限与国外的中值相同。六六六、DDT 的土壤标准仅前苏联有制定,均为 1.0mg/kg。

三、土壤环境质量标准修订的要点

从 2006 年起国家环境保护部门组织开展《土壤环境质量标准》(GB 15618—1995)修订工作。现开启第三次公开征求意见。标准名称由《土壤环境质量标准》调整为《农用地土壤环境质量标准》(以下简称新标准)。新标准修订的主要内容概括如下:

(1)土壤环境背景值:新标准取消现行标准中的一级标准,不再规定全国统一的土壤环境背景值,自然保护区等依法需要特殊保护的地区,依据土壤环境背景值开展土壤环境质量评价与管理。国家另行制定"土壤环境背景值确定技术导则",指导各地分别确定土壤环境背景值并备案。

(2)土壤污染物控制项目:土壤污染物控制项目由 10 项增加至 21 项。本次修订将土壤污染物控制项目分为基本项目和选测项目两类。增加的项目包括总锰、总钴、总硒、总钒、总锑、总铊、总钼、氟化物(水溶性氟)、苯并[a]芘、石油烃总量、邻苯二甲酸酯类总量等 11 项,其中新增 10 项选测项目限值的确定主要参考了加拿大、德国、荷兰等国家的农用地土壤标准资料,未按 pH 值分档细化定值。

(3)补充实施与监督要求:①各级环境保护主管部门依法履行环保统一监督管理职能,负责监督本标准的实施;②新标准作为国家环境质量标准应强制实施,实施标准的责任主体是地方各级人民政府;③农用地坚持土壤环境质量反退化原则,即土壤中污染物含量低于标准限值的,应以控制污染物含量上升为目标,不应局限于"达标";对于超标的土壤,应启动土壤污染详细调查、进一步开展风险评估,准确判断关键风险点及其成因,采取针对性管控或修复措施。

第五节　土壤卫生防护

一、土壤卫生防护措施

(一)粪便无害化处理和利用

粪便无害化处理是控制肠道传染病,增加农业肥料和改良土壤的重要措施。

1. 厕所的卫生要求　厕所是收集和贮存粪便的场所,必须符合以下卫生要求:①位置适当:坑式厕所应选土质干燥,坑底应距地下水位 2m 以上,距分散式供水水源、饮食行业和托幼机构 30m 以外的地方。②粪池要高出地面,防雨雪水流入,应防渗漏,不污染地下水。③有防蝇、防蛆、防鼠、防臭、防溢的设施。④采光、照明、通风良好,使用方便,便于保洁。具体卫生要求见《城市公共厕所卫生标准》(GB/T 17217—1998)、《农村户厕卫生规范》(GB 19379—2012)。

2. 粪便的无害化处理和利用　粪便无害化处理方法很多,依据我国发展需要及《粪便无害化卫生标准》(GB 7959—2012),按好氧、厌氧与兼性厌氧发酵、密闭贮存、粪尿分离干式粪便处理和固液分离絮凝-脱水处理方法的类别,分别提出了卫生要求。

(1)城乡采用的粪便处理技术,应遵循卫生安全、资源利用和保护生态环境的原则。

(2)对粪便必须进行无害化处理,严禁未经无害化处理的粪便用于农业施肥和直接排放。

(3)采用固液分离-絮凝脱水法处理粪便时,产生的上清液应进行污水处理,污泥须采用高温堆肥等方法处理,处理后排放的水总氮总磷等物质含量应符合《城镇污水处理厂污染物排放标准》(GB 18918—2002)。

(4)应有效控制蚊蝇孳生,使堆肥堆体、贮粪池、厕所周边无存活的蛆、蛹和新羽化的成蝇。

(5)清掏出的粪渣、沼气池的沉渣、各类处理设施的污泥须采用高温堆肥无害化处理合格后方可用于农业施肥。

(6)肠道传染病发生时,应对粪便、贮粪池及周边进行消毒。

(7)经各种方法处理后的粪便产物应符合《粪便无害化卫生标准》(GB 7959—2012)中的具体要求。

(二)城市垃圾无害化处理和利用

按照我国《城市生活垃圾处理及污染防治技术政策》规定,城市生活垃圾(以下简称垃圾),是指在城市日常生活中或者为城市日常生活提供服务的活动中产生的固体废物以及法律、行政法规规定视为城市生活垃圾的固体废物。城市垃圾成分复杂,主要受城市的规模、地理条件、居民生活习惯、生活水平和民用燃料结构等影响,一些发达国家城市垃圾组成和排放有机物含量相对较高。我国城市垃圾中无机物含量高,多为煤渣和土砂等,有机垃圾中以厨房垃圾为主(表 6-2),所以我国城市垃圾热值较低,可燃垃圾含水率较高。统计数据显示,1980 年,我国城市生活垃圾无害化处理能力仅为每天 2107 吨,2009 年达到每天 35.59 万吨,无害化处理率达到 71.3%。

表 6-2 我国部分城市生活垃圾构成

城市	城市垃圾的主要成分(%)							含水率(%)	容重(kg/m³)
	有机物		无机物		其他物				
	厨屑	木屑	煤灰	砖瓦	塑料	纸屑	金属		
北京	32.6	14.1	1.92	19.54	15.1	14.6	1.96	53.9	402
上海	42.22	42.22	50.42	4.89	1.8	0.6	1.07	37	898
广州	36.35	36.35	42.85	14.58	1.32	1.26	3.64	30	543
深圳	51.82	4.59	19.53	19.53	12.9	11.16		43.63	
沈阳	34.96	34.96	51.6	6.54	2.11	1.74	3.05	44.12	640
西安	38.24	38.24	50.71	4.95	3.8	1.2	1.1	29	556

注:城市垃圾的容重指在自然状态下单位体积的质量,以 kg/m³ 表示

1. 城市垃圾的处理方法

(1)垃圾的压缩、粉碎和分选:垃圾收集后进行压缩,以减少容积,便于运输,有机垃圾易腐败,便于处理。粉碎后便于堆肥、燃烧或填埋。通过分选将垃圾成分进一步分开,以便分别处理和利用。

(2)垃圾的卫生填埋:卫生填埋是最常用的垃圾处理方法,也是多数发达国家处理垃圾的一种

主要方法。此法安全卫生,成本较低,已回填完毕的场地可以作绿化地、公园、游乐场等。我国不少城市已建起了大型垃圾填埋处理场。填埋法看似成本最低、最易实施,但必须做到卫生填埋,要解决渗漏、压实、覆盖、雨水导流、污水处理、环境绿化、沼气引流等一系列问题。所以,垃圾填埋应严格遵守按照《生活垃圾填埋污染控制标准》(GB 16889—2008)等有关标准的规定。其局限性一是消耗大量土地资源,不少城市很难找到新的填埋场;二是产生大量渗滤液,污染地下水及土壤,垃圾堆放产生的臭气严重影响场地周边的空气质量;三是填埋产生的甲烷气体既是火灾及爆炸隐患,排放到大气中又会产生温室效应。基于以上原因,国外从 20 世纪 80 年代以来,垃圾卫生填埋有逐渐减少的趋势,成为其他处理工艺的辅助方法。

(3)垃圾的焚烧:焚烧方法是将垃圾置于高温炉内,使其可燃成分充分氧化的一种方法。垃圾经过焚烧后,体积可以减少 80%~90%,是目前世界上经济发达国家广泛采用的一种城市生活垃圾处理技术。2015 年我国设市城市生活垃圾清运量为 1.92 亿吨,城市生活垃圾无害化处理量 1.80 亿吨。其中,焚烧处理量为 0.61 亿吨,占 33.9%;卫生填埋处理量为 1.15 亿吨,占 63.9%;其他处理方式占 2.2%。无害化处理率达 93.7%,比 2014 年上升 1.9%。垃圾焚烧应严格遵守《生活垃圾焚烧污染控制标准》(GB 18485—2014)的有关规定。

2. 城市垃圾的回收利用 城市垃圾是丰富的再生资源的源泉,大约 80% 的垃圾为潜在的原料资源,可以回收有用成分并作为再生原料加以利用。近年来,世界上许多工业发达国家都大力开展垃圾回收利用的研究工作。荷兰垃圾资源回收率平均达 65%,德国达 58%,法国达 28%,英国达 18%。

目前,我国城市生活垃圾绝大部分是处于"混合倾倒、混合清运、混合堆放"状态,垃圾的分类回收和利用,基本上处于空白。混合收集是指各种城市生活垃圾不经过任何处理,混杂在一起收集的一种方式。一是增加了垃圾无害化处理的难度,如废电池的混入有可能增加垃圾中的重金属含量;二是降低了垃圾中有用物质的纯度和再利用的价值,如废纸会与湿垃圾粘连在一起,增加后续分拣工作的难度。

国外的垃圾分类方法主要包括:二类法,三类法、四类法以及五类法。以美国为例:垃圾分类采取大类粗分与部分居民分类相结合的方式。美国旧金山率先规定人们必须把垃圾分类后分别投入不同颜色的垃圾桶中,绿桶垃圾由垃圾公司免费回收并加工成优质的有机肥料销售;蓝桶垃圾分类后送往加工企业循环利用;黑桶垃圾则被送到垃圾场填埋。根据其性质,分别进行回收再利用、焚烧或堆肥等处理。

(三)有害工业废渣的处理措施

工业废渣产量更大,约为城市垃圾的 10 倍以上,其有害成分约占 10%。有害工业废渣种类繁多,危害性质各异。如果处理不当,可污染环境,破坏生态平衡,引起人畜中毒。其处理措施主要有:

1. 安全土地填埋 亦称安全化学土地填埋,是一种改进的卫生填埋方法。对场地的建造技术比卫生填埋更为严格。如衬里的渗透系数要小于 8~10cm/s,渗滤液要加以收集和处理,地表径流要加以控制,要控制和处理产生的气体。此法是一种完全的、最终的处理,最为经济,不受工业废渣种类限制,适于处理大量的工业废渣,填埋后的土地可用做绿化地和停车场等。但场址必须远离居民区。

2. 焚烧法　焚烧法是高温分解和深度氧化的综合过程。通过焚烧使可燃性的工业废渣氧化分解,达到减少容积,去除毒性,回收能量及副产品的目的。此法适合于有机性工业废渣的处理。对于无机和有机混合性的工业废渣,若有机废渣是有毒有害物质,一般也最好用焚烧法处理,尚可回收无机物。本法能迅速而大量减少可燃性工业废渣的容积,达到杀灭病原菌或解毒的目的,还能提供热能用于供热和发电。要防止固体废物产生的大量酸性气体和未完全燃烧的有机组分及炉渣产生的二次污染。

3. 固化法　固化法是将水泥、塑料、水玻璃、沥青等凝固剂同有害工业废渣加以混合进行固化。我国主要用于处理放射性废物。它能降低废物的渗透性,并将其制成具有高应变能力的最终产品,从而使有害废物变成无害废物。

4. 化学法　是一种利用有害工业废渣的化学性质,通过酸碱中和、氧化还原等方式,将有害工业废渣转化为无害的最终产物。

5. 生物法　许多有害工业废渣可以通过生物降解毒性,解除毒性的废物可以被土壤和水体接纳。目前常用的生物法有活性污泥法、气化池法、氧化塘法等。

6. 有毒工业废渣的回收处理与利用　化学工业生产中排出的许多废渣具有毒性,须经过资源化处理加以回收和利用。例如:砷矿一般与铜、铅、锌、锑、钴、钨、金等有色金属矿共生。用含砷矿废渣可以提取三氧化二砷和回收有色金属。氰盐生产中排出的废渣含有剧毒的氰化物,可以采用高温水解-气化法处理,得到二氧化氮气体等有用的资源。

(四)污水灌溉的卫生防护措施

利用城市污水灌溉农田,既解决了城市部分污水处理问题,又为农业生产提供了水和肥料。污水灌田处理污水的原理是利用土壤的自净能力净化污水,同时供给农田水分和肥料。但是,土壤对有机污染物的自净能力和对毒物的容纳量都是有限的,超过了卫生上容许的限度就会增加健康危害风险。如肠道传染病和寄生虫病增多、癌症患病率增高等。我国利用城市污水灌溉农田已有悠久的历史,取得了丰富的经验。北京、沈阳、天津、广州、哈尔滨等城市多年的经验表明,卫生防护措施是保证污水灌田成功的关键,必须加强卫生防护措施。

1. 污灌水质达标　农田灌溉用水需达到《农田灌溉水质标准》(GB 5084—2005)的要求后才能灌溉。选择城市污水及与城市污水水质相近的工业废水作为农田灌溉用水水源,尽量避免重金属输入土壤环境和农作物中,有条件的应实行清污混灌。

2. 防止污染水源　污水沟渠和灌田土壤应防渗漏,灌区应距水源地200m以上,防止污染水源。在集中式给水水源地上游1000m至下游100m的沿岸农田不得用污水灌田。特别是距村庄较近的渠段,更应做好防渗处理,避免污染饮用水源。

3. 防止污染农作物　污水中有害物质通过作物的富集经食物链对人体健康造成危害,因此不是所有作物都能利用污水进行灌溉。调查研究表明,作物株体不同部位对污染物累积程度不一,呈现根、茎、叶、籽粒果实递减的规律。因此食用根、茎、叶的蔬菜和土豆等作物应杜绝污灌,小麦、玉米、谷子、棉花等作物可适量引污灌溉。

4. 设定安全检疫期　污灌田在末次灌溉之后和收获之前要有一定的安全检疫期,时间的长短视不同地区而定。参照国外标准:贫瘠地区(荒漠、半荒漠)不少于 8 天;亚贫瘠地区(草原、森林草原地带)不少于 10 天;腐殖土地区(森林草甸地带)不少于 14 天。每个具体场合的安全检疫期,依据种植的作物及其用途,由当地卫生监督机构规定。

5. 防止污染大气　灌区在居民区的下风侧,距居民区 500m 以上。防止灌田污水发生厌氧分解和腐败产生恶臭。

6. 防止蚊蝇孳生　灌区要土地平整,无积水、无杂草,防止有机物堆积腐败,以减少蚊蝇孳生。

7. 个人安全防护　必须对污灌田工作人员进行管理规则的安全技术、个人卫生等知识的培训。直接与污灌田操作有关的个人,每年进行一次蠕虫病和带菌状况的检查。

二、污染土壤的修复

20 世纪 70 年代的美国"拉夫运河事件"是美国最早也最著名的"棕地"事件。棕地(brown field)泛指因人类活动而存在已知或潜在污染的场地,其再利用需要建立在基于目标用途的场地风险评估与修复基础之上。鉴于土壤污染的危害,世界上许多国家特别是发达国家均制定与开展了污染土壤治理与修复的计划。仅美国在 20 世纪 90 年代用于污染土壤修复方面的投资达近 1000 亿美元。污染土壤修复的理论与技术已成为当前整个环境科学与技术研究的前沿。事实上我国棕地问题由来已久,但是一直没有引起关注,也缺乏对其危害的正确认识。近年来,中国有大量"棕地"被开发为住宅用地,这些地块因地理位置优越,在城市化进程加速的状况下面临着巨大的开发动力。2004年,北京宋家庄工人施工中毒事件,被视为中国污染场地修复工作起步的标志性事件。面对这一新污染问题,目前既缺乏相应的处理机制也缺乏成熟的修复技术,虽然我国修复技术在实验室研究已积累了一定经验,不过,这些技术推广后能否解决实际问题,还处于探索阶段。

(一)污染土壤修复的技术原理

污染土壤修复的技术原理包括:①改变污染物在土壤中的存在形态或与土壤的结合方式,降低其在环境中的可迁移性和生物的可利用性;②降低土壤中有害物质的浓度。

(二)污染土壤修复的技术体系

根据工艺原理划分,污染土壤修复的方法可分为物理、化学和生物三种类型,其中物理方法主要包括物理分离法、溶液淋洗法、固化稳定法、冻融法以及电动力法;化学方法主要包括溶剂萃取法、氧化法、还原法以及土壤改良剂投加技术等。作为污染土壤修复技术主体的生物修复方法,可分为微生物修复、植物修复与动物修复三种,其中又以微生物与植物修复应用最为广泛。同物理化学方法相比,生物修复具有基本保持土壤的理化特性、污染物降解完全、处理成本低与应用广泛诸多特点。

第六节　土壤卫生监督与监测

土壤污染对生态安全和公众健康带来的危害不亚于水污染、大气污染等。但是,相比水和大气污染防治领域都已颁行了专门立法,我国尚无土壤污染防治的专门立法,这无疑严重制约了土壤污染的防治工作。

《土地污染防治行动计划》（下称"土十条"）是全国第一份土壤治污领域的纲领性文件，它制定出从目前到 2020 年的土壤污染防治行动计划。"土十条"首要任务即"开展土壤污染调查，掌握土壤环境质量状况"：在现有相关调查基础上，以农用地和重点行业企业用地为重点，开展土壤污染状况详查，2018 年底前查明农用地土壤污染的面积、分布及其对农产品质量的影响；2020 年底前掌握重点行业企业用地中的污染地块分布及其环境风险情况。在主要指标方面，"土十条"提出，到 2020 年受污染耕地安全利用率达 90% 左右，污染地块安全利用率达 90% 以上。到 2030 年，受污染耕地安全利用率达 95% 以上，污染地块安全利用率达 95% 以上。相关主体的规定：①地方各级人民政府是实施《行动计划》的主体，要于 2016 年底前分别制定并公布土壤污染防治工作方案，确定重点任务和工作目标。②治理和修复主体，提出"谁污染，谁治理"原则，造成土壤污染的单位或个人要承担治理与修复的主体责任。

土地污染防治行动计划目标：到 2020 年，全国土壤污染加重趋势得到初步遏制；到 2030 年，全国土壤环境质量稳中向好；到本世纪中叶，土壤环境质量全面改善。

近年来，我国土壤污染总体形势相当严峻，土壤深度酸化、盐渍化，砷、汞、铅、镉等重金属含量较大，农药等有机污染物残留严重，这对农业生产的可持续发展和人类健康安全造成了威胁。加强土壤污染监管工作，创新土壤污染阻控修复技术，保障"土净、地绿、食洁、居安"，已成为我国实现可持续发展的战略选择。

一、预防性卫生监督

土壤污染的预防要优于治理，应预防和控制新污染的产生。对于未污染土壤要防患于未然。卫生主管部门可在以下几个方面进行防治土壤污染的管理工作。

1. 场址选择的审查　主要审查有可能污染土壤的工程项目，如粪便垃圾处理厂、污水处理厂、垃圾填埋场、废渣堆积场、污水灌田以及其他各种污染土壤的项目和设施。在场址选择时必须有卫生部门参加经过事先审查，符合卫生要求后，才能实施。

2. 土壤污染的预测　对已造成土壤污染的工业企业，可预测工厂今后排放污染物在土壤中蓄积的趋势，以便提出限制其排放量的需求。下面仅介绍土壤气型污染的预测方法，预测已知条件是该工业企业过去每年向大气排放某污染物对周围土壤污染程度的经验数据和已知排放的年限。

（1）土壤中污染物的蓄积计算：设某工厂每年通过废气或烟尘向大气排放某污染物的量为 W_1（吨/年），该工厂已排放污染物 T_1 年。现采样测定该厂周围某采样点土壤中该污染物含量的实测值为 C（mg/kg），当地土壤中该污染物背景值为 C_b（mg/kg），则过去 T_1 年中该厂每排放 1 吨污染物，使该采样点土壤中污染物含量增加 Q（mg/kg），即：

$$Q = \frac{C - C_b}{W_1 T_1} \qquad 式（6\text{-}1）$$

（2）土壤中污染物含量达最高容许限值的期限预测：设土壤中该污染物的最高容许限值，即土壤的标准为 S（mg/kg）。假如该厂今后每年排放该污染物的数量为 W_2（吨/年），则该采样点土壤中

此污染物含量达到土壤卫生标准(S)的期限为 T_2 年,计算公式为:

$$T_2 = \frac{S-C}{W_2 Q} = \frac{W_1}{W_2} \times \frac{S-C}{C-C_b} \times T_1 \qquad\qquad 式(6-2)$$

式(6-2)中其他符号代表的意义同式(6-1)。T_2 年后土壤中该污染物含量将超过卫生标准。卫生部门和环保部门据此可要求工厂采取相应措施,减少污染物的排放量,以控制土壤污染。

应用上述模式推算时,最好在该厂周围不同方向和不同距离多设几个采样点,计算出不同采样点 Q 值。最后计算的土壤中污染物含量到土壤卫生标准的年限适用于当地该工厂。

3. 验收工作　对一些可造成土壤污染的建设项目和设施建成后,投入使用之前必须经过有卫生部门参加的验收工作,确认是否符合卫生要求,投入使用时是否会造成土壤污染,以及提出改进措施和要求。验收工作是预防性卫生监督工作的重要环节。

二、经常性卫生监督

土壤经常性卫生监督是卫生部门依照国家有关法规,对辖区内废弃物堆放和处理场地及其周围土壤进行经常监督和管理,使之达到卫生标准的要求。对土壤环境进行经常性卫生监督的内容:

1. 对居民区内或附近土壤的卫生状况以及垃圾站(堆)、废渣堆、公共厕所等的污染情况,进行定期调查与监督管理。

2. 对废弃物的土地处置(包括土地填埋、土地处理、地面贮池和深井灌注等),其经常性卫生监督的重点在于防止渗出物对地下水和地表水的污染,避免散发出的气态污染物(硫化氢、甲烷、吲哚、甲基吲哚、硫醇等)的危害。因此必须定期对有害成分进行监测分析与监督管理,检查其有效的管理制度和运行记录制度等。

3. 对污水灌田区的土壤、地下水、空气和农作物,定期进行监督监测,了解居民反映,积累有关资料,进行动态分析。防止因污灌造成生态环境破坏和人群健康危害。

三、土壤卫生监测

土壤卫生监测的任务是要查明土壤的卫生状况,阐明其对环境的污染和对居民健康可能产生的影响,为保证生态环境和保障人体健康提出卫生要求和防护措施。对个别复杂问题要做专题调查。土壤卫生监测的内容包括污染源调查、土壤污染状况调查与监测,土壤污染对居民健康影响的调查。

(一)污染源的调查

查清污染来源和特点,要调查污染源的性质、数量、生产过程、净化设施、污染物的排放规律以及影响因素等。要随时掌握各污染源的污染方式、污染范围、生产规模和净化设施的变化情况,还要随时掌握新出现的土壤污染来源,以便弄清污染性质、范围和危害,为治理提供线索,指明方向。

(二)土壤污染现状调查与监测

根据土壤监测目的,土壤环境监测有 4 种主要类型:区域土壤环境背景监测、农田土壤环境质量监测、建设项目土壤环境评价监测和土壤污染事故监测(按国家环境保护总局颁布《土壤环境监测技术规范》(HJ/T 166—2004))中规定。

1. 采样点的选择和采样方法　土壤监测时，采样点的分布应根据污染特点决定。点源污染时应以污染源为中心向周围不同方向布设采样点。面源污染时，则可将整个调查区划分为若干个等面积的方格，每个方格内采一个土样。详细调查时可以 2.5~25 公顷设一个采样点，粗略调查时可以 1000 公顷设一个点。采样深度根据调查目的而不同，表层采样可取 0~20cm 深的土样，用金属采样筒打入土内采样。深层采样深度为 1.0m，用土钻采样。

2. 土壤环境背景调查监测　当地天然土壤背景资料是评价土壤污染状况的基础。背景调查的主要内容是各种化学元素的背景值和放射性物质背景值的监测。背景调查的采样点选择必须是当地未受污染的天然土壤，并应包括当地各种不同类型的土壤。

3. 化学污染的调查监测　对污染土壤的有毒有害化学物质的调查，不仅要调查监测土壤中化学物质的含量，还要监测当地各种农作物中的含量，以观察该污染物在农作物中的富集情况。例如，氟污染应以茶叶为指示植物，镉污染则以稻米为指示植物等以观察土壤对各种化学污染物的容纳量，估计污染的危害程度。化学污染物在农作物中的残留是土壤污染调查的重要内容。另外，还必须监测化学污染物渗入土壤的深度，迁移到地下水中的浓度和扩散到空气中的浓度等，以估计其对周围环境的污染程度。

4. 生物性污染的调查监测　常用的监测指标有以下几种：①大肠菌值：发现大肠菌的最少土壤克数称为大肠菌值。它是代表人畜粪便污染的主要指标，也是代表肠道传染病危险性的主要指标。②产气荚膜杆菌值：也是代表粪便污染的指标。因为产气荚膜杆菌可以芽孢的形态在土壤中存活时间比大肠菌长。所以，研究它和大肠菌在土壤中数量的消长关系就可以判定土壤受粪便污染的时间长短。例如，土壤中产气荚膜杆菌多（或产气荚膜杆菌值小）而大肠菌相对的少，则表明土壤的污染是陈旧性的。反之，则表明是新鲜污染，危害性较大。③蛔虫卵数：它对判定土壤污染有重要意义，因为它可以直接说明在流行病学上是否对人体健康有威胁。根据蛔虫卵在土壤中的不同发育阶段以及活卵所占的百分比来判断土壤的自净程度。例如，大部分蛔虫卵是死卵，表明土壤已达到自净，危险性较小。土壤生物性污染的评价指标及其卫生状况分级值列于表 6-3。

表 6-3　土壤卫生状况评价指标

卫生状况	大肠菌值	产气荚膜杆菌	蛔虫卵（个/kg）
清洁土壤	>1.0	>0.1	0
轻度污染	1.0~0.01	0.1~0.001	<10
中度污染	0.01~0.001	0.001~0.0001	10~100
重度污染	<0.001	<0.0001	>100

（三）土壤污染对居民健康影响的调查

土壤污染对居民健康的影响是间接的、长期的慢性危害。对个体的健康状况的影响往往不明显，需要在大规模的人群中进行流行病学调查。

1. 患病率和死亡率调查　调查污染区和对照区居民与土壤污染有关的各种疾病的患病率和死亡率。也可收集和利用现有的死亡和疾病统计资料。例如，卫生部门的人口死亡统计、疾病统计、医院病例统计等。将污染区居民与对照区居民的健康状况进行对比分析，以分析土壤污染与居民健康的关系。

2. 居民询问调查　了解居民对土壤污染的主观感觉及对生活条件影响的反映,进行统计分析。

3. 居民健康检查　选择一定数量有代表性的居民进行临床检查,以及生理、生化和免疫功能等健康状况指标的检测,以便发现居民健康状况的变化与土壤污染的关系。

4. 有害物质在居民体内蓄积水平的调查　常用人体生物材料监测。应针对污染物质选择敏感指标。一般选用头发、血、尿、乳汁、唾液等,以判定体内蓄积水平和危险程度。

土壤污染对居民健康影响的调查范围应当与土壤污染调查监测的范围一致,同时要选择对照人群进行对比分析。

（唐玄乐）

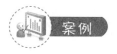

"拉夫运河（Love Canal）"案

拉夫运河位于纽约州, 先是被用作市政垃圾的填埋场, 1942 年美国胡克化学品公司（Hooker Chemical and Plastics Corporation）将其买下用作化学废料填埋场,从 1942 年开始的 11 年里, 公司在此填埋了 200 种化学废物, 包括各种酸、碱和氯化物、DDT 杀虫剂,复合溶剂, 电路板等总计超过两万吨。 将运河填满后, 胡克公司用水泥加盖其上, 使其变成了一块平整的荒地。 于 1953 年以一美元的价格, 拍卖给尼亚加拉瀑布市教育委员会, 并附上了关于有毒物质的警告说明。 当地教育局在明知有毒倾倒场危害性的情况下, 陆续在该块土地上建立了条件优越的学校以及居民区。 然而从 1977 年开始健康问题逐步显现。 随后的调查发现, 1974—1978 年, 拉夫运河小区出生的孩子 56% 有生理缺陷, 住在小区内的妇女与入住前相比, 流产率增加了 300%。 于是在路易斯·吉布斯的领导下, 成立了一个由 500 多个家庭组成的拉夫运河户主协会, 一次次抗争维权, 迫使政府采取行动永久性地迁移居民。

拉夫运河事件轰动全美, 在 1980 年推动《综合环境反应补偿与责任法》（也称《超级基金法》）通过, 这是美国第一部为解决危险物质泄漏的治理及其费用负担而制定的法律。 该法律规定, 大型企业必须为历史遗留的环境污染损害和修复承担全责。 对于治理费用承担者不明或费用承担者无力, 建立危险物质信托基金。 多年以来, 纽约州政府支付受害居民经济损失和健康损失费 30 亿美元, 花费 4 亿多美元处置有毒废物。

思考题

1. 何为"棕地"？

2. "棕地"再利用的修复方法是什么？

3. 我国目前在对"棕地"的认识与管理上, 与发达国家相比有哪些不足？

第七章

生物地球化学性疾病

第一节　概述

　　生物与其所处环境是在相互适应的条件下发展起来的,生物体与地质环境中的一些元素保持动态平衡。在自然界中,目前已知天然存在的化学元素有 92 种,在人体内已发现 81 种。人体的化学元素组成,在种类和含量上都与地壳表层的元素组成密切相关。在地球地壳的漫长演变过程中,由于各地形成土壤的母质(岩石)成分、气候、地形及地貌等因素的不同,使得地球表面的化学元素分布不均,造成一些地区的水、土壤、空气中某些或某种化学元素过多或缺乏,继而影响到该地区人群对化学元素的摄入量。人类在生活中需要适应环境,并从环境中吸取维持生命过程的必需物质,但与此同时也受到环境中某些因素的损害。某些元素具有明显的营养作用及生理功能,是维持机体健康所必需的;而有些元素是有害的,机体摄入过多会引起疾病。

　　由于地壳表面化学元素分布的不均匀性,使某些地区的水和(或)土壤中某些元素过多或过少,当地居民通过饮水、食物等途径摄入这些元素过多或过少,而引起某些特异性疾病,称为生物地球化学性疾病(biogeochemical disease)。生物地球化学性疾病的判定需要用流行病学方法对人群中某种健康危害的发生率与某种化学元素之间的关系进行研究,要符合下列条件才能作出比较肯定的结论:①疾病的发生有明显的地区性。②疾病的发生与地质中某种化学元素之间有明显的剂量反应关系。我国常见的生物地球化学性疾病有碘缺乏病、地方性氟中毒和地方性砷中毒等。此外,克山病、大骨节病等病因虽尚未完全肯定,但都有明显的地区性,也列入生物地球化学性疾病的范围。

一、生物地球化学性疾病的流行特征

(一)明显的地区性分布

　　由于生物地球化学性疾病是地球表面某种化学元素水平的不均衡所致,所以此类疾病的分布具有明显的地区性差异。在海拔相对较高的山区、丘陵地带,由于土壤、饮水、粮食、蔬菜中碘含量较低,多有碘缺乏病的流行。我国自东北至西南有一条宽阔的缺硒地带,与缺硒有关的克山病和大骨节病在该地区有不同程度的流行。在我国北方十多个省区的干旱、半干旱地区,由于浅层地下水含氟量较高,多有饮水型地方性氟中毒的流行。一些地下水或煤炭含砷量较高的地区,则出现许多慢性砷中毒的病例。

（二）与环境中元素水平相关

生物地球化学性疾病人群流行强度与某种化学元素的环境水平有着明显的剂量反应关系。此种相关性在不同的时间、地点和人群之间都表现得十分明显，且能用现代医学理论加以解释。例如碘缺乏病病区环境介质中碘水平普遍偏低，尤以水碘为甚。疾病流行强度与水碘含量在一定的浓度范围内（40g/L 以下）呈负相关。大面积人群调查资料显示，当水氟浓度在 0.5mg/L 以下时，儿童龋齿发生率较高；当水氟浓度超过 1.0mg/L 时，恒齿萌发期的儿童中氟斑牙发生率升高；当水氟浓度超过 4.0mg/L 时，人群中出现氟骨症病例，且随水氟浓度升高而流行强度加大。

二、影响生物地球化学性疾病流行的因素

（一）营养条件

在生物地球化学性疾病的流行区，人们生活条件和营养状况的改善，可降低流行强度。早年由于经济落后，居民生活贫困，致使碘缺乏病、地方性氟中毒、克山病和大骨节病发生较严重的流行，大多数病人处于因贫致病、因病致贫、贫病交加的境地。20 世纪 80 年代以来，随着人民生活水平的提高和营养条件的改善，与缺硒有关的大骨节病和克山病发病率呈明显下降趋势。在地方性氟中毒流行区，随着降氟改水工程的实施和生活营养条件的改善，很少再出现中、重度氟中毒病例。研究表明，蛋白摄入量的增加，可拮抗氟、砷等外来化学物质的毒性作用；维生素 C 有促进氟的排泄、拮抗氟对羟化酶的毒性作用，从而可促进体内胶原蛋白的合成。膳食中的维生素 A、D、B_1、B_2、PP，以及钙、磷、铁和锌等，对调节机体代谢、提高抗病能力均有着良好的促进作用。

（二）生活习惯

以往的研究表明，元素水平过高所引起的生物地球化学性疾病，其病区类型以饮水型为主。但是自 20 世纪 60 年代以来，相继发现并报告了燃煤污染型氟中毒和砷中毒的病例。我国贵州、四川、广西、湖南、湖北和陕西等 12 个省区的 150 个县，分布着燃煤污染型地方性氟中毒病区；而四川和贵州也发现燃煤污染所致的砷中毒病例。当地居民有敞开炉灶烤火取暖和烘干粮食及辣椒的习惯，使粮食和辣椒中氟、砷含量增加数十倍乃至数百倍。饮砖茶型氟中毒是近年来在我国西藏、内蒙古、四川等少数民族地区发现的，当地居民习惯饮用奶茶，煮奶茶的茶叶主要为砖茶。茶可富集氟，砖茶含氟量很高。因此，在研究氟、砷等病因元素的生物学效应时，应全面考虑经饮水、食物和空气三种介质的总摄入量，以便能更加客观、准确地评价人群外暴露水平。

（三）多种元素的联合作用

在生物地球化学性疾病的防治工作中发现，一些地区存在着两种或两种以上疾病，从而加重了防治工作的复杂性。例如在某些山区有地方性氟中毒的流行，同时存在着碘缺乏病；在碘缺乏病流行病区，往往存在着与硒缺乏有关的大骨节病、克山病。这种高氟与低碘、高氟与低硒、高氟与高砷、低碘与低硒并存的地质环境，增加了对人群健康影响的复杂性。自 20 世纪 90 年代以来，人们开始关注多种化学元素、多种致病因子同时作用于人群的联合作用。研究表明，低硒与低碘之间有一定的协同作用，可使碘缺乏病流行强度加重；在碘（或硒）水平过低的地区，若同时存在有高氟危害，可使人群较早出现氟中毒效应。多种病因元素并存对生物地球化学性疾病流行强度、流行规律及健康

效应的影响,将是环境卫生学研究领域内的新课题。

三、生物地球化学性疾病的控制措施

(一)组织措施

1. 建立健全专业防治队伍和信息网络　生物地球化学性疾病的防治归属国家卫生计生委疾病预防控制局主管;国家疾病预防控制中心设有地方病防治中心,各省市自治区均已建立了相应的管理机构。在防治工作中,应建立健全县、乡、村三级防治队伍,并明确各级人员的职责,将地方病控制工作落到实处。完善地方病管理信息系统,建立全国地方病管理信息网络平台,覆盖各级卫生行政部门、疾病预防控制中心或地方病控制机构。

2. 开展经常性疾病调查监测　生物地球化学性疾病的监测是一项有计划、有组织的连续性工作。通过此项工作的开展,可准确了解疾病的流行强度、流行规律,为制定有效干预控制措施提供科学依据。

(二)技术措施

1. 限制摄入　对于环境中元素水平过高所致的中毒性疾病,其主要技术措施是减少、控制机体总摄入量。在饮水型地方性氟中毒、地方性砷中毒病区,投入资金兴建改水工程,旨在减少自饮水的摄氟、砷量,控制新发病例,降低人群流行强度。在煤炭氟砷含量较高的地区,改良炉灶降低室内污染,也是限制摄入量的一个有效措施。

2. 适量补充　对于环境中元素水平过低所致的缺乏性疾病,其主要措施是采取适当补充,增加摄入量,从而满足机体生理需要。食盐加碘预防碘缺乏病已取得了可喜的成效,食盐中加硒预防克山病、大骨节病也在有些地区应用。

第二节　碘缺乏病

碘是人体必需的微量元素,其摄入量不足则对健康造成危害。根据碘摄入不足的程度、发生时期和持续时间长短,可发生不同程度的碘缺乏病;另一方面,碘摄入过量对健康也有一定危害,如引起高碘甲状腺肿、碘中毒或碘过敏等疾病。

碘缺乏病(iodine deficiency disorders,IDD)是指从胚胎发育至成人期由于碘摄入量不足而引起的一系列病症,包括地方性甲状腺肿、地方性克汀病、地方性亚临床克汀病、流产、早产、死产等。这些疾病形式实际上是不同程度碘缺乏在人类不同发育期所造成的损伤,而甲状腺肿和克汀病则是碘缺乏病最明显的表现形式。

一、碘在自然界中的分布

碘(iodine,I)广泛分布于自然界中,空气、水、土壤、岩石以及动植物体内都含有碘,并以碘化物形式存在。一般空气含碘极微,水碘含量与碘缺乏病的流行有密切关系,在碘缺乏病区水碘含量多在 $10\mu g/L$ 以下。陆产食物中的碘绝大部分为无机碘,受土壤水溶性碘含量的影响,不同地区所产蔬

菜和粮食的碘含量不同,大约为 $10\sim100\mu g/kg$。在碘缺乏地区碘含量较低,一般在 $10\mu g/kg$ 以下。海产品中碘含量较高,可达到 $100\mu g/kg$ 以上,特别是海藻类碘含量更高。海藻中碘有一部分是以碘化酪氨酸形式存在的有机碘。碘化物溶于水,可随水迁移。因此,山区水碘低于平原,平原低于沿海。

二、碘在人体内的代谢

碘是人体必需微量元素,主要来源于食物,其余来源于水和空气。人体由食物提供的碘几乎占所需碘的90%以上,食物中的无机碘易溶于水形成碘离子。在消化道,碘主要是在胃和小肠被迅速吸收,空腹时 $1\sim2$ 小时即可完全吸收,胃肠道有内容物时,3 小时也可完全吸收。

由消化道吸收的无机碘,经肝脏门静脉进入体内循环,正常人血浆无机碘浓度为 $0.8\sim6.0\mu g/L$。血液中的碘离子可穿过细胞膜进入红细胞,红细胞碘浓度与血浆相当。经过血液循环,碘离子分布到全身组织器官,但一般仅存在于细胞间液而不进入细胞内。甲状腺是富集碘能力最强的组织,24 小时内可富集摄入碘的15%~45%。在碘缺乏地区,其浓集能力更强,可达到80%。正常成人体内含碘量约为 $20\sim50mg$,其中20%存在于甲状腺中。血碘被甲状腺摄取,在甲状腺滤泡上皮细胞内合成甲状腺激素。甲状腺激素中的碘被脱下成为碘离子,再重新被甲状腺摄取作为合成甲状腺激素的原料。

碘主要通过肾脏由尿排出,少部分由粪便排出,极少部分可经乳汁、毛发、皮肤汗腺和肺呼气排出。正常情况下,每日由尿排出 $50\sim100\mu g$ 碘,占排出量的40%~80%。通过唾液腺、胃腺分泌及胆汁排泄等从血浆中清除碘,最后从粪便排出,这部分占10%左右。通过乳汁分泌方式排泄的碘,对于由母体向哺乳婴儿供碘有重要的作用,使哺乳婴儿能得到所需碘。乳汁中含碘量为血浆的 $20\sim30$ 倍,一次母体泌乳会丢失较多碘,约在 $20\mu g$ 以上。通常可用尿碘排出量来估计碘的摄入量。碘的最低生理需要量为每人 $75\mu g/d$,供给量为生理需要量的 2 倍,即每人 $150\mu g/d$。

三、碘的生理作用

碘是人体维持正常生理活动的必需元素,碘的生理作用主要是通过其在甲状腺合成甲状腺素和三碘甲腺原氨酸来实现的。

1. 甲状腺激素的合成　甲状腺上皮细胞是合成人体甲状腺素的功能细胞。血液流过甲状腺时,碘通过甲状腺上皮细胞基底膜进入细胞内并逐渐移至顶部微绒毛附近。摄入甲状腺上皮细胞的 I^- 在过氧化物酶的作用下被活化,生成 I_2 并立即与甲状腺球蛋白上的酪氨酸基团结合。首先生成一碘酪氨酸残基(MIT)和二碘酪氨酸残基(DIT)。然后两个分子的 DIT 偶联生成四碘甲腺原氨酸($3,5,3',5'$ -tetraiodothyronine, T_4);一个分子的 MIT 与一个分子的 DIT 发生偶联,形成三碘甲腺原氨酸($3,5,3'$ -triiodothyronine, T_3)。合成后的 T_4 或 T_3 仍连在甲状腺球蛋白分子上,并分泌到滤泡胶质中贮存。贮存中的胶质被甲状腺上皮细胞微绒毛包围,通过胞饮作用进入细胞,在蛋白水解酶作用下 T_4 和 T_3 解离,通过细胞基底膜释放到毛细血管进入血循环。甲状腺激素包括甲状腺素(thyroxin),即四碘甲腺原氨酸(T_4)和三碘甲腺原氨酸(T_3)。血浆中99%以上的 T_4 和 T_3 均与血浆蛋白结合,起激素作用的游离 T_4 和 T_3 含量极微,这种极微量的游离激素到达体细胞与受体结合发挥其生理作用。甲状腺激素的合成、分泌等受垂体腺分泌的促甲状腺激素(thyroid stimulating hormone,TSH)及下丘脑分泌的促甲状腺激素释放激素(thyrotropin-releasing hormone,TRH)调节。当血中甲状腺激素水平降低时,通过反馈作用下丘脑室旁核与弓状核神经细胞合成、分泌 TRH,经门静脉到达垂体,促进 TSH 的分泌作用。TSH 刺激甲状腺聚集碘与激素的合成和释放。当血中激素水平过高时,甲状腺激素又对 TRH 和 TSH 分泌起抑制作用,减少 TRH 及 TSH 分泌。机体通过下丘脑-垂体-甲状腺轴的反馈与负反馈作用,维持正常 T_4 和 T_3 水平。

2. 甲状腺激素的生理作用　甲状腺激素是人体正常生理代谢中不可缺少的激素,碘的生理作用主要是通过甲状腺素形式而起作用。血液中的甲状腺激素有 2% 是 T_3,98% 是 T_4。T_4 含碘 65%,正常情况下 T_4 可在外周组织中脱去一个碘形成 T_3,T_3 含碘 58%,其发挥生理作用的能力却为 T_4 的 3~5 倍,但持续时间较短。T_4 的生理作用很可能是通过 T_3 形式而发挥的。

(1)促进生长发育:甲状腺激素是高等动物生长发育所必需的激素,具有促进组织分化、生长与发育成熟的作用。人类胚胎期缺乏甲状腺激素时,神经系统发育、分化受影响,出生后往往智力低下。儿童期缺乏甲状腺激素,体格和性器官发育受严重影响。

(2)维持正常新陈代谢:甲状腺激素是正常生理代谢中不可缺少的激素,它刺激机体细胞产生 ATP 酶,使 ATP 分解产热,基础代谢率(basal metabolic rate,BMR)升高,耗氧增加。人类甲状腺激素分泌不足时,基础代谢低,耗氧量降低,产热少,体温低,心率慢,语言、思维、行动迟缓,肌肉软弱无力。

(3)影响蛋白质、糖和脂类的代谢:①适量甲状腺激素促进蛋白质合成,细胞释放氨基酸速度减慢,过量时(甲状腺功能亢进)又促进蛋白质分解。②甲状腺激素能促进葡萄糖吸收和糖原分解,加速组织对糖的利用。③甲状腺激素能促进脂肪分解以产热,并能促进胆固醇利用、转化和排泄,使血胆固醇含量降低。

(4)调节水和无机盐:适量甲状腺激素使钙盐在骨组织中沉积,激素分泌不足时,钙盐沉积障碍,骨发育受影响。但过量甲状腺激素又可使钙盐从骨中动员出来。适量甲状腺激素对于维持人体正常水分,防止含透明质酸黏蛋白堆积有重要作用,甲状腺激素严重缺乏时常使细胞间水潴留。大量含透明质酸黏蛋白沉积可引起黏液水肿。

(5)维持神经系统正常功能:甲状腺激素除为神经系统发育所必需外,对于维持正常神经活动也十分重要。当其缺乏时病人反应迟钝,智力低下,对交感神经通过加强儿茶酚胺敏感性发挥作用。而过量时则显示过度兴奋,易激动,心率快。

(6)其他:甲状腺激素不足使消化功能减弱,肠蠕动变慢,并可影响造血功能而发生贫血。甲状腺激素不足还可使性器官发育延迟、性功能减弱、男性可出现乳房发育等。

四、碘缺乏病的流行病学特征

(一)流行特征

碘缺乏病是一种世界性的地方病。全世界有 110 个国家流行此病,约有 22 亿人口生活在缺碘地区。我国曾是世界上碘缺乏病流行最严重国家之一,在全面实施食盐加碘为主的综合防治措施以前,全国除上海市外,各省、自治区、直辖市均不同程度地存在碘缺乏病。据20世纪70年代统计,全国病区人口3.74亿,曾有地方性甲状腺肿患者近3500万人、地方性克汀病患者约25万人。从1979年起,在一些重病区推广实施以食盐加碘为主的综合防治措施。到1993年,全国地方性甲状腺肿患者减少到约800万人、地方性克汀病患者约18万人,碘缺乏病的流行得到一定程度的控制。从1995年实施全民食盐加碘后在消除碘缺乏病上取得了巨大成就,2005年全国第五次碘缺乏病监测结果显示,儿童甲状腺肿大率由1995年的20.4%下降到2005年的5.0%。到2010年底,中国除西藏、新疆和青海3个省份达到基本消除碘缺乏病阶段目标外,其他省份均达到消除碘缺乏病阶段目标。

据调查,岩石、土壤、水质和气象条件对碘缺乏病的流行有重要影响。病区地理分布特点是山区高于平原,内陆高于沿海,农村高于城市。

1. 地区分布 明显的地区性是本病的主要流行特征。主要流行在山区、丘陵以及远离海洋的内陆,但平原甚至沿海也有散在的病区。过去全世界除冰岛外,各国都有程度不同的流行。亚洲的喜马拉雅山区、拉丁美洲的安第斯山区、非洲的刚果河流域等都是著名的重病区。我国的病区主要分布在东北的大小兴安岭、长白山山脉;华北的燕山山脉、太行山、吕梁山、五台山、大青山一带;西北的秦岭、六盘山、祁连山和天山南北;西南的云贵高原、大小凉山、喜马拉雅山山脉;中南的伏牛山、大别山、武当山、大巴山、桐柏山等;华南的十万大山等地带。这些地带的共同特点是地形倾斜,洪水冲刷严重;有的降雨量集中,水土流失严重,碘元素含量极少。除上述山区外,一些内陆丘陵、平原地带也有不同程度的流行。碘缺乏病地区分布总的规律是:山区高于丘陵,丘陵高于平原,平原高于沿海。内陆高于沿海,内陆河的上游高于下游,农业地区高于牧区。

2. 人群分布 在流行区任何年龄的人都可发病。发病年龄一般在青春期,女性早于男性。碘缺乏病流行越严重的地区发病年龄越早。成年人的患病率,女性高于男性,但在严重流行地区,男女患病率差别不明显。从重病区到轻病区男女患病率比可以从1:1到1:8。

3. 时间趋势 采取补碘干预后,可以迅速改变碘缺乏病的流行状况。1995年到2005年我国开展的连续5次全国碘缺乏病监测结果显示,儿童地方性甲状腺肿大率分别为20.4%(1995年)、10.9%(1997年)、8.8%(1999年)、5.8%(2002年)和5.0%(2005年),呈逐年下降趋势。

（二）影响碘缺乏病流行的因素

1. 自然地理因素 环境中碘的水平受地形、气候、土壤、水文、植被等因素的影响,所以碘缺乏病的流行与自然地理因素有着极其密切的关系。容易造成流行的自然地理因素,包括远离海洋、山高坡陡、土地贫瘠、植被稀少、降雨集中和水土流失等。

2. 水碘含量 人体需要的碘归根结底来自环境中的土壤和水。土壤中的碘只有溶于水才能被植物吸收,最后通过食物被人体摄入。水碘含量不仅反映了环境中碘的水平,而且反映了人体碘的摄入水平,水碘含量与碘缺乏病的流行有着密切的关系。

3. 协同作用 环境中广泛存在的致甲状腺肿物质,一般情况下含量甚微,不至引起甲状腺肿的流行。但如果在环境严重缺碘的同时致甲状腺肿物质含量也很高,两者就会产生强大的协同作用,是形成重病区的主要原因。

4. 经济状况　现今地方性甲状腺肿主要分布在发展中国家,而且越贫穷的国家流行越严重。同在一个病区内,也是越贫穷的家庭发病越多。病区大多在偏僻的山区和农村,交通不便,经济落后,食用当地自产粮菜。一旦交通条件改善,物质交流频繁,生活水平提高,即使不采取食盐加碘等防治措施,流行情况也会缓解。

5. 营养不良　蛋白质和热量不足以及维生素缺乏,会增强碘缺乏和致甲状腺肿物质的效应,促进地方性甲状腺肿的流行。

（三）病区划分标准

我国制定的碘缺乏病病区划分标准（GB 16005—2009）包括:①水碘中位数小于 $10\mu g/L$;②8～10 岁儿童尿碘中位数小于 $100\mu g/L$,且小于 $50\mu g/L$ 的样本数量占 20% 以上;③8～10 岁儿童甲状腺肿大率大于 5%。病区划分标准见表 7-1。

表 7-1　碘缺乏病病区类型划分标准

病区	8～10 岁儿童尿碘		8～10 岁儿童甲状腺肿大率（TGR）（%）	地方性克汀病
	中位数（MUI）μg/L	<50μg/L 的百分数%		
轻病区	50≤MUI<100	≥20	5<TGR<20	无
中等病区	20≤MUI<50	–	20≤TGR<30	有或无
重病区	<20	–	≥30	有

五、地方性甲状腺肿

地方性甲状腺肿（endemic goiter）是一种主要由于地区性环境缺碘引起的地方病,是碘缺乏病的主要表现形式之一,其主要症状是甲状腺肿大。

（一）发病原因

1. 碘缺乏　碘缺乏是引起本病流行的主要原因。国内外许多流行病学调查资料显示,绝大多数地方性甲状腺肿流行区的饮水、食物及土壤中,碘均缺乏或不足。碘含量与地方性甲状腺肿患病率呈现负相关。用缺碘饲料喂养动物,引发出动物实验性甲状腺肿。缺碘影响甲状腺激素的合成,使血浆甲状腺激素水平降低,甲状腺发生代偿性增大。根据代谢测定,碘的生理需要量成人为 100～300μg/d,我国推荐每日碘供给量 150μg。妊娠与哺乳妇女及青少年的需要量较一般人为高,推荐每人每天碘摄入量为:0～3 岁为 50μg;4～10 岁为 90μg;11～13 岁为 120μg;14 岁以上为 150μg;孕妇和哺乳期妇女为 250μg。碘主要来源于食物和水,当碘摄入量低于 40μg/d 或水中含碘量低于 10μg/L 时,可能发生地方性甲状腺肿的流行。

2. 致甲状腺肿物质　虽然大量的流行病学调查表明碘缺乏是地方性甲状腺肿的主要原因,但也有一些流行病学调查发现某些地区环境中（水、土壤、粮食）并不缺碘,却有本病流行;另外一些病区居民补碘后,甲状腺肿的患病率并无明显下降。可见缺碘并非唯一病因,某些病区尚存在其他致甲状腺肿物质（goitrogenic substance）。致甲状腺肿物质是指除碘缺乏外,干扰甲状腺激素的合成,引起甲状腺肿大的所有物质。致甲状腺肿物质有:①有机硫化物,如硫氰化物、硫葡萄糖苷和硫脲类等,主要存在于木薯、杏仁、黄豆、芥菜、卷心菜等中。②某些有机物,包括生物类黄酮、酚类、邻苯二甲酸酯和有机氯化合物等。③某些无机物,如水中的钙、氟、镁、锂等以及硝酸盐等。致甲状腺肿物质单独作用者较少见,常与缺碘联合作用而使地方性甲状腺肿和克汀病流行,如扎伊尔的某些病区就是吃木薯和缺碘共同造成的。

3. 其他原因 有报道长期饮用高硬度水、含氟化物或硫化物过高的水以及某些化学物质污染的水而引起的地方性甲状腺肿流行。长期摄入过量碘也可引起甲状腺肿,国内在河北及山东沿海发现饮用高碘深井水($100 \sim 1000 \mu g/L$)及腌海带盐(含碘约 $200\mu g/kg$)引起的甲状腺肿流行。我国高碘性甲状腺肿流行地区分布于 115 个县,受威胁人口约 3000 万。某些药物如氯丙嗪、磺胺类和对氨基水杨酸等,曾有诱发本病的报道。某些病区居民膳食中维生素 A、维生素 C、维生素 B_{12} 不足可促使甲状腺肿发生,因为维生素是氧化、还原酶的重要组成成分。因此,从某种意义上讲碘缺乏病是以缺碘为主的多种营养素缺乏症。

(二)发病机制

碘是合成甲状腺激素的主要原料。当环境缺碘,机体摄入碘不足时,甲状腺激素合成下降,可通过下丘脑-垂体-甲状腺轴的反馈调节作用,促使垂体前叶分泌 TSH 增加,刺激甲状腺组织发生代偿性增生,腺体肿大。初期为弥漫性甲状腺肿,属代偿性的生理肿大,不伴有甲状腺功能异常。一方面甲状腺上皮细胞可通过增加碘的转运和再利用率来维持甲状腺内碘的水平,另一方面在 T_4 缺乏时 T_3 合成会相对增加,同时甲状腺内脱碘酶 1 和脱碘酶 2 的活性也会增加。这些代偿作用维持甲状腺功能的正常,如及时补充碘,肿大的甲状腺可完全恢复正常。如进一步发展,酪氨酸碘化不足或碘化错位,产生大量不能充分碘化的异常甲状腺球蛋白,从而形成不易水解的胶样物质堆积在腺体滤泡中,失去正常甲状腺激素作用,并且致使滤泡肿大,胶质充盈,呈胶质性甲状腺肿。一部分滤泡由于胶质的不断蓄积而高度扩张,滤泡上皮细胞受压迫,出现局部纤维化,供血不足,细胞坏死,产生退行性变、囊性变及钙化等表现;而另外一部分滤泡出现退化,体积变小,几乎不含胶质。上述过程循环变化,最终形成大小不等、软硬不一的结节,即为结节性甲状腺肿,成为不可逆的器质性病变。

(三)临床表现

主要为甲状腺肿大。弥漫性肿大的甲状腺表面光滑,有韧性感;若质地较硬,说明缺碘较严重或缺碘时间较长。病人仰头伸颈,可见肿大的甲状腺呈蝴蝶状或马鞍状。早期无明显不适。随着腺体增大,可出现周围组织的压迫症状:①气管受压时,出现憋气、呼吸不畅甚至呼吸困难。②食管受压造成吞咽困难。③声音嘶哑为肿大的甲状腺压迫喉返神经所致。早期出现声音嘶哑、痉挛性咳嗽,晚期可失声。④颈交感神经受压使同侧瞳孔扩大,严重者出现 Horner 综合征(眼球下陷、瞳孔变小、眼睑下垂)。⑤上腔静脉受压引起上腔静脉综合征,使单侧面部、头部或上肢水肿;胸廓入口处狭窄可影响头、颈和上肢的静脉回流,造成静脉瘀血;甲状腺内出血可造成急性甲状腺肿大,加重阻塞和压迫症状。⑥异位甲状腺(如胸骨后甲状腺)肿可压迫颈内静脉或上腔静脉,造成胸壁静脉怒张或皮肤瘀点及肺不张。

高碘性甲状腺肿的发病机制,可能是摄入过多的碘占据过氧化物酶的活性基团,使酪氨酸被氧化的机会减少,以致甲状腺激素的合成受到抑制,促使甲状腺滤泡代偿性增生。长期摄入碘量在

0.5mg/d 以上,人群中甲状腺肿发病增多。其临床表现与缺碘性甲状腺肿相似,多无自觉症状。触诊可感到腺肿韧性较大,易于触知,一般为生理增大到 I 度范围,个别达 II 度。以青少年为主,女性较男性多见。实验室检查,血清无机碘、尿碘升高,血清激素(T_4、T_3、TSH)水平在正常范围。甲状腺摄^{131}I 率明显降低,24 小时值低于 15%。主要发生于进食海藻过多的沿海居民或渔民及饮水含碘量在 100μg/L 以上居民中。控制过量碘摄入,改饮适量碘饮用水后病情即可控制。高碘甲状腺肿少数人有 TSH 升高,表明有亚临床的甲状腺功能减退。

(四)诊断

1. 我国现行的地方性甲状腺肿诊断标准　包括:①生活于缺碘地区或高碘地区;②甲状腺肿大超过本人拇指末节,且可以观察到;③排除甲亢、甲状腺炎、甲状腺癌等其他甲状腺疾病。

2. 地方性甲状腺肿的分型　根据甲状腺肿病理改变情况分为:①弥漫型:甲状腺均匀肿大,B超检查不出结节。②结节型:在甲状腺上可查到一个或几个结节。此型多见于成人,特别是妇女和老年人,说明缺碘时间较长。③混合型:在弥漫肿大的甲状腺上可查到一个或几个结节。

3. 地方性甲状腺肿的分度　国内统一的分度标准为:①正常:甲状腺看不见,摸不着。②I 度:头部保持正常位置时,甲状腺容易看到。由超过本人拇指末节大小到相当于 1/3 拳头大小,特点是"看得见"。甲状腺不超过本人拇指末节大小,但摸到结节时也算 I 度。③II 度:由于甲状腺肿大,脖根明显变粗,大于本人 1/3 个拳头到相当于 2/3 个拳头,特点是"脖根粗"。④III 度:颈部失去正常形状,甲状腺大于本人 2/3 个拳头,特点是"颈变形"。⑤IV 度:甲状腺大于本人一个拳头,多带有结节。

(五)鉴别诊断

临床上需要与地方性甲状腺肿进行鉴别的疾病包括:①单纯性甲状腺肿;②甲状腺功能亢进;③亚急性甲状腺炎;④慢性淋巴性甲状腺炎;⑤侵袭性纤维性甲状腺炎;⑥甲状腺癌。

六、地方性克汀病

地方性克汀病(endemic cretinism)原系指欧洲阿尔卑斯山区常见的一种体格发育落后、痴呆和聋哑的疾病。这是在碘缺乏地区出现的一种比较严重碘缺乏病的表现形式。患者生后即有不同程度的智力低下,体格矮小,听力障碍,神经运动障碍和甲状腺功能低下,伴有甲状腺肿。可概括为呆、小、聋、哑、瘫,每年有近千万婴儿因缺碘导致智力损伤。

(一)发病机制

1. 胚胎期　由于缺碘,胎儿的甲状腺激素供应不足,胎儿的生长发育障碍。特别是中枢神经系统的发育分化障碍。由于胚胎期大脑发育分化不良,可引起耳聋、语言障碍、上运动神经元障碍和智力障碍等。

2. 出生后至两岁　出生后摄碘不足,使甲状腺激素合成不足,引起甲状腺激素缺乏,明显影响身体和骨骼的生长,从而表现出体格矮小、性发育落后、黏液性水肿及其他甲状腺功能低下等症状。婴幼儿可以通过母乳(乳腺有浓集碘的作用)及自身进食两方面摄取碘,改善部分碘缺乏状况。

（二）临床表现

根据地方性克汀病的临床表现分为神经型、黏液水肿型和混合型三种。①神经型的特点为精神发育迟缓，听力、言语和运动神经障碍，没有甲状腺功能低下的症状。②黏液水肿型的特点为以黏液性水肿、体格矮小或侏儒、性发育障碍、克汀病形象、甲减为主要表现。③混合型兼有上述两型的特点，有的以神经型为主，有的以黏液水肿型为主。

1. 智力低下　智力低下是地方性克汀病的主要症状，其程度可轻重不一。轻者能做简单运算，参加简单生产劳动，但劳动效率低下。有的运动障碍较明显，不能从事复杂的劳动。严重的智力低下患者，生活不能自理，甚至达到白痴的程度。

2. 聋哑　聋哑是地方性克汀病（尤其神经型患者）的常见症状，其严重程度大致与病情一致，多为感觉神经性耳聋，同时伴有语言障碍。神经型地方性克汀病听力障碍较黏液性水肿型严重。

3. 生长发育落后　表现为以下几方面：①身材矮小，黏液水肿型患者比神经型患者明显。特点是下肢相对较短，保持婴幼儿时期的不均匀性矮小。②婴幼儿生长发育落后，表现为囟门闭合延迟，骨龄明显落后。出牙、坐、站、走等延迟。③克汀病面容，表现为头大，额短。眼裂呈水平状，眼距宽。鼻梁下塌，鼻翼肥厚，鼻孔向前。唇厚、舌厚而大，常伸出口外，流涎等。④性发育落后，黏液水肿型患者性发育落后较神经型明显。

4. 神经系统症状　神经型地方性克汀病的神经系统症状尤为明显。一般有下肢痉挛性瘫痪，肌张力增强，腱反射亢进，可出现病理反射及踝阵挛等。

5. 甲状腺功能低下症状　主要见于黏液水肿型地方性克汀病患者，神经型少见。主要表现为黏液水肿。皮肤干燥，弹性差，皮脂腺分泌减少。精神及行为改变，表现为反应迟钝，表情淡漠，嗜睡，对周围事物不感兴趣。

6. 甲状腺肿　一般说来神经型克汀病患者多数有甲状腺肿，黏液水肿型甲状腺肿大者较少。

（三）地方性克汀病的诊断

地方性克汀病的诊断标准如下：

1. 必备条件　①出生、居住在碘缺乏地区；②具有不同程度的精神发育迟滞，智力商数（intelligence quotient，IQ）≤54。

2. 辅助条件

（1）神经系统障碍：①运动神经障碍：包括不同程度的痉挛性瘫痪、步态或姿态异常、斜视；②不同程度的听力障碍；③不同程度的言语障碍（哑或说话障碍）。

（2）甲状腺功能障碍：①不同程度的体格发育障碍；②不同程度的克汀病形象，如傻相、傻笑、眼距宽、鼻梁塌、腹部隆起和脐疝等；③不同程度的甲减，如出现黏液性水肿，皮肤干燥、毛发干粗；④实验室和 X 线检查：血清 TSH 升高，T_4 降低，X 线骨龄落后和骨骺愈合延迟。

有上述的必备条件，再具有辅助条件中神经系统障碍或甲状腺功能障碍中任何一项或一项以上，在排除碘缺乏以外原因所造成的疾病后，即可诊断为地方性克汀病。

（四）地方性克汀病临床分度

地方性克汀病根据精神发育迟滞的严重程度,分为:①轻度:IQ 为 40~54;②中度:IQ 为 25~39;③重度:IQ<25。

（五）地方性克汀病鉴别诊断

在临床上需与地方性克汀病鉴别的疾病:①散发性克汀病;②家族性甲状腺肿;③唐氏综合征;④承雷病;⑤苯丙酮尿症;⑥半乳糖血症;⑦幼年型黏液水肿;⑧大脑性瘫痪;⑨维生素 D 缺乏性佝偻病。

七、预防措施与治疗原则

（一）预防措施

碘缺乏病是我国分布最广、危害人数最多的地方病之一,补碘是防治碘缺乏病的根本措施。早在 1956 年,国家就专门对防治地方性甲状腺肿作出了明确规定。从 1979 年起,开始实施食盐加碘为主的综合防治措施。1996 年我国食盐加碘综合防治措施全面实施,2000 年中国已基本实现了消除碘缺乏病的阶段目标。2005 年全国第五次碘缺乏病监测结果显示,我国的消除碘缺乏病工作已经进入国际先进国家的行列。2011 年的全国碘缺乏病病情监测结果证明,我国以食盐加碘为主的碘缺乏病综合防治措施成效显著,在国家水平上处于消除碘缺乏病状态。但是目前全国还有西藏、青海、新疆 3 个省(区)未实现消除碘缺乏病阶段目标,特别是一些原盐产区、少数民族地区和边远贫困山区,由于受自然环境、经济、文化及生活习俗等因素影响,碘盐覆盖率长期处于较低水平,局部地区已出现了地方性克汀病病例。与此同时,近年来,一些已经实现或基本实现消除碘缺乏病目标地区,由于重视不够、疏于防范、淡化管理,防治工作出现滑坡,非碘盐销售日趋严重,出现碘缺乏病病情反弹趋势。加之自然环境缺碘是难以改变的客观现实,长期坚持补碘措施是持续改善人群碘营养状况的唯一有效途径。

1. 碘盐　食盐加碘是预防碘缺乏病的首选方法。实践证明,食盐加碘是最易坚持的有效措施,其简便、经济、安全可靠是其他方法无法替代的。根据已实施全民食盐加碘国家的经验表明,碘营养正常的人群在食用碘盐后(实际碘摄入量在原有水平每日增加 150~200μg)不会造成健康影响(高碘地区的人群,甲状腺疾患病人等除外);因此国家决定改变过去只对病区供应碘盐的措施,从 1995 年在全国实行全民食盐加碘(universal salt iodization,USI)。全民食盐加碘是消除碘缺乏病的最好措施,但在过去的实际工作中,发现长期慢性缺碘病人快速增加碘摄入量,或碘摄入量过高之后可出现一定的副作用,表现为甲状腺功能亢进和自身免疫性甲状腺疾病发病率增高。考虑到我国地域广阔、人口众多,自然环境可被人体吸收的碘和不同地区的经济水平与饮食种类、习惯差异较大,从 2012 年 3 月开始执行"因地制宜、分类指导、科学补碘"的防治策略。碘盐是把微量碘化物(碘化钾或碘酸钾)与大量的食盐混匀后供食用的盐。WHO 推荐碘和盐的比例为 1/10 万。我国食用盐碘含量标准(GB 26878—2011)规定,在食用盐中加入碘强化剂后,食用盐产品(碘盐)中碘含量的平均水平(以碘元素计)为 20~30mg/kg,允许波动范围为平均水平±30%。各省、自治区、直辖市人民政府卫生行政部门在此范围内,根据当地人群实际碘营养水平,按照表 7-2 选择适合本地情况的食用盐碘含量平均水平。

表7-2 食用盐碘含量

序号	所选择的加碘水平（mg/kg）	允许碘含量的波动范围（mg/kg）
1	20	14~26
2	25	18~33
3	30	21~39

为防止碘化物损失，碘盐应该干燥、严防日晒。妊娠期妇女对碘的需求量较高，妊娠状态对机体碘代谢有两个方面的影响：一是肾小球的滤过率增加，尿碘排泄量增加；二是胎儿自身合成甲状腺激素对碘的需求量增加；再加上妊娠期加碘盐的摄入通常受限，因此，妊娠期妇女对碘的需求量会增加40%~50%，妊娠期碘严重缺乏会导致胎儿神经发育受损等一系列严重后果。

2. 碘油　有些病区地处偏远，食用不到供应的碘盐，可选用碘油。碘油是以植物油为原料加碘化合物制成的。碘油分肌肉注射和口服两种。1周岁以内的婴儿注射0.5ml（含量237μg），1~45岁注射1.0ml，每3年注射1次，注射后半年至1年随访1次，观察有无甲状腺功能亢进或低下。口服碘油的剂量一般为注射量的1.5倍左右，每两年重复给药一次。尽管碘油是防治碘缺乏病的有效措施，但不能代替碘盐，在没有推广碘盐的病区，应尽早实行碘盐预防。

3. 其他　对患者可口服碘化钾，但用药时间长，不易坚持。还有碘化面包、碘化饮水，加工的富碘海带、海鱼等。

在推行全民补碘时要注意高碘区的特殊性。用碘盐和碘油应适量，若用量过多，可引发碘中毒或高碘性甲状腺肿。在高碘地区应供应无碘盐。高碘性甲状腺肿预防是除去高碘来源，把过量摄碘降低到正常碘量，对饮水型病区可改用含碘正常饮水，进食海产品过多地区可发展蔬菜生产，以陆产蔬菜代替海产食品，从而减少过量碘的摄入。非缺碘性甲状腺肿流行区，应进一步调查清楚原因加以针对性的预防。如系水源被污染，则应清除污染、改善水质；如水中不缺碘而硬度过高时，则应另选软水水源或饮用煮沸过的水；存在致甲状腺肿物质时，则应进行有针对性的净化处理，以去除或破坏此类物质。

（二）治疗原则

1. 地方性甲状腺肿　一般来说，在碘缺乏病区，Ⅰ度、Ⅱ度甲状腺肿只要能坚持补碘，可以逐渐好转而无需治疗。

（1）甲状腺激素疗法：对于补碘后疗效不佳，怀疑有致甲状腺肿物质或高碘性甲状腺肿者可采用激素疗法，以促进肿大腺体恢复。可采用甲状腺片制剂、L-T₃（甲碘安）、L-T₄等治疗。

（2）外科疗法：Ⅲ度以上有结节的甲状腺肿大患者，特别是有压迫症状或怀疑有癌变者可行外科手术，切除肿大的甲状腺组织。

2. 地方性克汀病　黏液水肿型克汀病治疗越早效果越好。一旦发现立即开始治疗，可控制病情发展，减轻或避免日后的神经和智力损害。只要适时适量的补充甲状腺激素，及时采用"替代疗法"就可迅速收到理想的治疗效果。其他辅助药物可用维生素A、D、B₁、B₂、B₆和维生素C等多种维生素及钙、镁、锌、铁、磷等多种元素，亦有采用动物脑组织制剂、灵芝以及中药等。同时应加强营养，加强智力、生活训练和教育，尽可能使病人在体能、智能及生存能力上都有较大提高。

第三节 地方性氟中毒

地方性氟中毒(endemic fluorosis)是由于一定地区的环境中氟元素过多,而致生活在该环境中的居民经饮水、食物和空气等途径长期摄入过量氟所引起的以氟骨症(skeletal fluorosis)和氟斑牙(dental fluorosis)为主要特征的一种慢性全身性疾病,又称地方性氟病。

一、氟在自然界中的分布

氟(fluorine,F)在自然界中分布广泛,其化学性质活泼,常温下能同所有的元素化合,尤其是金属元素,所以氟一般不以游离状态存在,而是以化合物形式存在。氟的成矿能力很强,各种岩石都含有一定量的氟,平均为550mg/kg。地下水中含氟量较地表水高。空气含氟较低,但大气受到较严重的氟污染时,可从空气中吸入较多氟。各种食物都含有不同浓度氟,植物中氟含量与品种、产地土壤及灌溉用水的氟含量有关。瓜果类含氟较低,即使在氟中毒病区,鲜品含氟量多在0.5mg/kg以下。叶类蔬菜氟含量较果实类为高,用高氟水灌溉有时可达较高浓度。粮食含氟量一般高于瓜果类,有些地区含量可以超过1mg/kg。除奶类含氟很低外,动物性食物往往高于植物性食物,且与动物生长环境有关。多数情况下海产动物食品高于陆生动物食品。在动物食品中,骨组织及筋腱等部位含氟较高。每千克食盐可含氟数毫克至数十毫克。燃烧高氟煤取暖、做饭和烘烤粮食可引起室内空气和粮食氟的污染。砖茶中氟含量很高,一般在100mg/kg以上。

二、氟在人体内的代谢

人体氟通常主要来源于饮水及食物,少量来源于空气。氟主要经消化道吸收,其次是经呼吸道。皮肤虽可吸收少量的氟,但与消化道和呼吸道相比其量甚微。溶解于水溶液中的氟,包括饮水和饮料中的氟,几乎可以全部被消化道吸收,食物中氟80%左右可被吸收。环境受到燃煤污染时,空气中含有大量氟化物经呼吸道进入体内。

影响消化道中氟吸收的因素很多,包括氟化物性状、携氟介质、食物成分、个体因素等。食物和饮水中的无机物对氟的吸收有很大影响,铝、钙、磷酸盐较高时可减少氟吸收。在肠道中,这些成分可与氟离子相结合形成氟化钙、氟磷酸钙、氟化铝等难溶性化合物,使其在肠道吸收减少。因此,在氟中毒病区口服这些无机物可减少氟吸收以控制病情。一般来说饮水氟的吸收率高于食物氟。个体状况对氟吸收有一些影响,胃酸分泌过多者氟吸收比胃酸分泌低者多,主要对食物中氟吸收有较大影响,而以水为携氟介质时则影响不大。含氟烟尘或粉尘颗粒大小对氟的吸收也有较大影响。动物实验显示高蛋白和维生素C有减轻氟的毒性作用,而低蛋白高脂肪可加重氟的毒作用,并使实验动物骨氟含量增加。

氟吸收后进入血液,在血液中约75%的氟存在于血浆,25%与血细胞结合。血浆中氟约75%与血浆白蛋白结合,游离的氟离子占25%。因此,用氟离子选择电极直接测定血浆氟时其量是很低的,即使在氟中毒病区也很少超过0.5mg/L。在血浆中氟离子与血浆白蛋白结合氟之间呈动态平衡。

当较多氟进入体内时,血浆氟离子浓度上升。通过血液循环氟被逐渐转运到全身组织中,血浆氟离子浓度增高时,转运到各组织中氟也增多。氟在体内分布于全身各器官组织,主要是硬组织如骨骼和牙齿等分布较多。

氟通过尿液、粪便和汗液等途径排出体外,其中以肾脏排氟的途径最为重要。此外,乳汁、唾液、头发、指甲等也排出微量的氟。

三、氟的生理作用

氟对人体健康具有双重作用,适量的氟是人体必需的微量元素,而长期大量摄入氟可引起氟中毒。

1. 构成骨骼和牙齿的重要成分　正常人体内含有一定量的氟,主要分布在富含钙、磷的骨骼和牙齿等硬组织中。氟易与硬组织中的羟基磷灰石结合,取代其羟基形成氟磷灰石,后者的形成能提高骨骼和牙齿的机械强度和抗酸能力,增强钙、磷在骨骼和牙齿中的稳定性。此外,适量氟对参与钙磷代谢酶的活性有积极影响,氟缺乏使其活性下降而影响钙、磷代谢,导致骨质疏松。生活在低氟区居民摄入氟过低可引起骨密度下降、骨质疏松,临床上给以适量氟可收到较好防治效果。对骨折病人,适量氟也有助于骨折愈合。牙齿中含有较高浓度氟,对于增强牙齿机械强度有一定意义。牙釉质中适量氟使其抗酸蚀能力增强,从而在一定程度上提高抗龋能力,这也是应用氟化物防龋的原因之一。此外,氟在口腔内对细菌和酶的抑制作用可减少酸性物质的产生,且氟与口腔液体中磷酸根、钙离子共同作用,引起釉质表面再矿化等,也是增强牙齿抗龋齿的原因。动物饲以低氟饲料易发生龋齿而影响进食。

2. 促进生长发育和生殖功能　在动物实验中,缺氟可使其生长发育减慢,且使动物的繁殖能力下降,其子代生活能力差,易发生死亡,且子代的繁殖能力也较低。人类由于从环境中容易得到所需氟,一般不存在严重的缺氟问题。

3. 对神经肌肉的作用　氟能抑制胆碱酯酶活性,从而使乙酰胆碱的分解减慢,乙酰胆碱是神经传导介质,因而提高了神经传导效果。氟抑制腺苷三磷酸酶,使腺苷三磷酸分解减少,有利于提高肌肉对乙酰胆碱的敏感性及肌肉本身的供能效果。此外,适量氟对动物造血功能有刺激作用,氟不足可使妊娠母鼠及发育中的幼鼠发生贫血。

四、地方性氟中毒的流行病学特征

(一)病区类型和分布

地方性氟中毒是一种自远古时代以来一直危害人类健康的古老地方病,在世界各地区均有发生,流行于世界50多个国家和地区。亚洲是氟中毒最严重的地区,我国是地方性氟中毒发病最广、波及人口最多、病情最重的国家之一。除上海市以外,全国各省、市、自治区均有地方性氟中毒的发生和流行。截止到2014年底,28个省市自治区存在饮水型病区,12省市存在不同程度的燃煤污染型病区,7省市特别是在少数民族地区存在饮砖茶型氟中毒病区,主要分布于广大农村地区。高氟暴露人口约1.1亿,分布在127 006个自然村。

1. **饮水型病区**   由于饮用高氟水而引起氟中毒的病区为饮水型病区,是最主要的病区类型。一般以地下水氟含量高为主要特征,受干旱、半干旱气候影响。离子淋溶累积规律导致地势高的山区水氟较低,倾斜平原及平原区水氟逐渐升高,形成平原病区。主要分布在淮河-秦岭-昆仑山一线以北广大北方地区的平原、山前倾斜平原和盆地,如东北平原西部、华北平原、华东平原、中原地区、河西走廊、塔里木盆地、准噶尔盆地,形成东起山东半岛西至新疆南天山山脉的面积辽阔的氟中毒病区。此外,有些地区受含氟矿藏影响形成局部高氟区,如浙江、河南、云南、辽宁、四川等地萤石矿或磷灰石矿。温泉也往往含氟较高,若作饮用可引起发病,主要散在分布于北方地区,这些病区一般范围不大。饮水型病区分布最广,其特点是饮水中氟含量高于国家饮用水标准 1.0mg/L,最高甚至可达 17mg/L。氟中毒患病率与饮水氟含量呈明显正相关。“十二五”地方病评估报告称,全国饮水型病区人口 8728 万,氟骨症患者人数约为 1525 万 ~ 1667 万。

2. **燃煤污染型病区**   由于居民燃用当地含高氟煤做饭、取暖,敞灶燃煤,炉灶无烟囱,并用煤火烘烤粮食、辣椒等严重污染室内空气和食品,居民吸入污染的空气和摄入污染的食品引起的地方性氟中毒病区,是我国 20 世纪 70 年代后确认的一类病区,也是中国特有的氟中毒类型。主要分布在云、贵、川和长江三峡流域,见于陕西、四川、湖北、贵州、云南、湖南和江西等省。以西南地区病情最重,北方也有少数面积不大的病区。煤氟含量世界平均浓度为 80mg/kg,而我国燃煤污染型氟中毒病区煤的平均浓度为 1590 ~ 2158mg/kg,最高可达 3263mg/kg。空气中氟含量为 0.018 ~ 0.039mg/m^3,最高的可达 0.5mg/m^3。煤火烘烤的玉米及辣椒(干重)中氟含量分别达 84.2 和 565mg/kg。截止到 2014 年底,全国燃煤污染型氟中毒病区人口约 3265 万人,涉及 173 个县,33 376 个村,805 万户。

3. **饮砖茶型病区**   是长期饮用含氟过高的砖茶而引起氟中毒的病区类型。饮砖茶型氟中毒是近年来在我国发现的,当地饮水及食物中氟含量不高。1981 年白学信首次报道四川阿坝藏族自治州壤塘县居民长期饮砖茶导致氟中毒。饮砖茶型病区主要分布在内蒙古、西藏、四川、青海、甘肃和新疆等地习惯饮砖茶的少数民族地区,如藏族、哈萨克族、蒙古族聚居区,当地居民有饮奶茶习惯,而煮奶茶的茶叶主要为砖茶。砖茶是这些游牧少数民族的生活必需品,“宁可三日无粮,不可一日无茶”,祖祖辈辈沿袭了这种饮食生活习惯,形成了世界上独有的饮砖茶型氟中毒病区。WHO 报道,世界的茶叶氟含量平均为 97mg/kg,我国的红茶、绿茶及花茶平均氟含量约为 125mg/kg,而砖茶可高达 493mg/kg,最高 1175mg/kg。目前我国饮茶型氟中毒病区有 230 个县,14 912 个村,病区人口 1600 万。流行特征是成人病情重,儿童病情较轻;藏族病情重,蒙古族病情较轻;X 线氟骨症检出率较高。国家地方病防治中心组织国内学者对饮砖茶型氟中毒进行了现场流行病学研究,提出我国砖茶含氟量卫生标准,砖茶含氟应 ≤300mg/kg。据推算,全国有饮砖茶人口大约 1000 万。病区居民成人每日摄氟量范围为 8.05 ~ 14.77mg,90% 以上来自砖茶。

我国氟中毒病区分布特点,北方以饮水型为主,南方以燃煤污染型为主,交汇区大致在长江以北,秦岭、淮河以南。饮茶型主要在中西部和内蒙古等习惯饮茶民族聚居区。

(二)人群分布

地方性氟中毒的发生与摄入氟的剂量、时间长短、个体排氟能力及对氟敏感性、蓄积量、生长发育状况等多种因素有关,显示出其人群分布规律。

当地居民氟中毒的发病时间与接触氟的剂量有关,氟含量高者氟骨症潜伏期短。发病时间长者可达 10~30 年,而重病区 2~3 年即可发生氟中毒。在饮水型和燃煤污染型病区的发病与民族、职业无关,而主要与摄氟量有关,如居民的生活条件和生活习惯可影响氟的摄入量。牧民饮茶较农民多,因而其发病率也较高。在燃煤污染型病区农民摄氟多于吃商品粮的干部和工人,从而显示发病上差异。在饮砖茶型氟中毒病区,则嗜饮高氟砖茶民族发病多于饮茶量少者,当地汉族几乎不发病。无论是氟斑牙还是氟骨症,其发生率和病情均与氟摄入量呈正相关。不同类型病区发病程度上可有不同,但此规律是一致的。以饮水型病区为例,大体上水氟在 0.5mg/L 以上开始出现氟斑牙,在 1.0mg/L 时氟斑牙发生率可达 20%~30%,高于 1.5mg/L 时氟斑牙明显增多,超过 10.0mg/L 时发生重度氟骨症。

1. 年龄 地方性氟中毒与年龄有密切关系。氟斑牙主要发生在正在生长发育中的恒牙,乳牙一般不发生氟斑牙。恒牙形成后再迁入高氟地区一般不患氟斑牙。而氟骨症发病主要在成年人,发生率随着年龄增长而升高,且病情严重。

2. 性别 地方性氟中毒的发生一般无明显性别差异。但是,由于生育、授乳等因素的影响,女性的病情往往较重,特别是易发生骨质疏松软化,而男性则以骨质硬化为主。

3. 居住时间 恒牙萌出后迁入者一般不会再发氟斑牙,但氟骨症发病往往较当地居民更敏感。在病区居住年限越长,氟骨症患病率越高,病情越重。非病区迁入者发病时间一般较病区居民短,迁入重病区者,可在 1~2 年内发病,且病情严重,民间有"氟中毒欺侮外来人"的说法。

4. 其他影响因素 地方性氟中毒的发生也受其他因素影响,主要为饮食营养因素。蛋白质、维生素类、钙、硒和抗氧化物具有拮抗氟毒性作用。在暴露相同氟浓度条件下,经济发达、营养状况好的地区氟中毒患病率低,病情较轻。相反,营养状况不佳的地区患病率高,病情较重,甚至在饮水氟低于 1mg/L 情况下也有氟斑牙发生。其次,饮水中钙离子浓度低、硬度小、pH 高等可促进氟的吸收。含钙、镁离子较高的饮水型病区发病较轻。气候因素影响水消耗量,从而影响发病。温度较低的湿润地区,用水量少发病轻。如新疆阿勒泰地区水氟在 1.0mg/L 时氟斑牙发生率很低,而干旱且夏季炎热的莎车地区,水氟在 0.6mg/L 左右,氟斑牙率却超过 30%。氟中毒发病存在个体差异。同一病区,甚而同一家人存在发病与不发病或病情程度上的差异。

（三）病区确定与划分

国家地方性氟中毒病区划分标准(GB 17018—2011)规定了我国地方性氟中毒病区的确定和病区程度的划分。

1. 病区确定 ①饮水型病区:生活饮用水含氟量大于 1.2mg/L,且当地出生居住的 8~12 周岁儿童氟斑牙患病率大于 30%。②燃煤污染型病区:居民有敞炉敞灶燃煤习惯,且当地出生居住的 8~12 周岁儿童氟斑牙患病率大于 30%。③饮茶型病区:16 周岁以上人口日均茶氟摄入量大于 3.5mg,且经 X 线检查证实有氟骨症患者。

2. 病区程度划分

（1）饮水型和燃煤污染型地方性氟中毒病区:①轻度病区:当地出生居住的 8~12 周岁儿童中度及以上氟斑牙患病率≤20%,或经 X 线检查证实有轻度氟骨症患者但没有中度以上氟骨症患者。

②中度病区:当地出生居住的 8~12 周岁儿童中度及以上氟斑牙患病率>20%且≤40%,或经 X 线检查证实有中度及以上氟骨症患者但重度氟骨症患病率≤2%。③重度病区:当地出生居住的 8~12 周岁儿童中度及以上氟斑牙患病率>40%,或经 X 线检查证实重度氟骨症患病率>2%。

(2)饮茶型地方性氟中毒病区:①轻度病区:经 X 线检查,36~45 周岁人群中没有中度及以上氟骨症发生。②中度病区:经 X 线检查,36~45 周岁人群中中度及以上氟骨症患病率≤10%。③重度病区:经 X 线检查,36~45 周岁人群中中度及以上氟骨症患病率>10%。

五、发病原因和机制

(一)发病原因

长期摄入过量氟是发生本病的根本原因,人体摄入总氟量超过 4mg/d 时即可引起慢性氟中毒。我国北方病区主要为饮水所致,西南病区为燃煤污染。本病好发年龄为青壮年,女性常高于男性,患病率可随年龄增长而升高。妊娠和哺乳妇女更易发病,且病情较重。营养不良,特别是蛋白质、钙、维生素供给缺乏时,机体对氟的敏感性增高。国家卫生计生委 2016 年发布的《人群总摄氟量》(WS/T 87—2016)卫生行业标准规定,8~16 周岁:≤2.4mg/(人·日);16 周岁以上:≤3.5mg/(人·日)。

(二)发病机制

一般认为,慢性地方性氟中毒的发病机制与过量氟破坏钙磷正常代谢、抑制某些酶活性、损害细胞原生质以及抑制胶原蛋白合成等有关。

1. 对骨组织的影响　氟进入骨组织后,骨骼中的羟基磷灰石$[Ca_{10}(PO_4)_6(OH)_2]$的羟基可被氟置换形成氟磷灰石$[Ca_{10}(PO_4)_6F_2]$,氟进一步取代其磷酸根最终形成难溶性氟化钙(CaF_2)。氟化钙主要沉积于骨、软骨、关节面、韧带和肌腱附着点等部位,造成骨质硬化、骨密度增加,并可使骨膜、韧带及肌腱等发生硬化。成骨细胞和破骨细胞活动,又促进新骨形成,骨内膜增生,因而造成骨皮质增厚、表面粗糙、外生骨疣等病变。氟离子可改变骨基质胶原的生化特性,导致异常胶原蛋白的形成。氟对胶原的影响使骨基质性质改变,也影响了骨盐沉积,导致骨质疏松和软化。对软骨细胞的毒害影响软骨成骨作用,严重者使身高发育受阻。对骨膜、骨内膜刺激常导致骨膜、骨内膜增生和新骨形成,发生骨骼形态和功能改变。

近年来的研究证实,过量氟进入机体后,可引起成骨过程异常、破骨活性的改变和基质结构变化并存的现象,打破了成骨和破骨过程的平衡状态导致病变的发生。氟对成骨细胞的作用呈双向性,即长期小剂量氟可以促进骨形成,大剂量则可以诱导细胞凋亡,引起骨质疏松。骨形成与骨吸收的动态平衡,是由趋钙激素、多种细胞因子与转录因子等组成的复杂网络来调控的。氟对成骨细胞作用的分子机制较清楚的是 MAPK 信号通路。Wnt、转化生长因子 β(TGF-β)、PI3K/Akt 等信号通路在氟致成骨细胞的激活和骨形成中都起到了重要的作用。氟对破骨细胞的作用报道不尽一致,氟主要通过影响成骨细胞分泌的骨保护蛋白配体促进破骨细胞的分化、融合、活化和生存以及破骨细胞凋亡。氟对骨的双向作用使氟中毒时出现骨质硬化、骨质疏松或两者同时并存。

2. 对钙磷代谢的影响　过量氟可消耗大量的钙,使血钙水平降低,刺激甲状旁腺分泌激素增多,抑制肾小管对磷的重吸收,使磷排出增多,继而导致磷代谢紊乱。血钙减少和甲状旁腺激素

（parathyroid hormone，PTH）的增加反过来又刺激钙从骨组织中不断释放入血，造成骨质脱钙或溶骨，临床上可表现为骨质疏松及骨软化甚至骨骼变形。钙和维生素 D 不足、营养不良，加之妊娠、哺乳，使女性受影响更大，易导致严重骨质疏松或骨软化。膳食低钙导致的整体低钙-靶细胞内 Ca^{2+} 升高这种"钙矛盾"（calcium paradox）参与了氟骨症的发病机制。

3. 抑制酶的活性　氟可与某些酶结构中的金属离子形成复合物，或与其中带正电的赖氨酸和精氨酸基团、磷蛋白以及一些亲氟的不稳定成分相结合，改变酶结构，抑制酶的活性。由于氟与钙、镁结合成难溶的氟化钙及氟化镁，体内需要钙、镁参与的酶活性受抑制。例如，抑制细胞色素氧化酶、琥珀酸脱氢酶和烯醇化酶等多种酶的活性，使三羧酸循环障碍、能量代谢异常，导致腺苷三磷酸生成减少，骨组织营养不良；氟能抑制骨磷酸化酶，影响骨组织对钙盐的吸收和利用。在慢性氟中毒发病机制的研究中，氧化应激一直是研究的热点问题之一。氟可使抗氧化酶活性下降，自由基含量增多，引起细胞损伤。

4. 对牙齿的影响　过量的氟进入体内，可使大量的氟化钙沉积于正在发育的牙组织中，致使牙釉质不能形成正常的棱晶结构，而产生不规则的球形结构，局部呈粗糙、白垩状斑点、条纹或斑块，重者牙釉质松脆易出现继发性缺损。由于釉质正常的矿化过程受损，使釉质（主要是外层 1/3）出现弥漫性矿化不全和疏松多孔区，牙齿硬度减弱，质脆易碎，常发生早期脱落。牙齿萌出后釉质异常处逐渐发生色素沉着，形成色泽逐渐加深的棕色或棕黑色。研究认为，氟对成釉细胞损伤的分子机制与内质网应激途径调节成釉细胞分泌蛋白水解酶和胞内 pH 而影响成釉细胞功能有关。恒牙牙胚形成于妊娠 3.5 个月至出生后 4 年，7~10 岁时完成钙盐沉积，大部分牙在 7~8 岁前完成钙化。儿童在 2 岁以后逐渐断奶，吃普通食物，此时摄入氟较多则釉质发育易受到损害，导致氟斑牙形成。

5. 对其他组织的影响　氟不仅损伤骨骼和牙齿，对神经系统、肌肉、肾脏、肝脏、血管和内分泌腺等也有一定的毒性作用，其致病机制可能与氟对细胞原生质和多系统酶活性的有害影响有关。氟对神经系统毒作用表现为损伤神经受体，使神经纤维脱髓鞘和脊髓前角细胞数目减少，影响神经传递，抑制乙酰胆碱酯酶活性等。氟作用于骨骼肌使肌纤维萎缩，肌原纤维和肌丝变性，肌纤维细胞线粒体损害，神经终板受损变形，肌纤维酶异常如琥珀酸脱氢酶活性下降，磷酸肌酸激酶活性上升等，导致肌原性损害。肾脏排出高浓度的氟可损伤肾小管使之发生退行性变而影响肾功能。过量的氟可诱导肝细胞内质网应激、线粒体肿胀，肝细胞凋亡。氟对血管的影响使其易发生血管壁钙化、硬化，从而影响脏器血液供应。氟作用于内分泌腺使甲状旁腺和甲状腺中分泌降钙素的 C 细胞功能紊乱，抑制垂体前叶生长激素和催乳素的分泌。氟可直接作用于雄性生殖系统，破坏睾丸细胞的结构，影响它的内分泌功能，导致生殖功能下降。

六、临床表现

（一）氟斑牙

1. 釉面光泽度改变　釉面失去光泽，不透明，可见白垩样线条、斑点、斑块，白垩样变化也可布满整个牙面。一经形成，永不消失。

2. 釉面着色　釉面出现不同程度的颜色改变，浅黄、黄褐乃至深褐色或黑色。着色范围可由细小斑点、条纹、斑块、直至布满大部釉面。

3. 釉面缺损   缺损的程度不一,可表现釉面细小的凹痕,小的如针尖或鸟啄样,乃至深层釉质较大面积的剥脱。轻者缺损仅限于釉质表层,严重者缺损可发生在所有的牙面,包括邻接面,以致破坏了牙齿整体外形。

牙齿发育完成后发病者不产生氟斑牙,可表现为牙磨损。磨损面可有棕色环状色素沉着,牙剥脱、牙龈萎缩、松动、脱落等表现,多发生在较重病区。

氟斑牙分度的方法很多,其中 Dean 氏法得到 WHO 的认可和推荐,是目前广泛使用的分类方法(表 7-3)。

表 7-3 氟斑牙的 Dean 分度标准

分度(记分)	标准
正常(0)	釉质半透明,表面光滑有光泽,通常呈浅乳白色
可疑(0.5)	釉质半透明度有轻度改变,可见少数白斑纹或偶见白色斑点。临床不能诊断为很轻型,而又不完全正常的情况
很轻(1)	小的似纸一样白色的不透明区(白垩改变)不规则地分布在牙齿上,但不超过牙面的 25%
轻度(2)	釉质表面失去光泽,明显的白垩改变,但不超过牙面的 50%
中度(3)	除白垩改变外,多个牙齿釉面有明显磨损,并呈棕黄色
重度(4)	釉面严重损害,同一牙齿有几个缺损或磨损区,可影响牙齿整体外型。着色广泛,呈棕黑或黑色

注:氟斑牙指数(FCI),本指标可用于判断一个地区氟斑牙流行的强度

氟斑牙指数=(0.5×可疑人数+1×很轻人数+2×轻度人数+3×中度人数+4×重度人数)/受检人数

氟斑牙指数 0.4 以下为氟斑牙阴性区,0.4~0.6 为边缘线,0.6 以上为氟斑牙流行区

(二)氟骨症

1. 症状   氟骨症发病缓慢,患者很难说出发病的具体时间,症状也无特异性。

(1)疼痛:是最常见的自觉症状。疼痛部位可为 1~2 处,也可遍及全身。通常由腰背部开始,逐渐累及四肢大关节一直到足跟。疼痛一般呈持续性,多为酸痛,无游走性,局部也无红、肿、发热现象,活动后可缓解,静止后加重,尤其是早晨起床后常不能立刻活动。受天气变化的影响不明显。重者可出现刺痛或刀割样痛,这时病人往往不敢触碰,甚至不敢大声咳嗽和翻身,病人常保持一定的保护性体位。

(2)神经症状:部分患者除疼痛外,还可因椎孔缩小变窄,使神经根受压或营养障碍,而引起一系列的神经系统症状,如肢体麻木、蚁走感、知觉减退等感觉异常;肌肉松弛,有脱力感,握物无力,下肢支持躯干的力量减弱。

(3)肢体变形:轻者一般无明显体征,病情发展可出现关节功能障碍及肢体变形,表现为脊柱生理弯曲消失,活动范围受限。

(4)其他:不少患者可有头痛、头昏、心悸、乏力、困倦等神经衰弱症候群表现。也可有恶心、食欲缺乏、腹胀、腹泻或便秘等胃肠功能紊乱的症状。

2. 体征   轻症者一般无明显体征,随着病情的发展,可出现关节功能障碍及肢体变形。体征随临床类型和疾病严重程度而异。

(1)硬化型:以骨质硬化为主,表现为广泛性骨质增生,硬化及骨周软组织骨化所致的关节僵硬

及运动障碍、脊柱固定、胸廓固定、四肢关节强直。

（2）混合型：在骨质硬化即骨旁软组织骨化的同时，因骨质疏松、软化而引起脊柱及四肢变形。

3. X线表现

（1）骨结构改变：①密度增高，主要表现为骨小梁均匀变粗、致密，骨皮质增厚，骨髓腔变窄或消失，尤以腰椎、骨盆明显。②密度减低，主要表现为骨小梁均匀变细、变小，骨皮质变薄，骨髓腔扩大。多见于脊椎、骨盆和肋骨。混合型则兼有硬化和疏松两种改变，多为脊柱硬化和四肢骨的吸收及囊性变。

（2）骨周改变：主要表现为软组织的钙化，包括韧带、肌腱附着处和骨膜、骨间膜即关节周围软组织的钙化（骨化），有骨棘形成，是本病特征性表现之一。多见于躯干骨和四肢长骨，尤以胫腓骨和尺桡骨骨膜钙化最为明显，对诊断有特殊意义。

（3）关节改变：关节软骨发生退变坏死，关节面增生凸凹不平，关节间隙变窄，关节边缘呈唇样增生，关节囊骨化或有关节游离体，多见于脊椎及髋、膝、肘等大关节。

4. 氟骨症临床分度

（1）轻度：有持续性腰腿痛及其他关节疼痛的症状，而无其他阳性体征者（当地出生者可有氟斑牙），能从事正常体力劳动。

（2）中度：除上述症状加重外，兼有躯干和四肢大关节运动功能受限，劳动能力受到不同程度的影响。

（3）重度：一个或多个大关节屈曲、强直、肌肉挛缩或出现失用性萎缩。脊柱、骨盆关节发生骨性粘连，患者有严重的弯腰驼背，基本无劳动能力或成为残废。

（三）非骨相氟中毒

地方性氟中毒非骨相损害中以神经系统损害多见，另外有骨骼肌、肾脏等的损害。

1. 神经系统损害　神经根损害症状常为首发症状，特点是沿受损神经根走行方向的放射性疼痛，咳嗽、打喷嚏、用力排便等可使疼痛加剧，神经根痛区皮肤常可查出痛觉过敏或痛觉减退。脊髓损害症状以截瘫多见，也有呈四肢瘫痪者。感觉障碍症状多由下向上发展，先有双下肢远端麻木、烧灼、刺痛、蚁走感等异常感觉，逐渐上升至病变平面。括约肌功能障碍随病情进展，渐渐出现尿急、尿频、尿失禁、便秘或大便失禁等症状。

2. 骨骼肌损害　地方性氟中毒患者常见手部肌肉或下肢肌肉萎缩，可由神经系统损害引起骨骼肌继发性改变，也可能是氟对骨骼肌直接毒作用的结果，部分是肢体瘫痪引起的失用性萎缩。

3. 肾脏、肝脏及其他损害　主要表现为肾功能不全，因而肾脏排氟能力下降，造成机体氟贮留而加重氟中毒。过量氟对大鼠肝脏产生毒作用，致肝细胞肿胀和空泡样变性，酶活性改变，肝功能异常。地方性氟中毒能引起继发性甲状旁腺功能亢进，对心血管系统也有一定影响。

七、诊断和鉴别诊断

（一）氟斑牙

1. 诊断　出生或幼年在氟中毒病区生活，或幼年时长期摄氟过量者，牙齿釉质出现不同程度的白垩样变,伴不同程度缺损和棕黄、棕黑色色素沉着,排除其他非氟性改变者即可诊断为氟斑牙。

2. 鉴别诊断   需与氟斑牙鉴别的牙齿损伤有:①非氟斑;②釉质发育不全;③四环素牙;④外源染色;⑤龋齿。

(二)氟骨症

1. 诊断   ①生活在高氟地区,并有饮高氟水,食用被氟污染的粮食或吸入被氟污染的空气者。②临床表现有氟斑牙(成年后迁入病区者可无氟斑牙),同时伴有骨关节痛,肢体或躯干运动障碍即变形者。③X 线表现,骨及骨周软组织具有氟骨症 X 线表现者。④实验室资料,尿氟含量多超过正常值。

2. 氟骨症的 X 线诊断   原国家卫生部《氟骨症 X 线诊断》(WS192—2008)规定:

(1)氟骨症 X 线诊断原则:①长期生活在氟病区。②凡 X 线发现骨增多、骨减少或混合(骨转换)以及肌腱、韧带、骨间膜骨化和关节退变继发骨增生变形等 X 线征象者,均可诊断为地方性氟骨症。

(2)诊断标准:①Ⅰ期(早轻)具有下列征象之一者:a. 砂砾样或颗粒样骨结构、骨斑;b. 骨小梁变细、稀疏、结构紊乱、模糊,或单纯长骨干骺端硬化带并有前臂、小腿骨周软组织轻微骨化;c. 桡骨嵴增大、边缘硬化、表面粗糙;d. 前臂或小腿骨间膜钙化呈幼芽破土征。②Ⅱ期(中度)具有下列征象之一者:a. 骨小梁结构明显异常,表现为粗密、细密、粗布状骨小梁或骨小梁部分融合;b. 普遍性骨质疏松并有前臂或小腿骨间膜骨化;c. 四肢骨干骺端骨小梁结构明显紊乱、模糊,在旋前圆肌附着处骨皮质松化;d. 前臂、小腿骨间膜或骨盆等肌腱、韧带附着处明显骨化。③Ⅲ期(重度)具有下列征象之一者:a. 多数骨小梁融合呈象牙质样骨质硬化;b. 明显的骨质疏松或骨质软化并有前臂或小腿骨间膜骨化;c. 破毯样骨小梁或棉絮样骨结构、皮质骨松化、密度增高伴骨变形;d. 多个大关节严重退行性改变、畸形并骨周软组织明显骨化。

3. 鉴别诊断   临床上氟骨症应与以下疾病进行鉴别:①类风湿;②风湿性关节炎;③骨与关节结核;④强直性脊椎炎;⑤退行性骨关节病;⑥神经根痛。

八、预防措施与治疗原则

(一)预防措施

地方性氟中毒病因清楚,主要是由于摄入过量的氟所致,同时与特定的自然地质环境和不良的生活习惯等有关。因此,本病的根本预防措施是减少氟的摄入量。我国自 1978 年起,投入大量资金用于地方性氟中毒病区的改水,截至 2010 年年底,全国病区村改水率达 81.89%。对燃煤污染型地方性氟中毒病区进行改良炉灶,到 2010 年底,全国改良炉灶 742 万户,改良炉灶率为 92.60%。2010年全国儿童氟斑牙检出率由 2004 年 65.5%下降至 49.5%,防治效果显现。但我国降氟改水工程的运行情况和改良炉灶使用情况不容乐观。调查资料显示,2011 年全国降氟改水工程的水氟合格率为 79.26%,2012 年全国燃煤污染型氟中毒监测点改良炉合格率为 87.81%。因此,我国防治地方性氟中毒工作仍需不断加强,改水改灶等预防措施应进一步落实。

1. 饮水型氟中毒

（1）改换水源：病区内如有低氟水源可以利用，应首先改换水源。①打低氟深井水：我国大部分干旱地区浅层地下水氟含量高，而深层地下水氟含量低，适于饮用，符合防病要求。②引入低氟地表水：将病区附近低氟的江、河、湖和泉水等地表水引入病区作为水源。③收集降水：在缺水地区修建小型水库或水窖，蓄积天然降水。

（2）饮水除氟：本法适用于无低氟水源可供利用的病区。采用理化方法降氟，如电渗析、反渗透、活性氧化铝吸附法、铝盐或磷酸盐混凝沉淀法、骨炭吸附法等除氟技术。

在饮水中氟含量不高的地区，则应采取措施降低食品含氟量。在高氟地区选择种植含氟量较低的农作物，不使用含氟高的化肥（如磷矿粉等）和农药（如氟酰胺等）。

2. 燃煤污染型氟中毒

（1）改良炉灶：改造落后的燃煤方式，炉灶应有良好的炉体结构并安装排烟设施，将含氟烟尘排出室外。

（2）减少食物氟污染：应防止食物被氟污染，如改变烘烤玉米及辣椒等食物的保存方法，可用自然条件烘干粮食，或用烤烟房、火炕烘干，避免烟气直接接触食物。

（3）不用或少用高氟劣质煤：更换燃料或减少用煤量，最大限度地降低空气中氟含量。

3. 饮砖茶型氟中毒　研制低氟砖茶和降低砖茶中氟含量，并在饮砖茶习惯病区增加其他低氟茶种代替砖茶。

（二）治疗原则

目前尚无针对地方性氟中毒的特效治疗方法。治疗原则主要是减少氟的摄入和吸收，促进氟的排泄，拮抗氟的毒性，增强机体抵抗力及适当的对症处理。

1. 合理调整饮食和推广平衡膳食　加强和改善患者的营养状况，可增强机体的抵抗力，减轻原有病情。提倡蛋白质、钙、镁、维生素丰富的饮食，达到热量足够，特别应重视儿童、妊娠妇女的营养补充。高钙、蛋白和维生素 A、维生素 C、维生素 D 饮食尤为重要。

2. 药物治疗　可用钙剂和维生素 D、氢氧化铝凝胶、蛇纹石等治疗。对有神经损伤者宜给予 B 族维生素（维生素 B_1、维生素 B_6 和维生素 B_{12}）、腺苷三磷酸、辅酶 A 等以改善神经细胞正常代谢，减少氟的毒性作用。

3. 氟斑牙治疗　可采用涂膜覆盖法、药物脱色法（过氧化氢或稀盐酸等）、修复法等治疗。使用防氟牙膏也有一定的疗效。

4. 其他　对因有椎管狭窄而出现脊髓或马尾神经受压的氟骨症患者应进行椎板切除减压。对已发生严重畸形者，可进行矫形手术。氟骨症的对症疗法主要是止痛，对手足麻木、抽搐等症状可给予镇静剂。

（席淑华）

第四节　地方性砷中毒

地方性砷中毒（endemic arseniasis）是由于长期自饮用水、室内煤烟、食物等环境介质中摄入过量的砷而引起的一种生物地球化学性疾病。临床上以末梢神经炎、皮肤色素代谢异常、掌跖部皮肤角化、肢端缺血坏疽、皮肤癌变为主要表现,是一种伴有多系统、多脏器受损的慢性全身性疾病。

一、砷在自然界的分布

砷是地壳的构成元素,其丰度为 1.7～1.8mg/kg,在自然界广泛分布于岩石、土壤和水环境中。环境中的砷多以含砷矿石的形式存在,例如砷铁矿、雄黄(二硫化二砷)、雌黄(三硫化二砷)等,并多与锌、铜、铅等元素共生于硫化物矿藏之中。因成土母质(岩)的种类不同,致使土壤砷含量差别很大,含有机质较高的页岩所形成的土壤含砷量较高;而含有机质较少的砂岩所形成的土壤含砷量较低。近些年来,随着矿藏的开采、冶炼和煤炭燃烧量的增加,大量的砷以废弃物的形式进入土壤,有可能使土壤砷呈逐步积累趋势。

地表水中砷含量因地理、地质条件不同而差别很大,淡水中砷含量在 0.01～0.6mg/L 之间,海水砷浓度范围在 0.03～0.06mg/L。在地下水被开发利用的过程中,当流经含砷岩层时,大量的砷溶解于水中,致使含砷量升高,如砷矿区附近的地下水含砷量高达 10mg/L 以上。

不同地区的煤炭含砷量不同。我国西南某地煤炭含砷量为 876.3～8300mg/kg,个别地区达35 000mg/kg。当地居民以高砷煤为燃料取暖、做饭、烘烤粮食蔬菜,致使室内空气、玉米、辣椒中砷含量升高。经计算当地居民每人每天平均摄砷量达 6.788mg;而经饮水摄入的砷仅占砷摄入总量的2.28%。人群调查资料表明:煤炭中含砷量与尿砷浓度、发砷含量、砷中毒发病率之间呈现正相关关系。

二、砷在体内的代谢

近年来随着砷中毒机制研究的深入,砷在体内的代谢受到高度关注,成为砷研究领域的热点、难点。弄清楚砷在人体的代谢模式、代谢过程以及影响因素对深入阐释砷中毒发病机制有着重要意义。

(一)砷的吸收途径

1. 呼吸道吸收　室内外空气中的砷大部分是三价砷,并多以颗粒物为"载体"被吸入肺部。含砷的颗粒物质被吸入呼吸道后主要沉积在肺组织,其沉积率与颗粒物直径大小有密切关系。室内外空气中的砷来自于含砷煤炭的燃烧,并以氧化物的形式向空气中排放,其中三氧化二砷毒性较强。在燃煤污染型地方性砷中毒病区,由于煤中含砷量较高,在没有烟囱的室内敞开燃烧,致使室内空气中砷含量增高,可使居住者自呼吸道吸入过量的砷。

2. 消化道吸收　饮用水、粮食、蔬菜中的砷以三价或五价砷的形式经消化道摄入后,大部分在胃肠道吸收。在消化道内五价砷较三价砷易吸收,无机砷较有机胂易吸收。砷在胃肠道吸收率较高,一般可达 95%～97% 以上。调查证实东南亚地区及我国的台湾、新疆等省区的地方性砷中毒多系居民长期饮用高砷水所致。有机砷与无机砷比较,其吸收方式和吸收速度有所差异。无机砷进入胃肠道后,以可溶性砷化物的形式被迅速吸收,而有机胂例如一甲基砷、二甲基砷、三甲基砷等,主要通过肠壁的扩散来实现吸收。

3. 皮肤黏膜吸收　有关砷经皮肤黏膜吸收的研究报告尚少,其吸收机制不十分清楚。但是,可以肯定的是:被吸收的砷可以贮存于皮肤角蛋白中。此种现象是否与"砷易诱发皮肤癌"有关,值得进一步深入研究。

（二）砷的运输、分布与蓄积

砷吸收入血后首先在血液中聚集,其中95%的三氧化二砷、砷酸盐、亚砷酸盐与血红蛋白中的珠蛋白结合,然后被运输至肝、肾、脾、肺、脑、皮肤及骨骼中。从上述砷的分布看,砷化物可以对多个组织器官造成毒性作用。某些有机砷主要分布于肝脏,并参与机体甲基代谢。研究发现砷在肝脏的亚细胞组织中分布不均匀,微粒体>胞液>溶酶体>线粒体>细胞核。

砷在体内有较强的蓄积性,特别是三价砷极易与巯基结合,并于吸收后24小时内分布于富含巯基的组织器官,例如肝、肾、脑等实质性脏器。五价砷主要以砷酸盐的形式取代骨组织中磷灰石的磷酸盐,从而蓄积于骨组织中。如前所述三价砷易与角蛋白结合,故易蓄积于角蛋白含量高的皮肤、指（趾）甲、毛发之中。五价砷被还原为三价砷后,亦可贮存于毛发、皮肤之中。由于砷在毛发中易蓄积贮留,故在研究砷化物所致的健康损害时,毛发砷含量已成为人群早期、敏感的内暴露生物标志。

（三）砷在体内的代谢产物及相关酶的多态性

由于砷代谢相关酶的基因多态性,可使砷暴露人群的健康效应表现出很大差异。在高砷地区,当地居民暴露于同等水平的砷,有些人中毒症状很明显,有些则无任何中毒迹象。无机砷（iAs）进入机体后在红细胞内被砷酸盐还原酶还原,可将五价砷（iAs^{5+}）还原为三价砷（iAs^{3+}）。三价砷被肝细胞摄取后,在甲基转移酶的催化下生成单甲基砷酸（MMA^{5+}）;单甲基砷酸又在 MMA^{5+} 还原酶的作用下,还原为单甲基亚砷酸（MMA^{3+}）。此时单甲基亚砷酸再发生甲基化反应,生成二甲基砷酸（DMA^{5+}）。不同价态、不同形式的砷代谢产物毒性差异很大,其毒性由大到小依次为:$MMA^{3+} \geq DMA^{3+} > iAs^{3+} > iAs^{5+} > MMA^{5+} = DMA^{5+}$。在众多砷化物中,$MMA^{3+}$ 的急性毒性是无机砷化合物毒性的4倍。

有关砷代谢相关酶多态性与人群砷中毒易感性关系研究,近年来取得许多进展。研究表明,砷酸盐还原过程中,嘌呤核苷磷酸化酶（PNP）发挥重要作用,其基因位于染色体 14q11.2。PNP 有多个多态位点,其中 PNPHis20His、PNPGly51Ser、PNPPro57Pro 的多态性可能影响五价砷的还原,与人群砷中毒易感性有关。三价砷甲基化转移酶（AS3MI）是砷甲基化代谢途径中的关键酶,亦存在 3 个单核苷酸多态性位点,即 SMPG12390C、C14215T、G35991A,与砷致皮肤癌前病变的易感性有关。但是,砷代谢相关酶多态性与人群砷中毒易感性关系的研究结论尚不尽一致。

（四）砷的排泄

砷在生物体内的半减期（$t_{1/2}$）较长,故排泄较慢。近年来,国内外学者大多认为:iAs 在体内半减期（$t_{1/2}$）较短,其慢性毒作用表现是由于代谢过程中"功能性损伤蓄积"所致。

肾脏是砷化物排泄的主要器官,故尿砷测定亦可灵敏地反映机体的内暴露水平。代谢模式研究表明,砷进入机体后,首先形成"砷-谷胱甘肽（GS）复合物";在此基础上形成以 MMA^{5+} 和 DMA^{5+} 为代表的代谢产物,而传统代谢路的代谢产物则为 DMA^{3+}。故有学者认为,测定尿中 MMA^{5+}、DMA^{5+} 或 DMA^{3+} 等砷代谢物水平,将有助于探讨和解析砷代谢与毒作用表现、人群易感性之间的关系。经消化道摄入的砷由门静脉入肝,经甲基化或其他代谢反应后,可由胆汁排入肠道,然后随大便排出体外。另外,经皮肤、汗腺、唾液腺、泌乳、毛发、指(趾)甲脱落等途径,也可排出部分砷。

三、地方性砷中毒的发病机制

迄今,有关地方性砷中毒的发病机制尚未完全阐明,现有的研究大多集中在砷对酶活性的抑制、代谢相关酶多态性、DNA 损伤修复和甲基化模式、诱导氧化应激、导致细胞凋亡等方面。

(一)抑制酶的活性

三价砷与酶蛋白分子上的双巯基或羧基结合,形成较稳定的络合物或环状化合物,从而使酶活性受到抑制。最易受到三价砷抑制的酶有转氨酶、丙酮酸氧化酶、丙酮酸脱氢酶、磷酸酯酶、细胞色素氧化酶、脱氧核糖核酸聚合酶等。五价砷能抑制 α-甘油磷酸脱氢酶、细胞色素氧化酶,取代稳定的磷酰基($\equiv P=O$),阻断肝细胞线粒体中的氧化磷酸化过程,从而抑制 ATP 的合成。但五价砷和酶的结合物不稳定,能自行水解,使酶的活性恢复。酶活性降低或灭活均能影响细胞氧化、还原过程,并能改变染色体结构和核分裂过程。砷对皮肤中酪氨酸酶的作用呈双相反应,小剂量砷蓄积可使其活性增强,从而产生大量的黑色素;随着机体砷蓄积量增大,黑色素细胞逐渐失去正常功能,黑色素产生减少,甚至完全消失,从而使皮肤表现出色素脱失。

(二)导致细胞凋亡

砷对机体的损伤与细胞凋亡(apoptosis)有密切关系。砷及其化合物诱导的细胞凋亡可发生在许多细胞,如肝脏细胞、神经细胞、甲状腺细胞、淋巴细胞、胚胎细胞、生精细胞、HL_{60} 细胞、NB_4 细胞等。近几年来,砷致细胞凋亡研究已经成为学科热点课题之一。综合砷导致细胞凋亡的机制,有以下几种解释。

1. 影响细胞凋亡调控基因的表达　砷对调控细胞凋亡的许多基因都能发生作用,例如 *p53*、*c-myc*、*bcl-2*、*bcl-x*、*bax* 及 *bad* 等,其中砷对 *bcl-2* 基因表达的影响在细胞凋亡中尤显重要。研究表明,三氧化二砷可使 NB_4 细胞 *bcl-2* 表达下降,而对 *bax*、*p53*、*c-myc* 基因表达无影响。由于 *bcl-2* 表达下降,使得 *bcl-2/bax* 比值下降,从而诱导了 NB_4 细胞大量凋亡。有学者观察不同剂量的亚砷酸钠对"具有神经元特性"的大鼠嗜铬瘤细胞的色素上皮衍生因子(PEDF)和凋亡相关因子 bax/bcl-2mRNA 表达影响,结果显示,亚砷酸钠可以通过降低色素上皮衍生因子 mRNA 表达,促进 bax/bcl-2mRNA 表达,进而引起细胞凋亡。

2. 改变端粒酶活性　端粒酶活性调节与 *p53*、*bcl-2* 和 *c-myc* 等凋亡相关基因有关。当上述基因表达异常时,端粒酶活性发生变化,从而使细胞端粒水平发生变化;此时细胞稳定性降低,因而容易发生凋亡。有学者用剂量为 0.375、0.75、1.5mg/kg 的三氧化二砷灌胃 SD 大鼠,16 周后观察生精细胞端粒酶活性和生精细胞凋亡指数。结果显示:一定剂量的三氧化二砷通过抑制端粒酶活性而诱导生精细胞凋亡。

3. 细胞信号转导异常　在人类基因组中,胱天蛋白酶(caspase)家族至少包含 12 个成员,它们参与细胞凋亡、发育等许多重要的病理生理过程。其中,细胞凋亡是一系列高度调控的 caspase 级联反应事件的结果。caspase-3 被证实处于该级联反应的下游,是凋亡反应的执行者。当砷进入细胞内与游离巯基结合后,可选择性地激活 caspase 家族成员。由于 caspase-3 酶活性增高,可改变细胞信号转导系统,从而诱发细胞凋亡。用低剂量三氧化二砷溶入 SD 大鼠饮用水中,连续自然饮用 4 个月,观察 caspase-3 对砷致大鼠肾小球细胞凋亡的影响。结果发现,SD 大鼠肾小球细胞 caspase-3 阳性细胞较多,灰度值较低。从而认为,砷致肾小球细胞凋亡与 caspase-3 表达增强有关。另外,当三氧化二砷与细胞内抗氧化分子如谷胱甘肽(GSH)或相关酶结合后,导致细胞清除氧自由基能力、抗氧化能力下降,使细胞内超氧化物相对增多,也可诱导细胞凋亡。

(三)砷的致癌机制

近年来,国内外学者从分子、细胞、组织、器官、系统等层面,进行大量卓有成效的研究,先后提出染色体损伤、基因表达异常、DNA 甲基化、活性氧与氧化应激等假说。由于癌症发生机制十分复杂,且至今未复制出砷致癌动物模型,大多结果系体外实验研究,因此砷的致癌机制尚不十分清楚。还有不少问题值得深入探讨。现根据近年来文献报道,将砷的致癌机制大致归纳如下。

1. DNA 损伤　砷可引起 DNA 单链断裂,其损伤程度与砷暴露之间具有明显的剂量-反应关系和时间-效应关系。DNA 损伤改变了染色体的完整性,使微核率、染色体畸变率、姊妹染色单体交换、DNA-蛋白交联等实验研究,屡有阳性结果报告。对砷中毒病区人群微量全血彗星实验发现,砷中毒病人 DNA 损伤(拖尾率、尾 DNA 百分比、尾距)程度明显高于非病人及可疑人群。8-羟基脱氧鸟嘌呤(8-OHdG)是 DNA 损伤修复过程中所形成的加合物,可被修复酶切割下来,且可用 ELISA 方法检测其尿中水平。故有学者建议,彗星实验和 ELISA 联合检测,可作为评估砷致 DNA 损伤的有效手段。

砷暴露不但可以直接引起 DNA 损伤,而且还可影响 DNA 损伤修复。对砷中毒患者皮肤组织中 DNA 修复基因进行观察,证明砷可以抑制皮肤组织中 O^6-甲基鸟嘌呤-DNA 甲基转移酶(MGMT)基因、辐射损伤修复基因(XRCC1)及错配修复基因(hMSH2)表达,还可诱发皮肤组织某些基因微卫星位点不稳定性(microsatellite instability,MSI)和杂合性丢失(loss of heterozygosity,LOH)。有学者探讨了核苷酸切除修复基因中的切除交叉互补基因 6(ERCC6)、着色性干皮病基因(XPA)多态性与燃煤型砷中毒易感性关系。结果发现,携带 ERCC6A3368G 位点突变基因型 AG+GG 的个体发病风险降低;未发现单一的 ERCC6C-6530G、XPAA23G 多态性与燃煤污染型砷中毒发病风险间的相关关系。

2. 基因表达异常　砷可以通过多种机制影响基因表达水平,从而改变生物的遗传性状,加大诱发肿瘤的危险性。近年来,许多学者利用基因芯片技术,对高砷暴露者、砷中毒患者的组织、细胞进行基因表达检测,并与正常人基因表达情况比较。结果发现,在所筛选的众多基因中,某些原癌基因、抑癌基因、细胞凋亡、DNA 损伤修复等相关基因表达异常。有学者对亚砷酸钠($NaAsO_2$)处理前后的人胚胎皮肤细胞(HES)利用基因芯片技术,观察基因表达变化。结果显示,在 4096 个所筛选的基因中,共发现 125 个(涉及原癌基因、抑癌基因、细胞凋亡、DNA 合成修复)功能基因的差异表达,其中 65 个基因表达上调、60 个基因表达下调。这些基因的异常表达,可能对砷的毒性作用和砷的致癌机制有着重要的意义。

3. DNA 甲基化反应　在砷的致癌机制研究中,DNA 甲基化反应所导致的基因表达水平异常,作为一种表遗传学机制,越来越受到关注。有学者对砷中毒患者外周血细胞 p16 基因第 2 外显子突变情况进行检测,同时对 *p16* 基因第 1 外显子甲基化情况进行了分析。其结果表明,*p16* 基因高度甲基化可能导致砷性肿瘤 *p16* 基因失活;*p16* 基因缺失及启动区甲基化在地方性砷中毒的发生发展乃至癌变过程中起重要作用。

4. 氧化应激与活性氧的产生　无机砷在体内通过氧化还原生成单甲基砷酸(MMA)和二甲基砷酸(DMA)。由于 DMA 与体内还原型谷胱甘肽(GSH)发生反应,生成了二甲基次砷酸-谷胱甘肽螯合物。此类螯合物性质不稳定,可在 GSH 还原酶的催化下,被还原为二甲基砷气体;或者脱去 GSH 生成二甲基次砷酸。二甲基砷气体和二甲基次砷酸均可与 O_2 分子发生反应,生成二甲基砷过氧化物自由基等活性氧(ROS)。一旦 ROS 生成,即可引起氧化应激并导致 DNA 损伤,从而启动砷的致癌作用,促进了砷性癌瘤的发生,见图 7-1。

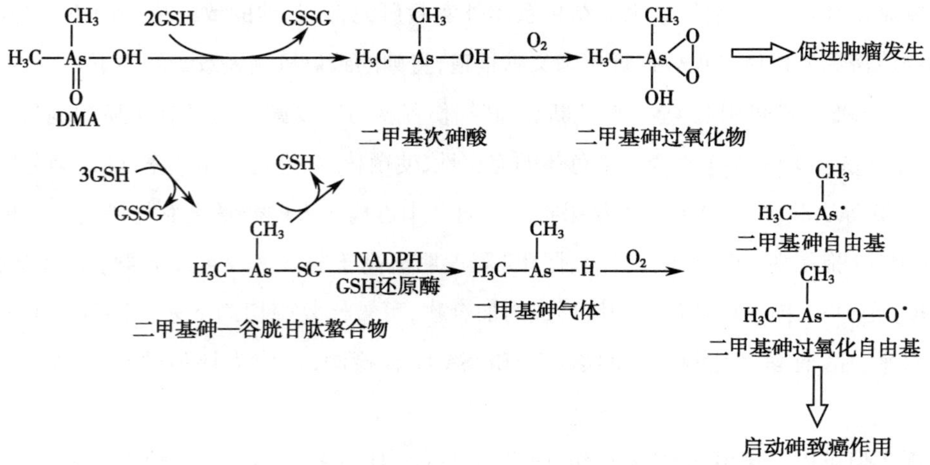

图 7-1
DMA 甲基化还原代谢产物与肿瘤形成间的关系

四、地方性砷中毒的流行病学特征

(一)病区类型和分布

依据摄入砷的介质不同,地方性砷中毒可分为饮水型和燃煤污染型病区,此等病区遍及世界各地,呈高度分散的灶状分布。

1. 饮水型病区　由于饮用水中含砷量较高,造成机体摄入过量的砷,从而导致砷在体内蓄积,使暴露人群表现出砷中毒症状群。全世界约有 20 多个国家发现有地方性砷中毒病区或高砷区存在,暴露于水砷浓度超过 0.05mg/L 的人群在 5000 万以上。北美的加拿大、美国;东欧的匈牙利、前苏联;以及南亚、东南亚的孟加拉国、印度、尼泊尔、越南、柬埔寨等国家均有饮水型砷中毒病区。

台湾西南沿海是我国最早报道饮水型地方性砷中毒流行地区,当地居民中有砷中毒流行,且多表现为"乌脚病"。20 世纪 80 年代初,新疆奎屯地区发现井水砷含量较高。"十二五"期间,我国饮水型地方性砷中毒病区分布于新疆、内蒙古、青海、甘肃、宁夏、山西等 9 个省(区)的 45 个县,其中内蒙古、山西两省(区)以中、重度病区村为主。在上述省(区)发现生活饮用水砷含量超标村庄的受威胁人口约 185 万。

2. 燃煤污染型病区　燃煤污染型地方性砷中毒是我国特有的一种生物地球化学性疾病,病区主要分布于贵州、四川、陕西等省。调查资料显示,贵州省病区主要分布于兴仁、兴义、安龙、织金等县(市);陕西省燃煤污染型地方性砷中毒病区为"氟砷联合污染型",主要分布于秦巴山区。

(二)人群分布特征

无论是饮水型还是燃煤污染型地方性砷中毒,只有暴露于高砷水或燃用高砷煤者才会发病。本病多发于农业人口,且有一定的家族聚集性,大部分受累家庭有 2 名或 2 名以上的患者,有些则全家发病。

在砷暴露人群中,患病者年龄范围很大,从幼儿到高龄老人均有病例报告,患病率有随年龄增长而升高的趋势。随着年龄增长,机体累积砷量增高,故 20 岁以上居民患病率明显高于 20 岁以下;40~50 岁年龄段是患病的高峰期。在砷外暴露水平较高的地区,可出现相当数量的儿童砷中毒患者,且主要为中小学生。地方性砷中毒性别间差异不明显,但也有调查资料显示,成年男性患者略高于女性。分析其原因,可能与女性甲基化代谢能力较高、男性吸烟饮酒等不良行为生活方式有关。在成年男性患者中,以重体力劳动者居多,且病情严重。

(三)病区的判定和划分

1. 饮水型病区　在居民生活环境中,因非工业污染所致饮用水砷含量较高,造成人群发病,可定为饮水型砷中毒病区;凡饮水砷含量在 0.05mg/L 以上,即可确定为高砷地区。根据水砷含量和病情,将地方性砷中毒病区划分为轻病区、中等病区和重病区。

(1)轻病区:饮水砷含量在 0.05~0.2mg/L,临床上可有轻度病例发生,砷中毒患病率小于 10%,无中、重度砷中毒病例。

(2)中等病区:饮水砷含量在 0.21~0.5mg/L,临床上有不同程度的砷中毒病例发生,砷中毒患病率为 10%~30%,中、重度病例检出率小于 5%。

(3)重病区:饮水砷含量大于 0.5mg/L,砷中毒患病率大于 30%,中、重度病例检出率大于 5%。

病区以自然村(屯)为单位划分,饮水砷含量以含砷最高的饮用水源计算,饮水含砷量与患病率不符时,以患病率划分轻、中、重病区。

2. 燃煤污染型病区　凡以砷含量大于 100mg/kg 的高砷煤为燃料,引起室内空气、食物、饮用水砷含量增高,造成人群砷中毒流行的地区,可定为燃煤污染型地方性砷中毒病区。其病区的划分主要根据高砷煤分布范围和病情作为主要参考指标。

五、地方性砷中毒的临床表现

(一)地方性砷中毒的特异表现

地方性砷中毒早期多表现为末梢神经炎症状,四肢呈对称性、向心性感觉障碍,出现痛温觉减退、麻木、蚁走感等异常。四肢肌肉疼痛、收缩无力,甚至出现抬举、行走困难。患者毛发干枯,易脆断、脱落。

皮肤损害是慢性砷中毒特异体征。早期可出现弥漫性褐色、灰黑色斑点条纹;与此同时部分皮肤出现点状、片状、条纹状色素脱失,呈现白色斑点或片状融合。皮肤"色素沉着"与"色素缺失"多同时出现在躯干部位,以腹部(花肚皮)、背部为主,亦可出现在乳晕、眼睑、腋窝等皱褶处。皮肤角化、皲裂以手掌、脚跖部为主。四肢及臀部皮肤角化,可形成角化斑、赘状物。皮肤角化、皲裂处易形成溃疡,合并感染,甚至演变为皮肤癌。

砷化物是一种毛细血管毒物,可作用于血管壁,使之麻痹、通透性增加;亦可损伤小动脉血管内膜,使之变性、坏死、管腔狭窄、血栓形成。此种病变多发生于下肢远端脚趾部位,病人主诉脚背、脚趾发凉,颜色苍白,足背动脉搏动减弱或消失。由于血液供应减少,致使脚趾疼痛明显。早期以间歇性跛行为主要表现,久之脚趾皮肤发黑、坏死(乌脚病)。失活、坏死、发黑的皮肤可部分自行脱落,或需手术切除。祖国医学将这种脚趾皮肤发黑、坏死、脱落等改变称之为"脱骨疽"。

(二)地方性砷中毒的多系统多脏器损害

1. 砷对肝脏的损害   地方性砷中毒地区人群调查发现,不明原因的肝脏肿大、肝区疼痛、肝功能异常率较高,且能排除各种肝炎病毒感染及其他理化损伤。个别敏感个体反复发作的肝功能损伤,可发展为肝纤维化、肝硬化。在砷致肝脏损害机制研究中,多认为"氧化应激损伤"起着主要作用。

2. 砷对神经系统的损害   地方性砷中毒病人典型的末梢神经炎症状是其特异性损害指征之一。此外,患者多主诉头痛、头晕、失眠、健忘、多梦、心烦、易怒、多汗、易激动等自主神经功能紊乱症状,部分患者可表现为短暂性脑缺血发作。砷对神经系统的损害,其机制可能与神经元直接损伤、线粒体结构破坏、脑血管内皮受损、干扰神经递质合成与释放、氧化应激损伤等有关。近年来研究表明,砷可以影响许多组织中的第 10 号染色体同源丢失性磷酸酶-张力蛋白(PTEN)、蛋白激酶 B(Akt)以及 cAMP 反应原件结合蛋白(CREB)的表达,改变 PTEN/Akt/CREB 信号通路,进而导致神经系统的功能异常。

3. 砷对肾脏的损害   慢性砷暴露可致肾小球肿胀、肾小管空泡变性、炎细胞浸润、肾小管萎缩等改变,严重者可使肾皮质、肾髓质广泛坏死。地方性砷中毒病人尿中出现蛋白、白细胞、红细胞、管型、糖类等物质;血清、尿液中 β_2-微球蛋白(β_2-microglobulin,β_2-MG)和 N-乙酰-β-D-氨基葡萄糖苷酶水平显著高于对照组人群。综合文献报道,砷致肾损害的主要机制有以下几种解释:无机砷蓄积、肾小管内皮损伤、细胞内谷胱甘肽耗竭、超氧阴离子自由基堆积、细胞信号转导异常、金属硫蛋白诱导合成减少等。

4. 砷对心血管系统的损害   长期砷暴露对心血管系统损害明显,可引起高血压、冠状动脉粥样硬化、脑动脉硬化、脑卒中等缺血性疾病,且病情的轻重与砷暴露剂量及时间有关。砷可通过雌激素受体 mRNA 异常表达而诱发 Q-T 间期延长,从而导致心律失常。砷在诱发氧化应激情况下,可促进血小板集聚、降低纤维蛋白溶解,并可上调肿瘤坏死因子-α、白细胞介素-1、血管细胞黏附因子和血管内皮细胞生长因子。上述生物学事件的发生,均能促进动脉粥样硬化的发生发展。

5. 砷的其他毒作用表现   砷暴露可引起红细胞、白细胞(特别是粒细胞)减少,因而使地方性砷中毒病人表现出程度不同的贫血症状。其原因多系红细胞破坏过多、血红蛋白合成减少所致。另外,当砷对肝脏等消化器官造成损害时,影响了铁、维生素 B_{12}、叶酸等造血物质的吸收、运转、代谢,也是造成贫血的原因之一。砷具有较强的生殖毒性,可引起人类少精、不育等。有研究表明,砷对雄性动物血清及精浆中补体抑制活性有影响,从而间接影响精子发生、分化、成熟、获能等环节。许多研究表明,砷具有类雌激素样作用,故认为慢性砷中毒患者精子畸形、男性不育与此等作用有关。

（三）砷的致癌、致畸作用

砷的致癌作用已成定论,国际癌症研究机构(IARC)已于1987年将其确定为致癌物。砷的遗传毒性与肿瘤生长之间有一定的剂量-反应关系;且高砷暴露比低砷暴露相对危险性更大。人群流行病学调查资料显示,砷能引起人类的许多脏器癌瘤,以不同方式接触不同形式的砷可诱发皮肤癌、乳腺癌、肾癌、膀胱癌、淋巴肉瘤、血管肉瘤、口腔癌、骨癌、腹膜及生殖系统肿瘤等。

动物实验证实,三氧化二砷、砷酸钠、亚砷酸钠等物质具有较强致畸作用。有学者给怀孕6~12天的小鼠一次腹腔注射砷酸钠,其剂量为45mg/kg,结果发现存活仔鼠具多种形态的畸形。给怀孕第8天的金地鼠注射砷酸钠,其剂量为20mg/kg,仔鼠出生后神经系统出现畸形,如脑外露等。有学者对山西省某地区饮水型砷中毒病区村进行横断面调查,结果发现该地区新生儿畸形率明显增高,且以神经系统畸形为主。

六、地方性砷中毒的预防措施及治疗原则

（一）预防措施

1. 改换水源　在地下水含砷量较高的地区,可改换水源,引来水质清洁的地表水,以供居民饮用和灌溉农田。

2. 饮水除砷　水中的砷多吸附于悬浮物质,故经过沉淀过滤可以除去一部分。自然沉淀除砷效果不佳,可修建混凝沉淀池,并投加明矾、碱式氯化铝、活性氧化铝、硫酸铝、硫酸亚铁、硅酸等混凝剂和助凝剂。可采用家庭自制滤水器、社区小型砂滤池等过滤设施,除去饮水中的砷。在砷中毒流行区的农村,已结合应用沉淀过滤技术,兴建小型集中式供水设施,其除砷效果良好。另外,利用砷化物吸附性强这一特性,在除砷设施中放置骨炭、活性炭等吸附材料,可强化饮水除砷效果。

3. 限制高砷煤炭的开采使用　我国在燃煤污染型砷中毒病区,对于高砷煤矿采用封闭、禁采政策,从而减少砷化物向环境中的排放,降低了人群外暴露水平。

4. 改良炉灶以减少室内空气砷污染　在燃煤污染型砷中毒病区,应加强宣传教育,改造敞开式燃烧炉灶,修建烟囱以加强室内通风换气,同时应把粮食、蔬菜等食物贮藏室与厨房分开,以防止含砷煤烟污染食品。

（二）治疗原则

1. 营养支持　在膳食中增加优质蛋白、多种维生素等营养素摄入,以提高机体抗病能力,可建议居民增加豆制品、奶制品、新鲜蔬菜、水果的摄入比例。

2. 治疗末梢神经炎　选用维生素 B_1、B_{12}、肌苷、腺苷三磷酸、辅酶 A、辅酶 Q_{10} 等制剂,以减轻砷对神经系统的损害。

3. 处理皮肤损害　用5%二巯基丙醇油膏涂抹,可缓解慢性砷中毒皮肤损害;对于经久不愈的溃疡,或短期内明显增大的赘状物应及时作病理学检查,以便早期确诊、早期处理皮肤恶变组织。

4. 砷的解毒剂　可采用有效的解毒剂二巯基丙磺酸钠,每天肌肉注射 0.125~0.25g,每 3~5 天

为一疗程,应视尿砷浓度变化决定用药期限。如无巯基解毒剂,也可选用10%硫代硫酸钠,成人每次静脉注射10~20ml,每日1次,3~5天为一疗程,连用3~5个疗程。

第五节　与环境中硒水平有关的生物地球化学性疾病

硒是机体必需微量元素,如摄入量不足可引发与硒缺乏有关的疾病。反之,若摄入硒量过大,超出机体需要,也可导致一系列不良健康效应。因此,研究硒在环境中分布、生物学效应、毒作用表现、环境适宜浓度及环境硒水平相关疾病具有重要意义。

一、硒在自然界的分布

(一)地壳中的硒

硒(selenium)是参与地壳构成的稀有元素。不同种类的岩石,硒含量有较大差异。火成岩和变质岩硒含量较低,而沉积岩硒含量一般较高。岩石中的硒通过火山活动而被带入地表,然后通过风化过程进入土壤,并经过雨水溶淋和土壤浓缩在环境中重新移动、累积。故可以认为,人类生存环境中的硒主要来自于地壳岩石。

(二)土壤中的硒

硒在土壤中的分布呈现明显的地区性差异。在南北半球各呈现一条东西走向的低硒带,范围基本上位于30°以上的中高纬度,且具有不连续的特征。我国本土有一条自东北向西南延伸的低硒带,范围覆盖东北平原、黄土高原以及塔里木盆地和准噶尔盆地。土壤中硒含量高低与该地区成土母岩有关,沉积岩、页岩形成的土壤硒含量相对较高;火成岩所形成的土壤硒含量相对较低。低硒带中的土壤系棕褐土系,多由火成岩风化而形成。

土壤中的硒多以硒酸盐、亚硒酸盐、元素硒和有机硒化合物的形式存在,其中硒酸盐较易溶解,形成水溶性硒,可被植物根系吸收利用。元素硒、碱金属硒化物、亚硒酸盐因水溶性差,易被黏土矿物胶体吸附,很不容易被溶解、吸收、迁移。在"生物地球化学因素与健康关系"的研究领域内,对土壤中硒含量研究具有重要的学术意义。

(三)农作物中的硒

由于各地土壤中硒水平的差异,致使农作物中硒含量差别很大。一般来讲,棕褐土壤生产的农作物(如粮食、蔬菜)硒含量较低;红黄土壤生产的粮菜硒含量相对较高。

与其他生物地球化学性疾病相比较,机体硒水平与粮食中硒含量关系最为密切,因为人体硒几乎全部来自于粮食。通过对各地区农作物检测,不难发现谷类中硒含量差别甚大。低硒地区小麦、玉米、水稻等作物含硒量大多低于0.025mg/kg;而非缺硒地区上述作物中硒含量大于或等于0.04mg/kg。

(四)地表水和地下水中的硒

受岩层和土壤中硒含量的影响,地表水和地下水中硒含量亦差别很大。在我国大部分城市和农村地区水中硒含量范围为(2.65±1.06)μg/L;而在位于低硒地带的大骨节病流行区,当地居民饮用水中硒含量仅为(0.11±0.08)μg/L,克山病流行区仅为(0.16±0.20)μg/L。

（五）硒的环境污染来源

多种重金属硫化物矿石中含有硒元素,在开采、冶炼过程中可产生含硒废气和含硒颗粒物。另外,在煤炭、石油燃烧过程中亦可产生含硒污染物。某些农业杀虫剂、过磷酸钙或硫酸铵肥料,在使用过程中也可向环境中释放一些含硒杂质。另外,在化工生产行业亦可产生含硒的废气、废水、废渣。上述污染来源均可增加硒的人群外暴露水平,故应予以高度重视,加强高硒暴露所致健康效应研究。

二、硒的生物学作用

（一）硒的有益生物学作用

1. 硒的抗过氧化作用　硒在生物体内以硒蛋白的形式构成谷胱甘肽过氧化物酶（glutathione peroxidase, GSH-Px）的活性中心,能有效地清除机体产生的自由基和脂质过氧化物,阻断其对生物膜和生物大分子的损害。因此,可以认为硒在体内发挥着拮抗过氧化损伤的重要作用。

2. 硒的免疫调节作用　硒能提高机体细胞免疫功能,如增强巨噬细胞、自然杀伤细胞的吞噬和杀伤能力;刺激抗体形成细胞增殖和特异性抗体的合成。正是这种免疫调节作用,许多含硒制剂被应用于慢性肝肾疾病、恶性肿瘤及某些免疫系统疾病的预防和治疗。

3. 硒对心血管系统的保护作用　心肌含硒量较高,在心肌能量代谢过程中参与辅酶 A、辅酶 Q 的合成,并能促进心肌细胞内氧化磷酸化和电子传递过程。缺硒可使 GSH-Px、SOD 活性降低,氧自由基生成过多,脂质过氧化加剧,降低细胞膜的流动性和膜依赖蛋白活性,从而使血管内皮细胞依赖的前列环素合成减少、缩血管因子分泌增多。缺硒可以使血管内皮细胞对脂质摄取增加、代谢或排出减少,从而使内皮细胞下脂质堆积并促进粥样硬化的发生。WHO 和国际原子能协会已把硒列为与冠心病有密切关系的 5 种元素之一。

4. 硒对生殖功能的维护作用　含硒蛋白参与精子的形成,例如硒多肽与哺乳动物精子线粒体的角质外膜结构有密切联系,在精子中段和尾部都含有硒蛋白。有学者给雄性大鼠染氟的同时给予一定剂量的亚硒酸钠,并观察睾丸和附睾结构、精子质量、血清睾酮等指标的变化,结果发现,硒对氟致雄性大鼠生殖内分泌损伤具有明显的拮抗作用。另有研究表明,精液中硒水平与反映 DNA 损伤的标志物 8-羟基脱氧核糖鸟苷（8-OHdG）呈负相关。

5. 硒的抗癌作用　硒可以通过拮抗氧化损伤,提高机体免疫功能,抑制致癌物代谢,抑制癌细胞 DNA 和蛋白质合成,促进 DNA 损伤修复,杀伤肿瘤细胞,降低诱变剂活性等机制,从而发挥抗癌作用。

研究表明,硒对肝癌、乳腺癌、前列腺癌、大肠癌、肺癌等恶性肿瘤的发生均有明显抑制作用。肿瘤高发区人群膳食中硒摄入量偏低,补硒干预后肿瘤的死亡率有所下降;低硒地区及血硒低的人群中癌症发生率高,尤以消化道肿瘤及乳腺癌为显著。对肝癌高发区家族补硒干预 4 年后发现,肝癌发生率与对照组（肝癌高发但未补硒）相比降低了 2 倍以上。

6. 硒的其他有益作用　随着硒生物学效应研究的深入,对于许多慢性疾病的治疗和干预采用了含硒制剂,并收到了明显效果。例如,给予含硒制剂口服或滴眼液,可明显阻断老年白内障的进程。将含硒制剂用于老年前列腺增生肥大的干预治疗,可明显缓解病程进展。研究发现,硒具有类胰岛素样作用,能刺激脂肪细胞膜上葡萄糖载体的转运过程,因此可缓解和对抗外源性葡萄糖所致的血糖升高。另有研究表明,硒可以促进碘的吸收、促进甲状腺激素的合成、并能影响甲状腺激素的代谢,故在低碘同时存在低硒地区,碘缺乏病的流行强度较重。实践证明,在上述碘硒同时缺乏地区,人群食用碘盐的同时补充亚硒酸钠,可明显提高碘缺乏病的防治效果。

(二)硒摄入过量所致的不良生物学效应

1. 毒性作用及其机制　硒在体内发挥着许多重要的生物学作用,其生理需要量与中毒剂量范围很窄。因此,在研究硒有益生物学作用的同时,必须深入探讨硒的毒性作用及其机制。目前,有关硒的毒作用机制尚不十分清楚,但可概括归纳为以下两个方面。

(1)自由基形成学说:实验研究证实,亚硒酸盐(SeO^{2-})与谷胱甘肽反应,可产生硒化氢(H_2Se);与氧反应可产生超氧阴离子或其他形式的活性氧,上述物质均可引起过氧化损伤。扫描电镜观察发现,亚硒酸钠和硒半胱氨酸均能破坏体外培养的红细胞膜,并认为可能是自由基所导致。利用扩大化学发光技术,证实了亚硒酸盐与L-半胱氨酸反应亦能产生超氧化物;同时利用鲁米诺放大发光技术发现,在上述反应中确能产生H_2O_2。体内实验也证实,硒蛋氨酸可通过胱硫醚途径转变为单质硒,而单质硒可与谷胱甘肽反应最终形成Se^{2-}。据此,有人推断组织中的硒蛋氨酸具有产生活性氧的潜能。

(2)硒对酶活性的抑制:研究证明,硒能抑制生物氧化过程中的某些脱氢酶活性。脱氢酶体系中的许多酶结构中富含巯基,当大量的硒化物进入体内后,可取代巯基,从而使酶失去活性。硒化物与巯基结合后,形成三硫化物硒,其结果使以巯基作为功能基团的酶激活受阻,从而干扰细胞的正常生物氧化和蛋白质、脂肪合成过程。另外,在无机硒代谢转化(解毒)过程中,需要消耗大量S-腺苷蛋氨酸为其提供甲基,才能形成毒性相对较低的二甲基硒化合物。S-腺苷蛋氨酸是生化代谢中重要的甲基供体,可为许多物质的生物转化提供甲基。由于硒的毒性作用,使S-腺苷蛋氨酸大量耗损,亦可妨碍细胞正常生化代谢过程。

2. 摄入过量硒所导致的健康损害　环境介质中硒水平过高,可导致机体摄入过量的硒。当土壤中硒含量在0.5mg/kg、植物中硒含量在5mg/kg以上时,有可能引起人和动物患地方性硒中毒。

地方性硒中毒患者早期表现多无特异性,可出现食欲缺乏、腹胀、恶心、呕吐等症状,呼出气中有大蒜臭味。若一次大量摄入过量的硒,可使患者在1~2天内全部头发脱落。长期摄入含硒较高食物,可使头发、胡须、眉毛、指(趾)甲逐渐脱落;皮肤湿疹样改变、发痒、刺痛,或出现感觉迟钝、麻木等末梢神经炎症状。

高硒地区也可出现动物急、慢性硒中毒表现。动物急性硒中毒多表现出厌食、腹胀、腹泻、呼吸急促、体温升高、脉搏加快、瞳孔散大,多死于肝坏死、肾出血、肺出血、心肌坏死。动物慢性硒中毒多表现出食欲减退、生长停滞、消瘦、脱毛等症状,进而出现掌蹄变形、蹄甲脱落、跛行、视力减退,消耗衰竭而死亡。

三、克山病

克山病(Keshan disease)是一种以心肌变性坏死为主要病理改变的生物地球化学性疾病。1935年我国黑龙江省克山县发现大批急性病例,主要表现为心脏扩大、心力衰竭、心律失常。因其病因未明,故被称为"克山病"。半个多世纪以来,我国预防医学专家对克山病的病因、病理学、流行病学特征、临床诊断及其防治措施进行了深入的研究,取得了可喜的成绩。

（一）克山病的病因

克山病是一种与环境低硒有关、多病因综合所导致的地方性心肌病(endemic cardiomyopathy)。自20世纪60年代,我国学者深入病区进行多次大面积环境流行病学调查,先后提出环境低硒、营养素缺乏、真菌毒素、肠道病毒感染等病因假说。

1. 环境硒水平过低　"环境低硒"是克山病发生、发展、流行的主要原因。全国范围内调查发现,克山病病区多分布于我国低硒地带;病区岩石、土壤、粮菜中硒含量均明显低于非病区;病区人群血清硒、毛发硒及尿硒水平亦明显低于对照区人群。克山病流行区人群补硒干预收到了明显防治效果,使发病率逐年下降,有力地控制了重病区急型、亚急型克山病的发生,并减少了慢型及潜在型克山病病例数目。

近年来,有学者对于环境低硒学说存在质疑,其主要理由是:①同样位于低硒地带,一些村庄从未出现克山病流行。②病情监测显示,规范补硒后每年仍会筛查出新发病例。③环境低硒与克山病患病率之间,剂量-反应关系或时间-效应关系并不明显。有鉴于此,专家建议:建立稳定的人群研究队列,加强长期前瞻观察,探讨低硒是克山病"初始病因"或是"致病条件"。同时应加强多病因联合效应实验研究,以期发现更多证据或"病因链条"。

2. 生物感染因素　研究发现,急型、亚急型克山病人血清中柯萨奇病毒 B 组($COXB_{1-6}$)中和抗体效价明显高于健康人。从急型、亚急型克山病人血液、心肌及其他脏器中先后分离出了 COXB 组和 $COXA_9$、Echo12、Echo 2、Echo 33、Echo 27 等病毒株。将分离成功的 $COXB_2$、$COXB_4$、$COXA_9$ 转染到低硒喂养的昆明乳鼠,可引起心肌坏死等组织病变。另外,用 cDNA 探针与克山病尸检心肌组织作原位核酸杂交,其 COXB 组病毒 RNA 阳性率可达 90%;用聚合酶链反应(PCR)技术已从急型、亚急型、慢型克山病尸检心肌标本中已检出肠道病毒株。除 COXB 组感染外,真菌感染也可能是另一重要感染因子。已有学者从克山病病区玉米等粮食中分离、提纯串珠镰刀菌素、黄绿青霉毒素。将串珠镰刀菌素转染动物,可使其心肌细胞发生变性。

3. 膳食中营养素失衡　克山病流行区居民膳食中除缺硒外,常同时伴有优质蛋白、钙、铁、锌、维生素 B 族和维生素 E 等营养素的缺乏。人群调查发现,某种必需氨基酸(例如含硫氨基酸)的缺乏,可加重本病病情。在克山病流行区,缺硒同时伴有缺碘,因而加重了本病的流行。随着生活水平提高和膳食结构趋于合理,克山病流行已表现出明显的"自限性"。

（二）克山病的流行特征

1. 病区分布　我国克山病区主要分布于北纬 21°~53°,东经 89°~135°地区。自东北至西南,包括黑龙江、吉林、辽宁、内蒙古、山东、河南、湖北、重庆、西藏、四川、贵州、云南等 16 个省(市、自治区),326个县(市、旗),2.7万个病区村。病区村合计总人口达3702万,现有慢性克山病患者1.08万,潜在型克山病患者2.88万。

克山病区分布与自然地理条件密切相关,多沿大山系两侧、水系上游,分布于中低山区、丘陵地带及其相邻的平原地带,海拔大多在100~2500m之间。病区多呈侵蚀区地貌,地表水流失严重,各种可溶性化学元素被溶淋冲刷过度,因而造成硒、碘等元素贫瘠。

2. 时间分布 克山病年度发病率波动较大,有高发年、低发年、平年之区别,亦可间隔年数不等出现爆发。病区高发年的发病水平并非一致,个别县区的某些重点病区(村)发病人数可突然增多,从而造成年发病率大幅度上升。

我国北方地区多集中在11月至翌年2月之间,以12月至翌年1月发病人数最多,因此被称为"冬季型"。西南部病区小儿亚急型克山病多集中于6~9月份,以7~8月份为发病高峰期,因此被称之为"夏季型"。介于东北和西南之间的陕西、山西、山东、河南等省区多流行"春季型"克山病,发病时间集中于4、5月份。

3. 人群分布 克山病以农业人口为主;同一地区中非农业人口则发病率极低。南方各省病区,以急性克山病例为多见,生育期妇女为高发人群。北方各省病区,以亚急性克山病例为多见,断奶后及学龄前儿童为高发人群。生育期女性比同年龄组男性发病人数较多,男女之比总体上为1:2.32。

克山病具有一定的家族聚集性,为揭示"环境与遗传"交互作用,近年来学术界运用高通量分子生物学技术,致力于灵敏、特异的易感性分子标志物筛选。有学者运用 Agilent 全基因组表达芯片技术,比较了克山病患者与健康对照组居民外周血基因表达谱差异、功能及通路。结果显示,与对照组相比,克山病患者外周血样品中差异表达基因上调的有59个、下调的有19个。这些差异表达基因功能主要涉及代谢、转录、离子通道、运输蛋白、蛋白质合成与修饰、信号转导等;生物学功能主要涉及细胞凋亡、细胞功能修复、分子转运、细胞增殖与分化、细胞间信号转导等。在环境流行病学研究中,加强人群易感性分子生物学标志的筛选,进一步阐明环境因素与遗传因素之间的交互作用,仍是克山病领域重要研究方向。

(三)克山病的病理学改变

克山病的主要受损部位为心肌,同时骨骼肌也可受累,但病变程度较轻,故本章节主要阐述心脏心肌病理改变。

1. 心脏外观改变 心脏扩大、重量增加,多见于慢型克山病患者。心脏可达正常心脏的2~3倍,从而导致心前区隆起和胸廓变形。急型和潜在型克山病心脏扩大不明显。

2. 心肌病理形态学改变 早期心室壁切面可见界限清楚的灰黄、晦暗、质软、不凹陷的多发性坏死病灶;随着病程进展,上述坏死灶可逐渐演变成为灰白色、凹陷、质坚实的片状或树状瘢痕。上述心肌病理改变可出现于同一病例。

3. 心肌微细结构改变 光学显微镜检查可发现:心肌纤维肿胀,横纹模糊不清,并可出现心肌水泡变性(hydropic degeneration)和脂肪变性(fatty degeneration)。镜下可见心肌纤维内含有多个小气泡,原纤维稀疏,空泡互相融合;胞核肿大,核仁明显;染色质周边化,呈空泡状。病变轻者,可见到心肌细胞内细小脂肪滴排列整齐,严重者脂肪滴粗大,肌原纤维及横纹不清。

（四）克山病的临床表现

1. 急型克山病　多见于成人和大龄儿童,具有起病急、病情危重、变化较快等特点。此型多为原发,但也可由潜在型、慢型因过劳、受凉、精神刺激或合并感染而诱发。成年患者起病时全身不适、头痛、头晕、心烦,继而出现恶心、呕吐、心慌、闷气等症状。儿童可有四肢发冷、咳嗽、气喘、阵发性腹痛、哭闹不安等表现。若出现频繁喷射性呕吐,常提示病情危重,多死于心源性休克、急性左心衰竭和严重心律失常。

血液检查可发现白细胞升高、红细胞沉降率增快;X线检查提示心脏轻度扩大、肺纹理增粗、肺水肿等指征。心肌酶学检查对心肌损伤有特异性意义,常发现血清中磷酸肌酸激酶、谷草转氨酶、乳酸脱氢酶(及其同工酶活性)升高。

2. 亚急型克山病　是小儿克山病常见类型。主要表现为心脏扩大、水肿,常在数日内发生心力衰竭,可合并心源性休克。亚急型克山病患儿经救治后多转危为安,但经三个月治疗未愈者多转变为慢型克山病。亚急型克山病的心电图、血常规及血清生化检查与急型克山病大致相同,但心脏扩大(叩诊检查或X线拍片)较急型克山病严重。

3. 慢型克山病　此型起病缓慢,多在不知不觉中发病,亦称"自然慢型克山病"。小儿患者多由急型、亚急型克山病转变而成。慢型克山病在疾病演变过程中可有急性发作,其症状、体征与急型、亚急型克山病相同,但大多数患者临床上以慢性心功能不全为主要表现。慢型克山病患者如果无急性发作或心肌坏死,其血象、红细胞沉降速率、血清生化酶等指标均在正常值范围内或轻度异常,但在急性发作期多与急型、亚急型克山病相同。

4. 潜在型克山病　此型心肌病变较轻,心脏功能代偿良好,多能参加劳动,故仅在普查中通过心电图检查才能发现。潜在型克山病可由急型、亚急型、慢型好转而成,但大多数人起病即为潜在型。患者多无明显不适,仅在活动后出现心悸、气短、乏力、头晕等自觉症状。可将潜在型克山病分为以下两型。

（1）稳定潜在型:起病即为潜在型克山病,符合潜在型诊断条件,其预后良好,很少转变为慢型、亚急型或急型;心电图以完全性右束支传导阻滞或室性期前收缩为主要表现。

（2）不稳定潜在型:此型多由急型或慢型克山病转变而来,经治疗后心脏功能恢复正常;心电图改变以T波、S-T段异常或伴有Q-T间期延长为主要表现。病情不稳定,常导致急型、亚急型发作,或转变为慢型克山病。

（五）克山病的预防措施及治疗原则

1. 预防措施

（1）建立健全三级预防网络:以县、乡、村三级医务人员为基础组建防治队伍,大力宣传克山病防治知识,定期进行人员业务培训,开展疾病监测、监督、疫情报告,做到早发现、早诊断、早治疗。

（2）治理生态环境:制定病区长远治理规划,加强水土保持,改善生态条件,不断提高环境中硒水平;有侧重地改良水质,保证安全供水;改善居住条件,修建防寒、防烟、防潮住宅;开展爱国卫生运动,加强垃圾粪便无害化处理,从而减少感染因素。

（3）消除诱发因素：开展健康教育，告诫当地居民注意防寒、防暑、避免过度疲劳、预防暴食暴饮和精神刺激，积极开展呼吸道和消化道感染性疾病防治。

（4）提倡合理营养：引进外来粮菜，逐渐纠正自产自给；合理搭配主副食，膳食多样化，增加优质蛋白、无机盐、维生素的摄入量。在经济条件许可的情况下适当增加肉、蛋、禽、奶类、大豆制品的摄入量，多吃新鲜蔬菜、水果。

（5）科学合理补硒：近半个世纪防治实践证明，通过以下几种措施合理地补硒可大大降低克山病的发病率、死亡率：①硒盐：每吨食盐中均匀喷加亚硒酸钠 15g（溶于 1kg 水中），作为居民烹调用盐，并且常年坚持使用。②亚硒酸钠片：从克山病高发季节前 1~2 个月开始服用，至高发季节过后方可停药。口服剂量为 5 岁以下儿童 0.5mg，5~10 岁 1.0mg，10 岁以上 2.0mg，每周服一次。成人每周口服亚硒酸钠片 2.0mg（2 片），相当于每人每日摄入硒量 130μg 左右，加上饮食摄硒量（约 20μg），每人每日共摄入硒约 150μg。根据硒生理需要量计算，上述口服剂量是在安全摄入量范围之内。③硒粮：在主要粮食作物的抽穗期，按每亩 0.6g~1.0g 亚硒酸钠喷施水溶液，通过叶面吸收可增加籽实中硒含量。④其他高硒食品：天然含硒食物如海产品、动物肝、肾、蛋等，可适当摄入。另外，可开发研制硒强化食物，在安全摄硒量范围内推广食用。

2. 治疗原则

（1）急型克山病：急型克山病人应坚持"就地治疗"，密切观察病情，合理妥善用药，待病人病情稳定缓解后方可转上级医院。临床救治关键在于纠正心源性休克、处理急性肺水肿、缓解心律失常，具体用药按内科心血管常规方案实施。

（2）亚急型、慢型克山病：亚急型、慢型克山病主要临床表现均为充血性心力衰竭，故治疗原则基本相同。病区防治实践证明，应对亚急型、慢型克山病人建立家庭病床，由基层医生负责治疗。

（3）潜在型克山病：本型心功能代偿良好，一般不需治疗。应加强生活指导，注意劳逸结合，生活规律，减少精神刺激。患者定期复查，发现异常尽早处理。

（4）并发症处理：常见并发症有呼吸道感染、心律失常、血栓、栓塞、水电解质紊乱等，应在严密观察病情的基础上尽早发现，并予以及时正确处理。

四、大骨节病

大骨节病（Kaschin-Beck disease）是一种地方性、慢性骨关节变形性疾病，以四肢关节软骨和骺板软骨变性、坏死、增生、修复为主要病理改变，以骨关节增粗、畸形、强直、肌肉萎缩、运动障碍为主要临床表现。

（一）大骨节病的病因

本病自发现以来，其病因假说和发病机制一直是学术界关注的重点。研究者运用分子生物学技术手段，围绕"软骨深层细胞坏死"原因及机制，从动物模型、细胞、分子标志、环境-基因交互作用等层面，进行了卓有成效的探索。

1. 环境硒水平过低　大骨节病病因有许多假说，其中环境低硒是大多学者所认可的"生物地球化学"因素。我国大骨节病病区分布于从东北至西南的宽阔缺硒地带；病区土壤、粮食中硒含量明显低于非病区;病区人群生物样品[毛发、血清、指(趾)甲等]中硒含量亦明显低于非病区人群。病区推广硒盐和口服亚硒酸钠片防治,使大骨节病的发病率明显下降。上述事实对大骨节病的缺硒学说均具强有力支持。

但是,近年来也出现了不尽一致的研究结果。例如,在四川、云南某些广泛低硒地区从无大骨节病流行;同样低硒且距离很近的两个村庄,其中一个村庄从无大骨节病发生;居住在同一村庄的发病户与非发病户,血硒水平无显著性差异;在尚未开展补硒干预的低硒病区,大骨节病流行强度亦呈明显下降趋势。因此学者认为,缺硒是否为大骨节病的"始动因素"仍有待于进一步研究。

2. 饮水中有机物中毒　饮水有机物污染是大骨节病可能原因。用大骨节病区饮用水饲喂家兔,发现家兔明显消瘦、骨骼生长发育停滞。对大骨节病区饮用水中有机物检测分析,发现大骨节病发病率与水中 $KMnO_4$ 耗氧量呈平行关系;用酸化萃取法检测病区饮水,表明腐殖酸含量与大骨节病发病率有关。已从大骨节病区饮水中检测出阿魏酸(ferulic acid)、对羟基桂皮酸(p-hydrocinnamic acid)、黄腐酸(fulvic acid)等植物自然腐败产物,其中黄腐酸与大骨节病因果联系较为密切。用含黄腐酸饮水饲喂大鼠,可引起膝关节软骨细胞变性、纤维化。从病区水源旁边土壤中提取的黄腐酸,对体外培养的软骨细胞染毒,可引起细胞损伤、变性、坏死。实验研究表明,黄腐酸能破坏软骨细胞膜完整性、导致脂质过氧化损伤,并可蓄积于骨和软骨细胞之中。

对于饮水中有机物中毒假说,近年来有不少学者提出质疑。理由如下:①现有的人群资料多系回顾性研究或横断面调查,故偏倚较大;②尚缺少规范的病例-对照和队列研究资料;③病区与非病区之间、病户与非病户之间饮水有机物含量差别不大;④较大剂量的黄腐酸实验研究亦未能复制出大骨节病动物模型,且尚无证据证明黄腐酸对软骨细胞有特异亲和力。

3. 真菌毒素中毒　大骨节病病区粮食易被镰刀菌污染,可产生某些对机体有害的毒素,例如 T-2 毒素。业已证明,T-2 毒素是单端孢霉烯族真菌毒素中致病性较强的代表性毒素。T-2 毒素进入体内后,可通过多种机制使骨骺板软骨和干骺区的血管变窄、软骨基质营养不良、软骨细胞变性坏死。检测结果显示,镰刀菌最容易污染的粮食是小麦、玉米,而大米基本不受污染;病区玉米镰刀菌检出率明显高于对照区。

研究表明,用含 T-2 毒素的饲料喂养大鼠、雏鸡、幼兔、小猪等动物,可出现类似人大骨节病样软骨病变,诸如软骨基质蛋白聚糖代谢异常、软骨细胞膜、核膜、细胞器损伤、DNA 合成减少、细胞增殖能力下降等。细胞超微观察发现,T-2 毒素能破坏体外培养软骨细胞的细胞器,引起粗面内质网囊状扩张、数量减少以及分泌功能缺失;线粒体空泡变性和髓样改变。分子机制研究表明,T-2 毒素能影响 c-jun、p53、bcl-2 家族、胱天蛋白酶-3 等凋亡相关基因的表达,进而引起软骨细胞凋亡。

在大骨节病病因研究中,"真菌毒素中毒"假说较少被学者质疑。但存在以下问题有待深入研究:①在谷物 T-2 毒素广泛污染的国家和地区,为何从未发生大骨节病;②镰刀菌污染分布、优势菌株与大骨节病病区分布尚不一致;③T-2 毒素毒作用部位多样,对软骨细胞尚缺少特异亲和力证据;④对大骨节病患者和病区居民,尚需筛选灵敏特异的 T-2 毒素暴露、效应和易感性生物标志。

4. 病因及发病机制研究现状　随着经济的发展和人居环境的改变,上述 3 种环境致病因素已逐渐弱化,故近年来多采用动物模型、细胞培养、基因差异分析及蛋白质组学技术等实验室研究,旨在深入探讨大骨节病病因、发病机制以及环境-遗传交互作用。

有学者运用重组 Car 转基因小鼠,敲除硒半胱氨酸 *Trsp* 基因后,观察"低硒与基因缺失联合作用"对生长发育及骨骼系统的影响。结果显示,突变小鼠发育迟缓、骨骺生长板异常、骨化延迟等类似人大骨节病改变。

采用基因芯片技术对大骨节病患者进行基因筛查,发现了许多与细胞凋亡、离子通道蛋白、软骨细胞代谢的相关基因异常表达。有学者运用双向凝胶电泳、质谱分析技术筛选出 29 个(与正常对照不同的)大骨节病软骨差异蛋白,这些差异蛋白涉及软骨细胞运动、坏死与应激、胶原合成、线粒体损伤等机制。

对大骨节病患者用候选基因策略筛查易感基因,发现某些基因及其位点的"基因型频率"与大骨节病相关,例如分化因子 5 基因的 rs143383、rs224334rs、rs224329 位点;白细胞介素(IL)-1β 的 rs16944 位点等。大骨节病软骨细胞谷胱甘肽过氧化物酶(GSH-Px7)基因显著下调;大骨节病患者外周血 GSH-Px1 的 Pro198Leu 位点呈现出基因多态性。目前,基因多态性与人群大骨节病易感性关系研究,其结论尚不尽一致。

(二)大骨节病的流行特征

1. 地区分布　大骨节病区多地处荒凉偏僻山区,其地理环境和生存条件恶劣,经济发展缓慢,群众居住条件简陋,生活水平低下。随着经济水平提高、生活条件改善,大骨节病发病率大幅度下降。

2. 人群分布　大骨节病性别间差异不明显,但 16 岁以上青年及成人患者,男性略高于女性。发病与病区居住年限无关,从外地迁入病区的外来人群,发病率高于本地人群。不同民族、职业发病率之间无差异,但农业人口高发,且有家庭多发倾向。

3. 时间分布　大骨节病病程长、进展缓慢,故很难确定发病准确时间,实际工作中多根据患者自述出现症状的时段来确定发病时间。研究资料显示,四季分明的温带地区,多发生于春季(3~4月份);暖地带多发生于冬春之间(2~3月份);而寒冷地带多发生于春夏之交(4~5月份)。上述结论尚有争议,"季节性多发"尚有待于客观、灵敏、准确的判定指标予以证实。

(三)大骨节病的病理改变

大骨节病的发病机制主要是软骨成骨作用障碍和骨骺板软骨、关节面软骨结构的破坏。基本的病理改变主要表现为透明软骨营养不良性变性、坏死,继而增生、修复,从而导致软骨内成骨障碍、骨生长发育停滞。上述病理改变不断加重,最终使病人出现关节增生畸形、身材矮小等体征。

病理形态学检验可见,骺板软骨细胞柱排列紊乱、短小、稀疏;骺板和关节软骨内小灶性基质红染、原纤维显现,或出现小片无细胞区;骺板下骨小梁稀少、排列不整齐等;尚可见到范围较大、较严重的软骨坏死性病灶。骺板与骨干的(坏死后)骨性愈合,是造成管状骨纵向生长停止、患者发生矮小、短肢、短指(趾)、畸形的病理基础。

(四)大骨节病的临床表现

1. 症状与体征　大骨节病病程进展缓慢,常在不知不觉中手指、脚趾、肘、膝、踝等关节增粗、弯曲、变形。部分病人可出现四肢关节晨起性僵硬,并伴有疼痛。由于关节僵硬、疼痛,可造成患者行走、下蹲、弯腰、抬臂等困难,严重者影响生活和劳动能力。重症晚期病人因短肢、短指(趾)畸形,出现身材矮小、四肢不均匀性短缩。患者尺骨、桡骨特别短,致使手指不能触及大转子处;胫骨、腓骨缩短,并出现弯曲变形,致使步态不稳,走路左右摇摆。

大骨节病患者体征非常独特,早期即可见到手指末节粗大如"鹅头"状,并向掌侧弯曲。随着病情进展,关节增粗、变形。肌肉萎缩等改变出现于指间关节、足趾、踝、腕、掌指关节等处;中期可发展至肘、膝关节;晚期累及肩关节、髋关节及脊柱关节。对关节增粗部位触诊时呈骨样感觉,但患者并不感有压痛。

2. X线表现 大骨节病由于年龄、病变部位、病变性质、轻重程度的不同,使X线征象颇为复杂,多见于掌指骨、腕骨、尺骨、桡骨、肱骨、胫骨、腓骨、股骨及足踝部骨骼,但最基本的X线改变有以下6种:①干骺端先期钙化带模糊、凹陷、不整,或呈波浪状;②干骺端先期钙化带凹陷、硬化、增宽;③骨端骨性关节面毛糙、不整、凹陷;④骨端囊状改变、骨质缺损、骨刺,或变形、粗大;⑤骨骺变形与干骺端早期闭合,或骨骺融解、碎裂;⑥骨干短缩、变形且骨质疏松、骨纹理紊乱;关节变形并伴有关节腔内游离碎块。

3. 大骨节病的实验室检查指标 大骨节病是一种进行性、营养不良性软骨组织病,其实验室指标多能反映机体低硒、胶原代谢紊乱等病理改变。

(1)血清、毛发、尿中硒水平:病区人群调查显示,患者上述生物标本中硒水平明显低于非病区。

(2)胶原代谢指标及血清酶学:大骨节病患者软骨组织中硫酸软骨素硫酸化程度降低;尿中羟脯氨酸、羟赖氨酸排出量明显升高;血谷胱甘肽过氧化物酶、血清碱性磷酸酶、谷草转氨酶、乳酸脱氢酶、羟丁酸脱氢酶等活性显著升高。

(五)大骨节病的预防措施及治疗原则

1. 补硒措施

(1)硒盐:每吨食盐中均匀喷加亚硒酸钠15g(溶于1kg水中),作为居民烹调用盐,并且常年坚持使用。

(2)亚硒酸钠片:每片含亚硒酸钠1.0mg,1~5岁0.5mg,6~10岁1mg,10岁以上及成人2.0mg,每周服用一次。按上述剂量连续口服7~10次后,改为半月口服一次。

(3)田间作物施硒:将1.0g亚硒酸钠溶于10~20L水,在扬花期喷洒到0.067km² 粮食作物上,并且在作物灌浆期喷洒2~3次。在土壤偏碱地区,亚硒酸钠均匀混入玉米、小麦专用化肥中,制成富硒底肥,在播种时施入田间。

(4)其他补硒措施:在经济条件许可的前提下,适当增加含硒丰富的食物,如动物肝、肾、富硒酵母、高硒鸡蛋、鱼类、芝麻、蘑菇、大蒜等。

2. 改水措施

(1)选择水质较好的生活饮用水水源:基本原则是水量充沛,水温恒定(冬夏均在14℃左右),感官性状良好等。

(2)水质净化:可采用吸附或过滤方法对病区饮用水进行净化,例如对浅层地下水水井可在掏净后于井底加硫黄(每吨水25kg)、煤炭(每吨水125kg),上层覆以沙石。另外可修造小型过滤池,其滤料为硫黄、碎煤粒、细沙、粗沙、棕树皮等。上述办法均可有效地去除水中有毒有害物质。

3. 改粮措施

(1)改旱田为水田:在以玉米小麦为主食的病区,扩大水稻种植面积,若大米在主食中比例增加至 30% 以上,可使大骨节病发病率明显下降;若大米比例达到 80% 以上,基本可以控制大骨节病的流行。

(2)改自产粮为供应粮或非病区粮:病区居民主食中供应粮或非病区粮应超过 50%,或达到 90% 以上,可以有效控制大骨节病的发生。

(3)防止粮食霉变:粮食收获后彻底晒干、烘干,并置于通风干燥处存放,以防止产毒霉菌污染。

(4)膳食结构多样化:在没有条件实行旱田改水田或自产粮改供应粮的地区,应改变膳食结构,降低小麦、玉米在主食中的比例,增加大豆、小米摄入量。另外多种、多储、多吃蔬菜,力争达到每人每天摄入 0.5kg(净重),以增加维生素和无机盐的摄入量,同时教育儿童克服不爱吃菜等偏食、挑食习惯。

4. 人群筛查措施　凡生活在大骨节病区的儿童,从断奶时起每年进行一次右手(包括腕关节在内)的 X 线拍片,一旦发现手指间关节干骺端或骨端异常,即可按大骨节病治疗。少数儿童右手部 X 线光可能无异常,但主诉有关节疼痛,检查时发现关节运动不灵活、手指向掌侧弯曲或手指末节向掌侧下垂,也应按大骨节病处理。

5. 治疗原则

(1)早期治疗:大骨节病的治疗效果取决于能否"早发现、早确诊、早治疗"。早期患者除应用含硒制剂外,还可使用镇痛、解毒、抗氧化制剂,能有效阻止病情进展。

(2)中晚期治疗:采用药物治疗、物理治疗、手术治疗等综合手段,对关节僵硬、疼痛难忍、步履蹒跚具有明显的缓解作用。

(崔留欣)

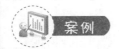

新疆某县是一个多民族的集聚地,有农业、牧业、半农半牧和城镇四类人口。饮用茶水、奶茶为本地各民族的生活习惯,而且饮用的奶茶都是以砖茶冲泡。在该地区长期居住的个别居民被发现有骨骼变形、弯曲,疑为氟骨症,卫生行政部门对该地区进行氟中毒情况调查。调查方式如下:在全县辖区内以农业、牧业、半农半牧和城镇四个层次随机抽取 8 个乡(镇)(每个层次 2 个乡(镇)),每个乡(镇)分别抽 2 个行政村,每个村抽取 16~66 岁有长期饮茶史的成人 50 名。同时在每个乡(镇)中心小学,各随机抽取 8~12 岁儿童 100 名作为调查对象。调查内容包括民族、性别、年龄、文化程度、职业、家庭收入、吸烟状况、饮食习惯、饮茶种类、饮茶方法、饮茶年限、水源类型和在本地的居住时间等。按照国家标准进行氟斑牙和氟骨症的检查。结果发现,8~12 岁儿童氟斑牙患病率为 44.3%,成人氟骨症检出率为 25.5%,以轻度和中度为主。

思考题　│　现拟调查该地区氟的来源，请制订调查计划并重点考虑以下几点：

1. 确定当地居民氟暴露情况，应对哪些样本进行氟浓度检测？

2. 根据环境样本和生物样本的氟浓度，确定氟病区的类型。

3. 对该地区氟中毒的防治应采取哪些措施？

第八章

环境污染性疾病

第一节　概述

　　环境污染已成为严重威胁人类健康的重要外源性病因。各种环境污染因素在一定强度和时间作用下均可对人体产生不同程度的损伤,在受暴露人群中引发急性、慢性以及远期健康危害,严重时导致公害病的发生。例如物理性环境污染因素的放射性污染可引起放射性损伤、皮炎、皮肤癌、白血病、再生障碍性贫血等疾病;噪声污染可引起听觉疲劳、噪声性听力损失或噪声性耳聋,也是导致老年性耳聋的一个重要因素;无线通讯、电视广播等产生的电磁辐射可引起神经衰弱综合征、白内障、男性睾丸功能受损等。生物性环境污染因素的军团菌等病原微生物在一定条件下可以导致军团病等的流行;而花粉、真菌孢子、尘螨、昆虫鳞片、皮屑等污染可引发过敏性鼻炎、哮喘等疾病。但在诸多环境污染因素中,化学性环境污染对人群健康的危害尤为突出,如日本水俣病、痛痛病、四日市哮喘以及我国云南宣威地区燃煤型室内空气污染导致的肺癌等。

　　凡能污染环境,使环境质量恶化,而直接或间接使人患病的环境污染因素,统称为环境污染性致病因素(environmental pollution-related pathogenic factor),由此在暴露人群中引发的疾病称为环境污染性疾病(environmental pollution-related disease)。环境污染性疾病多具有以下特点:①环境污染区域内的人群不分年龄、性别都可能发病;②发病者均出现与暴露污染物相关的相同症状和体征;③除急性危害外,大多具有低浓度长期暴露、陆续发病的特点;④往往缺乏健康危害的早期诊断指标;⑤预防的关键在于消除环境污染性致病因素、加强对易感人群和亚临床阶段人群的保护。

　　环境致病因素存在多暴露途径的复杂性,目前还难以进行准确的综合暴露评价和效应预测。本章将选择在环境与健康领域中具有代表性的环境污染性疾病进行阐述。

第二节　慢性甲基汞中毒

　　慢性甲基汞中毒(chronic methyl-mercury poisoning)是人群长期暴露于被汞(甲基汞)污染的环境,主要是水体汞(甲基汞)污染和由此导致的鱼贝类等食物甲基汞污染,造成摄入者体内甲基汞蓄积并超过一定阈值所引起的以中枢神经系统损伤为主要中毒表现的环境污染性疾病。

一、慢性甲基汞中毒的发病原因与机制

（一）甲基汞污染来源

汞在环境中广泛存在，主要以金属汞、无机汞和有机汞三种形态存在，无机汞不论呈何种形态，都会直接或间接地在微生物的作用下转化为有机汞，主要包括甲基汞、二甲基汞、苯基汞、甲氧基乙基汞等。大气、水、土壤等环境介质中都可能含有汞，土壤中汞的含量为 $0.03 \sim 0.3 mg/kg$；河水、湖水以及内陆地下水的汞含量一般不超过 $0.1 \mu g/L$，雨水中汞的平均含量为 $0.2 ng/m^3$，泉水中可达 $80 \mu g/L$。

汞的人为来源主要包括化石燃料的燃烧、城市及医疗废弃物焚烧、钢铁冶炼、有色金属冶炼、水泥生产过程、氯碱工业、化工、仪表、电子、颜料等工业企业排出的废水及含汞农药的使用是水体汞污染的主要来源。我国环保部要求对 14 个涉汞行业进行监督管理。

（二）发病原因

水体汞污染是引起慢性甲基汞中毒的重要原因。甲基汞易于被水生生物吸收，并通过食物链在水生生物体内富集浓缩，这种生物放大作用可使鱼、贝等水生生物体内甲基汞富集百万倍以上。水中胶体颗粒、悬浮物、泥土细粒、浮游生物等能吸附汞，并通过重力沉降进入底泥，底泥中的汞在微生物的作用下可转变为甲基汞或二甲基汞，甲基汞能溶于水，又可从底泥返回水中。因此，无论汞或甲基汞污染的水体均可造成潜在危害。

（三）发病机制

甲基汞主要经消化道摄入，具有脂溶性、原形蓄积和高神经毒等特性。甲基汞进入胃内与胃酸作用，生成氯化甲基汞，95%～100%可经肠道吸收进入血液，在红细胞内与血红蛋白中的巯基结合，随血液分布到脑、肝、肾脏和其他组织。在脑中的浓度约为血液浓度的 6 倍，其次为肝、肠壁、心、肺、呼吸道黏膜和皮肤。睾丸、甲状腺、头发及指甲等也有一定含量。甲基汞能通过血脑屏障，进入脑细胞；还能透过胎盘，进入胎儿脑中。脑细胞富含类脂质，而脂溶性的甲基汞对类脂质具有很高的亲和力，所以很容易蓄积在脑细胞内。对成人，甲基汞主要侵害大脑皮层的运动区、感觉区和视觉听觉区，有时也会侵害小脑。对胎儿脑的侵害，几乎遍及全脑。

甲基汞分子结构中的 C—Hg 键结合得很牢固，不易破坏，在细胞中呈原形蓄积，以整个分子损害脑细胞，而且随着时间的延长，损害日益加重。对胎儿的脑损伤发生在胎儿早期，病理检查可见小脑颗粒细胞萎缩、弥漫性髓质发育不良、胼胝体和锥体束发育不良等典型甲基汞中毒病变。甲基汞中毒动物模型研究发现局灶性小脑发育不良，包括颗粒细胞和普肯耶细胞异位；脑干、边缘系统包括海马和杏仁核神经元出现退行性病变，海马和杏仁核神经元数量明显减少，而齿状回的神经元数目增多；神经节内可见散在大型神经元被吞噬细胞浸润，神经元胞质内线粒体变性；神经远端轴索变性及髓鞘崩解，大量吞噬细胞浸润，病变逐渐加重，有向心性发展的特点。在慢性甲基汞中毒的病程中，各种损害的表现均呈现进行性和不可恢复性。

近年来对甲基汞健康危害的分子机制研究结果显示：①甲基汞可以抑制 β-微管蛋白，进而干扰神经元内部的结构以及生化反应的动态平衡；明显破坏线粒体的结构和功能；干扰神经递质的释放。②脂质过氧化作用也是甲基汞中毒时诱发脑神经细胞损伤的原因之一。甲基汞在体内代谢转化过

程中产生自由基,可造成 DNA 链断裂、碱基与核糖氧化、碱基缺失以及蛋白质交联等多种类型的损伤,在蛋白质、核酸等生物大分子的局部引起自由基反应,造成结构的破坏。甲基汞可使脑中脂质过氧化物(lipid hydroperoxide,LPO)的含量增加。甲基汞一方面与谷胱甘肽(glutathione,GSH)等抗氧化物结合,降低机体消除自由基的能力;另一方面又可产生自由基,导致体内 LPO 含量增高,最终导致细胞死亡。③体内金属硫蛋白(metallothionein,MT)是一种低分子量、富含巯基且能与重金属结合的蛋白质,与二价汞有极大的亲和力。在培养的神经元中加入汞,神经元的 MT-III mRNA 表达下降了 30%~60%。MT-III mRNA 表达降低会导致汞易于进入脑组织,进而产生神经毒作用。④甲基汞能特异性抑制星形胶质细胞对谷氨酸盐的摄取,干扰星形胶质细胞胶质原纤维酸性蛋白的合成,从而改变细胞的结构。⑤体外细胞培养及动物实验均证明甲基汞可诱导神经细胞中细胞凋亡相关基因的异常过量表达,从而可导致细胞凋亡。过度脑细胞凋亡可能与甲基汞诱发脑部畸形有关。⑥甲基汞可使脑神经细胞内游离钙离子水平显著升高,引起神经细胞钙稳态失调,导致神经细胞损伤,甚至死亡。

二、慢性甲基汞中毒的流行概况

(一)地区分布

在慢性甲基汞中毒流行地区通常存在汞和甲基汞的污染源。使用和生产汞或汞化合物的企业排出的废气、废水、废渣造成区域性汞污染主要是水体汞污染后,汞经微生物转化成为毒性较大的甲基汞,甲基汞则通过食物链不断富集,最终造成区域性人群慢性甲基汞中毒的发生。

日本水俣湾地区是最早出现慢性甲基汞中毒病例的地区。日本水俣病发病范围涉及遭受甲基汞废水污染的多个地区,包括熊本水俣湾地区,新泻阿贺野河地区,以及天草岛御所浦市等,受害人数多达 1 万余人。

20 世纪 60 年代,我国第二松花江和松花江出现汞和甲基汞污染。松花江上游的醋酸和乙醛制造厂等化工企业是主要污染源,其中含汞废水排放最严重的工厂年排汞量达 20~25 吨。70 年代是松花江水系汞污染高峰时期,江水中的汞含量高达 5.6μg/L,底泥中的汞含量为 89.8mg/kg,鱼体中的汞含量为 0.922mg/kg,沿岸渔民头发中的汞含量平均值为 13.5mg/kg。在 1982 年汞污染源被切断前,已有大约 5.4 吨甲基汞和 150 余吨汞被排入江中。在污染源被切断后,仍有大量的汞沉积在江底淤泥中,这部分汞通过向环境中释放成为松花江汞污染的主要来源。20 世纪 80 年代对沿江渔民健康状况连续 10 年的调查结果显示,部分渔民体内已有相当量的甲基汞蓄积,达到了水俣病患者的低限水平,出现了周围型感觉障碍,向心性视野缩小,听力下降、神经性耳聋等慢性甲基汞中毒的典型体征,并发现了慢性甲基汞中毒的病人。

湘江也是我国重金属污染较为严重的水体,"九五""十五"期间汞的年均排入量达到 1.85 吨/年。经过治理,汞污染得到初步控制,污染程度大大减小,2005 年湘江汞排入量已降为 1.17 吨/年。2011 年,国务院批准了《湘江流域重金属污染治理实施方案》,计划投资近 600 亿元,用 5~10 年的时间基本解决湘江流域重金属污染问题。虽然湘江沿江地区人群中迄今还未出现慢性甲基汞中毒的流行,但沉积在江底淤泥中大量的汞对水环境和人群健康的潜在危害仍然值得高度警惕,定期对此类污染区人群健康的监测十分必要。

近年来,在我国的广东、浙江等地,电子废弃物回收处理工厂采用简单的手工拆卸、露天焚烧或直接酸洗等粗放的处理技术,汞在焚烧、酸洗等过程释放出来,而回收处理残余物则被随意丢弃到田地、河流之中,又导致田地、水体污染。由此,因专业指导缺失、技术不规范而导致的环境污染难以估量。2014 年资料显示,我国电子废弃物的产量已超过 600 万吨,目前正以每年 5% ~ 10% 的速度增长,电子废弃物回收行业地区环境汞污染特征及相关人群健康风险值得关注。

（二）年龄、性别与发病的关系

污染区各年龄的人均可发病,症状取决于甲基汞的摄入量。发病与性别关系不大,但已有资料提示孕妇和哺乳母亲可能是高危险人群。由于甲基汞易通过胎盘屏障,而且胎儿对甲基汞的敏感性更强,在慢性甲基汞中毒流行的日本水俣湾地区,先天性水俣病的发病率很高,甚至达到 100%。

（三）汞摄入量与发病的关系

WHO/FAO 食品添加剂联合专家委员会提出人体总汞每周耐受摄入量为 $5\mu g/kg$ 体重,其中甲基汞不超过 $3.3\mu g/kg$ 体重。关于甲基汞的每日安全摄入量目前尚无统一规定,一些国家提出人体摄入的甲基汞量不得超过 $0.5\mu g/kg$(日本)、$0.43\mu g/kg$(瑞典)和 $0.1\mu g/kg$(美国)。

人群流行病学调查发现,随着母亲发汞含量的增加,胎儿神经系统损害的程度也明显加重。人的症状与甲基汞体内积蓄量密切相关,某些症状与体内甲基汞蓄积量的关系分别为:使人知觉异常约为 25mg、步行障碍约为 55mg、发音障碍约为 90mg,200mg 以上可导致死亡。据估算引发成人(体重 60kg)水俣病最低需汞量为 25mg 或发汞含量为 $50\mu g/g$。

（四）水俣病

水俣病是慢性甲基汞中毒的典型案例。因最早发现在日本熊本县水俣湾附近渔村而得名。1968 年被日本政府认定为公害病。

日本熊本县水俣湾地区 1925 年建立的水俣氮肥公司,在生产过程中一直将没有经过任何处理的含汞废水排放到水俣湾中,造成了该地区严重的汞污染。1950 年后,该地区在出现大量患病的猫死亡之后,居民中相继出现以走路不稳、言语不清、肢端麻木、狂躁不安等症状为主的患者。1956 年,熊本大学医学院组成了水俣病研究组,从环境流行病学、临床医学、病理检查、动物实验等方面开展联合研究,证明了水俣病的发生是由于氮肥公司排出的含甲基汞废水所致。1965 年水俣病在日本新潟县阿贺野河下游地区再次暴发流行。直到 1968 年日本政府才正式确认:熊本水俣病是水俣氮肥公司乙酸乙醛装置内生成甲基汞化合物排放到水俣湾所致的公害病,新潟水俣病是昭电鹿濑化工厂乙醛制造过程中产生的副产物甲基汞化合物排放到阿贺野河所致的公害病。已知受害人数多达 12 000 余人,其中 2955 人被确认为水俣病患者,2009 人已经病故。

三、慢性甲基汞中毒的临床表现及诊断标准

（一）临床表现

长期摄入小剂量甲基汞会引起慢性甲基汞中毒,症状的轻重与甲基汞摄入量和持续作用时间呈剂量-反应关系。

慢性甲基汞中毒的主要靶器官是中枢神经系统,最突出的症状是神经精神症状,早期表现为神经衰弱综合征。少数严重者,症状可持续发展加重,表现为精神障碍。严重者可出现神志障碍、谵妄、昏迷、锥体外系受损等。小脑受损时可出现笨拙蹒跚步态、书写困难等共济失调现象。颅神经受损,出现向心性视野缩小、听力减退等。亦可表现消化道刺激症状、肾脏损害及心、肝受损害等。重症患者可出现肢端感觉麻木、向心性视野缩小、共济运动失调、语言和听力障碍等典型症状,称之为Hunter-Russel 综合征。

先天性水俣病(congenital Minamata disease)或称胎儿性水俣病,是由于母亲在妊娠期摄入的甲基汞,通过胎盘侵入胎儿脑组织所致的中枢神经系统障碍性疾病。大都在婴儿出生三个月后开始出现各种症状,患儿症状较成人甲基汞中毒者更为严重。主要出现咀嚼、运动、言语和智力发育障碍等一系列症状,如:出现原始反射、精神迟钝、斜视、咀嚼吞咽困难、肌肉萎缩、大发作性癫痫、动作协调障碍、语言困难、阵发性抽搐和呆笑等;患儿随着年龄的增长,可出现明显的智力低下、发育不良和四肢变形等。先天性水俣病患儿病史的共同点是:患儿母亲在妊娠期间都食用过受甲基汞污染的鱼贝类,其中个别人有轻度手脚麻木感。患儿家庭中多有家属患有水俣病。患儿发汞检测值高于母亲20%~30%,脐带血汞含量高于正常儿。通常母亲乳汁甲基汞含量也高,表明先天性水俣病患儿在母乳喂养过程中,可再加重甲基汞的影响。

(二)诊断标准

临床诊断可参照《水体污染慢性甲基汞中毒诊断标准及处理原则》(GB 6989—1986)。根据水体汞污染水平、食用被汞污染食物的历史、体内汞蓄积状况以及临床表现和检验结果,进行综合分析,排除其他疾病,方可诊断。

头发中总汞值超过 $10\mu g/g$,其中甲基汞值超过 $5\mu g/g$ 者,即可认为有甲基汞吸收。

在明确存在汞吸收的基础上,出现下列三项体征中的 1~2 项阳性体征者,被列为观察对象:①四肢周围型(手套、袜套型)感觉减退。②向心性视野缩小 15~30 度。③高频部感音神经性听力减退 11~30dB(A)。

在汞吸收的基础上,具有下列三项体征者,可诊断为慢性甲基汞中毒:①四肢周围型(手套、袜套型)感觉减退。②向心性视野缩小 15~30 度,或有颞侧月牙状缺损到 30 度者。③高频部感音神经性听力减退 11~30dB(A)。当具有上述三项体征,但发汞低于 $10\mu g/g$ 以下时,可做驱汞试验,驱汞后尿中总汞值超过 $20\mu g/L$,其中甲基汞超过 $10\mu g/L$ 者,可予以诊断。

实际中还要特别注意体内甲基汞负荷量相当高,但症状不明显或较轻的病例,以防漏诊。

四、 慢性甲基汞中毒的防治原则

1. 消除污染源　汞及甲基汞一旦进入水体,单靠水体自净是难以消除的。因此,改革生产工艺,实现不向环境排放汞及其化合物是预防慢性甲基汞中毒的根本措施。我国污水综合排放标准(GB 8978—1996)中规定总汞的最高允许排放浓度为 0.05mg/L,烷基汞不得检出。

近年来,国际社会为限制汞排放与使用做出了积极努力。2013 年 1 月 19 日,联合国环境规划署通过了旨在全球范围内控制和减少汞排放的国际公约《水俣公约》,就具体限排范围作出详细规定,开出了有关限制汞排放的清单,以减少汞对环境和人类健康造成的损害。2013年10月10日,中国签署《水俣公约》,极大推进了我国对涉汞行业的监督管理。

2. 加强环境与人群健康监测 加强对水体中汞含量的动态监测,掌握汞污染水体水质、底泥及鱼等水生生物体内汞含量的变化;对汞污染区居住人群加强健康检查并建立健康档案。通过监测掌握汞在水体中的动态变化和在生物体内的蓄积情况,以便能够及时采取措施,控制污染,保护污染地区人群健康安全。

3. 控制甲基汞的摄入 在已知受甲基汞污染的地区,应根据污染的程度,限制捕捞或禁止食用鱼、贝等水生生物。WHO规定鱼体内汞含量应低于0.4mg/kg。

4. 保护临床前期人群 对已有一定量甲基汞蓄积的慢性甲基汞中毒临床前期人群,可应用二巯基丁二酸等药物进行驱汞治疗,控制病程发展。同时积极改善一般情况,防止神经、心脏、肾脏等的受损。

5. 提高国民环保意识 发挥健康教育活动对增强国民环保意识的重要作用,积极宣传《水污染防治法》和《环境保护法》,使汞污染企业的排放与危害情况能够得到及时监督与控制。

第三节 慢性镉中毒

慢性镉中毒(chronic cadmium poisoning)是人群长期暴露于受镉污染的环境,主要是水体与土壤镉污染和由此导致的稻米与鱼贝类食物镉含量增高,造成摄入者体内镉蓄积并超过一定阈值所引起的以肾脏和骨骼损伤为主要中毒表现的环境污染性疾病。日本痛痛病就是典型的慢性镉中毒。

一、慢性镉中毒的发病原因与机制

(一)镉污染来源

镉在自然界中多以化合态存在,大气中含镉量一般不超过$0.003\mu g/m^3$,水中不超过$10\mu g/L$,而土壤中不超过$0.5mg/kg$。镉在工业上用途广泛,主要用于电镀,颜料、塑料稳定剂、合金、电池、陶瓷制造等,这些用途共占镉总消耗量的90%。此外,镉还可用于生产电视显像管磷光体,高尔夫球场杀真菌剂,核反应堆的慢化剂和防护层,橡胶硫化剂的生产等。全球每年向环境中排放大约4000~13000吨镉,我国每年随工业企业排出的废气、废水、废渣有600余吨镉排入环境,造成严重的环境污染。一般来说,大气中的镉主要来自有色金属的冶炼、煅烧,矿石的烧结,含镉废弃物的处理等。水体的镉污染主要来自工业废水,矿石冶炼也可排出含镉量较高的废水,每升废水含镉量可达数十至数百微克。土壤镉污染的主要来源是含镉废水灌溉农田所致。在镉污染区,大气中镉含量可超过$1\mu g/m^3$,地表水的含量高达$3.2mg/L$,土壤中含量高达$50mg/kg$。环境受到镉污染后,镉不仅在环境中蓄积,而且可在生物体内及农作物中富集。

由于工业污染,日本曾发生过严重的土壤镉污染。日本环境厅1971年调查了35个地区的117个含镉地区的农田土壤,土壤含镉平均值最高为$15.26mg/kg$。日本痛痛病发病地区富山县神通川流域水体中的镉超过$100\mu g/L$,土壤中的镉最高超过$50mg/kg$,大米中的镉含量超过$0.68mg/kg$。我国约有 1.3 万公顷耕地受到镉污染,涉及 11 个省市的 25 个地区。这些地区环境镉污染除了矿冶资源的私挖乱采,或含镉工业废水的无组织排放外,主要来源于农田的污水灌溉。土壤镉污染导致了上述地区的水稻、蔬菜等农作物含镉量严重超标,部分地区已经发展到产出"镉米"的程度,每年生产的"镉米"多达数亿公斤。有的镉污染地区已出现了镉污染所致慢性镉中毒的病例,甚至出现了疑似"痛痛病"的患者。如沈阳张士污灌区用污水灌溉 20 多年后,被污染的耕地已多达 2500 多公顷,稻田含镉 5~7mg/kg,稻米的镉含量高达 0.4~1.0mg/kg,已达到或超过诱发痛痛病的平均镉含量。兰州市白银灌区东大沟流域土壤中的镉含量已达到日本富山县神通川流域的水平。江西省大余县污灌引起的镉污染面积达 5500 公顷,并形成了 670 公顷的"镉米"生产区。研究表明,当稻米中的镉含量达 0.4mg/kg 时,不宜长期食用;超过 1.0mg/kg 时应禁止食用。

另外,吸烟对人体镉摄入也具有重要意义。每吸烟 20 支就会摄入镉 15μg。侧流烟气中的镉含量比主流烟气中的高,因此被动吸烟者可能处在浓度更高的含镉烟气中,对暴露人群具有潜在危害。

（二）发病原因

长期摄入过量的镉是造成慢性镉中毒的主要原因。国际癌症研究机构已将镉列为 I 类致癌物,WHO 确定镉为优先研究的食品污染物,联合国环境规划署提出 12 种具有全球性意义的危险化学物质,镉被列为首位。镉也被美国毒理委员会(ATSDR)列为第 6 位危及人体健康的有毒物质。

镉不是人体所必需的元素。镉主要通过食物、水、空气、吸烟等途径经由消化道和呼吸道进入人体。通过消化道摄入镉的吸收率约为 5%,通过呼吸道吸入镉的吸收率高达 20%~40%。成人每天从食物中摄入 20~50μg 的镉。镉在人体中的生物半减期长达 10~25 年,可在体内不断累积。新生儿体内含镉约 1μg。在从事无镉职业暴露的情况下,70kg 体重、50 岁男性的镉蓄积量约 30mg,是新生儿的 3 万倍。

（三）发病机制

经消化道摄入是机体摄取镉的主要途径。吸收的镉进入血液后,部分与血红蛋白结合,部分与低分子硫蛋白结合,形成镉硫蛋白,通过血液循环到达全身,并有选择性地蓄积于肾、肝中。肾脏可蓄积吸收量的 1/3,是镉中毒的重要靶器官。此外,在脾、胰、甲状腺,睾丸和毛发也有一定的蓄积。镉的排泄途径主要通过粪便,也有少量从尿中排出。在正常人的血中,镉含量很低,接触镉后会增高,但停止接触后可得以恢复。镉与含羟基、氨基、巯基的蛋白质分子结合,能使许多酶系统受到抑制,从而影响肝、肾器官中酶系统的正常功能。镉还能干扰铁代谢,使肠道对铁的吸收减低,破坏红细胞,从而引起贫血症。

镉损伤肾小管后,使人出现糖尿、蛋白尿和氨基酸尿等症状,并使尿钙和尿酸的排出量增加。肾功能不全又会影响维生素 D_3 的活性,使骨骼的生长代谢受到阻碍,从而造成骨骼疏松、萎缩、变形等。病理检验可见肾小管出现退行性变,管腔扩大或呈慢性间质性改变,电子显微镜可见近端肾小管和部分远端肾小管上皮细胞发生改变,线粒体肿胀,核浓缩,线粒体内颗粒增加,细胞质内出现电子密度高的含镉颗粒,肾小球无显著变化。

慢性镉中毒时出现骨软化症的形成机制迄今尚无定论,一般认为由于肾功能的损害抑制了维生素 D 的活性。维生素 D 的正常代谢受到干扰,就会妨碍钙、磷在骨质中的正常沉着和贮存,导致骨软化。慢性镉中毒病人常伴有肠道吸收障碍,也会妨碍脂溶性维生素和钙的吸收。

动物实验和人群的流行病学调查发现,镉还可使动物和人的染色体发生畸变。镉的致畸作用和致癌作用(主要致前列腺癌),也经动物实验得到证实,但尚未得到人群流行病学调查的确切证据。

近年来有关镉的毒性作用分子机制的研究结果显示:①镉通过与酶类巯基结合或替代作用,置换出细胞内酶类金属,特别是各类巯基蛋白和抗氧化酶,消耗细胞内抗氧化蛋白,破坏细胞抗氧化系统,使机体清除自由基的能力下降,引起氧化损伤。如镉与超氧化物歧化酶(superoxide dismutase, SOD)、谷胱甘肽还原酶(glutathione reductase, GSSG-R)的巯基结合,与谷胱甘肽过氧化物酶(glutathione peroxidase, GSH-Px)中的硒形成 Cd-Se 复合物,或取代 CuZn-SOD 中的 Zn 形成 CuCd-SOD,从而使这些酶的抗氧化活性降低或丧失。②镉通过破坏线粒体电子呼吸传递链的正常功能,抑制细胞呼吸,造成细胞 ROS 的大量生成。通过活化黄嘌呤氧化酶、血红素氧化酶,协同铜、铁离子在受干扰的相关细胞呼吸过程中产生氧自由基,从而引起脂质过氧化反应,造成肾脏功能及结构损害,例如可产生具有很强氧化功能的代谢产物 OH·,可使人和大鼠吞噬细胞中超氧阴离子 $O_2^-·$ 的产生增多,与金属硫蛋白结合过程中可有自由基的产生,Cd^{2+} 与 DNA 结合蛋白"锌指"结构中的 Zn^{2+} 发生置换反应时也产生自由基;另外,镉可以引起炎症反应,活化的炎症细胞释放多种细胞因子引发氧化损伤,同时伴随着一些细胞因子的基因表达,如 IL-1、IL-6、TNF-α、MIP-2 和 ICAM-I 等。镉是一种强的脂质过氧化诱导剂,可通过自由基促进细胞脂质过氧化使细胞膜的结构和功能受到损害;但也发现,用维生素 A、维生素 C 等脂质过氧化拮抗剂虽可抑制镉引起的细胞脂质过氧化水平,却不能对抗镉引起的细胞其他损害,提示氧化性损伤并非镉引起肾损伤的直接原因,可能是一种伴随现象。③金属硫蛋白(metallothionein, MT)和还原型谷胱甘肽(reduced glutathione, GSH)是细胞内最重要的非酶性巯基化合物,结合镉后的 MT 和 GSH 会丧失还原性,对细胞内 ROS 失去清除能力,降低其抗氧化功能。④细胞内镉含量的增加能将 Ca^{2+} 从它的生理结合位点上替换下来,引起钙依赖性蛋白功能的丧失。镉离子可以通过与内质网、线粒体膜上的电压门控式通道蛋白结合,引起细胞器内 Ca^{2+} 外流,造成内源性细胞质 Ca^{2+} 含量的短暂或持续上升,使细胞内钙稳态失衡。⑤镉能引起 DNA 单链断裂,并抑制包括核苷酸切除修复(NER)、碱基切除修复(BER)和错配修复(MMR)等几乎所有类型的 DNA 修复过程,导致细胞凋亡。

二、慢性镉中毒的流行病学概况

(一)地区分布

环境镉污染是引起区域性慢性镉中毒的主要原因。在发病地区可找到镉污染源,通常是因污染源排放废气、废水、废渣污染环境后,造成该地区人群镉摄入量增加而引发慢性镉中毒,其中以土壤镉污染引发的健康风险问题最为突出。2014 年,我国环境保护部和国土资源部发布的"全国土壤污染状况调查公报"显示,全国土壤环境状况总体不容乐观,部分地区土壤污染较重,耕地土壤环境质量堪忧,工矿业废弃地土壤环境问题突出。从污染类型看,以无机型为主,无机污染物超标点位数占全部超标点位的 82.8%,而镉在 8 种无机污染物点位超标率位居第一。我国镉污染事件主要发生在镉矿相对丰富及采选冶炼较密集的云南、广东、湖南、贵州等地区,这些地区同时具有雨量大、坡度陡、水土流失严重的地理特点,因此,该地区镉污染的潜在威胁较大。

在我国已明确认定的镉污染区中已经出现了慢性镉中毒的病例。2006 年 1 月,由于工业废水排放导致土壤和作物长期镉污染,株洲市天元区马家河镇新马村 1000 余村民被检出尿镉超标 2~5 倍,150 余人被诊断为慢性轻度镉中毒。1994 年,湖南凤凰铅锌矿含镉尾砂尾水未进行有效治理,污染水源、稻田,引起稻谷镉含量增加,最终进入人体。调查发现该地区稻谷镉含量为国家标准的 1.17 倍,污染区 15.9% 的居民尿镉高于 $10\mu g/L$,且伴有 β_2-微球蛋白升高,24.4% 的居民血红蛋白低于 10g/100ml,提示镉污染已对居民健康造成损害。因此,关注环境镉污染地区人群健康状况具有重要意义。

(二)年龄、性别与发病的关系

慢性镉中毒发病年龄一般为 30~70 岁,平均 47~54 岁。本病潜伏期可长达 10~30 年,一般为 2~8 年。患者多为 40 岁以上的妇女。妊娠、哺乳、营养不良、更年期等是发病的诱因。

(三)镉摄入量与发病的关系

尿镉主要与体内镉负荷量及肾镉浓度有关,可用作镉暴露和吸收的生物标志物。研究显示,当尿镉达 $5~10\mu mol/mol$ 肌酐时,肾小管功能异常的患病率可达 5%~20%,故以 $5\mu mol/mol$ 肌酐的尿镉作为慢性镉中毒的诊断下限值。慢性镉中毒时,尿镉通常超过此值,脱离接触较久者可有所降低,但仍高于当地正常参考值上限。

(四)痛痛病

痛痛病(itai-itai disease)是发生在日本富山县神通川流域部分镉污染地区的一种严重的环境污染性疾病,以全身剧烈疼痛为主要症状而得名,是慢性镉中毒的典型案例。1968 年痛痛病被日本政府认定为公害病。神通川地区自 1913 年建立炼锌厂,1931 年出现首例病人,1955 年发生大量病例,到 1968 年查明原因,受害者众多。

主要原因是当地居民长期饮用受镉污染的河水,并食用此水灌溉的含镉稻米,致使镉在体内蓄积,发生慢性镉中毒,导致了痛痛病的发生。

三、慢性镉中毒的临床表现及诊断标准

(一)临床表现

病情呈渐进性加重,发病初期腰、背、膝关节疼痛,随后遍及全身。疼痛的性质为刺痛,活动时加剧,休息时缓解。由于髋关节活动障碍,步态摇摆。数年后骨骺变形,身长缩短,可比健康时缩短约 20~30cm,骨骼严重畸形。骨脆易折,甚至轻微活动或咳嗽都能引起多发性病理骨折。不同地区慢性镉中毒患者的临床表现特征有一定的差别,在日本痛痛病地区,慢性镉中毒患者有明显的骨软化症。患者疼痛难忍,卧床不起,呼吸受限,最后往往死于其他合并症。慢性镉中毒肾功能损伤明显,常见贫血症状。患者尿糖增高,尿钙增多,尿中低分子蛋白增多,尿酶有改变。尿中镉含量增高,最高可达 $100\mu g/g$ 肌酐以上(正常情况下,人体尿镉含量大多在 $2\mu g/g$ 肌酐以下,上限在 $5\mu g/g$ 肌酐以下)。由于血镉主要反映近期接触量,尚不能建立镉的远期吸收量与血镉浓度之间的定量关系,且血镉与肾功能异常的剂量-反应关系资料远较尿镉少。因此,尿镉测定对慢性镉中毒的诊断具有重

要意义,在一定程度上反映了镉性肾损伤和体内镉负荷。慢性镉中毒以肾脏损伤为主,最终出现肾衰竭。也可累及其他器官,但缺乏特异性,故诊断依据以肾脏损害为主。

（二）诊断标准

对慢性镉中毒的临床诊断可参照《职业性镉中毒的诊断》(GBZ 17—2015)慢性镉中毒部分。在考虑具体镉暴露情况下,将慢性镉中毒分为两类:

(1)轻度中毒:一年以上镉及其化合物的接触史,尿镉连续二次测定值高于 5μmol/mol 肌酐(5μg/g 肌酐),可有头晕、乏力、嗅觉障碍、腰背及肢体痛等症状,实验室检查发现有以下任何一项改变时,可诊断为慢性轻度镉中毒。①尿 $β_2$-微球蛋白含量在 9.6μmol/mol 肌酐(1000μg/g 肌酐)以上;②尿视黄醇结合蛋白含量在 5.1mol/mol 肌酐(1000μg/g 肌酐)以上。

(2)慢性重度中毒:除慢性轻度中毒的表现外,出现慢性肾功能不全,可伴有骨质疏松症、骨质软化症。

在慢性镉中毒的肾脏损害中,公认的早期改变主要是肾近曲小管重吸收功能减退,故以肾小管性蛋白尿为诊断起点。目前诊断的主要依据是尿 $β_2$-微球蛋白、视黄醇结合蛋白等低分子量蛋白排出增多。早期镉中毒时,尿中低分子量蛋白质 $β_2$-微球蛋白(beta 2-microglobulin,$β_2$-MG)、视黄醇结合蛋白(retinol binding protein,RBP)、白蛋白(albumin)以及尿 N-乙酰-β-D-氨基葡萄糖苷酶(beta-N-acetyl-glucosaminidase,NAG)等都是肾损伤早期较为理想的生物标志物。尿金属硫蛋白(metallothionein,MT)作为一种分子量比 $β_2$-MG 更小的低分子金属结合蛋白,具有较高的灵敏度,其在尿中的变化,先于尿蛋白总量和肾小球滤过率(glomerular filtration rate,GFR)的变化;随着肾损伤的加重,尿MT 与 $β_2$-MG 不断增加,但尿 MT 的增加幅度更大,尿中的 $β_2$-MG 和尿 MT 的含量已作为镉暴露的生物标志物。测定尿 $β_2$-微球蛋白和视黄醇结合蛋白主要有放射免疫分析法和酶联免疫分析法两种,可任选一种。尿镉、尿 $β_2$-微球蛋白和视黄醇结合蛋白测定多用点尿样标本,易受尿液稀释度的影响,故上述尿中被测物的浓度均需用尿肌酐校正。对肌酐浓度小于 0.3g/L 或大于 3.0g/L 的尿样应重新留尿检测。病情发展到慢性肾功能不全,可伴有骨质疏松、骨质软化时,已属重度中毒,其诊断依据与其他有关临床学科相同。

国内外研究虽已发现慢性镉中毒患者尿中溶菌酶、NAG、核糖核酸酶、碱性磷酸酶、γ-谷氨酰转移酶、中性肽链内切酶等尿酶改变,并且从理论上讲,尿酶测定比尿蛋白测定更灵敏、定位也更准确,但由于对尿酶的保存条件、反应条件、激活因子、抑制因子等细节还不甚清楚,测定方法的规范化和质量控制问题还没有完全解决,使测定结果波动范围很大,因此限制了尿酶检测的实际应用。

四、慢性镉中毒的防治原则

1. 消除污染源　镉一旦排入环境,对环境的污染就很难消除,因此预防镉中毒的关键在于控制排放和消除镉污染源。

2. 加强监测,控制摄入量　我国《生活饮用水卫生标准》(GB 5749—2006)规定生活饮用水中镉含量不得超过 0.005mg/L,地表水环境质量标准(GB 3838—2002)规定地表水中镉最高容许浓度为 0.005mg/L,污水综合排放标准(GB 8978—1996)规定废水中总镉含量不得超过 0.1mg/L。为了预防摄入过量的镉,WHO 建议成人每周摄入的镉不应超过 400~500μg。日本规定糙米含镉不得超过 1mg/kg,精白米含镉不得超过 0.9mg/kg。

为早期发现镉污染的健康危害,我国制订了《环境镉污染健康危害区判定标准(GB/T 17221—1998)》。此标准适用于环境受到含镉工业废弃物污染,并以食物链为主要接触途径而导致镉对当地一定数量的定居人群产生靶器官肾脏慢性损伤的污染危害区。根据镉污染区现场的环境流行病学调查资料,以当地接触镉的定居人群镉负荷量(尿镉)增加为先决条件,排除职业性镉接触,结合靶器官肾脏重吸收功能和肾小管细胞损害等健康危害指标及其达到判定值的联合反应率水平,对该污染区镉是否已造成当地人群慢性早期健康危害作出判定。在此标准的应用中应掌握以下判断原则:①有明确的工业镉污染源和环境长期受到含镉工业废弃物的污染,当地饮用水、灌溉水和自产粮食、蔬菜食品或单项或多项超过国家标准的地区为观察区。②一直居住在镉污染区并食用当地自产粮食、蔬菜等主要食品的非流动居民,平均每日镉摄入量达到 300μg,年龄 25~54 岁的长期定居居民为调查人群。③三项健康危害指标同时达到判定值的受检者,为镉污染所致慢性早期健康危害的个体,并列为追踪观察对象。④三项健康危害指标同时达到判定值的受检者人数占受检总人数的联合反应率达到判定值的,确认该污染区的镉已构成对当地定居人群的慢性早期健康危害。三项健康危害指标及联合反应率的判定标准见表 8-1。

表 8-1　健康危害指标及其联合反应率的判定标准

健康危害指标判定值			联合反应率[**]
尿镉（μg/g 肌酐）	尿 β_2 微球蛋白（μg/g 肌酐）	尿 NAG 酶[*]（μg/g 肌酐）	判定值（%）
15	1000	17	10

[*] NAG 酶:N-乙酰-β-D-氨基葡萄糖苷酶

[**] 联合反应率:数项健康危害指标均达到判定值的受检者人数与受检总人数之百分比

3. 保护高危人群　加强对镉污染区居民的定期健康检查,建立健康档案,实施高危人群健康动态监控。

4. 对症治疗　中毒患者对慢性镉中毒患者以对症支持治疗为主。用大量维生素 D 并补充钙、磷,同时给予高蛋白高热量富营养膳食,可使病情缓解。对于体内蓄积的镉,目前尚无安全的排镉方法,如用络合剂驱镉治疗时,必须慎重,应从小剂量开始。依地酸钙钠驱镉效果不显著,在慢性中毒时还可引起镉在体内重新分布,使肾镉蓄积量增加、肾脏病变加重,因而目前多不主张用依地酸钙钠等驱排药物。

第四节　宣威室内燃煤空气污染与肺癌

随着人们生产和生活方式的不断改变,室内污染因子日益增多,而社会化的快速推进,使人们在室内活动的时间更长,因此,室内环境质量与人体健康的关系更显密切。20 世纪中期以来,由于民用燃料使用带来的室内环境质量问题被人们逐步认识,我国宣威肺癌就是室内空气严重污染导致健康危害的实例。20 世纪 70 年代,原国家卫生部肿瘤防治办公室在全国恶性肿瘤死因调查中发现云南宣威地区是我国肺癌死亡率最高的地区之一,肺癌死亡率是全国农村地区的 6.4 倍。由此,宣威肺癌高发的问题受到高度关注。

一、宣威肺癌的病因学研究

(一)多环芳烃类物质污染室内空气

生活炉灶燃煤排放出大量以 B(a)P 为代表的致癌性多环芳烃类物质是导致宣威肺癌高发的主要危险因素。当地居民生活用煤主要是质量较差的自产烟煤,含焦油物质多,燃烧时产生的多环芳烃等有害物质的浓度高,种类多,造成室内空气严重污染。尤其是当地产烟煤燃烧后产生的 B(a)P、TSP、SO_2 浓度均较高,此外还有砷、镍、铬、镉等致癌性金属和放射性物质如镭、铀、氡及其子体等。该地区室内空气中 B(a)P 浓度最高可达 $6.26\mu g/m^3$,远超过我国环境空气质量标准(GB 3095—2012)中 B(a)P 的浓度限值 $0.001\mu g/m^3$。研究显示,该地区室内空气中 B(a)P 浓度与人群肺癌死亡率之间具有明显的剂量-反应关系,而与其他恶性肿瘤之间未见相关性;遗传毒理学和经皮肤涂抹、皮下注射、气管注入等动物实验均表明,宣威地区室内空气颗粒提取物具有较强的致突变性与致癌性。

(二)无烟囱生活炉灶的使用

居民普遍在室内使用没有进风口和烟囱的生活炉灶,居室通风不良,燃煤产生的煤烟积聚在室内,空气质量极差。

(三)遗传易感性

与其他地区相比,宣威地区肺癌在易感变异位点、体细胞基因突变、突变频率、突变位点以及肿瘤相关蛋白表达量等方面均具有一定差异。GSTM1 缺失者烟煤用量高其患肺癌危险性增加。

肺癌发病机制复杂,已有研究成果有助于进一步探讨宣威肺癌发病机制中 B(a)P 暴露与遗传易感性交互作用。

二、宣威肺癌的环境流行病学研究

宣威肺癌病因的环境流行病学研究是我国科学家开展环境污染与健康关系研究的成功典范,为我国开展环境污染性疾病的病因学调查与研究积累了丰富的经验,提供了重要借鉴。

云南省宣威县(现为宣威市)位于滇东北部乌蒙山区,全县面积 6000 多平方千米。20 世纪 70 年代,人口 110 余万,90%以上是农民,其中汉族占 94%左右。当地居民以烟煤、无烟煤、木柴为主要生活燃料,因交通不便居民以用当地产煤为主。该地区经济落后,生活水平较低。资料显示,1973—1975 年间,宣威县男性肺癌粗死亡率为 24.81/10 万,用中国标准人口年龄调整的死亡率为 27.95/10 万,世界标准人口年龄调整的死亡率为 39.17/10 万,0~74 岁累积死亡率为 4.66%。宣威县女性肺癌粗死亡率为 21.35/10 万,用中国标准人口年龄调整的死亡率为 24.49/10 万,世界标准人口年龄调整的死亡率为 33.28/10 万,0~74 岁累积死亡率为 3.95%。宣威男女肺癌死亡率性别比值为 1.09,小于全国平均水平的 2.13。当地妇女习惯在室内火塘上燃煤取暖和烹调食物,长期暴露于燃煤引起的室内空气污染。

为了揭示引起宣威肺癌高发的主要危险因素,探索暴露与疾病关联强度,中国预防医学科学院(现为中国疾病预防控制中心)与当地卫生防疫部门密切合作,对宣威肺癌的分布特点、饮水与粮食的致癌物污染状况、职业接触、吸烟、大气和室内空气污染状况,以及遗传易感性等与肺癌高发的关系等进行了系统的病因学研究与干预,通过 20 多年的环境流行病学、卫生化学、环境毒理学调查研究,取得了一系列重要成果。

（一）工业污染与宣威肺癌高发未见明显联系

研究表明,该地区肺癌死亡率有明显地域差异,城关、榕城和来宾三个乡镇特别高。宣威肺癌死者中绝大多数是农民,其死亡率是厂矿、机关职工及家属的 9.8 倍,与职业接触无关。当地工业规模小,投产时间短,且不存在特别致癌物质,因而可以排除工业污染导致肺癌高发的可能性。

（二）吸烟不是宣威肺癌高发的主要危险因素

流行病学调查结果表明,宣威地区肺癌死亡率高峰较全国提前了 2~3 个年龄组。宣威男性吸烟率为 32.6%~42.7%,女性吸烟率为 0.01%~0.23%,男性吸烟率比女性高 200 多倍,而肺癌死亡率在两性间差别不大,吸烟率的高低与肺癌死亡率并不吻合,不能解释女性肺癌死亡率高的原因,女性肺癌死亡率居全国之首;病例-对照研究显示,有吸烟史与无吸烟史两组人群,在肺癌发病方面未见明显差别,肺癌死亡率与吸烟率之间无相关性。吸烟率相仿的肺癌高发区和低发区农民肺癌死亡率之间,相差 30 多倍;在肺癌高发区或低发区中吸烟与非吸烟人群肺癌死亡率之间差别不明显。此外,当地居民吸烟方式多用装水的竹筒和细长的旱烟锅作烟具,很少吸香烟或用纸卷烟,此种吸烟方式在某种程度上能减少一些对健康的危害。综上所述,吸烟不是宣威肺癌高发的主要危险因素。

（三）生活燃料与宣威肺癌死亡率间存在明显联系

宣威地区肺癌死亡率居各类恶性肿瘤死亡率之首,除肺癌死亡率较高外,其他恶性肿瘤死亡率并不高于国内其他地区,表明该地区肺癌发病危险因素具有其特殊性。宣威地区不同区域人群的肺癌死亡率分布也有所不同,周围区域发病较低而中部区域发病最严重,发病程度的区域分布与使用燃料的种类呈现明显相关,中部地区主要使用当地产烟煤作为生活燃料,而周边地区主要使用木柴与无烟煤作为生活燃料。烟煤燃烧排放物的颗粒小、有机物含量高,并含有大量以 B(a)P 为代表的致癌性多环芳烃类化合物,且具有较强的致突变性、致癌性等特征。烟煤燃烧排放物诱发实验动物肺癌发生率远远高于木柴组和对照组。烟煤燃烧排放物也能引起人群气道阻力增高。根据对宣威地区约 60 万人所进行的室内空气中 B(a)P 浓度与肺癌死亡率之间的关系研究,两者有剂量-反应关系,如表 8-2。

对宣威地区室内空气污染状况、肺癌环境流行病学调查和实验室研究结果的综合分析表明,宣威地区室内燃煤空气污染是宣威肺癌高发的重要原因。

（四）宣威肺癌的流行趋势

宣威作为一直以来的肺癌高发区,总死亡模式也在发生变化。根据前期研究结果,针对室内燃煤空气污染进行了大量的干预工作,主要危险因素有所改善。现在和二十年前相比,烟煤和木柴穗杆的使用率降低,无烟囱炉灶(火塘)和有烟煤地炉的使用率显著下降,而电的使用率上升,手提炉和电炉的使用率显著上升。但是,宣威肺癌死亡率一直呈上升趋势,并维持在较高的水平。2013 年有报道显示,宣威男性 15~60 岁人群肺癌死亡率为全国农村的 3~5 倍,女性为 7~9 倍,男性和女性接近的性别分布特点依然存在;肺癌患者死亡年龄提前。高发区有所扩大,除原来的肺癌高发区外,增加地区主要集中在原来高发区的西南、南部和东南地区,女性肺癌的高发区较男性更加集中。低发区肺癌死亡率有所增加,但与全国农村肺癌死亡水平的上升速度类似。因此,室内空气污染还不能完全解释宣威肺癌高发的特点,需要对导致宣威肺癌的危险因素做进一步系统的研究。

表 8-2　空气中 BaP 浓度与肺癌死亡率

公社	室外 BaP($\mu g/100m^3$)	室内 BaP($\mu g/100m^3$)	1973—1979 年肺癌调整死亡率(/10 万)
城关	3.36	108.56	174.21
来宾	1.85	67.97	128.31
榕城	15.65	248.50	104.09
龙潭	3.14	55.98	22.96
龙场	7.01	107.99	39.46
板桥	0.53	39.95	19.03
海岱	0.29	53.94	13.48
普立	1.54	28.62	7.49
落水	1.16	43.76	9.55
热水	0.52	35.60	2.08
宝山	3.12	46.37	9.18

三、宣威肺癌的防治对策

长期以来,宣威肺癌死亡率明显高于全国平均水平,多数病人临床发现时已失去治疗机会,只能对症处理,患者生活质量受到极大影响,临床总体治疗效果差,预后不佳。因此,采取积极有效的一级预防措施,是减少宣威肺癌发病率、死亡率的核心策略。

(一)改变燃料结构

宣威地区人群仍然普遍使用 B(a)P 排放量较高的烟煤,因此,生活用煤的选用应更加注重品质。积极推动农村地区使用沼气,使空气质量从根本上得到改善。

(二)彻底消除无烟囱炉灶的使用

近 30 年来,改炉改灶使宣威地区室内以 B(a)P 为代表的燃煤污染物浓度大大降低。但改炉改灶不彻底的问题明显存在,许多农村家庭虽然装了烟囱,但高度仅有一米多,煤烟排出后风一吹就很容易倒灌回来,少量农户仍然使用无烟囱炉灶。另外,当地地形四面环山,不利于煤烟的扩散,有助于煤烟长期积聚在本地区的空气中。

(三)加强环境监测和人群健康监测

进一步加强室内外环境中有害大气污染物的监测和人群健康监测,提高对肺癌发生的预警能力,保护高危人群。

（四）加强宣传教育，提高整体人群的健康意识

宣威地处山区，经济欠发达，文化落后，健康意识差。因此，运用多种手段进行科学知识的宣传和普及十分必要，使民众充分认识环境污染性疾病与不良生活行为密切相关，使关注健康、崇尚科学成为自觉行为。

（浦跃朴）

第五节　军团病

军团病（legionnaires disease，LD）是由嗜肺军团菌（legionella pneumophila，LP）引起的一种以肺炎为主的全身性疾病，以肺部感染伴全身多系统损伤为主要表现，也可表现为无肺炎的急性自限性流感样疾病。该病具有分布广、易造成流行和不易诊断的特点，病死率为 7%~24%。

1976 年 7 月 21~24 日，在美国费城召开第 58 届退伍军人年会期间，与会者中暴发流行了一种不明原因的急性发热性肺部疾病。参会人员 4400 人，有 182 名与会人员以及会议所在宾馆街区的 39 名居民发病，死亡 34 人。6 个月后，微生物学家 McDade 从死者肺组织中分离到一种革兰阴性杆菌。美国卫生部和疾病预防控制中心（CDC）历时 13 个月的调查，证明该病是一种细菌性肺炎。1978 年，在美国召开的第一次军团病国际学术会议上该病菌被命名为嗜肺军团菌，该病被命名为军团病，或称退伍军人病。追溯研究发现，早在 1943 年即有这种疾病的病例。1973 年发生在西班牙地中海的英国旅游者肺炎、1968 年美国密歇根州的庞蒂亚克热和 1965 年美国华盛顿圣伊丽莎白医院肺炎都是由军团菌感染引起的。所以，军团病不是一种新出现的传染病，而是一种新发现的、对全球人群健康和安全造成严重威胁的传染病。20 世纪 80 年代起 WHO 已正式把军团病列入传染病范围，此后每年世界各地都有散发和暴发流行报告。

一、军团病的病因与发病机制

（一）军团病的病因

军团菌（legionella）为需氧革兰阴性杆菌，是一种人类单核细胞和巨噬细胞内寄生菌。现已确认的军团菌有 50 个种，70 多个血清型，其中至少有 20 种与人类疾病有关。常见的有嗜肺军团菌、麦氏军团菌、博氏军团菌、菲氏军团菌等，其中嗜肺军团菌是引起军团菌肺炎的主要病原菌。

军团菌是一类水生细菌，在蒸馏水中可存活 139 天，在自来水龙头中可存活 1 年左右。军团菌嗜热怕冷，适宜生长繁殖的温度在 25~42℃之间，在相对湿度为 80% 左右的环境稳定性较好。当水温在 31~36℃之间且水中含有丰富有机物时，军团菌可长期存活。

军团菌能与一些常见原虫形成共生关系，可寄生于阿米巴变形虫内而保持致病活力，这种生存方式对军团病的流行有重要意义。几乎所有军团菌株都能感染棘阿米巴，棘阿米巴是土壤中常见的阿米巴，可以随尘土进入空调系统的蒸发冷凝器内，当平均气温及环境湿度增高时，已感染军团菌的阿米巴数及其体内细菌数都可在有故障的空调系统中大量增加，从而引起疾病的播散。因此，军团病的传播流行与使用集中空调、淋浴设施等有密切关系。

（二）军团菌的污染状况

军团菌广泛存在于天然水体及人工水环境中,且能在其中生长、繁殖。可以生活在淡水中、生物膜上,也可以寄生在淡水原虫如阿米巴的细胞内。如果上述水环境条件适合军团菌生长,就会为其提供一个长期、良好的定居繁殖场所。天然水源中军团菌含量较低,很少引起人感染。研究证实,多数军团菌感染均与人工水环境如冷热水管道系统、空调冷却水、空气加湿器、淋浴水等军团菌污染有关。

由于多数集中空调冷却塔系统采用半开放式结构,空调冷却塔中的水不断地循环、受热、冷却,并与外界相通,极易受到外界的污染。空调冷却塔的水温一般保持在 25～45℃,是军团菌生长的适宜温度;集中空调冷却塔极易生锈的铁质材料为军团菌提供了生长繁殖过程需要的铁离子;如果集中空调冷却塔不及时清洗,会有淤泥沉积在底部,使原虫类生物大量繁殖,这些都为军团菌的生长繁殖提供了条件。

目前,集中空调系统、淋浴设施、游泳池及喷泉等人工水环境中军团菌污染比较普遍,均可以检出军团菌,其中空调系统冷却塔水中检出率最高,阳性率可达到 50% 左右。早在 20 世纪 80 年代,英国和日本就对空调系统冷却塔军团菌污染进行过调查,阳性率分别达到 52% 和 44.1%;法国巴黎 27 个喷泉水的军团菌检出率为 30%;德国 70 家个人和公共场所热水龙头军团菌检出率为 26%。国内的研究报道,北京市大饭店空调系统冷却塔军团菌检出率曾达 55.3%;上海自 1994 年首次发现军团病病例后,又从病人及环境中检出近 60 株军团菌。此外,还在地铁站、影院、医院、大型宾馆酒店及百货商场、办公楼的空调系统和淋浴设施中检出了军团菌,其中医院的检出率为 52.4%、地铁站为 69.4%、商场为 35.9%、影剧院等文体场所为 37%。2010 年石家庄市对多家宾馆、酒店、大型超市、温泉、医院、办公楼的 215 份水样(冷却水、生活用水、温泉水等)进行检测,结果显示嗜肺军团菌检出率为 12.50%～52.52%,以冷却水为最高;2013—2014 年杭州市对 30 家公共场所集中空调冷却水、冷凝水的检测显示,军团菌检出率分别为 33.33% 和 13.33%;2014 年贵阳市 79 份冷却塔水军团菌检出率为 35.44%;2016 年山东省泰安市 34 家公共场所集中空调冷却塔中冷却水和冷凝水中军团菌总阳性率为 22.06%。可见,公共场所嗜肺军团菌污染状况仍然比较严重。随着社会经济的发展,集中空调的使用已普及到民用建筑的各个领域,更增加了军团菌污染和传播的机会。这类人工水环境设施与人们的日常生活息息相关,军团菌广泛而长期藏匿于其间,必将对人体健康构成潜在的威胁。

（三）军团病的发病机制

军团病的发病机制仍不十分清楚。吸入军团菌后,是否发病与病原菌的毒力以及机体的细胞免疫功能密切相关,军团菌属中致病性最强的为嗜肺军团菌。含军团菌的气溶胶经呼吸道被吸入肺部,与肺泡上皮细胞、巨噬细胞和中性粒细胞附着并进入细胞,在细胞内大量繁殖、释放、导致细胞死亡,故胞内寄生是其重要的致病因素之一。军团菌被吞噬后仍能存活繁殖的原因可能是其对细胞的需氧杀菌系统有抵抗作用。军团菌还能抑制吞噬体与溶酶体的融合,而且能调节单核吞噬细胞内的 pH,阻断吞噬体正常的酸化作用,这对军团菌在细胞内寄生和繁殖有重要作用。含军团菌的肺泡巨噬细胞最终被裂解并释放出大量细菌,导致肺泡上皮和内皮的急性损害,并伴有肺水肿,可引起低氧血症和呼吸障碍。

军团菌能够进入Ⅱ型肺泡上皮细胞或许能解释军团菌肺炎的严重性及呼吸窘迫综合征的发生。因为军团菌在肺泡上皮细胞内可逃避机体防御系统从而大量繁殖。Ⅱ型肺泡上皮细胞遭到破坏后，表面活性物质产生不足可致呼吸窘迫。Ⅰ型上皮细胞的再生要通过Ⅱ型上皮细胞的增生分化，Ⅱ型上皮细胞破坏导致上皮细胞难以修复。军团菌也可以通过诱导细胞凋亡的方式产生损害作用。

军团菌的致病作用还与细菌的表面结构和产生多种毒素有关。军团菌外膜蛋白可促进吞噬细胞对细菌的摄入并破坏细胞杀菌功能；细胞毒素可抑制吞噬细胞的活化，损害单核-巨噬细胞的杀菌功能；脂多糖(lipopolysaccharide, LPS)作为内毒素有利于细菌黏附宿主细胞，保护细菌免受细胞内酶破坏，阻止吞噬体与溶酶体的融合。军团菌的巨噬细胞感染增强因子(macrophage infectivity potentiator, MIP)可促进吞噬细胞对细菌的摄入，破坏细胞的杀菌功能，其基因及表达产物 MIP 蛋白是目前研究较多且较明确的毒力因子之一。军团菌在体内产生多种酶类，如蛋白酶、酯酶、DNA 酶、酸性磷酸酶等。其中主要分泌蛋白(MSP)具有分解蛋白、溶血和细胞毒三种活性，是一种重要的毒力因子。军团菌不仅能产生多种毒素和酶，还能诱导人末梢血单核细胞产生前凝血因子活性物质，有助于感染过程中发生弥散性血管内凝血。

肺部感染后军团菌产生的毒素和酶可逆行经支气管、淋巴管及血行播散到其他部位。少数细胞免疫功能低下者，可引起菌血症。军团病常见的心、肾、肝、脾、神经和肌肉等肺外多系统损伤主要由菌血症、毒血症引起，细菌直接侵犯肺外器官组织的情况较少见。

二、军团病的流行病学特征

（一）国内外流行概况

1976 年美国费城暴发军团病，引起美国卫生部和疾病预防控制中心的高度关注。历时 13 个月，耗资 150 万美元对首次暴发的疾病进行了调查研究。之后，美国每年都有军团病暴发的报道，军团病已经成为美国法定报告的传染病。仅 1976—1985 年，美国报道军团菌感染病例达 75 000 人，其中 11 250 人死亡。近 30 年来，世界各地都有军团病暴发的报道。据欧洲军团菌感染监测网络(The European Working Group for Legionella Infections NET, EWGLI NET)的数据，1993—2004 年，共报告军团病病例 28 647 例，报告国家由 1993 年的 19 个上升到 2004 年的 35 个，发病率在 3.35/100 万～10.1/100 万之间，平均发病率为 8.3/100 万。军团病已经成为当今社会所面临的一个严重的公共卫生问题。

1985 年，英国的 Stafford General 医院暴发军团病 68 例，22 例死亡，系军团菌院内感染引起。1999 年荷兰某地一次花展后，暴发军团病大流行，参观展览的 77 061 人中，188 人发病，23 人死亡。经过两年的流行病学研究，证实此次军团病的暴发是由于某展厅中的温泉水喷淋系统被军团菌污染所致。2000 年 5 月，澳大利亚在为奥运会做最后准备期间，一场军团病的暴发使澳大利亚政府感到了巨大压力。在墨尔本，一家耗资 300 万美元的现代化水族馆在正式对外开放 3 周内，卫生部门不断接到肺炎发生病例的报告，并且病例都参观过新开业的水族馆。经过流行病学调查和取样检测，从水族馆的中央空调冷却塔中分离到军团菌。这是一起由于中央空调冷却塔被军团菌污染后导致的澳大利亚最严重的军团病暴发,119 人患病,4 人死亡。澳大利亚政府为防止在奥运会举办期间再次暴发军团病,对全国的中央空调使用场所进行了大规模的军团菌检测和中央空调消毒工作。2002年 8 月英格兰西北部坎布里亚郡地区发现军团病,上百人感染,这是英国近几十年来爆发的最大规模的军团病。2004 年,西班牙暴发大规模的社区获得性军团病,750 名病人中 310 人被确诊军团病,死亡 1 人,其原因也是由于中央空调冷却塔被军团菌污染。在日本,沐浴热水是军团菌感染的常见来源,先后有多起洗温泉感染军团菌的事例报道。2003 年,日本石岗市由于公用浴池水循环不充分和过滤系统军团菌污染导致军团病暴发,共确诊 34 人,死亡 1 人;2008 年,日本宫崎一公共浴室也发生了一起军团病暴发,报告病例 76 例。2015 年 7 月 10 日纽约暴发了历史上最大规模的军团病,布朗克斯区的 12 栋大楼军团菌检测结果呈阳性,确诊感染者 113 例,死亡 12 人,其原因为空调冷却塔被军团菌污染。

我国自 1982 年在南京首次证实军团病病例以来,已有多起军团病暴发流行及散发病例报道。目前,除西藏自治区外所有的省、市、自治区(包括我国台湾)均有军团病报道。1997 年 6 月,北京某写字楼多名员工发热、咽痛、肌肉痛,在 312 名员工中共发病 193 人,发病率为 61.9%。经检查证实,这是一次由空调系统冷凝水导致的庞蒂亚克热型军团病的暴发流行。2000 年 1 月,北京市某新兵训练营地发生了一起呼吸道感染疫情,流行病学和血清学检查证实,这是一起由博杰曼军团菌引起的军团病暴发流行,发病率为 89%。2003 年 8 月北京市通州区某工业园区一家月饼生产公司发生一起军团病暴发,由于员工宿舍热水淋浴系统污染,导致住集体宿舍的 570 名员工中共有 76 例发病,发病率为 13.3%。近年来,广州、石家庄等地的调查显示,人群存在嗜肺军团菌的隐性感染,集中空调公共场所从业人员嗜肺军团菌感染率超过 10%,患有慢性病的人群和使用集中空调的场所是嗜肺军团菌感染的高危人群和高危场所。

目前发现,军团病是人兽共患的急性呼吸道传染病。美国、英国、加拿大、荷兰、瑞典和西班牙等30 多个国家和地区相继报道了军团病在马、牛、羊、猪和犬等动物中的发生和流行。据报道,我国沈阳、成都地区部分畜禽的血清学调查,牛、羊、猪、鸡、鸭、鹅和狗均检出不同程度军团菌阳性抗体,感染率为 10.3%~55.5%。

（二）传染源

军团菌感染多与人工水环境有关,冷热水管道系统、空调冷却塔循环水和空气加湿器等由于富含无机盐、有机物和微生物,为军团菌创造了良好的生存环境。当冷热水管道流通不畅或不经常使用时,军团菌就会在其中生长繁殖,并以气溶胶的形式进行传播,人体可通过吸入淋浴喷头、加湿器和冷却塔等所产生的含有军团菌的气溶胶颗粒而感染发病。因此,被污染的空调冷却塔水及冷热水管道系统是最重要的传染来源。除此之外,医院温热水系统、被污染的呼吸道治疗器械等也能引起医院内感染。

（三）传播途径

虽然军团菌主要存在于空调冷却水、淋浴喷头水、饮用水系统等与人群密切接触的水体中,但是人们不会因为饮用了含有军团菌的水而感染。人感染军团菌主要是通过吸入被军团菌污染的气溶胶造成的,使军团菌有机会侵染肺泡组织和肺巨噬细胞,引起严重的肺部感染,导致军团病的发生。

气溶胶是军团菌传播、感染的重要载体。冷却塔和空调系统的风机、水龙头、淋浴、加湿器、人工喷泉等是形成气溶胶的主要动因。由于使用集中空调的环境相对密闭,空气流通不畅,场所中新风量不足,以及集中空调冷却系统的设计特点,在循环水被冷却的过程中会产生大量水气,形成气溶胶外排。冷却塔的底部水池容易被外界污染,灰尘和淤泥沉积会形成局部的有利于军团菌生长繁殖的微环境。当军团菌达到一定浓度的时候,会随着气溶胶排向大气,又会被新风口的新风重新送入建筑物中,从而引起传播和感染。同时形成的含军团菌的气溶胶也会感染集中空调周围环境中的人群,引起周围人群的感染发病。美国第一次暴发军团病的 221 名患者中就有 39 例是周围街道中的居民。生活中能够形成气溶胶的其他设施和环境条件还有空气加湿器、温泉、玻璃窗防凝喷雾剂、蒸汽熨斗以及多雾的天气等。

军团菌的另一个传播载体是原虫。自由生活的阿米巴是军团菌的宿主,军团菌在阿米巴等原虫细胞内的寄生增强了其在环境中的存活能力、传播能力和致病性。此外,军团菌还可以在原虫细胞内增殖。当大量军团菌从原虫细胞内释放出来时,会成为军团病严重暴发的潜在危险因素。

军团病患者一般不具有传染性,研究表明军团病患者咳嗽与吐痰所产生的飞沫虽然也含有军团菌,但由于这种飞沫颗粒较大而无法进入人类肺泡中,目前尚无人与人之间直接接触传播军团病的报道。与其他介水传播疾病不同的是军团菌并没有粪-口传播途径,同饮食无关。但作为一种呼吸道传染病,其传播方式、途径的特点,更易引起大规模的暴发与流行。

（四）流行形式

军团病除暴发流行外,多半为散发性社区获得性肺炎。其流行形式有以下几种:

1. 医院获得性感染　一些医院内军团病患者是由于其他疾病而住院治疗的病人,这些患者多是在接受手术、气管插管、人工通气、采用鼻胃管以及使用呼吸道治疗设备等情况下受到军团菌感染而并发军团病。最易感宿主为免疫受损病人,包括器官移植受体及癌症病人和接受皮质类固醇治疗的病人。医院内感染的病例病死率较高,可达 40%。近年来,医院内感染军团病的报道频繁出现,散发病例中医院内感染占 5%,全部病例中医院内感染可占 20% 以上。

2. 社区获得性感染　在日常生活环境和公共场所中,由于吸入空调制冷塔、冷热水供应系统、加湿器和漩涡按摩浴池等产生的有军团菌污染的气溶胶而感染致病,社区获得性军团病比较多见。欧洲军团病研究的数据提示,2%～5% 的社区获得性肺炎病例实际上为军团病。军团菌所致社区获得性肺炎死亡率约为 10%,远高于其他原因所引起的社区获得性肺炎死亡率。

3. 旅行获得性感染　在旅游人群中也有军团病的暴发和散发病例,患者病前 10 天内,可能在宾馆、饭店、车船、营地等环境中获得感染。此类感染目前日渐增多,WHO 曾多次发出旅游忠告,提醒那些外出旅游者要警惕军团病的发生。一些国家报告病例中,旅游者占很高的比例,瑞典为 10%～30%,英国和威尔士为 29%～59%。2003 年,欧洲军团菌感染监测网络报告军团病病例 4578 例,其中 632 例与旅游相关。

4. 职业获得性感染　某些特殊职业使得工作人员在作业中接触军团菌污染源的机会较高,而罹患军团病。此类报道虽少,但涉及特殊职业及其特殊的劳动保护,因此也应引起重视。

5. 办公室获得性感染　此类感染近年在城市中越来越普遍,与职业无关,感染者通常是在密闭、通风不良的空调办公室中工作的员工。目前我国大中城市里高档写字楼、办公楼越来越多,并且多采用集中空调系统,而通风条件却比较差,因而办公室内军团病的暴发隐患将会越来越严重,需要特别关注。

（五）易感人群

人群对军团菌普遍易感,任何年龄都可感染,以成年人为主,75%~80%的报告病例为50岁以上人群。男性明显多于女性,男女比例为1.5~2.3∶1。军团菌感染通常发生在宿主防御功能下降的病人中,导致严重感染乃至死亡。长期吸烟、酗酒、慢性阻塞性肺部疾病、慢性心血管疾病、糖尿病、肾衰竭、恶性肿瘤、器官移植和使用大量免疫抑制剂的患者是军团菌感染的高危人群。长期从事宾馆、医院、大型建筑工地或长期旅行者也较易感染军团菌。由于军团菌通过气溶胶的形式传播,故经常接触气溶胶的人群如园艺工人等感染该菌的机会较大。牙科治疗仪的冲洗用水中军团菌的检出率也很高,这对于牙科医生和接受治疗的病人都构成威胁。人类感染军团菌是否可获得巩固免疫力尚不完全清楚。

（六）地区分布

军团病呈世界性分布,已有数十个国家有本病报告,呈散发、或呈点状暴发流行,患病率因地区不同而异。2003年,欧洲军团菌感染工作小组(European Working Group for Legionella Infections,EWGLI)调查的36个国家中有34个国家(人口4.6776亿)总共报告了4578例军团病例,全欧洲军团病平均患病率为9.8/100万;2011年,欧洲军团病的年龄标准化发病率为9.2/100万,且不同国家间差异较大(0~21.4/100万)。2009年美国军团病的发病率为11.5/100万,且东北地区的发病率高于其他地区。

（七）时间分布

军团病一年四季均可发病,但夏末秋初是发病高峰期,这与其他多种原因引起的肺炎有着较明显的季节性区别,有研究认为发病率增高与这些季节暖和、潮湿的气候及相对湿度高的环境有关。

三、军团病的临床表现和诊断

（一）军团病的临床表现

军团病的临床表现主要有军团菌肺炎(legionnaires pneumonia)和庞蒂亚克热(Pontiac fever)两种类型。

1. 军团菌肺炎　主要表现为以肺部感染为主的全身多脏器损害。潜伏期为2~10天,发病初期表现为发冷、不适、肌肉痛、头晕、头痛,伴有烦躁。1~2天后症状加重,90%以上的病例体温迅速升高达39~41℃,为弛张热型。表现为高热、寒战、呼吸困难、胸痛、咳嗽并有少量黏液,有的痰中带血。重症病人可发生急性呼吸窘迫综合征(ARDS)、肝功能变化及肾衰竭,表现腹痛、呕吐、腹泻以及尿中有蛋白及红细胞等。有的病人可见有中枢神经系统症状,如谵妄、幻觉,但脑脊髓液检查正常,体检时反应迟钝。肺部有时有干、湿啰音。X线检查,90%的病人显示有肺炎征象,50%为单侧肺炎,胸膜渗出积液、大叶性肺炎、间质性肺炎也可见,典型表现为结节性肺实变。病程为7~14天。部分患者可出现并发症,如心内膜炎、肺脓肿、肺空洞、急性肾衰竭、弥散性血管内凝血(DIC)、休克等,因进行性肺炎并伴有呼吸衰竭和/或休克以及多器官衰竭而死亡。病死率在未经治疗的免疫受损病人中可高达 40%~80%。通过适当治疗以及视临床症状和体征的严重程度,可使病死率降至 5%~30%。

2. 庞蒂亚克热 是一种发病急且具自限性流感样疾病,病程 2~5 天。潜伏期短,仅 1~3 天。主要症状为发热、寒战、咳嗽、胸痛、头痛、乏力、肌肉痛、食欲缺乏等。有时有胸膜炎及渗出炎症,但无肺炎表现。预后良好,无死亡。

(二)军团病的诊断

军团病因其无典型临床特征,很难与其他病原体所致的肺炎相区别,又因其多系统受累还需与相关疾病鉴别,故临床诊断比较困难,早期常被误诊,导致病死率较高。因此,早期诊断对于军团病的转归具有重要的意义。应结合流行病学资料、临床表现和实验室检查结果进行综合分析。

1. 流行病学资料 夏秋季发病,环境中有建筑施工、空调系统及淋浴喷头的设施,中老年人及烟酒嗜好者,特别是免疫功能低下而有可能发生医院内感染的患者,可供诊断参考。

2. 临床资料 实践表明,仅依据临床表现、非特异性实验室诊断及胸片检查,很难将早期军团病与其他原因所致肺炎区别开来。部分军团病病人虽有典型临床表现,但只在该病暴发时才能作为确诊依据。临床医生应考虑与地点或时间相关的其他病例存在的可能,这对识别感染的可能来源有重要作用。非特异性实验室检查仅能用于军团病患者鉴别诊断的参考。因此进行病原体的特异性检测是确诊军团菌感染的必备条件。

从呼吸道分泌物和肺组织标本(痰液、气管内吸取物、支气管镜洗液、胸水或肺组织匀浆)中培养分离到军团菌是特异和可信的军团病诊断方法;快速诊断采用荧光抗体或基因探针和 PCR 法直接检查标本中的细菌或细菌核酸;放射免疫法(RIA)或直接免疫荧光法(DFA)检测病人尿或呼吸道分泌物中 LP 抗原;间接免疫荧光法(IFA)检测病人血清中 LP 抗体滴度,急性期和恢复期血清抗体滴度 4 倍增长或单份血清抗体滴度≥1∶256。依据以上实验室数据,结合 X 线检查及临床表现可以确诊。

军团菌对人工生长条件有特殊要求,在普通培养基上不生长,需添加 L-半胱氨酸和铁盐。军团菌的分离培养可用 BCYE-α(buffered charcoal yeast extract-α)琼脂培养基,该培养基中加入了适合军团菌生长繁殖的 L-半胱氨酸、可溶性焦磷酸铁等。由于军团菌含有大量独特的支链脂肪酸,故支链脂肪酸图谱可作为军团菌分类的依据,并可通过气相色谱分析作军团菌的快速诊断。

应注意与衣原体肺炎、支原体肺炎、肺炎链球菌肺炎、病毒性肺炎、鹦鹉热等相鉴别,有明显神经精神症状和严重呕吐、腹泻者应与中枢神经系统感染及急性胃肠炎相鉴别,多系统受累还需与肾综合征出血热和钩端螺旋体病等鉴别。

四、军团病的防治措施

目前尚无有效的军团菌疫苗预防本病的发生,空气传播的特征也使切断传播途径的预防措施难以实现,预防控制军团病只能通过早发现、早治疗以及预防为主的综合措施。加强对军团病重要传染源——水系统的卫生管理,以最大限度减少军团菌的繁殖以及气溶胶的扩散是预防军团病发生和流行的关键。国际化标准组织(ISO)在1992年,把水源中军团菌检测作为水质标准细菌学检查的一部分。军团病已经成为许多国家法定报告和管理的传染病,一些国家制定了相关行业标准。例如,美国空调工程师协会制定了建筑物中军团菌控制指南,以指导建筑物集中空调的装配。我国原卫生部于2012年9月重新修订并颁布的"公共场所集中空调通风系统卫生规范"(WS 394—2012)中规定公共场所集中空调冷却水、冷凝水中不得检出军团菌,成为我国与军团病防治有关的指导性文件。

1. 加强对集中空调系统较集中的医院、宾馆、饭店、办公室、写字楼等大型建筑物空调冷却塔系统的卫生管理。定期清洗冷却塔系统,减少淤泥及沉淀物的形成,保证空调系统注入水洁净,避免使用长期贮存水。对家居使用的空调机、热水管道、淋浴器、加热器等有可能存留水体的地方,也应注意进行定期清洗。

2. 对大型建筑物的循环水系统、集中空调系统进行定期消毒。使用军团菌敏感的消毒抑菌剂,有效抑制军团菌的生长繁殖。消毒方法有:化学消毒法、物理除菌法及生物灭菌法等。

军团菌对理化因子抵抗力并不是很强,很多物理与化学消毒方法能有效将其杀灭。物理方法中热力消毒和紫外线消毒均比较有效,含氯消毒剂、过氧化物类消毒剂、醛类消毒剂以及很多中低效消毒剂均可有效杀灭军团菌。目前在循环水和集中空调系统消毒中,广泛应用的是加氯消毒法。提倡采用符合环保要求且灭菌效能持久的生物灭菌法。

3. 加强对公共场所集中空调通风系统的监管和水环境的监测。根据《公共场所集中空调通风系统卫生学评价规范》,定期对集中空调和冷热水系统、水管网进行病原学检测和卫生学评价,一旦发现军团菌检测阳性,应立即采取有效的消毒措施。上海市已颁布《上海市集中空调通风系统卫生管理办法》,并于2011年12月1日正式施行,规定今后新建、改建、扩建的集中空调通风系统应按照相关卫生管理标准设计,并要求建有集中空调的卫生管理实行"谁所有,谁负责"原则,定期加强清洗消毒,卫生状况检测每年不得少于一次,有效预防空气传播性疾病在公共场所的传播。

4. 锻炼身体,提高机体抵抗能力,保护易感人群。年老或体弱者尽量少到人群密集空气不畅的公共场所。

5. 对健康人群进行血清流行病学调查,了解军团菌隐性感染情况。对现症病人、疑似病人(特别是夏末秋初季节发生的肺炎病人、流感病人)进行病原体分离鉴定,做到早诊断、早治疗,降低病死率。发现军团病人,应立即报告卫生部门,进行流行学和环境卫生学调查,查明军团菌污染来源。

6. 对军团病患者进行有效治疗。首选药物是红霉素,大环内酯类药物如阿奇霉素、克拉霉素等对军团病治疗效果比较明显,利福平常用作联合治疗用药。β-内酰胺类药物和头孢菌素抗生素对军团菌无效,可能和军团菌产生的β-内酰胺和酰基转移酶能水解这两类抗生素有关。

7. 在免疫缺陷者中暴发流行本病时,给未发生本病的易感者口服少于治疗量的红霉素(1.5~3.0g/d)可达预防目的。也可选用四环素、大剂量复方磺胺甲噁唑预防军团菌感染。

军团病被称为"城市文明病"。随着人民物质生活水平的提高,城市大型建筑物如宾馆、医院、写字楼等使用集中空调越来越普及,军团病传播和流行的机会也会越来越多。目前,世界上许多国家的宾馆、饭店都要求具有"军团菌检测合格"等相应证明,我国也曾出现过国外游客要求我国宾馆、饭店出具证明的事例。军团菌造成的空气污染和水源污染已成为现代城市一个突出的公共卫生问题。控制军团菌的污染和传播,已成为当务之急。要针对军团病流行的各个环节,采取有效措施,防止军团病的发生和流行。

(叶　琳)

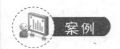 案例

　　背景资料:湖南省株洲市某村位于湘江河畔,居民 1600 余人,世代务农为生。 2006 年年初,该村部分村民向有关部门反映身体不适,出现头昏、呕吐,腿脚无力等症状,怀疑与邻近的某实业有限公司排出的废水污染有关。 有关部门对出现不适反应的村民进行检查,发现村民的尿镉含量普遍超标,其身体不适反应与镉中毒的临床表现类似,其中 150 人被判定为慢性轻度镉中毒。 这一情况引起了省、市、区三级政府的高度重视,迅速组成了由环保、卫生、国土、农业等部门参加的调查组进行调查。 初步调查结果表明,该村的耕地土壤已受到镉污染,稻谷与叶类蔬菜中的镉含量超标。

思考题　　
1. 结合所学知识,你认为如何开展进一步的调查工作?
2. 对慢性镉中毒患者的处理原则是什么?
3. 防治措施应从哪些方面考虑?

第九章

住宅与办公场所卫生

第一节　住宅的卫生学意义和要求

住宅(residential building)是人类为了充分利用自然环境和生活环境因素中有利作用和防止其不良影响而创造的生活居住环境。人类的生活环境涉及住宅、职业和公共场所等不同环境,其中以住宅环境最为重要。住宅卫生状况的好坏与人体健康有着密切的关系。随着现代科技的飞速发展,特别是信息科技和电脑网络的发展,住宅的功能正在由人们生活起居的场所延伸成为人们学习工作、文体娱乐和家庭办公等多功能的场所,人们对住宅的要求越来越高。我国的住房制度改革和住宅商品化的推广,使住宅的规模和形式已从简单模式类型转变为各种不同功能的综合模式类型。

一、住宅的卫生学意义

(一)住宅是人们生活、居住、学习、工作的最重要的环境

住宅是人们生活居住的室内环境,在人的一生中有 2/3 以上的时间是在住宅室内度过的,而婴幼儿、儿童、青少年和老弱病残者在住宅中生活的时间更长。住宅室内环境已成为人类接触最为密切的环境,其质量优劣对健康的影响显得尤为重要。近年来,随着知识经济发展和网络信息技术的普及,在住宅中办公日趋普遍。因此,住宅卫生的意义也发生了巨大的变化,对人们的生活居住、学习、工作和娱乐等方面都会产生重要影响。

(二)住宅的卫生条件和人类健康密切相关

住宅内的环境因素主要包括小气候、日照、采光、噪声、绿化和空气清洁度等。住宅内各种环境因素对人体健康的影响一般呈长期、慢性作用。住宅室内环境与室外环境有密切关系,但住宅内环境可以经过人工处理,包括通过用地和建材的选择、设计、建造工艺以及有关设备的使用和管理等措施建造人们需要的局部小环境。

1. 良好住宅环境有利于人体健康　安静整洁、明亮宽敞、小气候适宜、空气清洁的住宅环境,对机体是一种良性刺激,使机体精神焕发,提高机体各系统的生理功能,增强机体免疫力,防止疾病的传播,降低人群患病率和死亡率,达到增强体质、延长寿命的作用。

2. 不良住宅环境不利于人体健康　拥挤、寒冷、炎热、潮湿、阴暗、空气污浊、噪声、含有病原体或有毒有害物质的住宅环境,对机体是一种恶性刺激,可使中枢神经系统功能紊乱,降低机体各系统的功能和抵抗力,使居民情绪恶化、生活质量和工作效率下降、患病率和死亡率增高。

3. 住宅卫生状况可影响众多家庭成员甚至数代人的健康　住宅一旦建成可使用几十年乃至百

年以上。因此,其卫生状况通常可影响到一个家庭几代人的健康。加之,人口的流动以及住房条件的改善,使同一住宅居住的家庭(或人员)不断变更,因而住宅的卫生状况也可对新迁入居住的家庭成员健康产生影响。

4. 住宅环境对健康影响的特点　住宅环境对健康的影响具有长期性和复杂性。住宅内的环境卫生问题,在通常情况下,室内单一污染物的浓度并不太高,不易在较短的时间内对健康产生有害影响,因而其对健康的影响往往表现为慢性、潜在性和功能上的不良影响。然而住宅内的有害因素种类繁多,且各种因素通常同时存在,联合作用于人体,其与居民健康间的关系十分复杂。"不良建筑物综合征(sick building syndrome,SBS)"就是现代住宅中多种环境因素联合作用对健康产生影响所引起的一种综合征。

二、住宅的基本卫生要求

为了保证住宅室内具有良好的居住和生活条件,为儿童、青少年生长发育和老年人的健康,以及为家庭办公、学习等提供良好条件,保护和提高机体各系统的正常功能,防止疾病传播,在住宅建筑上应采取各种措施满足下列各项基本卫生要求:

1. 小气候适宜　室内有适宜的小气候,冬暖夏凉,干燥,防止潮湿,必要时应有通风、采暖、防寒、隔热等设备。

2. 采光照明良好　白天充分利用阳光采光,晚间照明适当。

3. 空气清洁卫生　应避免室内外各种污染源对室内空气的污染,冬季室内也应有适当的换气。

4. 隔音性能良好　应避免室外及相邻居室的噪声污染。

5. 卫生设施齐全　应有上、下水道和其他卫生设施,以保持室内清洁卫生。

6. 环境安静整洁　应保证休息、睡眠、学习和工作。

三、住宅卫生研究的主要任务

人类在经历了"煤烟型""光化学烟雾型"污染后,现已进入以"室内空气型"污染为标志的第三污染期。有调查显示,目前人体所患疾病中68%是源于室内空气污染。美国的一项调查表明,室内污染的空气中可检出500多种挥发性有机物,室内某些有害气体浓度可高出室外数十倍。为此,住宅卫生的研究,特别是对室内空气污染及其对健康影响的研究,已成为环境卫生工作者目前的一项迫切任务。住宅卫生研究的主要任务有:

1. 研究住宅对居民健康的影响　结合各地气候、地理等自然条件和当地居民生活习惯研究住宅对居民健康的影响,尤其是建筑、装饰和装修材料中有毒、有害物质对居民健康的影响。通过住宅室内空气污染的暴露评价研究,阐明危害健康的主要因素和特点,从而为提出因地制宜的卫生要求和修订完善卫生标准提供科学依据。

2. 研究住宅室内空气有害物质和微生物的检测方法　开展此类检测方法的研究,使实验室检验分析技术不断改进、测试分析灵敏度不断提高,对于住宅室内空气有害物质和微生物的快速、准确检测,确定住宅室内空气污染的程度具有重要的意义。

3. 研究住宅室内空气污染的控制技术　开展住宅室内空气污染控制方法的研究,包括开发绿色环保建筑、装饰和装修材料和研究室内低浓度污染物净化技术等,对于减少住宅室内空气污染,提高住宅室内空气质量将会起到巨大的推动作用。

4. 研究对住宅的有效卫生监督　对拟建的住宅进行预防性卫生监督,并研究审查和评价是否符合卫生学要求。对已建成的住宅进行现场卫生学审查和评价,并研究如何有效地进行经常性监督,在此基础上提出进一步改善措施。

5. 提倡和推广先进的住宅　通过比较以往住宅设计中的各类住宅,总结存在的问题,在改善生活居住条件许可的情况下,使今后设计的住宅和现有住宅得到应有的改善和迸一步合理的使用。

第二节　住宅设计的卫生要求

良好的住宅设计,可为人群提供一个良好的居住环境条件,不符合卫生学要求的住宅,则会严重影响人们的身体健康。

一、住宅的平面配置

住宅的平面配置主要包括住宅朝向、住宅间距和住宅中各类房间的配置等,在住宅平面配置中要注意贯彻住宅的卫生标准和卫生要求。

(一)住宅朝向

住宅朝向(direction of building)是指住宅建筑物主室窗户所面对的方向,它对住宅的日照、采光、通风、小气候和空气清洁程度等都能产生影响。因此,应根据当地各季节的太阳高度、日照时数、各季节的风向频率和风速,以及地理环境和建筑用地等情况,选择住宅的最佳朝向。

从日照和太阳辐射来看,我国绝大部分地区在北纬45°以南,居室最适宜的朝向是南向,即住宅楼的长轴应采用东西走向,从而使住宅主要房间朝南,辅助房间放在北面。住宅南北朝向的设计,可使居室能满足在冬季得到尽量多的日照,夏季能避免过多的日照和有利于自然通风的要求。

(二)住宅间距

住宅间距(distance of building)指在满足日照要求的基础上,综合考虑采光、通风、消防、防灾、管线埋设、视觉卫生等要求的前后相邻两排建筑物之间应保持的最小间隔距离。

根据日照的卫生要求确定的住宅间距,要随纬度、住宅朝向、建筑物高度和长度及建筑用地的地形等因素而决定。一般可根据室内在冬至日应不少于1小时的满窗日照时间要求来推算。我国建设部制定的《住宅建筑规范》(GB 50368—2005)规定,北方大城市的大寒日日照时数不少于2小时;北方中小城市和南方大城市大寒日日照时数不少于3小时;南方中小城市和西南地区冬至日不少于1小时;老年人住宅不应低于冬至日日照2小时的标准;旧区改建的项目内新建住宅日照标准可酌情降低,但不应低于大寒日日照1小时的标准。根据夏季通风的需要来确定间距时,主要应考虑住宅中的主室要面向炎热季节的主导风向,当建筑物长轴与此主导风向垂直时通风量最大,但也可允许房屋的长轴与主导风向成不小于30°的角。在住宅群建筑区,使建筑物长轴与主导风向成60°角时,在相同间距情况下,要比建筑物长轴与主导风向垂直更有利于对其下风向的建筑物的通风。

(三)住宅中房间的配置

在住宅中,每套住宅应设卧室、起居室(厅)、书房、厨房、卫生间和贮藏室等基本空间。各居室之间的设计应合理,卧室、起居室(厅)、书房应与厨房、贮藏室充分隔开,两个卧室之间也要充分隔离,卧室应配置最好的朝向;卧室、起居室(厅)、书房和厨房应有直接采光,厨房和卫生间应有良好的通风,以保证整洁、舒适、安静,便于休息和娱乐。

二、住宅的卫生规模

住宅的卫生规模是指根据卫生要求提出的住宅居室容积、净高、面积和进深等应有的规模。

(一)居室容积

居室容积(volume of living room)是指每个居住者所占有居室的空间容积。居室容积与居住者的生活方便、舒适以及室内小气候和空气清洁度有关。因此,居室容积是评定住宅卫生状况的重要指标之一。

室内空气中 CO_2 的含量是用作评价空气清洁度的一个重要指标,也是作为居室容积是否符合卫生要求的重要指标之一。空气中 CO_2 浓度达到 0.07% 时,敏感的个体已有所感觉。据此,居室中 CO_2 浓度的卫生学要求不应超过 0.07%,即 $0.7L/m^3$。以室外空气中 CO_2 浓度为 0.04%(即 $0.4L/m^3$)、每人每小时呼出 CO_2 22.6L 计算,每人每小时的换气为 22.6/(0.7-0.4)= $75.3m^3/h$。按室内自然换气次数为每小时 2.5~3.0 次计算,则居室容积为 25~30m^3/人,室内空气中 CO_2 浓度即可符合卫生学需求。我国《住宅居室容积卫生标准》(GB 11721—1989)规定,全国城镇住宅居室容积的卫生标准为 20m^3/人。

(二)居室净高

居室净高(net storey height)是指室内地板到天花板之间的高度。在房间面积相同的情况下,居室净高越高,居室容积就越大,越有利于采光、通风和改善室内小气候。居室净高较低的房间,冬季有利于保暖,但净高过低时,会使人产生压抑感,而且不利于通风换气和散热。居室净高一般在炎热地区应高些,在寒冷地区可以低些。我国《住宅建筑规范》(GB 50368—2005)以及《住宅设计规范》(GB 50096—2011)规定,居室净高不应低于 2.40m,局部净高不应低于 2.10m,且局部净高的室内面积不应大于室内使用面积的 1/3。

(三)居室面积

居室面积(room area)又称居住面积。为了保证居室内空气清洁、安放必要的家具、有足够的活动范围、避免过分拥挤和减少传染病的传播机会,每人在居室中应有一定的面积。根据每人平均所占有的居室容积和居室净高,可计算出每人应有的居住面积。如每人平均居住容积以 20m^3 计,居室净高 2.8m 时,每人的居住面积应为 7.14m^2。我国大多数地区的人均居住面积现已超过 20m^2,达到了小康水平。

(四)居室进深

居室进深(depth of living room)指开设窗户的外墙内表面至对面墙壁内表面的距离。居室进深与室内日照、采光、通风和换气有关。居室进深大,远离外墙处的室内空气滞留,换气困难。一般居室进深与居室宽度之比不宜大于 2∶1,以 3∶2 较为适宜。居室进深与地板至窗上缘高度之比称室深系数。室深系数在一侧采光的居室不应超过 2~2.5,在两侧采光的居室不应超过 4~5。住宅室内的日照、采光和照明与居室进深有密切的关系。

1. 进深与日照　　室内日照是指通过门窗进入室内的直接阳光照射。室内阳光的照射,可增强机体的免疫力、组织再生能力和新陈代谢、促进机体发育,并使人有舒适感、精神振奋、心情舒畅、提高劳动能力。阳光中紫外线有抗佝偻病和杀菌作用。一层清洁的玻璃窗可透过波长 318nm~320nm 的紫外线,但 60%~65% 的紫外线被玻璃反射和吸收。同时,随着阳光射入室内深度的加大,紫外线量逐渐减少,距窗口 4m 处仅为室外紫外线的 1/60~1/50,但这样的直射光和散射光仍有一定的杀菌作用和抗佝偻病作用。我国《住宅建筑规范》(GB 50368—2005)规定,住宅应充分利用外部环境提供的日照条件,每套住宅至少应有一个居住空间能获得冬季日照。

2. 进深与采光照明　　阳光和人工光源光谱中的可视部分(400~760nm),对机体卫生状况有良好作用,使视功能和神经系统处于舒适状态。光线不足,不仅对全身一般生理状态有不良影响,同时可使视功能过度紧张而全身疲劳。居室内的自然照度至少需要 75 lx 才能基本满足视觉功能的生理需要。室内自然采光状况,常用窗地面积比值、投射角、开角和采光系数来表示。

(1)窗地面积比值(Ac/Ad):指天然采光口的窗玻璃面积与室内地面面积之比。我国《住宅建筑规范》(GB 50368—2005)规定,卧室、起居室(厅)、厨房应设置外窗,窗地面积比不应小于 1/7。

(2)投射角与开角:投射角是指室内工作点与采光口上缘的连线和水平线所成的夹角。投射角不应小于 27°。如果采光口附近有遮光物时,还需规定开角的要求。开角是室内工作点与对侧室外遮光物上端的连线和工作点与采光口上缘连线之间的夹角。开角不应小于 4°。

(3)采光系数(daylight factor):是指室内工作水平面上(或距窗 1 米处)散射光的照度与室外相同时间空旷无遮光物的地方接受整个天空散射光(全阴天,见不到太阳,但不是雾天)的水平面上照度的百分比(%)。采光系数能反映当地光气候、采光口大小、位置、朝向的情况,以及室外遮光物等有关影响因素,所以是比较全面的客观指标。一般要求主室内最低值不应低于 1.0%,楼梯间不应低于 0.5%。

室内采光在靠近窗户处的照度最大,离窗 2~2.5 米处照度显著降低。窗户越高,即窗户的上缘距天花板越近,直射光和散射光越容易深入室内。窗户的有效采光面积和房间地面面积之比应不少于 1∶1.5。在夜间或白天,天然光线不足时,须利用人工光源的直射光或散射光进行照明。人工照明的照度标准,应按视力工作精密程度和持续时间而规定,在阅读或从事缝纫等较精细工作时,一般应达到 100lx 左右,居室只作卧室时,则可以低些,但不应低于 30lx,卫生间、楼梯间应不低于 15lx。

(五)居室隔声

隔声是指利用隔声材料和隔声结构阻挡声能的传播,把声源产生的噪声限制在局部范围内,或在噪声的环境中隔离出相对安静的场所。用实体墙板、密封门窗等隔声屏障将居室相对封闭起来,使其与周围环境隔绝,以减少噪声污染。居室隔声对于保证居室内环境相对安静尤为重要。我国《住宅建筑规范》(GB 50368—2005)规定,住宅应在平面布置和建筑构造上采取防噪声措施。卧室、起居室在关窗状态下的白天允许噪声级为50dB(A声级),夜间允许噪声级为40dB(A声级)。

三、住宅设计的发展方向

世界各国的住宅观念经历了三个发展阶段:节能环保、生态绿化和舒适健康。从1990年代开始,绿色建筑概念引入我国,目前住宅设计的发展方向是健康住宅和绿色生态住宅。

1. 健康住宅 是指在符合住宅基本要求的基础上,突出健康要素,以人类居住健康的可持续发展为理念,满足居住者生理、心理和社会多层次的需求,为居住者创造一个健康、安全、舒适和环保的高品质住宅和社区。健康住宅(health residence)更注重住宅的内在品质,人们还可用以调节情绪、缓解工作压力、陶冶情操、保持身心健康的重要休息场所,可满足理想中健康生活的全部内涵。

WHO的建议,健康住宅的标准包括:①尽可能不使用有毒的建筑材料装修房屋,如含高挥发性有机物、甲醛、放射性的材料;②室内CO_2浓度低于0.1%,粉尘浓度低于0.15mg/m³;③室内气温保持在17~27℃,湿度全年保持在40%~70%;④噪声级小于50dB(A);⑤一天的日照要确保在3小时以上;⑥有足够亮度的照明设备,有良好的换气设备;⑦有足够的人均建筑面积;⑧有足够的抗自然灾害的能力;⑨住宅要便于护理老人和残疾人。

2. 绿色生态住宅 是指消耗最少的资源和能源,产生最少废弃物的住宅和居住小区。绿色生态住宅(green ecosystem residence)注重人与自然的和谐共存,关注环境保护和废弃物的回收和再利用。体现节能、节水、节地和治理污染的方针,强调可持续发展原则。

建设部和国家质量监督检验检疫总局2006年3月联合发布了国家标准《绿色建筑评估标准》(GB/T 50378—2006),并于2007年11月发布了《绿色建筑评价标准细则》,标志着我国的绿色建筑评价进入了一个崭新的阶段。绿色建筑是指在建筑的全寿命周期内,最大限度地节约资源、保护环境和减少污染,为人们提供健康、适用和高效的使用空间,与自然和谐共生的建筑。绿色建筑将成为未来建筑的主导趋势。我国政府从基本国情出发,从人与自然和谐发展,节约能源,有效利用资源和保护环境的角度,提出发展"节能省地型住宅和公共建筑",主要内容是节能、节地、节水、节材与环境保护,注重以人为本,强调可持续发展。

第三节 住宅小气候对健康的影响及其卫生学要求

住宅的室内由于屋顶、地板、门窗和墙壁等围护结构以及室内的人工空气调节设备等综合作用,形成了与室外不同的室内气候,称为室内小气候(indoor microclimate),主要是由气温、气湿、气流和热辐射(周围墙壁等物体表面温度)等四个气象因素组成。它们同时存在并综合作用于人体,对人体健康产生重要影响。小气候又称微小气候(microclimate),指小范围区域或建筑物内的气候,本节主要讨论室内小气候的卫生问题。

一、小气候

（一）气温

气温主要取决于太阳辐射和大气温度,同时也受生活环境中各种热源影响。大气温度可直接影响室内温度,在室内自然通风良好的情况下,室内温度可略高于室外气温。微小气候各要素中,气温对体温调节起主导作用。通常气温以干球温度(dry-bulb temperature)表示,人可以耐受的室内温度,冬季下限为8~10℃;夏季上限为28~30℃。在地面高度、穿单衣、静坐、风速很小、无明显辐射热的温度环境中,舒适的气温约为23.5±2℃。夏、冬季由于服装隔热和室内外温差作用可使舒适气温分别提高或降低2~2.5℃。

（二）气湿

气湿即空气中含水量,一般以相对湿度(水蒸气分压)表示,相对湿度随气温升高而降低。相对湿度>80%为高气湿,<30%为低气湿。我国东南沿海夏季由于受季风气候的影响,使海洋气团带入大量水蒸气,从而使我国东南沿海地带夏季湿度增高,甚至可达90%以上。城市由于植被面积小和城市热岛效应,致使市区相对湿度比郊区低。相对湿度每天也有变化,最高值为黎明前后,最低值在午后。气湿主要影响人体蒸发散热。一般在低温环境下,气湿对人体热平衡影响较小,随着气温升高,蒸发散热占人体总散热量的比例不断增加,气湿的影响也随之增加。在高气温时,气湿过高将阻碍蒸发散热;而低气温时,气湿增高可增加机体散热和衣服导热性,使机体寒冷感增加。气湿的非温度性作用主要是湿度过低可引起皮肤黏膜干燥,甚至引起鼻出血。一般相对湿度在40%~70%为适宜。

（三）气流

气流(风速)除受大自然风力影响外,还与局部区域热源及通风设备有关。不同季节气流对人体有不同影响,夏季气流能明显影响机体的对流和蒸发散热。但如气温高于皮肤温度,则气流可促使体表从周围环境中吸收热量而不利于体温调节。冬季,气流可使体热散发加快,尤其是在低温、高湿环境,则更为明显。如气流过大,会带来不舒服的吹风感,使精力分散并影响工作效率。在室内环境中,舒适温度的气流为0.15~0.25m/s。

（四）热辐射

热辐射由太阳辐射以及人体与周围环境物体之间通过辐射形式的热交换组成。两种不同温度的物体之间均存在热辐射。由温度较高的物体向温度较低的物体辐射散热,直至两物体温度相等为止。物体温度高于人的体表温度时,物体向人体辐射热流,使人受热,为正辐射,反之为负辐射。人体皮肤对正辐射敏感,而对负辐射的反射性调节不敏感,故寒冷季节容易因负辐射丧失热能使机体受凉。

微小气候四种物理因素综合作用于人体,决定着人是否感到舒适,如机体处于无体温调节性活动(无寒战和分泌汗液等)、外周血流量适中时,即达到热舒适(thermal comfort)状态。

二、住宅小气候对健康的影响

良好的小气候是维持机体热平衡,使体温调节处于正常状态的必要条件。相反,不良的小气候则可影响人体热平衡,使人体体温调节处于紧张状态,并影响机体其他系统的功能,长期处于不良小气候中还可使机体抵抗力下降,引发各种疾病。

(一)人体与住宅小气候的相互关系

小气候对人体健康的影响反映在热代谢过程中。人体在代谢过程中产生热,同时也不断地通过传导、对流、辐射和蒸发等方式与外界环境进行热交换。通常情况下,机体通过与外界环境的热交换可达到热平衡。热交换可用下式表示:

$$S = M \pm C \pm R - E$$

式中 S 为人体蓄热状况;M 为代谢产热量,成人约 2000kcal/d;C 为传导、对流吸收或放散的热量;R 为辐射散热或吸收的热量。当气温或人体周围物体表面温度高于人体皮温时,C 或 R 为"+"值,反之为"−"值;E 为蒸发散热量,当汗液蒸发时(不是汗珠的滴下),蒸发汗液 1g,相当于放出潜热 0.585kcal,蒸发时 E 为"−"值。

当机体产热和散热量相等时,S=0;产热多于散热时,S>0,造成热蓄积,体温上升;当散热多于产热时,S<0,导致体温下降。

人体对产热和散热的调节根据其机制可分为生理性体温调节和行为性体温调节两大类。生理性体温调节是指机体具有将体内温度稳定在 37±0.2℃ 狭小范围内的能力。行为性体温调节是通过体外调节来改变外环境对机体生理的应激作用,经常采用的方式有穿衣或应用各种通风采暖设施,从而使体温调节维持在正常范围。机体在正常状态时,上述两种体温调节方式同时起作用。健康人在适宜的小气候作用下,进行轻体力活动时,产热和散热的速率处于基本平衡状态,主观感觉良好,称为热平衡状态。

(二)小气候对人体影响常用的生理指标

小气候对人体影响的生理指标,在研究小气候对人体的影响、评价环境作用于机体的热负荷和制订小气候的卫生标准时都是十分必要的。这类人体生理指标的测定方法应方便、准确和重复性好。

1. 皮肤温度(皮温)　由于皮温测定方法简便,并与人的温热感觉、脉搏变化基本上平行,因此皮肤温度是评价小气候对人体影响的常用生理指标。人体在着装轻度活动时,舒适的平均皮温为 32~32.5℃。由于衣着不同、局部毛细血管分布和汗腺分泌不同、离心脏的距离不同等因素,身体各部位皮温是不一样的。因此,需要测定有代表性部位的皮温来推算全身平均皮温。通常可以测定 3~8 个点的皮肤温度,再计算加权平均皮肤温度(weighted mean skin temperature,WMST)。3 点法:$WMST \approx 0.5T_{胸} + 0.36T_{小腿} + 0.14T_{上臂}$;4 点法:$WMST \approx 0.34T_{胸} + 0.33T_{股} + 0.18T_{大腿} + 0.15T_{上臂}$;8 点法:$WMST \approx 0.07T_{头} + 0.175T_{胸} + 0.175T_{背} + 0.07T_{上臂} + 0.07T_{前臂} + 0.05T_{手} + 0.19T_{大腿} + 0.20T_{小腿}$。

2. 体温　体温是判断机体热平衡是否受到破坏的最直接的指标。由于人体具有较强的体温调节能力,除在很热或很冷情况下,机体的热平衡一般不易受到破坏,体温一般变化不大。

3. 脉搏　气温对机体的热调节起着主要的作用。在气温升高时,机体首先表现的是适应过程,皮肤毛细血管扩张,此时脉搏也随之加快。因此,脉搏在高温条件下是一种简单和灵敏的指标。国内报道,气温在 35℃ 以上脉搏可增加 60%。

4. 出汗量　人体在任何气温下,皮肤表面均有汗液蒸发。但在气温较低时,出汗量少,自己感觉不到,即为不知觉出汗。在安静情况下,若相对湿度为22%,气温达30℃时,开始知觉出汗。知觉出汗是反映体温调节过程紧张的一项指标。休息时人的最大出汗量为1800g/h,劳动时最大出汗量约为3900g/h,出汗量可通过观察出汗前后体重变化求得。

5. 温热感　温热感是一种主观感觉,反映机体在小气候作用下皮肤、鼻腔、口腔、咽喉黏膜等外感受器所感受的热和冷的综合感觉。在进行小气候对机体生理影响的测定时,应考虑到有时主观感觉可能与体内发生的客观变化不一致,这与人主观因素有关,而且与皮肤供血变化、中枢神经的反应性、对气象条件的适应能力等个体情况有关。

6. 热平衡测定　是了解机体在小气候作用下生理反应的一种重要方法,但因测量计算繁琐,一般不常使用。

三、小气候的评价指标

气温、气湿、气流和热辐射对人体的热平衡都会产生明显的影响。气温对机体的热调节起重要作用,但其他因素对机体的热调节也起相当大的作用。因此,在评价小气候时,不能仅以气温等一、二个因素做出评价,必须采用包括气温、气湿、气流和热辐射在内的四个因素的综合指标来评价。小气候的综合评价指标可分为四类:

第一类是根据环境因素的测定而制订的评价指标,如:湿球温度,黑球温度等。湿球温度表示气温和气湿综合作用的结果;黑球温度表示气温、热辐射和气流综合作用的结果。

第二类是根据主观感觉结合环境因素测定而制订的评价指标,如:有效温度、校正有效温度、风冷指数等。

第三类是根据生理反应结合环境因素测定而制订的评价指标,如:湿球-黑球温度指数等。

第四类是根据机体与环境之间热交换情况而制订的评价指标,如:热强度指数、热平衡指数等。

下面分别介绍小气候综合评价指标:

1. 有效温度　有效温度(effective temperature,ET)是在不同温度、湿度和风速的综合作用下,人体产生的冷热感觉指标。以风速为0m/s,相对湿度为100%,气温为17.7℃时产生的温热感作为评价标准,将其他不同气温、气湿和风速组成的小气候与之比较而得出的有效温度值。例如,在气温为22.4℃、相对湿度为70%、风速为0.5m/s时的热感觉与气温为17.7℃、相对湿度为100%、风速为0m/s时的热感觉相同,这时的有效温度就以17.7℃来表示。有效温度是根据受试者进入各种不同气温、不同相对湿度、不同气流风速的室内环境后立即产生的温热感觉而制订的,可通过查有效温度图获得(图9-1)。如干球温度为22℃、湿球温度为15.5℃、风速为0.5m/s,在有效温度图上将这两个温度点连一直线,此直线与风速为0.5m/s的曲线交于一点,根据此点在有效温度曲线上的位置,即可求得有效温度为19℃。

在室温范围内,有效温度与人的温热感觉,以及皮肤温度、氧的消耗量、体重减轻率等生理指标相关性较好,在一定程度上能够反映小气候的综合作用。有效温度适用于评价气温适中的气象条件,但在高温条件下其相关性较差,且不能反映在室内逗留较长时间的温热感。

2. 校正有效温度　在有效温度基础上,综合考虑热辐射对机体的影响,将干球温度(气温)改用黑球温度,所得的有效温度称为校正有效温度(corrected effective temperature,CET)。在图 9-1 中,黑球温度代替干球温度,通过查阅该图即可求出校正有效温度。

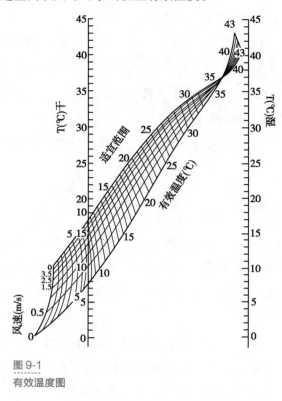

图 9-1
有效温度图

3. 湿球-黑球温度   湿球-黑球温度(wet-bulb globe temperature,WBGT)指数是综合反映微小气候 4 种物理因素对机体的作用。根据自然(静态)湿球温度(Tnwb)、黑球温度(Tg)和干球温度(Tdb)的综合作用(气流影响已包含在 Tg 和 Tdb 中)得出,计算公式如下:

(1)在有阳光照射的室外

$$WBGT=0.7Tnwb+0.2Tg+0.1Tdb$$

(2)在无阳光照射的室外(夜间或室内)

$$WBGT=0.7Tnwb+0.3Tg$$

湿球-黑球温度具有简单、易测、易算等优点。常用于预测有太阳辐射时或高温环境中人体适应工作的能力、时间和限度。用 WBGT 评价体育运动竞赛时的环境温度,建议 WBGT<26℃,以防发生运动热损伤。对尚未热适应者,建议户外活动以 WBGT 29.4℃ 为上限;对已热适应者,以 WBGT 31.1℃ 为上限。

4. 热平衡指数   热平衡指数(thermal equilibrium index,TEI)是根据热平衡基本公式(M±C±R−E=S)推算而来,故其意义与热强度指数相似,可用下式计算:

$$TEI=\{[M±(R+C)]/600\}×100\%$$

式中 600 指人体最大排汗能力为 1L/h 时产生的散热值相当于 600kcal/h,即最大蒸发散热量。可根据热应激指数(heat stress index,HSI)计算方法求出 M、R 和 C 值。对 TEI 测定结果,可按表 9-1 评定标准进行评价。

表 9-1　热平衡指数评定标准

热平衡指数	舒适水平
<-5.0	热债[1]
-5.0~-3.0	冷(冬)、凉爽(夏)
-3.0~-1.0	适宜
-1.0~0~1.0	舒适
1.0~3.0	适宜
3.0~5.0	热
>5.0	冷债[2]

注：(1)热债：表示热损失过多；(2)冷债：表示热存储过多

　　热平衡指数用于评价居室微小气候时较为合理,能较准确反映居室微小气候对机体热调节的影响。

　　5. 风冷指数　风冷指数(wind chill index,WCI)是综合反映寒冷气候下空气温度和风速对人体温热感的影响。即在低温环境中由于风速的增加所产生的冷效应相当于增加环境气温下降的度数,又称"风降温"。当风、空气温度低于皮肤温度时,人体体表单位面积(m^2)、单位时间(h)散失的热量(kJ)即为风冷指数[$kJ/(m^2 \cdot h)$],适用于户外寒冷气候的评价。在风冷环境中必须对人体进行有效保暖,否则将危及人的生命。在风冷环境中对人体进行保暖应着重考虑如下因素:①风冷效应;②隔热性能:③透气性;④透湿性或透气性。

四、住宅小气候的卫生要求

　　为保证大多数居民机体的热平衡,有良好的温热感觉,各项生理指标在正常范围以内,以及有正常的学习、工作、休息和睡眠效率,小气候的各个因素必须在时间、空间上保持相对稳定。

　　由于各地区的气候条件、居住条件、生活习惯等各有不同,致使居民对气候的适应能力存在差异,因而在制定小气候卫生标准时,有必要研究影响室内小气候和机体适应能力的各种因素。气温变化既是影响体温调节的主要因素,又较易受外界气象因素的影响,所以制订室内小气候标准应以气温为主。住宅室温一般是指气湿、气流、热辐射在正常范围时,居室中央距地板 1.5m 高处的气温。由于冬夏两季室内外温差较大,因此制订住宅小气候标准应以冬夏两季为主。我国《室内空气质量标准》(GB/T 18883—2002)规定,夏季空调室温 22~28℃、相对湿度 40%~80%、空气流速≤0.3m/s、新风量(fresh wind capacity)300M^3/hp;冬季采暖室温 16~24℃、相对湿度 30%~60%、空气流速≤0.2m/s。

第四节　室内空气污染对健康的影响及其控制对策

　　室内空气污染(indoor air pollution)由于室内引入能释放有害物质的污染源或室内环境通风不佳导致室内空气中有害物质在浓度和/或种类上不断增加,当有害物质在有限的空间达到一定浓度后,对人体身心健康产生直接或间接的,近期或远期的,或者潜在的有害影响,称为室内空气污染。

近三十多年来,室内空气质量一直是国内外学者极为关注的环境卫生问题之一,主要原因是:①室内环境是人们接触最密切的环境之一,室内空气质量的优劣直接关系到每个人的健康,尤其是老、弱、病、残、幼、孕等人群;②室内污染物的来源和种类越来越多,随着经济、生活和生产水平的不断提高,室内用的化学品和新型建筑材料等的种类和数量比以往明显增多;③建筑物密闭程度增加,使室内污染物不易排出,增加了室内人群与污染物的接触机会。美国已将室内空气污染归为危害公众健康的5大环境因素之一。加拿大卫生组织认为,68%的疾病起因与室内污染有关,80%~90%的癌症起因与居住环境和生活习惯有关。我国每年由室内空气污染引起的超额死亡人数达11.1万人,超额门诊数22万人次,超额急诊数430万人次。

当前,室内空气污染问题和室内空气质量的研究已经成为环境卫生学领域中的一个新的重要部分,WHO对此极为关注和支持。

一、室内空气污染的来源和特点

(一)室内空气污染的来源

室内空气污染的来源很多,根据污染物形成的原因和进入室内的途径,可将室内空气主要污染源分为:室外来源和室内来源。

1. 室外来源　这类污染物主要存在于室外或其他室内环境中,但可以通过门窗缝隙或其他管道的缝隙等途径进入室内,具体来源如下:

(1)室外空气:大气污染物可以通过机械通风系统和自然通风进入室内空气中,常见的如二氧化硫、氮氧化物、一氧化碳、铅、颗粒物等。这类污染物主要来自工业企业、交通运输及住宅周围的各种小锅炉等污染源。1984年印度博帕尔市异氰酸甲酯(methyl isocyanate,MIC)泄漏,毒气弥漫全市区,可通过窗户门缝进入居民住宅室内而危害居民健康,造成全市共有2500余人丧生,20余万人中毒。另外,还有植物花粉、孢子、动物毛屑、昆虫鳞片等变应原物质。

(2)建筑物自身:建筑物自身含有某些可逸出挥发的有害物质。一种是建筑施工过程中加入了化学物质,如北方冬季施工加入的防冻剂,渗出有毒气体氨;另一种是地基的地层和建筑物石材、地砖、瓷砖中的放射性氡及其子体。美国国家环保局调查,美国每年有14 000人的死亡与氡污染有关。

(3)人为带入室内:人们每天进出居室,很容易将室外或工作环境中的污染物带入室内。这类污染物主要有大气颗粒物和工作环境中的苯、铅、石棉等。

(4)相邻住宅污染:从邻居家排烟道进入室内的毒物或熏蒸杀虫剂等。这类污染物主要有一氧化碳、磷化氢等。

(5)生活用水污染:受到病原体或化学污染物污染的生活用水,通过淋浴器、空气加湿器、空调机,以水雾的形式喷入到室内空气中。这类污染物主要有军团菌、苯和机油等。

2. 室内来源

(1)室内燃烧或加热:主要指各种燃料的燃烧及烹调时食油和食物加热后的产物。这些燃烧和烹调时产生的污染物都是经过高温反应产生的,不同的燃烧物或相同种类但品种或产地不同,其燃烧产物的成分和数量都会有很大差别。燃烧的条件不同,燃烧产物的成分也有差别。此类污染物主要有二氧化硫、氮氧化物、一氧化碳、二氧化碳、烃类[包括苯并(a)芘等致癌性多环芳烃]和颗粒物等。

（2）室内活动:人体排出大量代谢废弃物以及谈话时喷出的飞沫等都是室内空气污染物的来源。在炎热季节出汗蒸发出多种气味,在拥挤的室内引起的污染尤为严重。吸烟更是一项重要的有害物来源,吸烟的烟草烟气中至少含有 3800 种成分,其中致癌物不少于 44 种。此类污染物主要有呼出的 CO_2、水蒸气、氨类化合物等内源性气态物,以及外来物或外来物在体内代谢后的产物,如一氧化碳、甲醇、乙醇、苯、甲苯、苯胺、二硫化碳、二甲胺乙醚、氯仿、硫化氢、砷化氢、甲醛等。呼吸道传染病患者和带菌者均可将流感病毒、结核杆菌、链球菌等病原体随飞沫喷出污染室内空气。另外,家养的宠物活动也可能成为室内有害物质和致病微生物的重要来源。

（3）室内装饰材料及家具:是目前造成室内空气污染的主要来源,如油漆、涂料、胶合板、刨花板、泡沫填料、塑料贴面等材料中均含有甲醛、苯、甲苯、乙醇、氯仿等挥发性有机物;此等污染物的健康危害越来越受关注。我国 9 城市的调查显示,住宅室内装修污染的主要污染物为甲醛、苯系物、总挥发性有机物（total volatile organic compounds, TVOC）。住宅装修后,室内 TVOC 超标率高达 40.79%,在装修完成半年以内的最高超标率达到 67.74%,即使在装修完成 1 年以上的超标率也达到 20.97%。

（4）室内生物性污染:由于居室密闭性好,室内小气候稳定,温度适宜,湿度大,通风差,为真菌和尘螨等生物性变态反应原提供了良好的孳生环境。螨是家庭室内传播疾病的重要媒介之一,常隐藏在床铺、家具和地毯等处。这些生物性变态反应原可引起人的过敏性反应,还能作用于生物性有机物,产生很多有害气体,如二氧化碳、氨、硫化氢等。

（5）家用电器:近年来,电视机、组合音响、微波炉、电热毯、空调机等多种家用电器进入室内,由此产生的空气污染、噪声污染、电磁波及静电干扰给人们的身体健康带来不可忽视的影响,已引起国内外学者的关注。

（二）室内空气污染的主要特点

室内空气污染来源多、成分复杂,现将我国目前存在具有特征性和影响深远的室内空气污染的主要特点归纳如下:

1. 室外污染物对室内空气的污染　这类污染物在室内空气中的浓度一般都比室外空气中浓度有较大的衰减。例如室外大气中最常见的二氧化硫极易被建筑物表面的石灰、墙纸等材料吸收;悬浮颗粒物进入室内过程中,通过门或纱窗时被阻挡了一部分,进入室内后又被墙壁吸附去一部分,因此其在室内的浓度都低于室外。

2. 室内外共存同类污染物对室内空气的污染　该污染物的浓度往往是室内高于室外。我国现阶段,除少数地区外,用煤炉的家庭仍十分普遍,室内空气中的二氧化硫、二氧化氮、颗粒物质、苯并(a)芘、一氧化碳等浓度均高于室外。尤其做饭和取暖都用煤炉的家庭,室内一氧化碳的浓度可达 $10 \sim 20 mg/m^3$,通风不良时,甚至高达 $50 \sim 100 mg/m^3$。

3. 吸烟对室内空气的污染　香烟在燃烧过程中,局部温度可高达 $900 \sim 1000℃$,产生大量有害化学物质,烟雾中物质 90% 为气体,主要有氮、CO_2、一氧化碳、氰化物、挥发性亚硝胺、烃类、氨、挥发性硫化物、腈类、酚类等;另外 8% 为颗粒物,主要有烟焦油和烟碱(尼古丁),还有镉,放射性[222]氡、[210]铅和[210]钋等有害物质。吸烟已成为加重室内空气污染不可忽视的重要因素。WHO 指出,到 2020 年,吸烟将成为人类头号杀手,全球由于吸烟引起的死亡人数将达到每年千万人以上。我国是吸烟人数最多的国家,约有 3.2 亿人在吸烟,每年要抽掉香烟的数目是全世界每年香烟消耗量的 1/3。

4. 建筑材料和装饰材料对室内空气的污染　建筑材料和装饰材料中含有大量有机污染物及放射性污染物,对人体危害极大。有的建筑材料如砖块、石材等含有镭、钍等氡的母元素较高时,室内氡的浓度会明显增高。有些是传统的天然材料,有些是废渣或再生材料,有些是现代化工产品,特别是很多用于室内建筑和装饰的原材料在加工过程中,要加入各种助剂,其中很多助剂具有挥发性,如甲醛、苯、甲苯、二甲苯、三氯乙烯、三氯甲烷、二异氰酸、甲苯酯、萘等,在室内会释放出来污染空气。当前,甲醛等挥发性有机物和氡及其子体引起室内空气污染问题已成为人们关注的热点。

5. 空调引起的室内空气污染　人工空气调节简称空调,可分为封闭式、直流式和混合式三种空调系统。空调创造了使人感到舒适的空气环境,但突出的卫生问题是在设计安装、运行各环节中,一旦发生问题,很易引起室内新鲜空气量不足;从采风口可进入室外环境中的污染物;存在于室内的致病因素不易排除;过滤器失效可导致室内空气严重污染;气流不合理而形成局部死角;以及冷却水中的军团菌通过空气传播等。我国对 60 多个城市的空调系统风管积尘量和积尘中细菌含量进行检测发现,存在严重污染的空调风管占 47.11%,中等污染占 46.17%,合格的仅占 6.12%。显然,空调已成为室内空气的污染来源。

二、室内空气主要污染物的种类、来源及危害

室内空气污染物的种类很多,包括化学性、物理性、生物性和放射性四大类。这四大类污染物往往相互有关、共同存在。例如,室内烹调时,即可产生化学性污染物,又可使室温升高或产生电磁波(使用微波炉或电炉时)引起物理性污染。烹调用的食材和水以及使用空调等过程中还可给室内带来生物性污染物。含镭建筑材料的使用,可造成室内氡污染。常见室内空气污染物和污染源及其危害见表 9-2。

(一)化学性污染物

1. 二氧化碳

(1)来源:正常空气中 CO_2 含量为 0.03% ~ 0.04%。室内 CO_2 的主要来源:①人体呼出气;②含碳物质的充分燃烧;③动植物新陈代谢。

(2)危害:当 CO_2 浓度<0.07%时,人体感觉良好;当 CO_2 浓度为 0.1%时,个别敏感者有不舒适感;CO_2 浓度为 0.15%时,不舒适感明显;达到 3%时,使人呼吸程度加深;达 4%时,使人产生头晕、头痛、耳鸣、眼花、血压上升;达 8% ~ 10%时,呼吸困难,脉搏加快,全身无力,肌肉抽搐甚至痉挛,由神志兴奋转至神志丧失;达 30%时可致死亡。由于 CO_2 升高时,往往同时伴有缺氧,也是引起致死的一个原因。我国北方地区菜窖中 CO_2 中毒或致死事件时有发生。

表 9-2　常见室内空气污染物和污染源及其危害

污染物	污染物来源	健康危害	标准*
二氧化碳	燃料的燃烧、吸烟、人体自身代谢活动等	呼吸中枢、全身	0.1%（日平均值）
一氧化碳	燃料的燃烧、吸烟等	中枢神经、心血管系统、全身	$10mg/m^3$（1小时均值）
二氧化氮	燃料的高温燃烧,吸烟以及室外空气污染的引入等	呼吸道、全身	$0.24mg/m^3$（1小时均值）
二氧化硫	含硫燃料的燃烧、吸烟等	黏膜刺激、呼吸道的影响;致敏、促癌等	$0.50mg/m^3$（1小时均值）
可吸入颗粒 PM_{10}	木材和煤球燃烧、吸烟等以及室外空气污染和引入等	黏膜刺激、呼吸道的影响等	$0.15mg/m^3$（日平均值）
甲醛	燃料的燃烧、吸烟、建筑装修材料、家用化工产品等	嗅觉、皮肤、黏膜刺激、呼吸道刺激、全身	$0.10mg/m^3$（1小时均值）
总挥发性有机物（TVOC）	建筑材料、装饰材料、家用有机化工产品、燃料燃烧、油烟、吸烟等	嗅觉、刺痛感、黏膜刺激、过敏、呼吸道症状、神经毒性作用、全身	$0.60mg/m^3$（8小时均值）
微生物	气悬灰尘中的尘螨、真菌、花粉及人和动物的皮、毛、屑等	过敏、呼吸道症状等	—
氡 ^{222}Rn	房屋地基及建筑材料等	肺癌等	$400Bq/m^3$

注：*《室内空气质量标准》（GB/T 18883—2002）

2. 燃烧产物

（1）来源：生活燃料包括固体燃料（煤、焦炭）和气体燃料（煤气、液化石油气、天然气）。各种燃料以及烟草等在燃烧后会产生多种多样的污染物。这类污染物主要来源有：①燃烧物自身的杂质成分,如煤中含硫、氟、砷、镉、灰分等杂质。②燃烧物经高温后发生热解或合成反应的产物,各种固体燃料在燃烧后会产生大量 SO_2 和颗粒物,还有 CO、CO_2、NO_x 等,此外还有很多有机成分,如多环芳烃。来自煤层的天然气燃烧产物中有一定量 SO_2；石油天然气燃烧后甲醛和 NO_x 含量有时较高；液化石油气燃烧产物中甲醛和 NO_x 也较多,产生的颗粒物浓度虽低,但其中可吸入颗粒物占 93% 以上；用原煤制出的气体简称煤气,燃烧产物主要是 CO_2 和 CO,如制气过程中脱硫不充分,则燃烧产物中有 SO_2。③吸烟产生的烟草燃烧产物有 3800 多种。

（2）危害：由于燃料的种类不同,其燃烧产物的种类、数量和危害性也存在差异。燃烧产物（combustion products）对人体产生的危害主要体现在：①燃料所含有杂质的污染,如氟、砷含量高的煤燃烧,可导致室内空气和食品的氟、砷污染,引起氟中毒、砷中毒。②燃烧产物 SO_2、NO_x 可对机体皮肤、黏膜产生刺激作用；进入肺组织的颗粒物可引起肺通气功能下降,肺泡换气功能障碍。③烟草燃烧时会产生约 4000 多种化学物质,其中至少含有 250 种已知的有害物质,可对机体的呼吸、神经、循环、内分泌、生殖系统以及免疫功能产生明显的损害作用。我国每年约有 100 万人死于与吸烟有关的各种疾病,全球每不到 7 秒钟就有一人死于吸烟。WHO 指出,烟草烟气中的"肯定致癌物"不少于 44 种,主要为苯并(a)芘等 10 多种强的致癌物。吸烟是引起肺癌的主要原因,还可引起喉癌、咽癌、口腔癌、食道癌、肾癌、胰腺癌、膀胱癌、子宫颈癌等。

值得注意的是,被动吸烟对健康的危害。美国调查显示,一个家庭中有 1 个吸烟者,该家庭全体成员患癌症的危险性增加 1.4 倍,如有 2 个吸烟者,则患癌症的危险性增加 2.3 倍,如有 3 个或以上的吸烟者,患癌症的危险性增加 2.8 倍。

3. 烹调油烟

(1)来源:食用油在炒菜、煎炸食品时油温达 250℃ 而产生的一组混合性污染物,约有 200 余种成分。烹调油烟(cooking fume)在我国室内污染中十分普遍。

(2)危害:微核试验、SCE、大鼠气管上皮细胞转化试验、DNA 合成抑制试验等证实,烹调油烟冷凝物具有致突变性,是肺鳞癌和肺腺癌的危险因素,其相对危险度分别为 3.8 和 3.4。油烟中的致突变物来源于油脂中不饱和脂肪酸的高温氧化和聚合反应。研究表明,中国妇女肺癌发病率高,排除吸烟因素外,烹调油烟是其主要危险因素之一。油烟成分的种类及毒性与油的品种、加工技术、加热温度、加热容器的材料、燃料种类、烹调物种类和质量等因素有关。目前认为,菜油、豆油含较多不饱和脂肪酸而具有致突变性,猪油的不饱和脂肪酸含量低则无致突变性。

4. 甲醛及其他挥发性有机化合物

(1)来源:甲醛(formaldehyde)是一种挥发性有机化合物,它不仅大量存在于多种装饰材料中,也可来自建筑材料。甲醛还可来自化妆品、清洁剂、杀虫剂、消毒剂、防腐剂、纺织纤维等。通常室温在 19℃ 以上,物体中的甲醛就容易释放出来。在清洁的自然环境中,空气中的甲醛在 $0.001mg/m^3$ 以下,室内空气中为 $0.02 \sim 0.06mg/m^3$。一般住宅在新装修后的峰值约为 $0.2mg/m^3$,个别可达 $0.87mg/m^3$,使用一段时间后下降至 $0.04mg/m^3$ 或更低。在北京和杭州分别对居室内空气污染物的抽样检测显示,甲醛浓度超标率分别达 73.3% 和 79.1%。厨房在使用煤炉和液化石油气时,甲醛可达 $0.4mg/m^3$ 以上。目前已鉴定出 500 多种挥发性有机化合物,尽管它们各自的浓度并不高,但若干种 VOC 共存一室时,其联合作用的危害是不容忽视的,由于它们单独的浓度低,但种类多,故通常以 TVOC 表示其总量。VOC 中除上述醛类外,常见的有苯、甲苯、三氯乙烯、三氯甲烷、萘、二异氰酸酯类等,主要来自各种溶剂、黏合剂等化工产品。铺地板革后的 1 周内室内空气中,苯浓度可达 $0.059mg/m^3$ 或更高;甲苯可达 $0.22mg/m^3$ 或更高。

(2)危害:甲醛是一种毒性较大的物质,在我国有毒化学品优先控制名单上甲醛高居第二位。当室内甲醛浓度达到一定剂量的时候,对人体健康的危害主要表现在以下几个方面:①刺激作用:人的甲醛嗅觉阈为 $0.06 \sim 0.07mg/m^3$。当室内空气中甲醛含量为 $0.1mg/m^3$ 时,就有异味和不适感;达到 $0.5mg/m^3$ 时,可刺激眼睛,引起流泪;达到 $0.6mg/m^3$,可引起咽喉不适或疼痛。浓度更高时,可引起恶心呕吐、咳嗽胸闷、气喘甚至肺水肿;达到 $30mg/m^3$ 时,可立即致人死亡。短时间接触高浓度甲醛,主要表现为对皮肤黏膜和呼吸道的刺激作用。②致敏作用:接触一定剂量甲醛可引起过敏性皮炎和诱发支气管哮喘,大量时可引起过敏性紫癜,是公认的变态反应原。③致癌和促癌作用:研究发现,甲醛可引起基因突变和染色体损伤。实验动物持续接触高浓度甲醛,导致多种肿瘤发病率增加;甲醛引起职业暴露人群鼻咽癌也已有确凿证据。因此,2004 年 IARC 将甲醛列为人类确定致癌物

（carcinogenicity to humans），并且认为甲醛与白血病发生之间存在因果关系。④其他影响：长期接触1.34mg/m³甲醛，可引起头晕、头痛、嗜睡、无力、胸闷、食欲缺乏、恶心等能神经衰弱症状，严重的可导致青少年记忆力和智力下降；有的还可引起肺功能、肝功能和免疫功能异常等。甲醛是室内空气污染代表性污染物之一，WHO 指出，全世界每年有 10 万人因为室内空气污染而死于哮喘，其中 35%为儿童，甲醛成了儿童患哮喘病、白血病的主要原因。

（二）物理性污染物

1. 噪声　人们主观上不需要的声音统称噪声（noise）。即使是协调优美的乐声在不需要的时候出现也是噪声。噪声干扰人们休息、睡眠、学习和工作，达到一定强度时可引起听力损害，或使机体出现有害的生理变化，现已成为"水、气、声、渣"环境污染的四大因素之一，是当今城市居民主要环境污染问题。

（1）来源：室内噪声的来源主要有：①生产噪声，主要来自住宅周围的工矿企业和建筑工地的噪声。②生活（社会）噪声，主要来自人类生活活动产生的噪声。③交通噪声，来自机动车辆、火车、飞机和轮船等交通工具运动中产生的噪声。

（2）危害：室内噪声的危害主要有：①影响休息和睡眠，30～40dB（A）的声音是比较安静的正常环境，超过 50dB（A）就会影响睡眠和休息。连续噪声可以影响睡眠的生理过程，使入睡时间延长、睡眠深度变浅、缩短醒觉时间、多梦；突然的噪声可使人惊醒。②影响生活质量和工作效率，40dB（A）的噪声环境一般对生活和工作影响并不大。70dB（A）的噪声干扰谈话、造成精神不集中、心烦意乱、影响学习和工作效率，生活质量下降，容易出现差错或发生事故。③对健康的影响，噪声对健康的危害分特异性危害与非特异性危害两方面。特异性危害是指噪声对听觉系统的损伤作用，按其影响程度可分为听觉适应、听觉疲劳和听力损伤三个等级。短期接触 80dB（A）以上的强烈噪声使人感到刺耳、不适、耳鸣、听力下降、听阈提高 10～15dB（A），离开噪声环境数分钟后可完全恢复，这是一种保护性生理功能，称为听觉适应。较长时间接触 90dB（A）以上的强烈噪声，使听力明显下降，听阈提高 15～30dB（A），离开噪声环境数小时至 20 多小时后听力才能恢复，称为听觉疲劳，仍属功能性改变，但它是噪声性耳聋的前驱信号。继续接触强噪声，内耳感音器官（螺旋器）由功能性改变发展为器质性退行性病变，听力损失不能完全恢复，可发展为听力损伤和噪声性耳聋。一般情况下小于 80dB（A）不会引起神经性听力损失。当噪声高达 85dB（A）时，可以引起听觉的损伤。而非特异性危害是由于噪声作用于机体，引起听觉以外的反应称为听觉外效应。噪声对机体各系统的影响，首先表现为中枢神经和心血管的损害。长期接触噪声者常出现神经衰弱综合征，甚至精神异常。噪声导致交感神经紧张度增加，心率加快，血压波动，心电图 ST、T 移位，呈缺血型改变。脑血流图有异常改变，波幅低、流入时间延长，表现为血管紧张度增加、弹性降低。噪声可使胃功能紊乱、胃液分泌减少、蠕动减慢，造成食欲缺乏、消瘦等。对内分泌系统的影响，表现为甲状腺功能亢进，肾上腺皮质功能亢进（70～80dB（A））或减弱（≥100dB（A）），性功能紊乱，月经失调等。

2. 非电离辐射　是指能量较低，并不能使物质原子或分子产生电离的辐射，如紫外线、红外线、激光、微波都属于非电离辐射。其电磁波波长大于 100nm、能量低于 12eV（电子伏）、不能引起水和组织电离，故称非电离辐射（non-ionizing radiation）。

（1）来源：室内非电离辐射主要有两个来源，一是室外环境的非电离辐射源。主要来自调频和电视广播（54~806MHZ），但不包括短波广播（0.535~1.605MH）。其辐射强度在不同地点、不同高度建筑物的室内有很大差别，楼层越高的室内强度越大（$100\mu W/cm^2$），底层的室内则低（$7\mu W/cm^2$），近窗口地点的强度（$30\mu W/cm^2$）大于远离窗口的地点（$1.5\mu W/cm^2$）。二是室内环境的非电离辐射源。这类辐射主要来自各种家用电器，如家用微波炉、电视机、电冰箱、空调器、移动电话等。家用微波炉在正常无漏能情况下，离炉门5cm处的强度小于$1000\mu W/cm^2$，距离183cm处为$4\mu W/cm^2$，距366cm处为$1\mu W/cm^2$，如有漏能时，在5cm距离处可达$5000\mu W/cm^2$。移动电话，其天线接近头部，使头部处在近场区范围，因此应当注意这类非电离辐射。

（2）危害：非电离辐射对健康的危害具有多样性和非特异性。强度大于$10mW/cm^2$时引起机体体温升高，呈现致热效应。强度在$1~10\mu W/cm^2$作用下，对血液系统（外周血象）和免疫系统（兴奋或抑制）都有一定的影响。研究发现，长期接触电磁辐射的人群易出现头晕、疲乏、记忆力衰退、食欲减退、烦躁易怒、血压变化、白细胞减少等症状。女性可发生月经不调，个别男性有性功能减退，甚至可导致畸胎及某些脏器癌变。有人认为，手机是一个小型的电磁波发生器，长期、高频率使用手机，可引起脑细胞损害，视力下降，甚至引起白内障等。

（三）生物性污染物

室内常见的生物性污染物种类甚多，人们熟悉的许多微生物大都能通过空气或饮用水在室内传播，一些常见的病毒、细菌、真菌等引起的疾病，如流行性感冒、麻疹、结核、白喉、百日咳等已在有关专业中叙述。军团菌病已在第八章中叙述，在此仅介绍尘螨的污染及危害。

尘螨（dust mite）是螨虫的一种，属于节肢动物。世界各地家庭尘土样品中都可检出尘螨，称为屋尘螨。其成虫为0.2~0.3mm，在潮湿、阴暗、通风条件差的环境中易孳生。生存环境温度为20~30℃（最适温度为23~27℃），环境湿度为75%~85%（最佳环境湿度为80%）。在干燥、通风条件好的环境中不宜生存。

（1）来源：尘螨普遍存在于人类居住和工作环境中，尤其是在室内潮湿、通风不良的情况下，床垫、被褥、枕头、地毯、挂毯、窗帘、沙发罩等纺织物内极易孳生。近年来，某些住宅由于使用空调或封闭式窗户，气流极小，室内温湿度极其适宜尘螨孳生，尤其在床褥和纯毛地毯下面尘螨最多。在装有集中式空调的宾馆客房内，也有可能孳生尘螨。一般情况下，尘满的检出量为20个尘满/g尘土，有些地方可检出500个尘满/g尘土。

（2）危害：尘螨具有强烈的变态反应原性。变应原不仅存在于尘螨本身，也存在于尘螨的分泌物、排泄物中。尘螨是室内主要的生物性变态反应原，可通过空气传播进入人体，因反复接触而致敏，可引起过敏性哮喘、过敏性鼻炎，也可引起皮肤过敏等。在很多过敏性疾病患者家中，都能检出大量尘螨。

对于室内空气中的生物性（如霉菌、螨、植物等）环境抗原，可采用血清总IgE抗体水平的测定，用以区分暴露人群或易感人群。

（四）放射性污染物

自然界氡有三种同位素，即铀系中的镭（^{226}Ra）衰变成氡（^{222}Rn）；钍系中的镭（^{224}Ra）衰变成氡

(^{220}Rn);锕系中的镭(^{223}Ra)衰变成氡(^{219}Rn)。后两种氡的半衰期不到一天,故危及人体健康的机会较少。通常将^{222}Rn简称为氡(下同)。氡的半衰期为3.8天,一旦从镭衰变到氡即成气体,可从附着物中逸出,传播极快。氡接着衰变成钋又成固体,附着于物体上继续衰变为^{218}Po直至^{214}Po,再进一步衰变为^{214}Pb直至^{206}Pb。上述衰变过程中的产物总称为氡子体(radon daughters)。室外空气中氡的年平均浓度在$0.1\sim10Bq/m^3$之间,室内空气中则在$5\sim100Bq/m^3$之间。

(1)来源:居室的氡污染具有普遍性,一般说来,室内的氡若来自地基土壤,则氡的浓度随住房的层数升高而降低,在有些坑道式人防工事内氡的浓度可高达$849Bq/m^3$。如果氡来自建筑材料,则室内氡浓度与层高无相关关系,而是在靠近建筑材料处的氡浓度高,远离建筑材料处则低,与建筑材料的距离有关。有时以石煤渣制成碳化砖用作建筑材料,可使室内氡浓度高达$300Bq/m^3$或更高。影响室内氡水平的因素除了污染源的释放量外,室内密闭程度、空气交换率、大气压高低、室内外温差都是重要影响因素。

(2)危害:氡进入呼吸道后,一部分可随呼吸活动被呼出体外,另一部分黏附在呼吸道上被吸收。少量的氡也可进入消化道。氡及其短寿命子体(^{218}Po至^{214}Po)对人体健康的危害,主要引起肺癌,其潜伏期为15~40年。氡是WHO公布的19种主要致癌物质之一,是仅次于香烟引起人类肺癌的第二大元凶。IARC认为氡及其子体是人类的致癌因子,无阈值。研究表明,吸入室内含氡空气引起的肺癌占4%~12%,美国估计每年约2万例肺癌患者与室内氡暴露有关。

三、室内空气污染引起的疾病

20世纪80年代以来,国外专业杂志上频繁出现SBS、BRI和MCS三个英文缩写词,它们分别代表室内空气污染引起的三种疾病,即不良建筑物综合征(sick building syndrome,SBS)、建筑物相关疾病(building related illness,BRI)和化学物质过敏症(multiple chemical sensitivity,MCS)。

(一)不良建筑物综合征

不良建筑物综合征是现代住宅室内多种环境因素(如物理因素、化学因素)联合作用对健康产生影响所引起的一种综合征,其确切原因尚不十分清楚。

现代建筑物的建筑材料和室内装饰、装修材料、室内的多种家具、家用化学品以及烹调、吸烟等都会产生有害物质,造成室内空气污染。由于气候的原因,许多地区为了保暖或防暑降温,节约能源,以致建筑物保持良好的密闭性,使得室内通风换气的性能较差,导致室内空气污染物浓度升高,室内空气质量明显下降。由此可见,这种综合征是由于建筑物内空气污染、空气交换率很低,以致在该建筑物内活动的人群出现眼、上呼吸道刺激征以及头晕、头痛、恶心、皮肤干燥、注意力不集中、记忆力减退等非特异性症状。WHO将其称为"不良建筑物综合征"。美国环境保护局将不良建筑物综合征归纳出30多种症状,主要包括眼、鼻和咽喉、上呼吸道刺激征、头痛、疲劳、注意力不集中、记忆力减退、嗜睡、全身不适和工作效率低下等。

SBS的特点一是发病快;二是患病人数多;三是病因很难鉴别确认;四是患者一旦离开污染的建筑物后,症状即可缓解或消失。

有资料显示,美国室内从业人员出现SBS的比例已由1980年的2%上升到目前的35%~65%。

北京、上海等大城市办公场所中也发现，室内从业人员有 60%~70% 出现 SBS。

（二）建筑物相关疾病

建筑物相关疾病是由于人体暴露于建筑物内的有害因素（如细菌、真菌、尘螨、氡、一氧化碳、甲醛等）而引起的疾病。这类疾病包括呼吸道感染、哮喘、过敏性皮炎、军团病、心血管病、肺癌等。

BRI 与 SBS 的明显不同之处主要有三方面，一是患者的症状在临床上可以明确诊断；二是病因可以鉴别确认，可以直接找到致病的空气污染物，乃至污染源；三是患者即使离开致病现场，症状也不会很快消失，必须进行治疗才能恢复健康。尽管 BRI 与 SBS 从临床表现、发病原因等方面可以鉴别开来，但是在出现某种 BRI 典型的临床表现之前，常常表现出多种与 SBS 类似的非特异的症状，应注意鉴别。

表 9-3　常见建筑物相关疾病及其致病因素

疾病	病因
鼻炎、鼻窦炎	变应原（真菌孢子、尘螨），刺激性化学物（如清洁剂），VOC
哮喘	变应原（真菌孢子、尘螨），刺激性化学物（如清洁剂），VOC，邻苯二甲酸酯（PAE）
过敏性肺炎	真菌，木尘，二苯基甲烷二异氰酸酯（MDI），化学品，与潮湿有关的耐热菌
肺部感染性疾病	嗜肺军团菌，结核杆菌，上呼吸道感染的病毒
肺癌	氡，香烟烟雾，石棉，燃烧产物
变应性接触性皮炎	甲醛，真菌抗原
刺激性接触性皮炎	玻璃纤维，低相对湿度

（三）化学物质过敏症

多化学物质过敏症是由于多种化学物质，作用于人体多种器官系统，引起多种症状的疾病。在室内，即使仅有微量的化学污染存在，人们长期生活工作在这样的环境中，也可能出现神经系统、呼吸系统、消化系统、循环系统、生殖系统和免疫系统的障碍，出现眼刺激感、鼻咽喉痛、易疲劳、运动失调、失眠、恶心、哮喘、皮炎等症状。

该病具有复发性、症状呈慢性过程、由低浓度化学污染物质引发的特点。患者对多种化学物质过敏，多个器官同时发病，在致病因素排除后症状将会改善或消退。MCS 的一大特征是很难找到具体单一的对应致病原，且家庭中不同成员虽然居住于同一环境中，其症状轻重程度却可以有明显差异，如有的可很快发病，症状很重，而有的却需很长时间才会出现轻度不适。

四、居室空气清洁度的评价指标及其相应的卫生措施

室内空气中污染物的种类繁多，评价居室空气清洁度的指标也很多，其中颗粒物、SO_2、NO_x 等评价指标与大气卫生相关章节内容基本一致，只是污染的特点有所不同。

（一）评价居室空气清洁度常用的指标

1. 二氧化碳　室内 CO_2 主要来自人的呼吸和燃料的燃烧。住宅室内空气与室外空气不断进行交换，室内空气中 CO_2 浓度一般不会超过 0.3%。CO_2 浓度达到 0.3% 时对人体无害，人的肺泡内 CO_2 浓度经常是 4% 左右。若室内空气中不含其他有害成分，CO_2 浓度升高到 5% 以上时，人们才开

始有发闷、不舒适的感觉。但是人们在呼出 CO_2 的同时,也呼出二甲基胺、硫化氢、醋酸、丙酮、酚、氮氧化物、二乙胺、二乙醇胺、甲醇、氧化乙烯、丁烷、丁烯、丁二烯、氨、一氧化碳、甲基乙基酮等数十种有毒物质。人体其他部位也不断排出污染物质,如汗液的分解产物和其他挥发性不良气味等。室内空气中有害物质的浓度随 CO_2 浓度的增加而增加,当 CO_2 浓度达 0.07% 时,空气的其他性状出现变化,敏感的人会感到不良气味并有不适的感觉。当 CO_2 浓度达 0.1% 时,空气的其他性状开始恶化,出现显著的不良气味,人们普遍地感觉不舒适。因此,室内 CO_2 的浓度可反映室内有害气体的综合水平,也可反映室内通风换气的实际效果,在一定程度上可作为居室内空气污染的一个指标。我国《室内空气质量标准》(GB/T 18883—2002)规定,居室内 CO_2 浓度≤0.1%(日平均值)。

2. 微生物和悬浮颗粒　室内空气中微生物主要来自人们的室内生活活动。当室内存在细菌、病毒感染者时,致病微生物随飞沫与悬浮颗粒物漂浮于空气中。在室内空气湿度大、通风不良、阳光不足的情况下,致病微生物可在空气中生存较长时间并保持其致病性。因此,应对室内微生物和悬浮颗粒物的污染程度作出数量上的限制。由于室内空气中可生存的致病微生物种类繁多,且以病原体作为直接评价指标在技术上尚有一定困难,目前仍以细菌总数作为最常用的居室空气细菌学评价指标。我国《室内空气质量标准》(GB/T 18883—2002)规定,室内细菌总数≤2500CFU/m³。

室内可吸入颗粒物浓度与房间结构、卫生条件、通风方式、居住人口和居住者活动情况等有关,同时还与室内外的风速和湿度有关。我国《室内空气质量标准》(GB/T 18883—2002)规定,室内 PM_{10} 浓度日平均值≤0.15mg/m³。

3. 一氧化碳　使用煤炉或煤气灶烹饪以及人们在室内吸烟时,室内 CO 浓度常高于室外的浓度。人血液中碳氧血红蛋白在 2.5% 以下时,人处于正常生理状态,当空气中 CO 浓度在 10mg/m³ 以下时,血液中碳氧血红蛋白可维持在此水平。空气中 CO 浓度超过 10mg/m³ 时会对心肺病患者的活动产生不良影响,加重心血管病人的缺氧症状。我国《室内空气质量标准》(GB/T 18883—2002)规定,室内 CO 浓度 1 小时均值≤10mg/m³。

4. 二氧化硫　室内用煤炉或煤气灶取暖或烹饪时,室内 SO_2 浓度常高于室外浓度。SO_2 与水结合形成亚硫酸,并可氧化成硫酸,刺激眼和鼻黏膜,并具有腐蚀性。SO_2 在组织液中的溶解度高,吸入空气中的 SO_2 很快会在上呼吸道溶解,造成呼吸道黏膜损伤。我国《室内空气质量标准》(GB/T 18883—2002)规定,室内 SO_2 浓度 1 小时均值≤0.50mg/m³。

5. 其他评价参数　我国《室内空气质量标准》(GB/T 18883—2002)规定,夏季空调室内温度为 22~28℃,相对湿度为 40%~80%,空气流速≤0.3m/s;冬季采暖室内温度为 16~24℃,相对湿度为 30%~60%,空气流速≤0.2m/s。新风量≥30M³/(h·人)。室内 NO_2 浓度 1 小时均值≤0.24mg/m³;室内甲醛浓度 1 小时均值≤0.10mg/m³;室内 B(a)P 浓度日平均值≤1.0ng/m³;室内 TVOC 浓度 8 小时均值≤0.60mg/m³;氡 ^{222}Rn 浓度年平均值(行动水平)≤400Bq/m³。

（二）保持居室空气清洁的卫生措施

居室空气中污染物的来源很多,保证居室空气清洁的措施应从多方面考虑,除了立法机构、政府和企业共同努力防治室内外各种空气污染外,还要针对住宅卫生要求考虑以下诸方面的问题。

1. 住宅的地段选择　住宅应选择在大气清洁、日照通风良好、周围环境无污染源、有绿化地带与闹市、工业区和交通要道隔离的地段内。

2. 建筑材料和装饰材料选择　为减少和避免建筑材料中氡的逸出,除注意选材外,可在建筑材料表面刷上涂料,阻挡氡的逸出,降低室内氡浓度。为减少室内甲醛及其他挥发性有机物的浓度,选用低 TVOC 的建筑材料和装饰材料,或者选用已在空旷处释放了甲醛后的出厂产品。要选择符合《室内装饰装修材料有害物质限量》国家标准的装饰装修材料。为减少室内积尘和尘螨,在室内尽可能避免使用毛制的地毯或挂毯等装饰品。另外,要严格按照《住宅装饰装修工程施工规范(GB 50327—2001)》《住宅室内装饰装修管理办法》(建设部令[2002]第 110 号)进行施工、管理,最大限度的减少室内空气污染。

3. 合理的住宅平面配置　住宅的平面配置要防止厨房产生的煤烟和烹调油烟吹入居室;防止厕所的不良气味进入起居室;避免各室间互相干扰等。

4. 合理的住宅卫生规模　住宅内各室的容积、室高、面积应足够;朝向要合乎卫生要求,有利于日照、采光和通风换气。

5. 采用改善空气质量的措施　有条件的地区,厨房应使用煤气或电热烹饪设施;厨房应安装排气扇或排油烟机。厨房使用天然气或煤气时必须注意排气通风,不然会导致室内氧气不足而使人感到不适乃至出现昏迷,同时氧气不足还会发生燃烧不完全,从而产生一氧化碳并由此引发中毒事故。

6. 改进个人卫生习惯　改变烹调习惯,减少油炸、油煎,烹调时减低用油温度。减少油烟逸散。提倡不吸烟,禁止室内吸烟。坚持合理的清扫制度,养成清洁卫生的习惯。

7. 合理使用和保养各种设施　设有空调装置的室内,应保证空调使用后能进入一定的新风量,空调过滤装置应定期清洗或更换。同样,对排油烟机等各种卫生设施也都要定期清洗、及时维修,以保证其效率,保证清洁空气循环进入室内,使室内空气接近室外大气的正常组成。

8. 加强卫生宣传教育和健全卫生法制　以消除吸烟危害为例,全世界每年约有 300 万人死于吸烟,吸烟已成为全球人类死亡的一个最大因素。我国香港 2007 年 1 月 1 日正式实施《吸烟(公众卫生)(修订)条例》。法国于 2007 年 2 月 1 日开始在公共场所禁烟。世界卫生组织将每年的 5 月 31 日定为"世界无烟日"。我国烟民约 3.5 亿,这个数字比美国的总人口数还要高,我国每年约有 100 万人死于与吸烟有关的各种疾病,吸烟已成为"中国最大的死亡危害"。但目前我国还没有颁布全国性无烟环境的法律。因此,加强我国的卫生宣传教育和法律、法规建设显得尤为重要,特别要制定和严格执行严禁青少年吸烟、严禁向青少年销售香烟以及严禁在公共场所吸烟的有关条例和法律。

五、室内空气污染的控制对策

(一)建立健全室内空气质量标准

为了控制室内空气污染,保证室内空气清洁,近年来国家相关政府部门先后制订了《公共场所卫生标准》《室内空气中污染物卫生标准》《室内装饰装修材料有害物质限量》《室内空气质量卫生规范》《民用建筑工程室内环境污染控制规范》以及《室内空气质量标准》等一系列规范和标准。总体来看,我国目前已基本形成了控制室内环境污染的技术标准体系。

（二）加强建筑施工工程室内环境质量管理

1. 在勘察设计和施工过程中严格执行"民用建筑工程室内环境污染控制规范"。在工程勘察、室内换气通风、装饰装修设计中充分考虑室内环境污染控制。施工单位和监理单位要做好建筑施工材料的验收工作，不得使用有害物质含量超标建筑施工材料。

2. 建立民用建筑工程室内环境竣工验收检测制度。建筑工程竣工时，建设单位要对室内环境质量进行检查验收，委托具有检测资质的机构对建筑工程室内氡、甲醛、苯、氨、总挥发性有机物的含量进行检测。室内有害物质含量指标不符合"民用建筑工程室内环境污染控制规范"规定的，不得投入使用。

（三）加强能源利用的管理

1. 改变能源结构，提高居民天然气、液化石油气的使用比重，大力发展集中供热系统。同时，增加太阳能和风能的利用率。

2. 合理选用炉具、灶具、提高抽油烟机的排烟效果，对于节省能源，防止室内空气污染具有重要意义。

（四）合理使用空调设备

设有空调装置的室内，应保证空调使用后能进入一定的新风量，空调过滤装置应定期清洗或更换，及时维修，以保证其效率，保证清洁空气循环进入室内，使室内空气接近室外大气的正常组成。

（五）加强卫生宣传教育

加强卫生宣传教育，增强卫生意识，纠正个人不良卫生习惯，提倡不吸烟，禁止室内吸烟。坚持合理的清扫制度，养成清洁卫生的习惯。

第五节　住宅的卫生防护措施和监督

一、住宅的卫生防护措施

（一）住宅设计中的主要卫生防护措施

建筑物的围护结构是建筑物的墙壁、屋顶、门窗、地板等的总称。在住宅设计中采用符合卫生要求的建筑材料和合理的构筑方式筑成的围护结构，再通过住宅设计中主要的卫生措施，可以使住宅有较好的防寒、防暑、隔热、隔潮和隔声等性能，使室内免受或减轻外界不良的气候条件和噪声等的影响。

1. 保温与隔热　建筑材料的导热性越低，建筑物的保温与隔热性能越好，越有利于住宅的防寒和防暑。因此，应尽可能选择导热系数较小的建筑材料，在冬季寒冷地区，如当地的建筑材料导热系数过大，可考虑加大围护结构的厚度。在夏季炎热地区，则不宜加厚围护结构，而必须采用导热系数小的建筑材料或在围护结构中间用导热性小的填充层或构成中空的空气层，以加大其热阻值。

2. 遮阳与采暖

（1）遮阳：遮阳能避免室内过热，避免产生眩光，也可防止雨水侵入室内，遮阳措施应能最大限度地挡住夏季的直射阳光,但室内同时仍应有足够而分布均匀的照度,而且应尽量减少对通风的影响。遮阳的措施很多,主要有两类:①绿化遮阳,即建筑物利用爬墙或攀架植物作为遮阳物,并借植物蒸发等作用减少太阳照射于墙面的辐射热,这些植物在冬季落叶后又不致影响冬季室内对太阳辐射热的吸收。这类遮阳植物有:蔷薇、紫藤、爬山虎、葡萄、山葡萄、金银藤、五味子、丝瓜、扁豆等。②结合建筑设置各种遮阳物,如我国各地有不同形式的固定式的出檐、悬挂式的遮阳竹帘、百叶板、百叶窗等都有良好的遮阳效果。

(2)采暖:我国北方在冬季较寒冷,昼夜平均温度低于5℃的时间很长。在北纬45度左右地区,冬季严寒,昼夜平均温度可达到零下25℃,这些地区每年有半年左右时间需要采暖。采暖方式和设备主要分两类:①分散式采暖,常用的设备有火炉、炕、火墙。这类采暖应特别注意排气通畅。②集中式采暖,这类采暖便于集中管理、热效率高、较易调节、室内空气不致污染、占地面积小、可布置在适当地点、室内气温较均匀。

3. 通风换气　室内外空气不断进行交换即居室的通风换气。居室必须有适当的通风换气以改善室内小气候、降低室内空气中二氧化碳和有害气体的浓度,减少病原微生物和灰尘的数量,以及促进氡等有害物质的排出。按通风的动力源可分为依靠风压和温压的自然通风和依靠机械力的机械通风两种。按空气在室内流动的方向可分为送入式和吸出式两种。按空气在室内的流动范围可分为局部通风和全面通风两种。按通风的作用或功能可分为一般单纯通风换气、调温调湿的空气调节系统和兼有除去有害物质的净化空气调节系统等三种。

一般住宅应首先考虑充分利用自然通风。如建筑密度过高或难以利用主导风向、或门窗面积过小、或门窗等安排不当时,可采用机械通风,在居室可采用排气扇,在厨房炉灶上方可安装排油烟机。夏季室外气温很高,或冬季室外气温很低而又没有采暖设备的住宅,可以安装空气调节设备以保证室内良好的环境。近年来,暖风扇和制冷、制暖两用移动式空调风扇等通风和采暖的新产品正不断涌现,值得关注。

4. 噪声控制　控制住宅噪声的根本性措施在于居住区要与工业区、商业区、交通干线、机场、火车站隔离。采取有效的立法、技术和管理措施是治理噪声污染的关键。控制环境噪声的技术措施主要有两方面,一是控制声源和声传播的工艺技术措施;二是采用吸声、隔声、隔振等技术以及安装消声器等以控制声源的辐射。为了有效地隔声,要在选用的建筑材料、隔墙及门窗的厚度和构造等方面采取有效措施。

(二)住宅装饰中的主要卫生防护措施

住宅装饰中的主要卫生防护措施分三方面:一是材料选择,要注意选用甲醛及其他 VOC、氡及其子体等含量少或无的装饰材料以及不含铅等其他有害物的材料,应选用耐用和表面光滑易于清洁的材料。严格执行国家《室内装饰装修材料有害物质限量》标准,督促生产厂家改进工艺,生产出合格的对居民健康无害的产品。二是减少释放,如某些含有氡及其子体的装饰材料表面可涂上涂料,以防止或减少其释放,含甲醛及其他 VOC 的装饰材料可选用已在室外放置过一段时间的产品,使进入室内后减少其释放量。三是加强排出,即应用上述通风换气措施,以便有效地及时排出有害物质。

二、住宅的卫生监督和管理

（一）住宅的卫生监督

1. 预防性卫生监督　住宅选址及设计图纸除当地建设部门审查外,也应经卫生部门审查,对住宅的地段选择、平面配置、卫生规模、采光照明、围护结构的保温隔热性能、遮阳、通风、采暖、隔声、防潮、供水排水、室内装饰等设计项目,根据国家和地方颁布的有关卫生标准、条例或卫生要求,逐项进行审查,评价其是否符合要求,并针对存在的问题要求设计部门修改设计图纸。修改后的设计资料经卫生机构认可后才能进行施工。住宅完工后卫生部门应参加竣工验收,并对未按批准图纸施工的部分要求限期改正。

2. 经常性卫生监督　在住宅使用过程中,卫生主管部门应选择不同类型住宅进行卫生学调查,对住宅的平面配置、各类空气质量、居室小气候、隔声与防潮措施、室内供水质量、排水和污物处理、所用建材和装饰材料等方面是否符合卫生要求或相关标准进行评价。对住户使用不当造成的卫生质量下降,应对住户进行指导,求得改善。对设计不当造成的卫生缺陷,应与住宅主管部门联系,给予适当改造或补充必要的设施。对设计上存在的普遍问题,应在今后设计工作中改进。

（二）住宅的卫生管理

1. 住宅的物业管理　住宅的物业管理应从居住环境的健康性、对自然的亲和性、居住区环境保护等方面来进行。保障充足的阳光、自然风、水源和植被保护,避免噪声污染,防止室内空气污染,并有防火救灾措施,从而提高住宅使用效率和管理的质量。同时通过地段或住宅小区内居委会等组织开展卫生活动。

2. 住宅的卫生部门管理　卫生部门通过预防性卫生监督和经常性卫生监督工作来参与住宅的卫生管理,为居民提供健康、安全和舒适的居住环境。

第六节　办公场所卫生

一、办公场所的概念

办公场所(office place)是指管理或专业技术人员处理(或办理)某种特定事务的室内工作环境。如公职人员、商务职员和企事业单位专业技术或管理人员履行职责的办公环境。

办公场所是根据人们社会活动的需要,由人工建造的具有服务功能和一定围护结构的建筑设施,供数量相对稳定的固定人群以及数量不等的流动人群工作、学习、交流、交际、交易等活动的场所。

办公场所是以相对固定人群为主的室内工作环境。在这种环境中,工作人员停留时间长、流动性小。由此可见,办公场所环境卫生质量与所在环境的工作人员健康状况密切相关。

办公场所卫生,就是应用现代环境卫生学的理论、方法和技术,研究各种办公场所存在的环境卫生问题,阐明其对人群影响的性质、程度和规律;提出利用有利环境因素和控制不利环境因素的对策,为制定办公场所卫生标准和实施卫生监督提供科学依据,创造良好的办公场所卫生条件,预防疾病,保障人群健康。办公场所卫生既是一项专业技术工作,又是一项卫生管理工作。

办公场所作为环境卫生学的一个组成部分,日益引起人们的普遍关注,其存在的问题涉及大气卫生、小气候卫生、采光与照明卫生以及通风、采暖、噪声等卫生问题。因此,办公场所卫生管理和监督人员应掌握环境卫生学的基本理论、方法和技术,深入实际,努力实践,不断总结经验,提高专业技术水平,才能做好办公场所的卫生管理和卫生监督工作。

二、办公场所的分类和卫生要求

(一)办公场所的分类

我国办公场所的种类很多,根据办公场所的性质、规模和特点可分为以下五类:

1. 行政管理办公场所　行政管理公职人员办公室、会议室、接待室、资料档案室等。

2. 商务、律师办公场所(写字楼)　商务职员、律师办公室、会议室、接待室等。

3. 文化、教育事业办公场所　文化、教育事业单位管理和专业技术人员办公室、会议室、接待室、资料档案室等。

4. 企业单位办公场所　企业单位管理和专业技术人员办公室、会议室、接待室、资料档案室等。

5. 商业服务、金融、邮电、社区服务等部门办公场所　商业服务、金融、邮电、社区服务等部门工作人员办公室、会议室、接待室、资料档案室等。

随着科学技术的进步与发展,特别是信息产业的快速发展,脑力劳动成分的比重增加,劳动工具的计算机化,如编辑、写作、绘画、美术、音乐作曲、教案准备以及多媒体制作、网上交流等都以计算机作为主要办公手段,可在家庭办公室完成。

(二)办公场所的基本卫生学要求

1. 办公场所的用地选择　对新建办公场所选址,必须符合城乡总体规划的要求,合理布局。行政机关、写字楼、文化教育等办公场所应远离有"三废"污染的工厂、企业和有剧毒、易燃、易爆物品的仓库;工业、企业办公场所应与生产区、车间保持一定的距离。

2. 采光照明良好　要充分利用自然光线。在采光不足的办公场所,要保证人工照明的照度,避免眩光。

3. 适宜的小气候　要充分利用自然或机械通风设备以及冷暖空调、加湿器等装置,调节办公场所的小气候,以保证使其达到适宜的小气候。

4. 空气质量良好　避免办公场所室内外污染物对室内空气的污染。

5. 宽松的环境　应保证适宜的办公场所面积(空间),安放必要的办公室设备,避免拥挤,防止噪声。

三、办公场所的卫生学特点

(一)办公人员相对集中,流动性较小

一般情况下,办公人员主要在各自的办公室(区)工作,工作任务相对独立,业务交流往往是在

办公区内完成。表现为办公场所人员较固定,涉外人员流动性较小。接纳的涉外流动人员较少是与公共场所的主要区别点。

（二）办公人员滞留时间长，活动范围小

办公人员平均每天有 1/3 的时间是在办公室内度过的,许多职员整天都待在办公室,有的甚至固定在一个座位上,活动范围很小,连午餐、午休也"足不出楼"。

（三）办公场所分布范围广泛，基本条件和卫生状况相差较大

行政管理、商务、律师、文化、教育、商业服务、金融、邮电、社区服务等办公场所主要集中在城市(或乡镇)的商业区、教育区、居住区等,而企业单位的办公场所则主要集中在工业区,其办公场所室内的空气质量与企业的生产性质、规模等有密切的关系。

（四）办公场所中存在诸多影响人体健康的不利因素

越来越多的现代化办公设备进入办公场所,由此产生的空气污染、噪声污染,电磁波、静电干扰等,以及由建筑材料和装饰装修材料中有害物质造成的污染如放射性污染物(氡)、化学性污染物(甲醛、苯、甲苯、二甲苯等)均可对人们的健康造成不可忽视的影响。

四、办公场所污染物的分类和危害

办公场所环境污染物的种类很多,按其属性可分为物理性、化学性、生物性和放射性污染物四大类。这些污染物往往相互有关、共同存在,对机体产生不良影响和危害。

（一）物理性

主要包括气温、气湿、气流、辐射、采光、照明、噪声等。办公场所环境中的异常物理因素,可导致室内环境质量下降,影响人体神经、消化、呼吸、循环、皮肤等系统功能,导致疾病发生。流行病学调查结果显示,不同功能区办公场所噪声强度与办公人员亚临床状态率呈正相关。20 世纪 70 年代能源危机之后,一些发达国家开始重视室内空气质量(indoor air quality,IAQ),为了节约能源而提高建筑物的密闭性,由此造成室内通风率不足,进而导致室内空气污染事件频繁发生。空调的广泛使用增加了人们工作和生活的舒适程度,但是在空调环境中形成的空气污染却越来越成为影响人们健康的主要因素,尤其是在高档写字楼、办公楼中长期工作的人,会出现病态生理性反应。"空调病"已成为影响人们健康的普遍问题。大量调查显示,许多空调系统的新风量不足,是造成室内空气质量下降,导致人群处于亚临床状态的主要原因。我国《室内空气质量标准》(GB/T 18883—2002)(适用于住宅和办公建筑物)规定,新风量≥30M^3/(h·人)。从卫生学的角度来看,空调系统不仅要保证舒适,更重要的是要保证健康,不能以健康为代价来换取舒适。因此,及时清除空调通风系统内积存的污垢、灰尘、细菌和其他污染物,是改善室内空气质量的一项重要措施。

（二）化学性

主要包括颗粒物、一氧化碳、二氧化碳、臭氧、氨、甲醛、挥发性有机物等。办公场所环境中的各种化学性因素不仅污染空气,影响其环境质量,而且能够对人体呼吸、循环、神经、消化等系统造成不良影响。室内空气中可检出 300 多种污染物,有 68% 的疾病发生与室内空气污染有关。国内外的调查结果显示,办公场所室内甲醛、氨、二氧化碳、臭氧等污染物含量存在明显的超标现象。造成甲醛

室内浓度超标的原因主要是建筑材料、室内装饰材料和香烟的不完全燃烧。造成室内氨浓度超标的原因主要是室内装饰材料和建筑物施工过程中加入的防冻剂如尿素。造成室内二氧化碳浓度超标的原因主要是办公场所工作人员比较密集、人均工作使用面积(空间)较小、建筑物密封性好和通风状况较差。造成臭氧室内浓度超标的原因主要是紫外线的照射和办公设备(如复印机、传真机、电脑等)的使用。

(三)生物性

主要包括细菌、病毒、真菌、病媒生物(苍蝇、蚊子、尘螨、蟑螂等)、致敏植物花粉等。办公场所存在的各种生物性致病因素是引发职员疾病的主要因素之一。在英国、西班牙、澳大利亚、美国等国家都曾暴发由于室内空气军团菌污染引起的军团病。1997年在我国某办公写字楼暴发军团病,短时间内办公楼内有108名工作人员患病,患病率高达34.62%。巴黎现代办公场所空气质量与职员健康状况研究发现,急性喉部刺激与空气细菌含量有关,急性偏头痛与金黄色葡萄球菌含量有关,咽部症状与细菌或金黄色葡萄球菌含量有关,注意力不集中和工作相关的偏头痛与真菌致病原有关。在写字楼密集的办公场所,患过敏性鼻炎、皮炎的职员占很大比例。这是由于在办公场所内,人体、房间和空调机形成一个封闭的系统,给尘螨提供了易于生存的环境,从而增加了人体与尘螨及其排泄物(变应原)的接触机会,引起过敏性鼻炎、皮炎。

(四)放射性

办公场所室内放射性污染主要来自于建筑物中的放射性物质。对人体健康的危害,主要是引起肺癌。建筑物室内氡的来源不仅与建筑材料中的^{226}Ra含量、氡及其子体在建筑材料中的析出率有关,而且与建筑物地基的地质条件、建筑物的结构有关,更与人的生活习惯、室内通风条件有关。我国室内氡浓度调查结果表明,煤渣砖建筑物中有85.9%和97.7%的房间中氡的浓度低于$200Bq/m^3$和$400Bq/m^3$。因此,办公场所建筑材料核素放射性比活度(Bq/kg)应符合《建筑材料放射性核素限量》(GB 6566—2001)标准的规定。办公场所应符合《室内空气质量标准》(GB/T 18883—2002)(适用于住宅和办公建筑物)的规定(氡^{222}Rn$\leqslant 400Bq/m^3$)。

第七节　办公场所的卫生管理与卫生监督

一、办公场所的卫生管理

办公场所卫生质量的改善和提高,不仅要依靠卫生管理部门,而且要调动办公场所主管部门和使用单位的积极性,加强自身管理,提高主管部门和办公场所使用单位工作人员的素质,增强卫生意识,特别是增强领导干部的卫生意识。同时,积极开展办公场所卫生质量监督和评价工作,建立考核评价指标体系;积极开展卫生宣传工作,增强法律、法规意识,将办公场所卫生的行政管理变为办公场所的法制化管理。经过十五年的谈判,中国加入世界贸易组织,给各行各业带来了商机,同时对现代化办公场所的数量需求增大以及办公场所硬件设施、卫生设施的完善程度和物业管理提出了更高的要求。我国现有的卫生标准,涉及办公场所的很少,为此国家环保总局、原卫生部于2002年制定了《室内环境质量标准》，该标准主要适用于住宅居室和办公场所室内环境质量评价。我国《室内环境质量标准》的颁布和实施将极大地推动办公场所卫生管理工作的开展，为建立良好的、舒适的办公环境创造条件。

1. 办公场所主管部门的职责　办公场所主管部门应配备专职或兼职卫生管理人员，加强所属单位的卫生管理工作。根据国家卫生标准对照办公场所的卫生要求，结合办公场所的特点，不断研究改善办公环境卫生质量的措施。要坚持对所属单位的办公场所卫生质量，以及工作人员体检、卫生知识培训等情况的检查，及时了解办公场所存在的主要卫生问题，并督促和协助解决。

2. 办公场所使用单位的职责　办公场所使用单位负责本单位的卫生管理工作。应配备专职或兼职卫生管理人员，建立卫生管理岗位责任制度；负责组织办公场所工作人员定期健康检查和卫生知识培训，使工作人员充分认识到办公场所环境污染对健康危害的重要性，增强自我保护意识；积极创造条件，改善办公场所的卫生状况，使其达到国家卫生标准的要求；对办公场所发生的危害健康事件应妥善处理，采取有效预防措施，并及时向当地疾病预防控制中心报告。

二、办公场所的卫生监督

在国家制定和发布"办公场所卫生管理"的相关法律、法规之前，办公场所卫生监督可参照《公共场所卫生管理条例》和《公共场所卫生管理条例实施细则》的相关规定执行。办公场所卫生监督可采用现场卫生学调查和卫生检测以及现场记录和行政处罚等方式实施。

办公场所卫生监督的职责，由国家行政机关认定的卫生监督机构和卫生监督员履行。受监督的办公场所使用单位不得以任何借口和手段妨碍或拖延卫生监督机构和卫生监督员履行卫生监督职责。

办公场所卫生监督的主要内容：①对办公场所进行卫生监督、检查和监测，对发现的卫生问题，责令其制定限期改进措施，并迅速贯彻落实。对情节严重的给予行政处罚。②监督办公场所工作人员进行健康检查。③宣传卫生知识，指导和协助有关部门进行卫生知识教育和培训。④对办公场所发生的危害健康事故进行调查处理。⑤对新建、扩建和改建办公场所的设计和选址进行卫生审查，并参与竣工验收。

第八节　室内空气污染对健康影响的调查

为保证室内空气安全，保障人体健康，我国先后制定了《民用建筑工程室内环境污染控制规范》《室内装饰装修材料有害物质限量》和《室内空气质量标准》等规范和标准，这些规范、标准的颁布和实施，对控制住宅、办公场所室内空气污染起到了积极的作用。卫生部门应根据相关的规范、标准，开展室内空气污染对健康影响的调查，参与住宅、办公场所的新建、改建、扩建工程建设项目的选址、设计审查和竣工验收等工作。

室内空气污染对健康影响的研究主要包括两个方面：一是污染物暴露水平；二是人群健康危害。在已知室内暴露因素时，研究其对健康的危害；在未知室内暴露因素时，探讨引起健康危害的暴露因素,即病因研究。

一、室内空气污染对健康影响调查的目的

（一）查明室内空气污染的来源与污染状况

由于住宅、办公场所的地理位置、建筑与装饰装修使用的材料不同,加之人们的生活方式和生活习惯的差异,使得住宅、办公场所室内空气污染的来源和种类,以及污染状况均有所不同。掌握室内空气污染的来源、种类和污染状况是调查工作的重要目的之一。

（二）查明室内空气污染对人体健康的危害

由于室内空气污染物的种类不同、污染的程度不同,以及个体敏感性的差异等,使其对健康危害也明显不同,如急性和慢性危害等。掌握室内空气污染暴露与人体健康影响的反应关系,阐明其对人体健康危害的特点,为进一步研究室内空气污染对人体健康影响提供资料。

（三）提出预防控制室内空气污染的对策与措施

室内风速、气温、气湿等小气候对室内空气污染物的浓度有明显的影响。针对室内空气污染物的特征和污染物对健康影响的特点,结合已有的室内空气污染控制技术,充分利用国家的法律、法规、卫生标准、规范等,制定合理、可行、具有可操作性的室内污染控制对策和措施。

二、室内空气污染对健康影响调查的内容与方法

（一）室内空气污染来源调查

根据住宅、办公场所室内空气污染来源的不同,将其分为室外污染来源和室内污染来源。

1. 室外污染来源调查　大气污染源排出的污染物不仅对环境空气造成污染,而且污染物可通过门、窗和管道的缝隙等途径进入室内,造成室内空气污染。在对以室外污染源污染为主的室内空气污染来源调查时,应按照大气污染调查的方法进行。具体调查内容与方法见第三章。

2. 室内污染来源调查　引起室内空气污染的室内污染源多,且持续存在。因此,在开展室内污染来源调查时,应对污染来源的特点,污染物的种类、成分、数量和释放的形式等因素加以综合考虑。主要调查内容包括:①生活燃料,包括固体燃料(煤、焦炭)和气体燃料(煤气、液化石油气、天然气)等;②室内建筑装饰材料,包括油漆、涂料、胶合板、刨花板、泡沫填料、塑料贴面材料,以及建筑材料砖块、石板等;③家用化学品;④室内吸烟;⑤办公与家用电器,包括计算机、打印机、复印机、传真机、电视机、组合音响、微波炉、电热毯、空调机等电器设备;⑥室内人的活动,包括办公环境、家庭人数;⑦其他,包括室内卫生状况、家养宠物等。

（二）室内空气污染状况调查

主要内容包括采样点的选择、采样时间和频率、检测指标、采样方法和仪器、质量保证措施、测试结果和评价。

1. 采样点

(1)采样点的数量:为了客观反映室内空气污染物的水平,采样点的数量应根据调查室内(住宅和办公建筑物)面积大小和现场情况而确定。采样点确定的基本原则:①室内面积小于 $50m^2$ 的房

间,设 1~3 个采样点;②室内面积在 $50~100m^2$ 的房间,设 3~5 个采样点;③室内面积在 $100m^2$ 以上的房间,至少设 5 个采样点。

(2)采样点的分布:采样点设在房间的对角线上或呈梅花式均匀分布,且应避开通风口,距墙壁的距离应大于 0.5m。

(3)采样点的高度:原则上与人的呼吸带高度相一致。相对高度在 0.5~1.5m 之间。

2. 采样时间和频率

(1)年平均浓度:至少采样 3 个月。

(2)日平均浓度:至少采样 18 小时。

(3)8 小时平均浓度:至少采样 6 小时。

(4)1 小时平均浓度:至少采样 45 分钟。

特别注意,在采样时应包括通风最差的时间段。

3. 检测指标与检验方法

(1)检测指标:根据住宅、办公场所的地理位置、建筑与装饰装修使用的材料,以及生活习惯等因素,确定检测指标。常见的检测指标:①物理指标:温度、相对湿度、空气流速、新风量等;②污染指标:二氧化硫、二氧化氮、一氧化碳、二氧化碳、甲醛、苯、TVOC、菌落总数、氡^{222}Rn 等;③特殊污染指标:在燃煤污染型砷、氟中毒病区,应检测空气中的砷、氟含量。

(2)检验方法:室内空气中各种参数的检验方法按相关国家标准执行。

4. 采样方法和采样仪器

(1)采样方法的要求:根据污染物在室内空气中存在状态和特点,选用合适的采样方法。如:筛选法采样:采样前关闭门窗 12 小时,采样时关闭门窗,至少采样 45 分钟。当采用筛选法采样达不到本标准要求时,必须采用累积法采样,即按照年平均、日平均、8 小时平均值的要求采样。具体采样方法应按各个污染物检验方法中规定的方法和操作步骤进行。

(2)采样仪器的要求:用于室内的采样器的噪声应小于 50dB(A)。

5. 质量保证措施

(1)气密性检查:动力采样器在采样前应对采样系统气密性进行检查,不得漏气。

(2)流量校准:采样系统流量要能保持恒定,采样前和采样后要用一级皂膜计校准采样系统进气流量,误差不超过 5%。

(3)空白检验:在一批现场采样中,应留有两个采样管不采样,并按其他样品管一样对待,作为采样过程中空白检验,若空白检验超过控制范围,则这批样品作废。

(4)采样仪器:在仪器使用前,应按仪器说明书对仪器进行检验和标定。

(5)采样体积计算:在计算浓度时,应将实际采样体积换算成标准状态下的采样体积。

(6)平行样品:每次检测平行样品的测定之差与平均值比较的相对偏差不超过 20%。

6. 记录

(1)采样现场记录:在采样时,应对采样日期、时间、地点、布点方式、现场情况、各种污染源、数量,以及采样者签字等做出的详细记录,随样品一同送到实验室。特别要记录采样时的压力和气温,以便换算出采样的标准体积。

（2）样品检验记录：在检验时，应对检验日期、实验室、仪器和编号、分析方法、检验依据、试验条件、原始数据、测试人、校核人等做出详细记录。

7. 检测结果的分析和评价　测试结果以平均值表示，化学性、生物性和放射性指标平均值符合标准值的要求时，为符合本标准。如果有一项检验结果未达到本标准要求时，为不符合本标准。

检测指标的年平均、日平均、8 小时平均值的参数，可以先做筛选采样方法检验。若检验结果符合标准值要求，为符合本标准。若筛选采样方法检验结果不符合标准值要求，必须按检测指标的年平均值、日平均值、8 小时平均值的要求，用累积采样方法检验结果评价。

（三）人群健康调查

住宅、办公场所人群健康调查的资料是反映住宅、办公场所室内环境质量对人体健康影响最直接的科学依据。由于室内污染具有来源广泛、污染物持久存在、人群长期暴露等特点，使得室内空气污染与人群健康关系错综复杂。加之，室内空气污染物的检测技术与方法有待改进、更新，人群接触污染物的暴露标志、效应标志和易感性标志的确认性研究尚未取得突破性进展。因此，不断探索新技术、新方法，开展污染物暴露效应研究，对提高预防和控制室内空气污染的危害水平具有重要意义。

根据住宅、办公场所人群健康调查的目的，制定具有针对性的调查方案。明确调查范围、调查对象、研究方法、观察指标、资料整理分析方法等。

1. 确定调查范围　由于不同住宅、办公场所室内存在不同类型的污染物，因此，对人群健康危害呈现不同的形式。根据造成人群健康不良影响、危害的住宅、办公场所环境，确定住宅、办公场所调查范围。同时，以未产生人群健康不良影响、危害的，结构和类型相近的住宅、办公场所作为对照组，尽可能避免混杂因素的干扰，以保证调查结果的科学性、准确性。

2. 确定调查对象　必须来自于对健康产生不良影响、危害的住宅、办公场所内的人群，该人群即为调查对象。同时，应避免职业暴露、服用药物、吸烟、饮酒等嗜好，以及非室内空气污染等混杂因素的干扰。对照人群应来自上述对照组居住或办公场所的人群，而且在性别、年龄、职业种类、生活饮食习惯、经济水平等基本相同。

另外，在进行调查时，应向被调查对象说明调查的目的、意义，以及调查的内容和方法，并征得被调查对象的同意（填写知情同意书）。

3. 确定观察指标

（1）污染物暴露检测：反映人体污染物暴露水平常用的方法有两类：①个体采样：将微型个体采样器固定在衣领或胸前等靠近鼻孔的部位，以便采集到较确切的吸入空气量和其中所含的污染物浓度。目前 SO_2、NO_2、CO、甲醛等的测定均可以采用该法。②生物材料检测：生物材料中污染物的含量可以反映该污染物被吸收到体内的实际含量。常用的指标有：血液 COHb、血铅、尿铅、尿氟、尿汞、呼出气中的 CO、苯、甲苯、二甲苯等。

（2）健康效应测定：反映健康效应的指标很多。常用的有：①疾病资料：死亡率、患病率和发病率。②儿童生长发育资料：最常用的指标有身高、体重、胸围、智商等。③生化指标：可以反映某些代谢酶的活性、代谢产物的种类和含量、代谢动力学特性等。④生理功能指标:室内空气污染对健康影响最常用的是肺功能测定,常用的指标有 FVC、FEV_1、$FEV_1\%$、PEF、MMEF 等;目前也常用神经行为指标如智能量表、视觉反应时值、视觉保留记忆测试等。还可以测定脑电图、肌电图、指血流图、心电图等指标。⑤免疫指标:常用的有唾液溶菌酶、唾液 SIgA(分泌型免疫球蛋白 A)、血清免疫球蛋白(IgG、IgM、IgA)等含量测定,T 淋巴细胞转化实验等指标。⑥遗传毒性试验:常用外周血淋巴细胞转化试验、外周淋巴细胞 SCE(姊妹染色单体交换)试验、尿液 Ames 试验等。

4. 资料统计分析　根据卫生统计学和流行病学的方法对资料进行统计分析。根据资料的主要项目按室内污染程度分类进行统计,比较分析室内空气污染组与对照组之间有无显著性差异;采用相关、回归与多因素分析方法找出室内空气污染程度与居民健康调查结果之间相关关系;甄别室内空气污染对居民健康影响的主因和辅因;初步估计室内空气污染对健康危害的可能性;为深入探索和提出防治措施打下基础。

（刘开泰　王爱国）

噪声扰民不容忽视

不堪忍受京石高速公路噪声污染的北京某小区×号楼居民,于 1999 年 11 月将首都公路发展有限公司和房地产开发商北京综合投资公司告上法院,要求采取减轻噪声污染的措施,赔偿噪声扰民补偿费。　他们诉称:为了减少噪声,只能关闭窗户,家人在屋内不能用正常的声音交流,不能用正常的音量看电视,没有学习和休息的安静环境,日常生活和学习受到严重干扰,身心健康受到伤害。　综合投资公司认为,该小区开发建设的勘探、规划、设计、施工都履行了当时的法定手续,符合国家法律规定,他们既不是噪声污染的制造者,也不是加害方,不应承担责任。　首发公司认为,京石高速公路是 1987 年建成通车的,当时市政设计院对高速路的设计流量是 1500 辆/小时,按8%的增长率,15 年后的交通量可达 4200 辆/小时。　根据统计资料,京石高速路的车流量还没有达到当初设计的流量,公司没有未尽管理义务而导致交通噪声加大,因此对噪声污染没有任何过错。　综合投资公司认为,小区是在 1992 年和 1993 年间建成的,当时的设计已经考虑到京石高速公路的影响,否则不会获得规划部门的批准,但随着北京市的发展,京石高速路的车流量增加了很多,而且北京市实行的交通管制使大型载重汽车只能在夜间进城,这些情况的出现是规划设计时无法预见的,所以责任不能由他们承担。

法院认为,综合投资公司在开发建设×号楼时,京石高速路已通车数年,该公司有关建楼规划手续虽然符合当时规定,但并不能免除该公司对噪声污染进行治理的责任,故综合投资公司在治理和改善住户居住条件的问题上应承担主要责任;首发公司是京石高速公路的经营单位,作为产生交通运输噪声污染的单位,也应该承担一定的民事责任。　因此法院判令综合投资公司为起诉居民安装隔声窗,判决综合投资公司、首发公司赔偿原告每户所受噪声污染损失每月 50 元,其中综合投资公司承担 40 元,首发公司承担 10 元,自入住之月起至安装隔声窗之月止。

思考题

1. 室内噪声的来源有哪些？室内噪声的危害主要体现在哪些方面？

2. 在制订城市建设规划时，如何充分保护居民的健康权益？

3. 通过本案例，你认为有哪些措施可以减轻城市噪声污染？

第十章

公共场所卫生

第一节 概述

公共场所(public place)是根据公众生活活动和社会活动的需要,人工建成的具有多种服务功能的公共建筑设施,供公众进行学习、工作、休息、文体、娱乐、参观、旅游、交流、交际、购物、美容等活动之用。对公众来说,它是人为的生活环境(某些场所如公园、休闲度假胜地等也有自然环境的属性),而对公共场所的从业人员来说,它又属于职业环境。

一、公共场所的分类和范畴

我国公共场所种类繁多,按建筑类型可分为封闭式(如宾馆、展览馆、电影院等)、开放式(如公园、体育场等)和移动式(如一些小型游乐场)。如按其用途可分为四类:生活服务设施类,包括宾馆、旅馆、招待所、车马店、饭馆、咖啡馆、酒吧、茶座、公共浴室、理发店、美容店、影剧院、录像厅(室)、游艺厅(室)、舞厅、音乐厅、银行和邮政营业厅、照相馆(婚纱影楼)、殡仪馆、商城(集市)、书店、候诊室等;体育设施类,包括体育场(馆)、游泳场(馆)、健身房等;公共文化设施类,包括展览馆、博物馆、美术馆、图书馆、公园等;公共交通设施类,包括候车(机、船)室、公共交通工具(汽车、火车、飞机和轮船)等。

近二十多年来,由于我国经济和社会的快速发展,公众生活娱乐方式改变,上述有的公共场所已逐渐趋于消失,如车马店、录像厅(室)等,但总的来说公共场所的种类不断增多,如证券交易厅、会展中心、网吧、KTV歌厅、按摩店、足浴室、棋牌室、保龄球馆、斯诺克室、老年人活动中心、高铁列车、地铁列车、动车、娱乐城、儿童乐园、温泉度假村、高尔夫球场、旅游景点等,都是近二十多年来出现的。此外,我国幅员辽阔,民族风俗习惯各异,社会经济发展水平参差不齐,不同阶层人群的需求、生活方式差异很大,因此全国各地还有许多各色各样的民众聚集之地,从广义上都被认可为公共场所。

二、公共场所的卫生学特点

与居住、办公等场所比较起来,公共场所有其特点,主要是:①人群密集,流动性大。公共场所常在一定的空间和时间内接纳众多人群,不同性别、不同年龄、不同职业、不同身体状况(健康和非健康)的人员密切接触,给疾病传播提供了机会。此外,由于人群多为短期停留,流动性大,保洁意识差,也给卫生管理带来难度。②设备及物品易被污染。由于公共场所的设备和物品供公众长期反复使用,极易造成致病微生物污染,如不消毒或消毒不彻底,可通过交叉污染危害人群健康。③涉及面广。无论城乡,只要是有人群居住的地方,都会有大小不一、数量不等、建筑各异及功能不同的公共场所,因而涉及面广。④从业人员流动性大,素质参差不齐。随着社会经济的不断发展,公共场所不断增多,从业人员数量也随之增加,这些人员素质参差不齐,流动性大,给卫生制度的落实和卫生监督工作的开展带来一定的困难。

三、公共场所卫生研究的内容

公共场所卫生涉及环境卫生学的许多领域,包括大气卫生、饮用水卫生、室内空气卫生以及噪声、采暖、采光、照明、公共用品污染等卫生问题。公共场所卫生就是研究各种公共场所存在的环境卫生问题,阐明其对公众健康产生的影响,制订公共场所的卫生标准和卫生要求,研究改善公共场所卫生的措施,预防和控制疾病,保障公众健康。

第二节　公共场所环境污染及对人体健康的影响

公共场所卫生工作的核心是创造良好、方便、舒适和卫生的环境。它属于生活环境,大多数具有围护结构,因而许多环境因素与居室、办公场所相似,但也有其特点。公共场所主要有如下种类的环境污染存在。

一、公共场所空气污染

空气污染是公共场所的主要卫生问题。公共场所空气中可存在物理性、化学性、生物性及放射性因素。适宜的微小气候、舒适的采光和照明、安静的环境可以使人身心愉悦,有利于健康。反过来公共场所异常的物理因素如高温、高湿、不良采光和照明、噪声等会使人心情烦躁,影响人体的体温调节和消化、呼吸、循环等系统的功能,导致一些亚健康状态出现甚至中暑等疾病发生。例如一些露天游泳池、桑拿室可出现高温和高湿的情况;简陋的小剧院、网吧、KTV包厢、商场等如果管理不好,可出现光线过强或过弱、噪声刺耳、视距视角不合理等现象;图书馆、博物馆、美术馆、展览馆是人们进行学习、文化交流的场所,如果条件不合适,不仅影响人们的观看效果,而且对健康有害,例如照度过低,会使视力下降。公共场所可存在大量化学性污染。商场、网吧、KTV等地,由于大量聚集的人群的自身代谢、吸烟、空气流速慢等原因可使CO_2浓度增高。当CO_2浓度升高到一定程度时,会出现不良气味,室内的人感到不舒服,甚至头痛、耳鸣、脉搏迟缓、血压升高。密闭的环境吸烟、饭馆及烧烤店使用火炭、燃气炉、小型煤油加热器等可致CO增多,CO中毒轻则使人头痛、头晕、恶心、呕吐,重则使人痉挛、昏迷,甚至死亡。可吸入颗粒PM_{10}来源于围护结构外大气污染、公共场所内大量人群的活动、地面的清扫等,高浓度的PM_{10}可损害呼吸系统,诱发哮喘病,细颗粒物吸入还可引发心脏病。甲醛、氨、苯和总挥发性有机物等则来源于建筑材料、装修材料和公共场所内的一些用具,这些物质或对人体有刺激、致敏作用,或可引起全身作用。空气中生物性污染是公共场所卫生的一个重要问题,污染物包括细菌、病毒、真菌、病媒生物(蚊子、苍蝇、蟑螂、尘螨等)、植物花粉等,致病性微生物主要来源于人说话、咳嗽产生的飞沫。因此,当有流行性感冒、百日咳、流行性脑脊髓膜炎、肺结核、严重急性呼吸道综合征(SARS)等呼吸道传染病流行时,密闭拥挤的公共场所将成为危险之地。如医院候诊室(楼)往往是患者在门诊就医过程中停留时间最长的场所,空气质量常可因候诊人数众多而恶化。候诊者多为患病者,大都抵抗力低下,加之心理承受能力也较差,再与具有传染性疾病的患者近距离接触,易发生交互感染。公共场所中也可能存在放射性污染如氡及其子体,主要来源于建筑物的地基和建筑材料,长期接触高浓度的氡及其子体可以引起肺癌。

二、公共场所水污染

公共浴池和一些温泉浴池水易受污染。在我国一些地区池浴仍是人们主要洗浴方式,但开放时间稍长后池浴水中往往细菌总数和大肠菌群增加,定时更换的池水比循环供水的池水更甚,但都会大大超过游泳池水质的卫生标准。通常认为,温泉水具有消毒或抑菌作用,但实际上温泉水温却有利于细菌的滋生繁殖。有人检测 22 份未消毒的温泉水样,细菌总数最小值为 79 000CFU/ml,15 份无法计数;总大肠菌群最小值为 9200CFU/L,17 份>16 000 个/L。这反映温泉池水细菌学指标安全性较差,如不定期消毒和科学管理,会成为接触传播和介水传播疾病的隐患,引起皮肤癣、阴道滴虫病、肠道传染病、寄生虫病和性病的传播和流行。在游泳过程中,游泳者汗液、尿液的排出和皮肤污垢进入池水,导致水中尿素含量超标,水质质量下降,水质污染的程度随着游泳者人数的增多而加重。由于游泳池水质受到污染,可引起脚癣、游泳池咽炎、流行性出血性眼结膜炎、传染性软疣、中耳炎及一些介水传染病的传播。许多公共场所如宾馆、饭店等都有二次供水系统。开放式水塔易被空气中尘埃和病原微生物污染,空调系统冷却水和冷凝水易致军团菌污染。黄建林等报道,某市大型宾馆(酒店)、商场(超市)等单位的空调冷却水军团菌阳性率为 11.11%,朱佩云等的研究显示某地地铁空调冷却塔水军团菌检出率达 45.1%。军团菌在自然界广泛存在,如果进入水温适宜的冷却水系统中,又没有定期清洗和消毒,这些微生物在其中蓄积或繁殖,在一定条件下对人体健康造成影响。此外,如果水池箱的内壁涂料、填充剂、水管密封剂等不符合国家卫生标准,会释放一些有害物质,危害人体健康。一些公共场所饮用水不洁可引起介水传染病流行及其他胃肠道疾患。

三、集中空调通风系统污染

集中空调通风系统是为使房间或密闭空间空气温度、湿度、净度和气流速度等参数达到给定的要求,而对空气进行处理、输送、分配,并控制其参数的所有设备、管道、附件及仪器仪表的总和。目前我国许多公共场所都安装集中空调通风系统(中央空调系统),它在改善室内微小气候方面起着重要作用,但也存在许多卫生问题。有些风道内有建筑垃圾,或疏于清理,灰尘堆积,细菌总数和真菌总数超标,甚至检出致病微生物,这为送风质量留下隐患。邹梅等调查了某市公共场所集中空调通风管道系统污染情况,发现回风管道、送风管道和主管道过滤网等处平均积尘量达 23.6g/m^2。空调系统空气一般是由新风和回风组合的混合空气,这使得空调系统内的污染物既来自室外、也来自室内,包含悬浮颗粒物(粉尘、微生物、花粉、气溶胶)和各类有机和无机化合物。王芳等研究某市地铁车站集中空调通风系统送风口空气中细菌总数、真菌总数及 PM$_{10}$ 等指标,发现样本中细菌总数最大值达到2078CFU/m^3,超标率为17.3%,真菌总数最大值达到1802CFU/m^3,超标率为9.8%,PM$_{10}$最大值达到0.33mg/m^3,超标率65.4%。因此空调系统收集空气,经处理后又把空气送回到室内,在这个过程中有可能把空气中及空调系统本身的污染物扩散到其他房间,从而使其可能成为传播、扩散污染物的媒介,集中空调通风系统的卫生管理最主要的目的也是要预防空气传播性疾病在公共场所传播。此外送风口空气不良还可引起不良建筑综合征及各类过敏症。如果送风量不足或送风口配置不合理,还可致大型室内公共场所新风量不足,CO$_2$浓度升高。如前所述,空调冷却水和冷凝水主要是易致军团菌污染,在一定条件下危害人体健康。

四、公共用品用具污染

如前所述,公共场所人群密集,流动性大,保洁意识差,设备和物品供公众长期反复使用,极易造成致病微生物污染,如不消毒或消毒不彻底,可通过交叉污染危害人群健康。例如有些宾馆、旅店、招待所的床单、枕套、被套、毛巾、浴巾、浴衣等各种棉纺织品和杯具、洁具、卫生间、拖鞋等不清洁可传播性病、皮肤病,曾有报道有的旅店浴盆检查出致病菌。地毯等不经常清洁可因尘螨导致过敏症。理发除修剪和整理头发外还包括修剪胡须。美容包括化妆、文眉、文唇线、穿耳以及做双眼皮、隆鼻、隆胸、拉皮除皱等项目。但如化妆品使用不当可致的皮炎、过敏和色素沉着,美容用具不洁交叉污染可引起头癣、化脓性球菌感染、急性出血性眼结膜炎,操作不慎造成的创面可能通过交叉污染传播乙型肝炎、丙型肝炎和艾滋病等。医院候诊室(楼)的厕所除供患者便溺外,还供患者留取粪、尿标本,就诊者通过门把手和水栓受感染的机会较多。此外,扶梯、座椅、窗台等都可能造成疾病交叉感染。

第三节　公共场所的卫生要求

公共场所种类繁多、功能各异,因此,应有不同的卫生要求。但是,有一些基本卫生要求对各类场所都是适用的,现予以分别叙述。

一、公共场所的基本卫生要求

(一)选址、设计和装修要求

公共场所的设置,通常应根据市政建设总体规划由市政建设部门统一安排设计。但是,公共场所从选址、设计、施工到竣工验收,根据《条例》规定均应在卫生行政部门会同有关部门的监督指导下进行,以防止公共场所建成后,因不符合国家规定的卫生要求而返工。设计上的不合理,往往会造成公共场所卫生无法补救的困难局面。所以,无论哪类公共场所,在选址设计时都必须接受卫生监督部门预防性设计卫生审查。

1. 选址的基本原则　公共场所位置的选择,除按城市建设部门的统一规划外,还应考虑要有合理的服务半径、地势高而不潮湿、环境安静优雅、周围无较大污染源、交通便利,同时,还要根据公共场所的性质,考虑是否影响周围居民的生活。

2. 平面布置的基本要求　平面布置与公共场所的性质有密切关系,主要应做到布局和工艺流程合理,容量应与服务半径相适应,避免拥挤和人群过密频繁接触。布局上应有利于微小气候的调节,具有夏可防暑热、冬可防风寒的效果。同时,还应考虑有利于维持环境卫生和预防传染病的传播。

3. 内部结构的基本要求　公共场所的内部结构应以满足卫生学要求为前提,以有利于群众健康为目的。一般的公共场所,鉴于人数众多,使用时间集中,容易受到污染,所以,在建筑物的进深、净高、采光、照明、通风和基本卫生设施等方面,应根据场所性质充分满足卫生标准的要求。

4. 装修的基本要求　公共场所内部装修要注意选用绿色环保的材料,并且耐用、表面光滑、易于清洁。严格执行国家《室内装饰装修材料有害物质限量》标准,含甲醛及其他挥发性有机物的装修材料可选用已在室外放置了一段时间的产品。加强通风换气,以便有效地及时排出有害物质。开业前应达到国家《室内空气质量标准》的要求。

（二）基本卫生要求

1. 良好的环境　公共场所是人们休息、娱乐和强身健体的地方,所以,应该有良好的环境条件。首先,地理位置要好,周围绿化美观大方,空气清洁新鲜,并有良好的采光及照明;其次,场所布置典雅、颜色协调,使人感到精神愉快、心旷神怡;再次,公共场所建筑物应美观大方,地面、墙壁、天花板、门窗等应使用便于清洗保洁无毒无害的材料建造,以保证室内清洁卫生。

2. 良好的微小气候　通常公共场所适宜的微小气候是通过合理的通风、防暑降温、供暖防寒和正常的采光照明措施而获得。由于各类公共场所性质不同,设备条件和服务功能各异,所处地理位置也有极大差别,所以必须根据具体情况创造和改善微小气候。例如,在南方炎热季节,公共场所必须有完善的防暑降温和通风换气设备。相反,在北方的冬季,公共场所应有适当的防寒保暖和适宜的采暖设施。无论哪类和哪些地区的公共场所,都要根据自己的特点和条件,适当调节厅内和室内的温度、湿度、风速,以保证适宜的微小气候。

3. 良好的空气质量　公共场所大多具有围护结构,有的密闭性较强,因而保持良好的空气质量非常重要。空气中的新风量、二氧化碳、一氧化碳、可吸入颗粒物、细菌总数、甲醛等浓度都要符合相应公共场所卫生标准的要求,集中空调通风系统符合公共场所集中空调通风系统要求并运转正常,且符合相关卫生规范和规定。

4. 公共用品用具清洁卫生,各种卫生设施运转正常　无论是旅店业、洗浴业还是理发美容业以及其他多种公共场所都要备足餐具、茶具、浴巾、面巾、床上用品、拖鞋及其他各种公共用品,由于这些用品反复使用,难免带有病原微生物。公共场所的从业人员必须随时保证这些起居用品的清洁卫生。另外,要保证公共场所内各种卫生设施使用正常,经常维护和检测。

5. 从业人员必须身体健康并具备基本卫生知识　公共场所的各类从业人员直接为顾客服务,为防止交叉感染传播疾病,须要求从业人员身体健康,这就要进行就业前体检和定期体检。此外,由于公共场所的从业人员又是直接从事卫生工作的人员,所以应具备基本的卫生知识和技能,以便更好地开展公共场所的自身卫生管理工作。因此,从业人员上岗前及工作中都必须经过必要的卫生知识培训。必须衣着整洁,应根据工作性质和岗位不同,穿不同工作服和鞋帽。要注意个人卫生,勤剪指甲、勤理发、勤洗换工作服。

二、各类公共场所的具体卫生要求

为加强对公共场所的卫生监督,创造良好的公共场所卫生环境,防止疾病的传播,保障人民健康,国务院 1987 年 4 月 1 日颁布的《公共场所卫生管理条例》(以下简称《条例》)规定,能依法进行卫生监督的公共场所共 7 类 28 种,包括住宿与交际场所(8 种):宾馆、饭馆、旅馆、招待所、车马店、咖啡馆、酒吧、茶座。洗浴与美容场所(3 种):公共浴室、理发店、美容店。文化娱乐场所(5 种):影剧院、录像厅(室)、游艺厅(室)、舞厅、音乐厅。体育与游乐场所(3 种):体育场(馆)、游泳场(馆)、公园。文化交流场所(4 种):展览馆、博物馆、美术馆、图书馆。购物场所(2 种):商场(店)、书店。就诊与交通场所(3 种):候诊室、候车(机、船)室、公共交通工具(汽车、火车、飞机和轮船)。由于体育场馆、公园和交通工具卫生问题相对较少,且可以采用事后监督的方式管理,2012 年《国务院第六批关于取消和调整行政审批项目的决定》取消了这三类场所的卫生许可。早在 1996 年原国家卫生部就发布了与《条例》相配套的一系列《公共场所卫生标准》。这些标准包括旅店业卫生标准(GB 9663—1996)、文化娱乐场所卫生标准(GB 9664—1996)等共 12 项,对相应公共场所的经常性卫生要求、设计卫生要求、监测指标及限值都做了具体规定。

(一)住宿与交际场所

我国原卫生部发布的《旅店业卫生标准》(GB 9663—1996)对三类旅店分别制订了微小气候、一氧化碳、二氧化碳、可吸入颗粒物、细菌总数、照度、噪声、新风量、床位面积等指标的限值。以第一类的 3~5 星级宾馆为例,要求客房每床位占有面积最低不少于 $7m^2$,在采暖季节室温不低于 $20℃$,相对湿度在 $40\% \sim 65\%$ 之间,新风量达到 $30m^3/(h \cdot 人)$,甲醛浓度不超过 $0.12mg/m^3$,照度应大于 $100lx$,噪声夜间不超过 $45dB(A)$,二氧化碳不超过 0.07%,一氧化碳少于 $5mg/m^3$,可吸入颗粒物不超过 $0.15mg/m^3$,空气细菌总数少于 $1000CFU/m^3$ 等。第二类旅店即 1~2 星级宾馆和第三类旅店即普通旅店、招待所一些指标的限值比第一类稍为宽松。《标准》对旅店公共用具的消毒、空调器安装与过滤材料定期清洗、内部装饰、床上用具的质地及定期清洗、防蚊蝇鼠等措施、旅客废弃物的处理、自备水源水质、二次供水、蓄水池防护设施等提出了具体的卫生学要求。例如茶具、毛巾和床上卧具均不得检出大肠菌群和致病菌;旅店内无卫生间的客房,每床各配备单人用脸盆等。《标准》还对旅店卫生间、消毒间、内部装修等作了设计上的卫生要求。《饭店(餐厅)卫生标准》(GB 16153—1996)规定了饭馆(餐厅)的微小气候、空气质量、通风等指标限值,温度 18~22℃,相对湿度在 $40\% \sim 80\%$ 之间,新风量 $\geqslant 20m^3/(h \cdot 人)$,甲醛浓度 $\leqslant 0.12mg/m^3$,照度应 $>50lx$,二氧化碳 $\leqslant 0.15\%$,一氧化碳 $\leqslant 10mg/m^3$,可吸入颗粒物 $\leqslant 0.15mg/m^3$,空气细菌总数 $\leqslant 4000CFU/m^3$,并提出了其他卫生要求,如要求餐厅内外应保持清洁、整齐,清扫时应采用湿式作业;供水应符合《生活饮用水卫生标准》规定;餐具应执行《食(饮)具消毒卫生标准》规定,餐厅应有防虫、防蝇、防蟑螂和防鼠害的措施。其他交际场所的卫生要求按《文化娱乐所卫生标准》执行。

(二)洗浴与美容场所

我国原卫生部发布的《公共浴池卫生标准》(GB 9665—1996)对公共浴池的微小气候、空气质量、池水温度和浑浊度等都提出了卫生要求。更衣室的气温以 25℃ 为宜,浴室内温度以 30~50℃ 为宜。浴室保持良好通风,二氧化碳浓度不应大于 0.10%(浴室)或 0.15%(更衣室),一氧化碳 ≤ 10mg/m³。规定公共浴室应以淋浴为主,池浴室中应有淋浴喷头。禁止患有性病和各种传染性皮肤病(如疥疮、化脓性皮肤病、广泛性皮肤霉菌病等)的顾客就浴。浴池业卫生应将工具、用品的消毒放在首位,在消毒方法或药剂选择上以消灭真菌为主。浴池水应每日更换,且一天中还要补充新水 2 次,每次补充新水的量应不少于池水总量的 20%,浴池水浊度不超过 30 度。浴室内不设公用脸巾、浴巾等。《理发店、美容店卫生标准》(GB 9666—1996)规定,理发刀具、胡须刷、毛巾不得检出大肠菌群和金黄色葡萄球菌。毛巾细菌总数不得超过 200CFU/25cm²。理发店应备有专供患头癣等皮肤传染病顾客单独用的理发用具,用后应及时消毒。美容师应经过专门训练,所使用的化妆品应符合《化妆品卫生标准》(GB 7916—87),修面时应戴口罩。《理发店、美容店卫生标准》(GB 9666—1996)还对各级理发和美容店的微小气候、空气质量等方面的指标值作了具体规定:甲醛浓度 ≤ 0.12mg/m³,二氧化碳 ≤ 0.10%,一氧化碳 ≤ 10mg/m³,可吸入颗粒物 ≤ 0.15mg/m³(美容院)和 ≤ 0.20mg/m³(理发店),空气细菌总数 ≤ 4000CFU/m³,氨 ≤ 0.5mg/m³。此外,理发店和美容店的平面布置也要符合卫生要求。

(三)文化娱乐场所

我国原卫生部发布的《文化娱乐场所卫生标准》(GB 9664—1996)适用于影剧院、音乐厅、录像厅(室)、游艺厅、舞厅、酒吧、茶座和咖啡厅。规定了这些文化娱乐场所的微小气候、空气质量、照度、噪声、通风等指标限值,并提出了有关建筑设计和经常性的卫生要求。《标准》要求空气相对湿度在 40%~65% 之间,二氧化碳含量不超过 0.15%,甲醛含量不超过 0.12mg/m³,细菌总数不应超过 4000CFU/m³,可吸入颗粒物 ≤ 0.20mg/m³,动态噪声不应超过 85dB(A),静态噪声不应超过 55dB(A)。影剧院场次的间隔时间不应少于 30 分钟,其中空场时间不少于 10 分钟,换场时应加强通风换气。新风量在影剧院不应低于 20m³/(h·人),在歌舞厅不应低于 30m³/(h·人),在酒吧、茶座和咖啡厅不应低于 30m³/(h·人)。场内严禁吸烟、使用有害观众健康的烟雾剂及杀菌波长的紫外线灯和滑石粉。在呼吸道传染病流行期间,应对室内空气和地面进行消毒。

(四)体育与游乐场所

我国原卫生部发布的《体育馆卫生标准》(GB 9668—1996)规定了有关微小气候、空气质量、通风等卫生要求。如空气中二氧化碳不超过 0.15%,细菌总数不超过 4000CFU/m³,甲醛含量不超过 0.12mg/m³,可吸入颗粒物不超过 0.25mg/m³ 等。馆内要有机械通风装置,禁止吸烟,及时清除垃圾,湿式清扫。《游泳场所卫生标准》(GB 9668—1996)对人工游泳池水质作出了具体规定,pH 应为 6.5~8.5,浑浊度不应大于 5 度,尿素不得超过 3.5mg/L,游离性余氯应为 0.3~0.5mg/L,细菌总数不应超过 1000 个/ml,总大肠菌群不应超过 18 个/L 等。游泳池要按规定设置更衣间、淋浴间和净脚池,开放日内每天定时补充新水,严禁患有肝炎、心脏病、皮肤癣疹(包括脚癣)、重症沙眼、急性结膜炎、中耳炎、肠道传染病、精神病等患者及酗酒者进入人工游泳池游泳。《标准》也制定了游泳馆内空气卫生指标限值,如二氧化碳、空气细菌总数等,具体值与《体育馆卫生标准》近似。《游泳场所卫生标准》要求天然游泳场的水质为:pH 6.0~9.0,透明度不低于 30cm,水面不得出现油膜,无明显飘浮物,水底应平坦无淤泥,不应有礁石、树枝树桩等障碍物,附近无污染源等。游泳场所应有急救人员及急救设备。

（五）文化交流场所

我国原卫生部发布的《图书馆、博物馆、美术馆、展览馆卫生标准》（GB 9669—1996）规定了这些场所的微小气候、空气质量、噪声、照度等指标限值及卫生要求。例如《标准》规定空气中的二氧化碳含量不超过 0.1%（图书馆、博物馆、美术馆）和 0.15%（展览馆）,甲醛含量不超过 0.12mg/m³,噪声不应超过 50dB（A）（图书馆、博物馆、美术馆）和 60dB（A）（展览馆）,台面照度不小于 100lx 等。要求馆内禁止吸烟,应采用湿式清扫,厅内自然采光系数不小于 1/6,人工照明应达到光线均匀、不眩目等。

（六）购物场所

我国原卫生部发布的《商场（店）、书店卫生标准》（GB 9670—1996）规定了城市营业面积 300m² 以上和县、乡、镇营业面积 200m² 以上的室内商场（店）、书店适用的卫生要求。《标准》对微小气候、空气质量、噪声、照度等都作了具体规定。例如:采暖区冬季气温不应低于 16℃,空气二氧化碳含量不超过 0.15%,甲醛含量不超过 0.12mg/m³,细菌总数不应超过 7000CFU/m³,噪声应低于 60dB（A）,照度应等于或大于 100lx 等。此外,有空调设备的商场和书店,新风量不低于 20m³/（h·人）,店内禁止吸烟,采用湿式清扫,垃圾日产日清,保持全店清洁整齐。

（七）就诊与交通场所

我国原卫生部发布的《医院候诊室卫生标准》（GB 9671—1996）规定了医院候诊室微小气候、空气质量、照度等卫生标准。《标准》适用于区、县级及其以上的医院的候诊室（包括挂号、取药等候室）,要求室内空气新鲜,在采暖地区冬季室内温度不低于 16℃,风速不应超过 0.5m/s,一氧化碳不应超过 5mg/m³,二氧化碳不应超过 0.10%,可吸入颗粒物不应超过 0.15mg/m³,细菌总数不超过 4000CFU/m³,噪声不超过 55dB（A）,照度不低于 50lx。候诊室应保持安静、清洁、舒适、光线柔和。应采用湿式清扫,易污染部位（窗台、扶手、门把手、水栓等）应每日至少消毒 1 次。应设痰盂及污物桶,并及时加以清除和消毒。综合医院应设立相对独立的传染病候诊室和急诊室,不得在候诊室内出售商品和食物。

我国原卫生部发布的《公共交通等候室卫生标准》（GB 9672—1996）规定了公共交通等候室的微小气候、空气质量、噪声、照度等卫生标准。其中细菌总数不应超过 7000CFU/m³（候车和候船室）、4000CFU/m³（候机室）,可吸入颗粒物≤0.25mg/m³（候车和候船室）或≤0.15mg/m³（候机室）。禁止吸烟,应有防虫、防鼠等设施。《标准》适用于特等和一、二等站的火车候车室和二等以上的航运港口、民航机场和长途公共汽车的等候室。《公共交通工具卫生标准》（GB 9672—1996）规定了旅客列车车厢、轮船和飞机客舱内的微小气候、空气质量、噪声、照度的卫生标准。如风速不应大于 0.5m/s,二氧化碳不应超过 0.15%,一氧化碳不应超过 10mg/m³ 等。《标准》还对卫生管理制度,防治病媒昆虫、粪便垃圾处理、供水设备、卧具更换、卫生清扫等事项都作了具体规定。

第四节　公共场所的卫生管理与监督

一、公共场所的卫生管理

2011 年 5 月原卫生部颁布了新的《公共场所卫生管理条例实施细则》(以下简称《细则》),明确规定公共场所经营单位的法人或负责人是卫生安全的第一负责人。公共场所卫生管理是指公共场所经营者依照国家有关卫生法律法规的规定对公共场所进行的预防疾病、保障公众健康的卫生管理工作,主要有如下方面的责任。

1. 成立卫生管理机构,配备卫生管理人员　各类公共场所要从保护群众的身体健康出发,本着《条例》及 2011 年原卫生部颁布的《公共场所卫生管理条例实施细则》基本精神,成立卫生管理机构(组织),配备专职或兼职的卫生管理人员。经营者的卫生管理是国家法律法规赋予的法定义务,同时也是公共场所日常经营管理的重要组成部分。卫生状况的好坏,也反映了一个场所的整体经营管理水平。

2. 建立卫生管理制度和卫生管理档案　建立健全卫生管理制度,提出做好卫生工作的具体要求,把卫生服务纳入整个服务工作的考核内容中,促使单位全面达到《公共场所卫生标准》规定的各项卫生要求。建立卫生管理档案,内容应该包括卫生管理部门、人员设置情况及卫生管理制度,空气、微小气候(湿度、温度、风速)、水质、采光、照明、噪声的检测情况,顾客用品用具的清洗、消毒、更换及检测情况,卫生设施的使用、维护、检查情况,集中空调通风系统的清洗、消毒情况,安排从业人员健康检查情况和培训考核情况,公共卫生用品进货索证管理情况,公共场所危害健康事故应急预案或者方案等。卫生管理档案应当有专人管理,分类记录,至少保存两年。

3. 建立卫生培训制度和从业人员健康检查制度　公共场所从业人员必须学习和掌握《公共场所卫生标准》《条例》和《细则》的内容及一些卫生法律知识。通过学习使其熟悉有关其本职岗位上的卫生工作,掌握必要的卫生操作技能和常用的消毒方法,了解常见传染病的传播途径和预防措施,了解常见突发事故的现场救护方法。从业人员经考核合格后方可从事本职工作。公共场所的经营者应负责组织本单位从业人员的健康检查工作,获得有效健康证方可上岗,患有甲型病毒性肝炎、戊型病毒性肝炎、细菌性痢疾、伤寒、活动性肺结核、化脓性或渗出性皮肤病等疾病的从业人员,在治愈前不得从事直接为顾客服务的工作。

4. 配备健全卫生设施设备及维护制度　公共场所经营者应当根据经营规模、项目设置清洗、消毒、保洁、盥洗等设施设备和公共卫生间。建立卫生设施设备维护制度,定期检查,确保其正常运行,不得擅自拆除、改造或者挪作他用。公共场所设置的卫生间,应当有单独通风排气设施,保持清洁无异味。应当配备安全、有效的预防控制蚊、蝇、蟑螂、鼠和其他病媒生物的设施设备及废弃物存放专用设施设备,并保证相关设施设备的正常使用,及时清运废弃物。

5. 加强禁烟控烟管理　国家将逐步通过立法来禁止公共场所吸烟,有的省市已通过并实施相关法规。经营者应当设置醒目的室内公共场所禁止吸烟警语和标志;室外公共场所设置的吸烟区不得位于行人必经的通道上,公共场所不得设置自动售烟机。应当开展吸烟危害健康的宣传,并配备专(兼)职人员对吸烟者进行劝阻。

6. 定期开展卫生检测　公共场所经营者应当按照卫生标准、规范的要求对公共场所的空气、微小气候、水质、采光、照明、噪声、顾客用品用具等进行卫生检测,检测每年不得少于一次;检测结果不符合卫生标准、规范要求的应当及时整改。经营者不具备检测能力的,可以委托检测。应当在醒目位置如实公示检测结果。

7. 制定危害健康事故预案　公共场所危害健康事故指公共场所内发生的传染病疫情或者因空气质量、水质不符合卫生标准、用品用具或者设施受到污染导致的危害公众健康事故,常见于:①因微小气候或空气质量不符合卫生标准所致的虚脱或休克;②饮水受到污染而发生介水传染病流行或水源性中毒;③放射性物质污染公共设施或场所造成的内照射或外照射健康损害;④公共用具、卫生设施被污染所致的传染性疾病流行和暴发;⑤意外事故造成的一氧化碳、氨气、氯气、消毒杀虫剂等中毒。公共场所经营者应当制定公共场所危害健康事故应急预案或者方案,定期检查各项制度、措施的落实情况,及时消除危害公众健康的隐患。发生危害健康事故的,应当立即启动预案,防止危害扩大,并及时向县级人民政府卫生行政部门报告,不得隐瞒、缓报、谎报。

二、公共场所的卫生监督

公共场所卫生监督是指卫生行政部门依照国家有关卫生法规的规定对公共场所进行的预防疾病、保障健康的卫生监督检查工作。原卫生部主管全国公共场所卫生监督管理工作。县级及以上地方各级人民政府卫生行政部门负责本行政区域的公共场所卫生监督管理工作,应当根据公共场所卫生监督管理需要,建立健全公共场所卫生监督队伍和公共场所卫生监测体系,制定公共场所卫生监督计划并组织实施。国境口岸及出入境交通工具、铁道部门所属的公共场所由这些部门系统的卫生行政部门负责监督管理。公共场所卫生监督分为预防性卫生监督和经常性卫生监督两大类。

(一)预防性卫生监督

公共场所预防性卫生监督是指卫生行政部门对新建、改建和扩建公共场所的选址、设计和竣工验收实施的预防性卫生监督活动。通过对建筑项目进行环境卫生的预防性卫生监督,把影响人体健康的因素和可能出现的卫生问题消除在规划实施、项目设计过程中,它是卫生监督最积极、最有效的预防措施,并为公共场所经常性卫生监督奠定工作基础。预防性卫生监督与建设项目同步进行,即在设计、施工、竣工验收三个阶段,进行公共场所预防性卫生监督。

1. 公共场所设计审查　凡受周围环境质量影响和有职业危害以及对周围人群健康有影响的公共场所建设项目,必须执行建设项目卫生评价报告书制度。在向卫生行政部门呈报卫生审查申请书时,同时应提交以下相关材料:项目一般情况、建筑物地址的地理和周围环境状况、设计说明书及设计图纸、卫生专篇(根据建设工程的性质,从卫生学角度提供的包括设计依据、主要卫生问题、卫生设施、措施及其预防效果等的报告)及卫生行政部门要求提供的其他相关材料。在进行技术审查论证和综合分析后,卫生行政部门对审查同意的建设项目发给"建设项目卫生许可证"。

2. 施工监督　在工程建设过程中,卫生监督员应深入施工现场对卫生防护设施的施工情况进行监督。发现有违背原审定设计方案的行为,应该及时制止,责令按原定设计方案进行施工,必要时有权要求停止施工。

3. 建设竣工的卫生验收　　公共场所建筑项目竣工进行试营业,卫生防护设施须同时投入运行使用。卫生行政部门应根据建设工程的性质和卫生标准进行审查和监测,对工程设计的卫生质量作出全面评价,写出卫生评价报告书,对于符合卫生要求的,卫生行政部门应向被监督单位发出"建设项目竣工卫生验收认可书"。该公共场所建筑可以交付使用。同时可向卫生行政部门申请"卫生许可证"。

（二）经常性卫生监督

所谓经常性卫生监督是指卫生行政部门对公共场所卫生有计划地进行定期或不定期检查、指导、监督和监测,主要有如下几方面的工作。

1. 发放"卫生许可证"　　国家对公共场所实行卫生许可证管理。卫生许可证是卫生行政部门在开业之前,依据经营者申请进行预防性卫生监督之后,认为所经营的项目符合卫生标准和要求而制发的卫生许可证明书。未取得卫生许可证的,不得营业。公共场所经营者申请卫生许可证应当提交下列资料:卫生许可证申请表;法定代表人或者负责人身份证明;公共场所地址方位示意图;平面图和卫生设施平面布局图;公共场所卫生检测或者评价报告;公共场所卫生管理制度。使用集中空调通风系统的,还应当提供集中空调通风系统卫生检测或者评价报告。县级及以上地方人民政府卫生行政部门应当自受理公共场所卫生许可申请之日起 20 日内,对申报资料进行审查,对现场进行审核,符合规定条件的,作出准予公共场所卫生许可的决定;对不符合规定条件的,作出不予行政许可的决定并书面说明理由。公共场所卫生许可证有效期限为四年,每两年复核一次。变更经营项目、经营场所地址的,应重新申请卫生许可证。对已经开业需要复核卫生许可证的,如有不合格者,卫生行政部门应给予技术指导并限期改进或停业整顿。对在短期内无法改进或拒不改进者,停发"卫生许可证",已有工商营业执照的,可通知工商部门吊销其营业执照。公共场所卫生许可证应当在经营场所醒目位置公示。

2. 开展公共场所健康危害因素监测　　卫生行政部门指定县级及以上疾病预防控制机构对公共场所的健康危害因素进行监测、分析,为制定法律法规、卫生标准和实施监督管理提供科学依据。

3. 实施量化分级管理　　卫生行政部门应当根据卫生监督量化评价的结果确定公共场所的卫生信誉度等级和日常监督频次。信誉度等级分为 A、B、C、D 四等,A 等每年监测 1 次;B 等每年监测 2 次;C 等每年监测 3 次;D 等属于不符合卫生要求的公共场所,应限期改进或停业整顿。以此促进公共场所自身卫生管理,增强卫生监督信息透明度。公共场所卫生信誉度等级应当在公共场所醒目位置公示。

4. 处理危害健康事故　　卫生行政部门对发生的公共场所危害健康事故,可以依法采取封闭场所、封存相关物品等临时控制措施。经检验,属于被污染的场所、物品,应当进行消毒或者销毁;对未被污染的场所、物品或者经消毒后可以使用的物品,应当解除控制措施。

5. 处罚公共场所卫生问题　　卫生行政部门采取现场卫生监测、采样、查阅和复制文件、询问等方式,检查和监督各公共场所执行《条例》的情况,对违反《条例》的经营者依据《细则》进行处罚。出现下列情况的,根据情节轻重,分别给予警告、罚款、停业整顿、吊销卫生许可证等处罚。①未依法取得公共场所卫生许可证,擅自营业或未办理公共场所卫生许可证复核手续;②未对公共场所进行卫生检测、未对顾客用品用具进行清洗、消毒、保洁,或者重复使用一次性用品用具的;③未建立卫生管理制度、设立卫生管理部门或者配备专(兼)职卫生管理人员,或者未建立卫生管理档案;④未组织从业人员进行相关卫生法律知识和公共场所卫生知识培训、或者安排未经相关卫生法律知识和公共场所卫生知识培训考核的从业人员上岗;或安排未获得有效健康合格证明的从业人员从事直接为顾客服务工作;⑤未设置与其经营规模、项目相适应卫生设施、或擅自停止使用、拆除卫生设施设备、或者挪作他用;或未配备预防控制鼠、蚊、蝇、蟑螂和其他病媒生物的设施设备以及废弃物存放专用设施设备、或者擅自停止使用、拆除预防控制鼠、蚊、蝇、蟑螂和其他病媒生物的设施设备以及废弃物存放专用设施设备;⑥未索取公共卫生用品检验合格证明和其他相关资料;⑦未对公共场所新建、改建、扩建项目办理预防性卫生审查手续;⑧公共场所集中空调通风系统未经卫生检测或者评价不合格而投入使用;⑨未公示公共场所卫生许可证、卫生检测结果和卫生信誉度等级;⑩对发生的危害健康事故未立即采取处置措施,导致危害扩大,或者隐瞒、缓报、谎报等,构成犯罪的,依法追究刑事责任。经营者违反其他卫生法律、行政法规规定,应当给予行政处罚的,按照有关卫生法律、行政法规规定进行处罚。同时卫生行政部门及其工作人员玩忽职守、滥用职权、收取贿赂的,由有关部门对单位负责人、直接负责的主管人员和其他责任人员依法给予行政处分。构成犯罪的,依法追究刑事责任。

（张志勇）

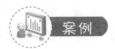 案例

　　某区卫生局于 2009 年 1 月 15 日对 A 公共浴室进行监督检查,检查时该浴室正在营业中。现场未查见"禁止患有性病、传染病、皮肤病的顾客就浴"的标志。 对清洗消毒后供顾客使用的拖鞋、毛巾进行监督采样,样品送至区疾病预防控制中心进行检测。 卫生监督员制作了现场检查笔录、非产品样品采样记录。 2009 年 1 月 22 日某区疾病预防控制中心出具的检测报告单显示,6 号样本（拖鞋）、10 号样本（拖鞋）的霉菌均为 70CFU/cm² ,检测结论为不合格。 2009 年 2 月 1 日卫生监督员向 A 公共浴室经营者告知了检验结果,送达了检测报告单,并制作了询问笔录。 调查中该公共浴室经营者表示的确未设置禁浴标志,并对检验结果无异议,承认其两项主要卫生指标不合格的事实。

　　思考题

1. 公共浴室的主要卫生问题可能有哪些?

2. 卫生监督员的执法有什么程序?

3. 该公共浴室可能违反了《公共场所卫生管理条例》和《公共卫生管理条例实施细则》哪些条款? 该如何处罚?

第十一章

城乡规划卫生

城乡,包括城市、村庄和集镇。城市是历史上形成的具有一定规模的非农业人口聚居的地域单元,是国家或者地区的政治、经济、文化中心,包括国家按行政建制设立的直辖市、市、建制镇。村庄是指农村村民居住和从事各种生产活动的聚居点。集镇是指乡、民族乡人民政府所在地和经县级人民政府确认由集市发展而形成的作为农村一定区域经济文化和生活服务中心的非建制镇。城乡是基于自然环境创建的次生环境。随着小康社会的建设,我国的城乡建设也得到迅速发展。实践证明,要把城市和乡村建设好、管理好,首先必须规划好。科学的城乡规划和设计是重建人类与自然环境的和谐关系、构造适宜于人类居住的环境、保护居民健康的重要保障。

城乡规划是指为了实现一定时期内城市、村庄和集镇的经济和社会发展目标,确定城市、村庄和集镇的性质、规模和发展方向,合理利用城乡土地,协调城乡空间布局和各项建设的综合部署和具体安排。《中华人民共和国城乡规划法》,对我国城乡科学合理的建设和发展提供了法律保障,是国家通过立法手段,加强城乡规划管理,协调城乡空间布局,改善人居环境,促进城乡经济社会全面协调可持续发展的重要举措。

城乡规划是集社会科学和自然科学为一体的综合科学。城乡管理者和城乡规划设计者要和多学科多部门合作,切实规划设计出美观舒适的生活场所、安全健康的生态系统、富有寓意的物质与精神空间,创造人与自然和谐共处的城乡居住环境。预防医学从保护人群健康的角度,参与城乡规划。

第一节　人居环境与城乡规划卫生

城市和乡村是人类生活的家园,为人类的生存繁衍提供重要的生活环境,为人们的聚居、交往和精神需求提供社会、人文环境,其健康安全是人类文明得以发展和延续的基础。《城乡规划法》明确规定,城乡规划包括城镇体系规划、城市规划、镇规划、乡规划和村庄规划。城乡规划的宗旨是规划设计适宜于人类居住的环境,改善人居环境。

一、人居环境概要

聚居是人类生存的需要。为了实现聚居,一是要有"蔽风雨,御寒暑"的庇护所,二是要有适宜群居生活的聚居地。前者发展为构建房屋(如住宅、办公场所、公共场所等),后者发展为建设人居环境。人居环境(human settlement environment)是人类聚居、生活的环境,包括城市、村庄和集镇,是人类文明发展到一定阶段的产物。人居环境是与人类生存活动密切相关的地表空间,是人类工作劳动、生活居住、休息娱乐和社会交往的空间场所,是人类在大自然中赖以生存、繁衍、发展的基础。

1. 人居环境构成　人居环境作为次生环境,包括自然环境和人文环境的要素,可分为 5 个系统:①人类系统:指人在人居环境中与自然环境相联系,开展社会活动;人居环境由人类创建,又对人类产生影响。②居住系统:指住宅、社区设施(如办公场所)、城市中心(如公共场所)等。③自然系统:指气候、水土、动植物种类、地理资源等,是聚居产生并发挥功能的基础。④社会系统:指公共管理和法律、社会关系、人口趋势、文化特征、经济发展、卫生服务和政策等。⑤支撑系统:为人类活动提供支持的、服务于聚落并将聚落联为整体的所有人工和自然的联系系统、技术支持保障系统,如公共服务设施、交通通讯系统、物质环境规划等。

人居环境的核心是人,人类建设人居环境的目的是满足人类聚居的需要,住有所居是社会和谐稳定的物质基础。因此,人居环境是基本的民生问题,也是政治问题。人居环境可包括五大层次:建筑、社区、城市、区域、全球。"可持续发展的住区"和"人人有适当的住房"是国际社会的共同目标,与住房建设和使用相关的环境问题(如碳排放)正成为全球关注的热门话题,所以,人居环境是世界问题。美好环境与和谐社会共同缔造是将人居环境的建设与社会发展融为一体。针对复杂的社会、经济、资源、环境与城乡建设,进行科学研究,统筹解决,彰显了人居环境的发展特征和科学属性。

2. 人居环境科学　1993 年我国学者提出人居环境学的概念,即以环境和人的生产、生活活动为基础,研究保护和发展从建筑到城镇的人工和自然环境的学科。人居环境科学(science of human settlement)是以区域、城市、集镇、村庄等人类聚居环境为研究对象,着重探讨人与环境之间相互关系的科学。人居环境科学把人类聚居作为一个整体,从政治、社会、文化、技术等方面进行研究,其目的是要了解、掌握人类聚居发生、发展的客观规律,从而更好地建设符合于人类理想的聚居环境。

3. 人居环境建设目标　人居环境建设的目标是充分运用规划手段,建设可持续发展的、宜人的居住环境,使人类达到作为生物的人在生物圈内生存的多种条件的满足,即生态环境的满足,以及作为社会人在社会文化环境中多种需求的满足,即人文环境的满足。

4. 人居环境建设原则　①生态原则:正视生态困境,提高生态意识。②经济原则:人居环境建设与经济建设良性互动。③技术原则:发展科学技术,推动社会发展。④社会原则:关怀广大人民群众,重视社会整体利益。⑤文化原则:科学追求与艺术创造相结合。

中国传统文化十分重视人类的聚居环境,"左祖右社,前朝后市"的古代城市建设已有功能分区的概念。古人对于城市、村庄、宅院的选址注重环境优美,且都遵循具有生态学意义的"后靠青山,前有流水"的典型环境模式;并强调"天地人合一",建盖房屋非常注重对环境的保护。"人之居处,宜以大地山河为主","村乡之有树木,犹如人之有衣服,稀薄则怯寒,过厚则苦热"等,都表明了自然环境对村落、民居的重要性。中国传统文化的鲜明特点是"天人合一"和"天地生"相联系的整体思维,例如中国古老的风水学说是追求人与大自然和谐的哲学思想,强调崇尚自然、尊重环境、天地人和谐、创造诗画境界的生态建筑环境观,蕴含着古人对构建优美自然的人类居住环境的智慧,千百年来建造了无数人与自然环境和谐统一的栖居地,被誉为是"通过对空间和时间的最佳选择,使人与大地和谐相处,并可获得最大效益、取得安宁与繁荣的艺术"。

二、城乡规划卫生

人居环境需要科学的城乡规划来实现。根据人居环境建设的目标要求,城乡规划已不再局限于建设规划或者设计,应当将人类发展和城乡发展放在生物圈的广阔范畴内加以考虑,不但要遵循人居环境建设的基本原则,而且要注重环境与社会、经济、人口、资源的相互协调,还应该注重历史和文化的传承。只有使环境、生态、文化三者有机结合起来,才能保证城市和乡村的可持续发展。城乡规划应遵循生态学原理和人居环境建设原则,对各项开发和建设做出科学合理的决策,从而积极调控人与环境的关系,从生态环境和人文环境两方面去创造人与自然和谐的人居环境。从方法学上来看,城乡规划是人居环境科学学科体系的核心技术之一,也是环境卫生学在建设生活环境的过程中贯彻预防医学思想的重要手段。

城乡规划卫生是人居环境科学与环境卫生学相结合的结果,是环境卫生学在城乡规划中的应用与实践,是人居环境建设的健康保障。城乡规划卫生(city and village planning health)是在城乡规划中贯彻可持续发展战略和以人为本的指导思想,利用各种自然环境信息、人口信息、社会文化经济信息,以维持和恢复生态系统为宗旨,以人类与自然环境的和谐共处为目标,建立优良的人居环境,以获得人类生存所需的最佳环境质量。城乡规划卫生要考虑到与自然的生态平衡、人居环境的改善和提高、社会生态的合理和生存环境的相互适应,促使城乡生态环境向着良性循环发展,创造既满足居民生理、心理、社会、人文等多层次的需求,又安全、便捷、舒适、健康的人居环境,达到预防疾病、促进健康、延长寿命、提高生活质量的目的。

(余日安)

第二节　城市规划卫生

城市是以人为主体,利用地表空间和自然环境,以集聚经济效益为目的,集约人口、经济、科学技术和文化的空间地域系统,是国民经济、社会文化、自然环境和居民生活等各种成分组成的综合复杂体系。概括地说,城市是政治、经济、文化、交通、人们交往和生活的中心。

一、城市问题与健康城市

(一)城市问题

世界城市化正以前所未有的速度向前发展。根据联合国人类聚落研究中心的报告,1990年全球城市化水平为45%,有约24亿人口居住在世界的城市地区;2000年全球城市化水平达到51%,2010年增加为55%左右,2025年将增加至65%,将有55亿人口居住在城市。在世界范围内,居住在城市中的人口超过居住在乡村中的人口。另一方面,从20世纪70年代起,发展中国家的城市人口数开始超过发达国家,到2020年两者之比将为3.5∶1,表明发展中国家的城市化已构成当今世界城市化的主体。我国城市数量从新中国成立前的132个增加到2008年的655个,城市化水平由7.3%提高到45.7%。2011年12月,中国城镇人口占总人口的比重首次超过50%,标志着中国城市化首次突破 50%,城镇人口数量已超过农村。

城市是人、环境、资源三者复合而成的因素众多、结构复杂、功能综合的人工生态系统。城市生态系统(urban ecosystem)是在城市区域内,由生物群落及其生存环境共同组成的动态系统。城市生态系统具有自然生态系统的某些共性,同时又具有人为性、不完整性、复杂性和脆弱性等独特的个性。与自然生态系统相比,城市中自然环境因素如其他生物种类、植被、水源、光照、清洁空气、能源、土地等均呈不同程度的稀缺状态。在城市生态系统中,生产者已从绿色植物转变为人类,消费者也是人类,而分解者组分的稀缺以及部分代替分解者职能的处理设施的不足,使城市运转过程中产生的废物不能得到有效分解,这和自然生态系统明显不同。城市生态系统通过高度密集的物质流、能量流、信息流相互联系,物质和能量流通量大、运转快,又高度开放,加上人口、文化、信息、建筑、交通高度密集,使人工控制和人为作用对城市生态系统的存在与发展起着决定性作用。所以,城市生态系统的特征是稀缺性与聚集性共存。

城市化是人类社会发展不可避免的趋势,都市圈、城市群、城市带和中心城市的出现标志着中国城市化进程的明显加快。人口密集使城市资源和环境面临着巨大的压力,住房拥挤、交通堵塞、水源短缺、空气污浊、土地紧张等成为全球面临的城市问题。人口增长使地球生态不堪重负,环境污染严重破坏人居环境,物种灭绝危及整个生物圈。因此,贯彻人居环境科学和环境卫生学的理念,改善和保护城市生态系统,建设健康城市,是人类在城市规划和发展中应当高度重视的现实问题。

(二)健康城市

为了解决城市问题,WHO 提出了"健康城市"的概念。WHO 定义的健康城市,是不断创造和改善自然环境、社会环境,不断扩大社区资源,使人们在享受生命和充分发挥潜能方面能够相互支持的城市。WHO 提出的健康城市建设的目的在于,通过提高认识,动员市民与地方政府和社会机构合作,形成有效的环境支持和健康服务,从而改善市民的健康状况和城市的人居环境。因此,健康城市(health city)是在城市规划、建设、管理、服务等各个方面都以健康为中心,营造高质量的自然环境和更加舒适的生活环境,保障市民健康的生活和工作,成为健康人群、健康环境和健康社会有机结合的人类社会发展整体。

WHO 认定健康城市需具备以下 10 项标准:①为市民提供清洁安全的环境;②为市民提供可靠和持久的食品、饮水、能源供应,具有有效的垃圾清除系统;③通过富有活力和创造性的各种经济手段,保证市民在营养、饮水、住房、收入、安全和工作方面的基本需求;④拥有相互帮助的市民群体,其中各种不同的组织能够为改善城市而协调工作;⑤市民参与制定涉及日常生活、特别是健康和福利的各种政策;⑥提供各种娱乐和休闲场所,方便市民之间的沟通和联系;⑦保护文化遗产并尊重所有居民;⑧把保护健康视为公共决策的组成部分,赋予市民选择有利于健康行为的权力;⑨努力改善健康服务质量,并能使更多市民享受健康服务;⑩能使人们更健康长久地生活。

人居环境对居民健康影响的因素复杂而多样,而控制这些因素也超越了规划部门和卫生部门的责任和能力。因此,要采取有效措施解决城市的健康问题,必须充分理解健康城市的基本特征:①和谐性:人与自然、人与人的和谐;②整体性:兼顾社会、经济和环境三者的整体利益,不仅重视经济发展与生态环境,更注重人类生活质量的提高;③持续性:以可持续发展思想为指导,合理配置资源,公平地满足现代与后代在发展和环境方面的需要;④高效性:提高一切资源的利用效率,物质和能量得到多层次分级利用,废弃物循环再生;⑤区域性:健康城市作为城乡统一体,必须考虑城乡之间的相互联系和相互制约,但表现出明显的区域特征;⑥参与性:强调政府承诺、部门合作和社区居民的共同参与;⑦独特性:WHO虽然制定了10条标准,但每个城市要针对自身情况制定目标,因此,每个健康城市都有其特征。

健康城市追求人与人的和谐、人与自然环境的和谐、自然生态系统的和谐。健康城市是目前及今后相当长时期内全球城市发展的最佳选择,是必然趋势和根本出路。

二、城市规划卫生的原则和基础资料

健康城市的建设需要通过城市规划的设计、实施和评价来实现。城市规划卫生的目标就是要建设和发展健康城市。城市规划卫生必须以系统化原则统筹环境、社会与人这三大要素,充分考虑城市发展的环境承载力、历史沿革影响、居民人文背景以及区域地理特点和城市形象定位,进行综合整体的规划,创造真正的可持续发展的城市人居环境,全面实现健康城市的建设目标。

(一)城市规划卫生的基本原则

1. 确定城市性质,控制城市规模　城市性质取决于其在政治、经济、文化中所担负的功能,决定和影响着城市人群活动的方式、特点。根据国民经济和社会发展计划,全面分析当地的自然环境、资源条件、历史背景和现状特点,确定城市的产业结构,拟定城市发展的主导要素,作为城市规划布局和发展的依据。城市规模过于庞大时,往往集中过多的人口和工业,消耗大量原料和能源,增加交通运输、住宅建设、城市基础设施和公共服务设施的压力,加重环境污染。

2. 远期规划与近期规划相结合,总体规划与详细规划相结合　远期规划一般以20年为规划期限,近期规划一般以5年为期限。城市规划要有预见性和超前性,以确定城市在一定时期内的发展远景。城市规划分总体规划和详细规划。总体规划的主要任务是:确定城市性质、规模、容量和发展形态,统筹安排各项建设用地,合理配置城市基础设施和公共服务设施,制定旧城区的改造规划,制定给水排水、供电供气、道路交通、通讯电信、环境保护等各项专业规划,落实规划实施步骤等。详细规划是总体规划的具体化,对近期建设用地、各项专业规划和工程项目做出详细和具体的安排。

3. 保护城市生态环境　城市规划应当将可持续发展战略作为首要目标,运用生态学的观点进行综合规划,合理开发和保护自然资源,保护和改善城市生态环境,保持生物多样性,防止污染和其他公害,保护现有植被,提高城市绿化水平,妥善处理城市废物,提高人居环境质量。

4. 维护城市文脉,改善景观环境　城市真实、客观地记录了人类文明的进程,是人类文化和科学技术的结晶。城市规划要注意保持人类文明和文化的可持续发展,保护历史文化遗产和风景名胜,维护城市传统风貌、地方特色和自然景观,充分体现城市各自的特色。

5. 加强安全防患,促进人际交往　城市安全是人居环境规划和建设的重要内容,要考虑城市的交通安全、公共安全、防灾减灾能力,以保障公众利益。交往是人的基本社会属性。当前人际交往方式发生了根本的变化,现代信息技术使人们在交往过程中跨越了时间和空间的限制,使交往范围更加广阔。城市规划应该通过物质环境的建设来促进人们面对面的交往,以降低信息技术带来的负面影响,保持人类社会生活的和谐。

(二)城市规划卫生的基础资料

编制城市规划应当具备有关区域和城市的社会、经济、自然环境、资源条件、历史情况和现状等基础资料。规划、城建、卫生、环保、水文、气象、地质、工业、交通、通讯、公用事业和房地产等部门应分别进行实地调查研究,搜集下列基础资料:

1. 自然条件　地理位置、地形、水文、气象、地质等资料。

2. 技术经济资料　自然资源、能源、人口等资料;城市现有功能分区及土地利用资料;各种厂矿、对外交通运输、仓库的用地现状和发展计划;高等院校、非市属机关团体、科研等单位的发展计划。

3. 城市建设现状　城市现有住宅和公共建筑的用地面积及其分布,现有给水排水、污水处理、道路交通、电讯、煤气等市政公用设施,绿地、名胜古迹、风景区现状以及城市发展史料等。

4. 城市环境保护资料　大气、水、土壤等环境要素的质量,工农业、交通运输、市政服务、居民生活等产生的废气、污水、固体废弃物的种类和数量及其收集、运输和处理情况等。

5. 公共卫生资料　卫生部门应收集城市人口的年龄构成、自然增长情况,居民健康状况指标,各种传染病、生物地球化学性疾病、慢性病、肿瘤、伤害的发生率和死亡率等资料;有关环境质量与居民健康关系的资料;办公场所和公共场所的卫生条件,医疗卫生服务设施的现状和发展计划等资料。

三、自然环境因素在城市规划中的卫生学意义

城市规划应分析当地的气候、地形、水文、土壤、绿化等自然因素,以便充分利用对健康有益的良好自然因素,并尽量采取措施,改造自然环境,消除或减弱其不良影响,创造与自然和谐的有利于居民健康的人居环境。

(一)气候

气候条件是重要的城市环境要素,对城市规划和建设有着多方面的影响。城市内由于人口密集、大量能量释放等原因,往往形成与周围地区大自然气候不同的城市小气候。例如城市气候的特征之一是城市热岛效应(heat island effect),即城市气温高于郊区气温的现象。因此,了解城市气候特点,掌握城市的太阳辐射、温度、湿度、风、降水等气候要素的时空分布规律,对于合理进行城市规划,避免和减轻大气污染,改善城市生态环境有重要意义。对城市规划影响较大的气象因素主要有:

1. 太阳辐射　太阳辐射的强度与日照率,在不同纬度的地区存在着差异。在冬季寒冷地区,太阳辐射是天然热源;在夏季炎热地区,则可引起酷暑。分析城市所在地区的太阳辐射强度和日照率,对确定建筑物的间距、朝向、遮阳等设计,提供重要的规划依据。

2. 风　多年平均的风向和风速资料,对城市规划中配置工业区与居住区的相互位置非常重要。城市街道的走向、宽窄和绿化情况,建筑物的高度及布局形式都会影响城市的风向和风速。由于城市中整齐划一的建筑物的影响,在楼间距密集的狭窄地带形成类似峡谷的气流运动,即"城市峡谷效应"。由峡谷效应而增大的风,称为城市峡谷风(urban canyon wind)。规划时应综合考虑各风向的频率和风速,将工业区设在常年主导风向的下风侧,避免形成城市峡谷风。在盆地、峡谷以及静风

和微风频率较大的地区,布置工业区位置尤应慎重考虑。有台风和风沙的地区,应在城市周围设防风林。冬季有寒风和暴风雪的地区,城市用地应选择受冬季主导风向影响小的地区,并在城市用地上风侧建造防风林。

3. 温度　气温对城市规划与建设也有影响。根据气温条件,在工业配置时,考虑工业生产工艺的适应性与经济性问题;在生活居住方面,考虑生活居住区的降温或采暖设备的设置等问题。北方寒冷地区,规划时在不影响日照条件下,可适当提高建筑密度。南方炎热季节比较长,规划时应注意加强城市和居住区的通风,适当降低建筑密度。应考虑城市热岛效应,为降低炎热季节的市区温度,可增设大面积水体和绿地,加强对气温的调节。

4. 降水与湿度　城市小气候的改善、绿化、建筑物防潮和城市排水系统等问题,都需结合降水量考虑。我国不少地区夏秋季多暴雨,暴雨强度、持续时间和频率等资料,是规划和设计城市排水系统的依据。湿度的高低与降水有密切关系,又随地区和季节不同而异。城市因人工建筑物与构筑物覆盖,相对湿度比郊区要低。湿度的大小对城市某些生产工艺有所影响,也与居住环境是否舒适有关。

（二）地形

不同的地形条件,对城市规划布局、道路的走向和线型、各项基础设施的建设、建筑群体的布置、城市的形态与形象等,均会产生一定影响。可根据地形采取适当的规划措施,增添城市景观。

1. 地形坡度　地形坡度太陡,将对建筑物的布置、市内交通和居民生活带来困难。地形完全平坦,则不利于排除雨雪水。地形若有0.3%左右的坡度则比较适合地表水汇集、排除。

2. 地形对风的影响　滨海城市有海陆风,山谷凹地有山谷风,都是地形产生的局部空气环流。盆地、谷地等低凹地区,风小,易形成地形逆温,大气污染物不易扩散。高岗能降低风速,保护位于下风侧的居住区免受强风侵袭。山地背风面会产生机械湍流,若上风侧有污染源,山地背后处于下风侧的居住区大气污染会增强。

3. 地形对气温的影响　地形倾斜面朝南向或东南向,气温较暖;地形倾斜面朝北向则较冷。

（三）水

1. 城市水体的作用　江河湖泊等地表水体,不但可作为城市水源,还在水路运输、改善气候、稀释污水以及美化环境等方面发挥作用。优质的深层地下水可作饮用水源;地表水可作给水水源,其下游可接纳经处理后的城市污水。

2. 城市水体的防护与利用　卫生部门应特别重视饮用水源的卫生防护,在城市规划中要建立水源卫生防护带,制定防止水源污染的措施。城市规划时应尽量把地表水组织到城市用地内,结合绿化和风景点建设形成河(湖、海)滨公园。城市建设也可能造成对原有水系的破坏,如过量取水、排放大量污水、改变水道等。因此,在城市规划时,需对水体的流量、流速、水位、水质等水文资料进行调查分析,研究规划对策。

（四）土壤

1. 地下水位　城市规划应选择地下水位低的地区。地下水位较高以及沼泽地区的湿土壤和不易渗水的土壤,易积水和孳生蚊子,并使建筑物受潮。

2. 土壤质量　曾被有机物污染而无机化过程尚未终结的土壤,放射性本底高的地区,均不能用作居住区用地。特别是曾用于堆置或存放有毒有害污染物的土壤,在卫生学上是最危险的土壤,不能用作种植粮食蔬菜的用地,也不能用于居住用地。

四、城市规模

城市规模(city size)是以城市人口和城市用地总量所表示的城市大小,包括城市人口规模和用地规模。由于用地规模随人口规模而变,所以城市规模通常以人口规模来表示。

（一）城市规模划分标准

2014 年国务院明确了新的城市规模划分标准,以城区常住人口为统计口径,我国将城市划分为五类七档。

1. 小城市　城区常住人口<50 万的城市为小城市,其中 20 万~50 万的为Ⅰ型小城市,<20 万的为Ⅱ型小城市。

2. 中等城市　城区常住人口 50 万~100 万的城市为中等城市。

3. 大城市　城区常住人口 100 万~500 万的城市为大城市,其中 300 万~500 万的为Ⅰ型大城市,100 万~300 万的为Ⅱ型大城市。

4. 特大城市　城区常住人口 500 万~1000 万的城市为特大城市。

5. 超大城市　城区常住人口>1000 万的城市为超大城市。

城市人口规模就是城市人口总数,是实际居住人口之和。城市人口规模是编制城市规划的一项重要基础指标。

（二）城市人口构成

城市人口的状态是不断变化的,可以分析一定时期内城市人口的性别、年龄、寿命、家庭、婚姻、劳动、职业、文化程度、健康状况等方面的构成情况,反映城市人口的特征。在城市总体规划中,需要研究的主要有年龄、性别、家庭、劳动、职业等构成情况。如了解城市人口的年龄构成,是制定医疗保健、中小学、托幼机构和养老院等规划指标的依据,分析育龄妇女的年龄和数量是推算人口自然增长的重要依据。

（三）城市人口变化

城市人口始终处于变化之中,主要受到自然增长和机械增长的影响。考虑到城市的性质和公共服务设施的发展水平以及就业条件,并参考人口现状调查资料,确定基本人口所占的百分比后可推算出城市人口规模,还应结合自然增长率和机械增长率来加以预测。

人口机械增长是在一定时期内(通常为 1 年),由于人口迁入和迁出而引起的人口数量变化。分为零增长、正增长和负增长。随着市场经济的发展,城市流动人口数量迅速增加,流动人口已成为城市人口的组成部分。流动人口对城市公共设施、道路交通等都产生了压力,在城市规划中必须将流动人口列为影响城市规模的重要因素。值得注意的是,城市是一个多变的、复杂的巨大系统,人口规模往往难以预测。例如深圳建立时预测 2000 年的人口为 100 多万,并以此进行规划,而 2000 年实际人口却达到 700 万,2016 年深圳已属于超大城市。

（四）城市环境容量

城市的用地规模,住宅建筑和公共服务、市政公用设施的组成和规模,交通运输以及绿地、广场等规划,都需要以城市人口规模为依据。在城市扩张时代,人口、城市规模、建设用地功能是在不断变化的,而由土地上的河流山川、绿地森林、水系湿地所构成的生态基础条件则永远为城市所必需,是恒常不变的。因此,在城市规划中,应高度重视城市环境容量。城市环境容量(city environmental capacity)是指环境对于城市规模以及人类活动提出的限度,是在一定的经济技术和安全卫生要求前提下,在满足城市经济、社会等各种活动正常进行的前提下,通过城市的自然条件、现状条件、经济条件、社会文化历史条件等的共同作用,对城市建设发展规模以及人们在城市中各项活动的状况可承受的容许限度。

五、城市功能分区

城市功能分区(city functional districts)是将城市中各种物质要素,如住宅、工厂、公共设施、道路、绿地等按不同功能进行分区布置,组成一个相互联系的有机整体。在城市规划中将城市用地按不同功能进行分区,使之配置合理,从而最大限度地消除和防止环境污染对人群健康的影响。

城市用地分为:①居住用地:住宅用地、公共建筑用地、绿地用地和道路用地;②公共设施用地:行政办公、商业、金融业、文化体育、医疗卫生和教育科研用地;③工业用地:工厂企业用地;④仓储用地;⑤对外交通用地:铁路及铁路专用线、公路、客货运车站、港口、码头、机场等;⑥道路广场用地;⑦市政公共服务设施用地:水电气暖供应、交通通讯、环境卫生设施、消防站、火葬场、墓地等;⑧绿化用地;⑨特殊用地。

（一）城市功能分区的原则

城市功能分区从卫生学角度应考虑下列原则:

1. 合理配置各功能区　城市一般设居住区、工业区、对外交通运输和仓储区、郊区。根据具体情况还可设文教区、高科技区、风景游览区、金融贸易区等。各功能区应结合自然条件和功能特点合理配置,避免相互交叉干扰和混杂分布。

2. 居住用地选择　居住用地应选择城市中卫生条件最好的地段。要求远离沼泽,地势高燥,不受洪水淹没威胁,土壤清洁或受污染后已经完全无害化,靠近清洁的地表水或大片绿地。地形稍向南或东南方倾斜,以获得充足的日照。对冬季寒风和夏季台风,最好能通过地形和绿化布置来减轻其影响。

3. 工业用地选择　工业用地应按当地主导风向配置在生活居住用地的下风侧、河流的下游。工业用地与生活居住用地之间应保持适当距离,中间配置绿化防护带。

4. 预留发展余地　保证在到达规划期时,各功能分区仍有进一步扩展的余地,并保证城市各部分用地协调发展。在卫生上不允许工业区发展到包围生活居住区,或铁路包围城市。

5. 分区选择同时进行　为了保证生活居住用地的卫生条件,各功能分区的用地选择应同时进行。改建、扩建的城市在选择新区用地时,应考虑旧城的改造利用及与新区的关系。

（二）城市各功能分区的卫生学要求

1. 居住区　居住区（residential district）是由城市主要道路或自然界线所围合，设有与其居住人口规模相应的、能满足居民物质与文化生活所需公共服务设施的相对独立的生活聚居地区。居住区环境质量的优劣直接影响到居民的健康，应选择日照良好、风景优美、环境宁静和清洁的地段作为居住区用地。居住区必须有足够的面积，使建筑密度和人口密度不致过高，并保证有充足的绿地。城市中一般可设若干个居住区，各个居住区的人口规模在5万左右。可利用地形、河流或干道，将各个居住区隔开。每个居住区内应配置成套的文化、教育、商业等生活服务设施。

2. 工业区　工业区（industrial district）是城市中工业企业比较集中的地区，其规划布局直接影响着城市环境质量。根据城市规模、工业企业的数量和性质，城市内可设一个或几个工业区。每个工业区内可相对集中地布置若干个工业企业，使各厂之间便于组织生产协作、原材料和三废的综合利用。布置工业用地时，必须严格遵守各项安全和卫生上的要求，并执行国家对建设项目环境保护规定的各种制度。工业区与居住区之间，应根据国家有关标准设置卫生防护距离。

卫生防护距离（sanitary protective zone）是指产生有害因素车间的边界至居住区边界的最小距离。卫生防护距离范围内应尽量绿化，也可设置消防站、车库、浴室等非居住性建筑物，但不得修建公园、体育场、学校和住宅建筑。可将危害最大、要求防护距离最远的工厂设在离居住区最远的地段，然后由远及近配置危害由大到小的工厂。

按照工厂对环境的影响程度，可分为：①消耗能源多、污染严重、运输量大的工业，如大型冶炼、石油化工、火力发电、水泥、化工，以及有易燃易爆危险的工厂，应设在远郊；②污染较轻、运输量中等的工业，可布置在城市边缘；③污染轻微或无污染及运输量不大的工业，可设在居住区内的独立地段，用城市道路或绿化与住宅建筑群隔开。

盆地和谷地不宜布置排放有害气体的工业，以免引起严重大气污染。有河流的城市，工业区必须位于居住区的下游。特别是在城市水源的上游水源保护区内，要严禁设置排放有害废水的工厂。配置工业区时，可考虑集中布置废水性质近似的工厂，以便统一处理。也应考虑工业垃圾综合利用的配套项目。对暂时无法综合利用的垃圾，应考虑合适的堆置场地，并防止废渣飞扬或对水源和土壤造成污染。

旧城市有许多工厂与居民住宅犬牙交错，布局混乱，对卫生、消防、交通和城市发展都带来负面影响。应通过技术改造、工艺改革和设备更新等措施，消除三废和噪声对周围居民的危害。对环境污染严重，或有引起火灾、爆炸危险的工厂，应尽早迁至远郊，否则应改为无污染、无危险性的工艺，或转产甚至停产。

3. 对外交通运输和仓储区　城市是交通运输的枢纽。在城市总体规划中，应尽量减轻对外交通运输设施对城市环境的影响。铁路不应将城市包围或分割，并尽量不要穿越市区，否则应采取立体交叉道路或地铁方式。对外过境公路应从城市外围通过，或利用环城路作为过境交通干道。长途汽车站可设在市区边缘，与市内交通干道、铁路客运站、客运码头等有便捷的交通联系。

港口的客运和货运码头应分开设置。石油、危险品以及水泥、煤炭、矿石、石灰等散发粉尘的港口作业区应设在城市主导风向下风侧和河流的下游。飞机场应布置在郊区，从机场到市区的距离以乘机动车辆需时 30 分钟左右为宜。

仓储区(warehouse district)是城市中为储藏生产生活资料而集中布置仓库、储料棚或储存场地的独立地区或地段。应设置在铁路、公路或码头附近。石油、煤炭、危险品、易燃品仓库,应设在城市主导风向下风侧的远郊区,并与居住建筑之间有一定隔离地带。屠宰厂、皮毛加工厂的仓库以及禽畜宰前的圈舍,均需设在下风侧的市郊,并防止对水源的污染。

4. 郊区　城市郊区包括市辖郊县、卫星城镇等,对提高城市环境质量有重要意义。郊区的绿地和卫生防护带,对改善城市小气候和防风有良好的作用,村庄、水系或风景点,则为城市提供旅游休息的场所。城市的给水水源、污水处理厂、垃圾处理厂和填埋场、火葬场、墓地、机场、铁路编组站、仓库等一般均设在郊区。占地面积大、污染严重的工业,应设在远郊,加上配套的居住区和生活服务设施,形成相对独立的卫星城镇。

城市活动概括起来主要有工作、居住、游憩、交通四个方面。城市功能分区,有的相互联系,有的相互依赖,有的相互干扰,有的相互矛盾,需要在城市规划中按各功能分区的要求和各区之间的关系加以组织,使城市成为健康城市,成为理想的人居环境。

六、居住区规划卫生

居住区是组成城市的基础,居住区规划直接关系到居民的生活质量和城市的环境质量。规划时应满足居民对环境的需求,创造交通便捷、居住安全、购物方便、清洁美观、与自然和谐的环境。

居住区用地由住宅用地、公共服务设施用地、道路用地、绿化用地组成。一个完整的居住区由住宅、公共服务设施、绿地、建筑小品、道路交通设施、市政工程设施等实体和空间经过综合规划后而形成。居住区可分为三级:①居住区,指被城市干道或自然分界线所围合的居住生活聚居地,人口规模3 万~5 万;②居住小区,指被居住区级道路或自然分界线所围合的生活居住单元,人口规模 1 万~1.5 万;③居住组团,是居住区的基本居住单位,由若干幢住宅组成,人口规模 1000~3000 人。

(一)居住区环境质量评价指标

居住区规划中有几个技术指标,对评价居住区环境质量具有重要意义。

1. 容积率(plot ratio, floor area ratio)　是指居住区总建筑面积与建筑用地面积的比值,这个比值越小,则居住区容纳的建筑总量越少。

2. 居住建筑密度(density of residential building)　是居住用地内,各类建筑的基底总面积与居住区用地面积的比率(式 11-1)。居住建筑密度过高则院落空地相对减少,影响绿化和居民室外休息场地,房屋的间距、日照、通风也将不能保证。式中基底面积是指建筑物底层的建筑面积。

$$居住建筑密度 = \frac{居住建筑基底面积(m^2)}{居住建筑用地面积(m^2)} \times 100\% \qquad 式(11\text{-}1)$$

选定居住建筑密度和人均居住面积定额后,可根据式 11-2 计算所需的人均居住建筑用地面积,式中平面系数为居住面积占建筑面积之比。

$$人均居住建筑用地面积(m^2/人) = \frac{人均居住面积定额(m^2/人)}{居住建筑密度(\%) \times 层数 \times 平面系数} \times 100\% \qquad 式(11\text{-}2)$$

3. 居住区人口密度 单位居住用地上居住的人口数量,称为人口毛密度(residential density)。单位住宅用地上居住的人口数量,称为人口净密度(net residential density)。从卫生学角度出发,城市规划应采用较低的人口净密度。因为人口净密度增高,则人均居住建筑用地面积和居住面积减少,人群密集,使传染病易于流行;且建筑密度提高后,室外空地减少,影响住宅的通风和日照。

上述指标是从技术角度,结合经济条件和居住水平等因素考虑的。从城市建设投资出发,生活居住用地布置宜紧凑,以节省水、电、煤气、通讯等管网和道路的修建费用。从环境卫生学角度,需要根据居住用地面积、建筑物的日照和通风、绿化、小气候、公共服务设施等方面情况,结合居民健康状况、患病率、死亡率等统计资料,研究制订能保证居住区良好卫生条件的用地定额、建筑密度和人口密度标准。

(二)居住区规划布局与空间环境

居住区规划布局应综合考虑周边环境、路网结构、公共建筑与住宅布局、群体组合、绿地系统及空间环境等的内在联系,构成一个完善的、相对独立的有机整体。

1. 居住区规划的原则 ①自然环境优良,注重自身和周边环境污染影响;②方便居民生活,有与居住人口规模相对应的公共活动中心,方便使用和社会化服务;③合理组织人流、车流,有利安全防卫和物业管理;④留有发展余地,构思新颖,体现特色。

2. 居住区规划的布局 ①集中布置:当城市规模不大,有足够的用地且在用地范围内无自然或人为障碍,可以成片紧凑地组织用地时,居住区采用集中布置可以节约城市市政建设投资,密切城市各区在空间上的联系,便利交通,减少能耗时耗;②分散布置:当城市用地受到地形等自然条件的限制,或因城市的产业分布和道路交通设施的影响,居住区可采取分散布置;③轴向布置:当城市用地以中心地区为核心,沿着多条由中心向外围放射的交通干线发展时,居住区可依托交通干线进行轴向布置。

住宅建筑的规划设计,应综合考虑用地条件、户型、朝向、间距、绿地、层数与密度、布置方式、群体组合和空间环境等因素确定。住宅建筑群可充分利用太阳的方位角变化,采用多种布局形式,但要保证各居住单元的主要房间有充足的日照和良好的通风条件。

(三)居住区的公共服务设施

公共服务设施承担着具体的社会服务,其设置数量、设施水平、服务内容决定了居住区的生活环境质量。在居住区规划中,要遵循方便生活、有利管理、美化环境的原则,分门别类地安排好各项公共设施,满足居民多种生活需求。

1. 主要公共服务设施 居住区公共服务设施应包括:教育、医疗卫生、文化体育、商业服务、金融邮电、社区服务、市政公用和行政管理。其配置水平必须与居住人口规模相对应,并根据公共建筑的性质和居民使用频率的关系,通过分级布置让居民能直接、便利地使用。居住区规划还应考虑当前城市人口老龄化的问题,配建相应的老年文化娱乐、卫生服务设施。

2. 公共服务设施服务半径 居住组团级公共建筑只为组团居民服务,服务半径不超过150m。居住小区级公共建筑是居民日常性使用的,服务半径不超过300m。居住区级公共建筑应配置比较完整的、经常性使用的公共服务设施,服务半径不宜超过500m。偶然性使用的公共建筑,如百货商店、专业商店、影剧院、医院、药房等,可相对集中以形成文化娱乐和商业服务中心,服务半径一般为800~1000m。

3. 合理布置公共服务设施　应根据各种公共建筑的不同性质和功能,作出合理布置。在利用住宅建筑的底层布置公共建筑时,不宜把产生噪声、烟尘、气味的商店如菜场、餐馆等设在住宅建筑底层,以免影响楼上居民的卫生条件。中小学宜设在居住小区边缘次要道路,不受城市干道交通噪声干扰的地点,并有足够的运动场地。为全市服务和规模较大的公共建筑,如大型购物中心、大剧院、大型体育馆、博物馆、市级行政经济机构等,应设在专门的地段形成城市中心或几个区中心。全市性或分区性的医疗卫生设施如各级医院和诊所,宜设在环境卫生优良、交通方便、安静而接近居民区的地段。传染病医院应设在城市郊区。

七、城市绿化

城市绿化(urban afforestation)是在城市中栽种植物和利用自然条件以改善城市生态、保护环境、为居民提供游憩场地和美化城市景观的活动。绿色植物是生态系统中的生产者,是生命之源。

(一)绿化的卫生学意义

1. 调节和改善小气候　植物能不断吸收热量,使其附近气温下降;树冠能减弱到达地面的太阳辐射,视树冠大小和树叶疏密而异,透过树荫的太阳辐射一般仅 5%~40%。植物叶面大量蒸发水分,有调节湿度的作用。成片的树林能减低风速,防止强风侵袭。树林减弱风速的影响范围,约为树高的 10~20 倍,甚至 40 倍。城市绿化冬季挡风、夏季遮阴,分散并减弱城市热岛效应,降低采暖和制冷的能耗。

2. 净化空气,降低噪声　绿色植物能吸收大量二氧化碳,有些植物能吸收空气中的二氧化硫、氟化氢、氯、臭氧等有害气体。绿色植物对空气中的尘埃有阻挡、过滤和吸附作用,如生长茂盛的野牛草的叶面积是其占地面积的 19 倍,可大量吸附空气中的颗粒物。许多植物的分泌物有杀菌作用,如树脂、香胶等能杀死葡萄球菌。研究表明,树林、灌木、草坪对空气微生物均有明显的净化效果,其中树林的净化效果最好。树木还具有反射和吸收噪声的作用,并可以阻隔放射性物质和辐射的传播,故绿化可阻隔和降低噪声,过滤和吸收辐射及放射性物质。

3. 对人类有良好的生理和心理作用　①绿化带的小气候对机体热平衡的调节具有良好作用;②绿色环境能调节视神经的紧张度;③绿色植物可增加空气中的阴离子含量,通过光合作用维持生态系统中的氧平衡;④绿色环境能使人产生满足、安逸、活力、舒适等心理效应;⑤绿化能丰富景观,绿地是人们接近自然的良好休憩场所,可丰富生活,陶冶情操,使人精神焕发,祛除疲劳,创造宜人的城市生活情调,有益于居民身心健康。

此外,绿化可减少地表径流,减缓暴雨积水,涵养水源,蓄水防洪。绿化还具有减灾功能,如减轻雪崩、滑坡、泥石流等灾害。绿化有利于水土保持。

(二)绿地系统

城市绿地(urban green belt,urban green space)是指以自然和人工植被为地表主要存在形态的城市用地。城市绿地系统(urban green space system)是城市中各种类型和规模的绿化用地组成的整体。城市绿地系统按主要功能分为五大类。

1. 公园绿地　是向公众开放,以游憩为主要功能,兼具生态、美化、防灾等作用的绿地。包括综合公园、社区公园、专类公园(动物园、植物园、游乐公园等)、带状公园、街旁绿地等。

2. 生产绿地　为城市绿化提供苗木、花草、种子的苗圃、花圃、草圃等生产园地。

3. 防护绿地(green buffer)　城市中具有卫生、隔离和安全防护功能的林带及绿化用地。包括卫生隔离带、道路防护绿地、防风林、城市组团隔离带等。

4. 附属绿地　城市建设用地中除公园绿地、生产绿地、防护绿地之外的各类用地中的附属绿化用地。包括居住绿地、公共设施绿地、道路绿地等。居住绿地是城市居住用地内社区公园以外的绿地,包括组团、宅旁绿地、配套公建绿地、小区道路绿地等。

5. 其他绿地　对城市生态环境质量、居民休闲生活、城市景观和生物多样性保护有直接影响的绿地。包括风景名胜区、水源保护区、郊野公园、森林公园、野生动植物园、湿地、垃圾填埋场恢复绿地等。

绿地面积的计算:包括各类绿地的实际绿化种植覆盖面积(含被绿化种植包围的水面)、屋顶绿化覆盖面积以及零散树木的覆盖面积。我国《城市用地分类与规划建设用地标准(GBJ 137—90)》规定,人均绿地面积标准为≥9.0m²/人(其中公共绿地≥7.0m²/人)。

另一个反映城市绿化水平的基本指标是绿地率。绿地率(greening rate)指城市一定地区内各类绿化用地总面积占该地区总面积的比例。绿地率新区建设应不低于30%;旧区改建不宜低于25%。

(三)绿地布置

城市绿地系统规划布局的总体目标是保持城市生态系统的平衡,满足城市居民的户外游憩需求,满足卫生和安全防护、防灾、城市景观要求。

1. 绿地系统规划布局原则　①整体原则:各种绿地互相连成网络,充分发挥绿地的生态环境功能;②均匀分布原则:各级公园按各自的有效服务半径均匀分布,不同级别、类型的公园一般不互相代替;③自然原则:重视土地使用现状和地形、史迹等条件,规划尽量结合山脉、河湖、坡地、荒滩、林地及优美景观地带;④地方性原则:乡土树种和古树名木代表了自然选择或社会历史选择的结果,规划中要反映地方植物生长的特性。

2. 绿地系统的结构和布局　应点、线、面结合,保持绿化空间的连续性。点是指市级、区级各类公园和居住区公园;线是指林荫道、街道绿地、河(湖、海)滨绿地;面是指广泛分布于居住小区内的组团绿地和宅间绿地。同时应发展立体绿化,如在墙面、屋顶、阳台绿化,不仅可以提高绿地覆盖率,而且可以增加景观和生态效应。

3. 居住区绿地分级　划分为4级:①居住区公园:可与文化中心结合布置,居民步行到居住区公园的距离宜为800~1000m;②居住小区公园:是居民休憩和儿童游戏的主要场地,可设简单游乐、休憩和文化设施,服务半径不超过400~500m;③组团绿地:是宅间绿地的扩大和延伸,绿化要以低矮的灌木、绿篱和花草为主;④宅间绿地:同居民关系最密切、使用最频繁的绿地,布置应多考虑老人和儿童的室外活动。

（四）构建生态基础设施

城市绿化应以生态学原理为指导，保护和恢复城市生物多样性，建设结构优化、功能高效、布局合理的绿地系统，合理配置乔木、灌木、草本和藤本植物，种群间相互协调，有复合的层次和相宜的季相色彩，使具有不同生态特性的植物各得其所，能充分利用阳光、空气、土地空间等，构成一个稳定的、和谐有序的群落。为了满足居民的生态需求，城市应规划建立多功能、立体化的绿化系统，形成点线面结合、高低错落有致的绿化网络，充分发挥绿化调节城市生态平衡、美化景观和提供娱乐休闲场所的功效。

生态基础设施（ecological infrastructure，EI）是城市所依赖的自然系统，是城市及其居民能持续地获得自然生态服务的基础，可提供新鲜的空气、清洁的水源、安全的食物、健康的出行方式、娱乐休闲的场所。生态基础设施不仅包括城市绿地系统，而且包含一切能够提供自然服务的林业及农业系统、河流水系、湿地系统和自然保护地系统。生态基础设施建设是健康城市的基本要求，是人居环境科学理论的具体实践。城市规划应构建一套生态基础设施来保障生态过程的安全和健康，保护地域特色和文化身份，保障城市和居民能够安全健康地生存。

（余日安）

八、城市环境噪声与光污染

（一）城市环境噪声

环境噪声污染是指环境噪声超过国家规定的环境噪声限定标准并干扰他人正常生活、工作和学习的现象。

1. 城市环境噪声的来源

（1）交通噪声：机动车辆、铁路机车、机动船舶及航空运输器等交通运输工具在运行中产生的噪声。交通噪声是城市噪声污染的主要来源，在城市中分布广泛、危害较大。交通噪声随时间而变化，是一种非稳态噪声，其强度与交通工具种类、数量、行驶速度和行驶状况等交通参数有关，也与城市规划布局、路面宽窄和平整度、地物地貌以及绿化等条件有关。

（2）工业噪声：工矿企业在生产过程中机械设备运转产生的噪声。

（3）建筑施工噪声：建筑施工现场各种不同性能的动力机械产生的噪声。其声源多种多样且经常变换，具有突发性、冲击性、不连续性等特点，特别容易引起人们的烦恼。

（4）社会生活噪声：人为活动产生的噪声。包括文化娱乐场所和商业经营活动中使用的设备、设施产生的噪声，建筑物配套的服务设施产生的噪声，街道、广场等公共活动场所产生的噪声以及家庭生活活动产生的噪声等。

2. 城市环境噪声的评价指标

（1）A声级：用A计权网络测得的声压级，用 L_A 表示，单位为 dB（A）。A声级比较接近人听觉器官的感觉，故被用作噪声评价的主要指标。

（2）等效连续A声级：简称为等效声级，指在规定测量时间（T）内A声级的能量平均值，用 $L_{Aeq,T}$ 表示，简写为 L_{eq}，单位 dB（A）。

根据定义，L_{eq} 计算式为：

$$Leq = 10\lg\left(\frac{I}{T}\int_0^T 10^{0.1 \cdot LA} dt\right) \qquad\qquad 式（11-3）$$

式中：L_A 为 t 时刻的瞬时 A 声级；T 为规定的测量时间段。

（3）昼间等效声级、夜间等效声级：在昼间时段内测得的等效连续 A 声级称为昼间等效声级，用 L_d 表示，单位 dB（A）；在夜间时段内测得的等效连续 A 声级称为夜间等效声级，用 L_n 表示，单位 dB（A）。

"昼间"是指 6:00 至 22:00 之间的时间段；"夜间"是指 22:00 至 6:00 之间的时间段。

我国采用等效声级评价环境噪声，《声环境质量标准》（GB 3096—2008）规定了五类声环境功能区在昼间和夜间时段的环境噪声限值（表 11-1）。

（4）累计百分声级：指占测量时间段一定比例的累积时间内 A 声级的最小值，用 L_N 表示，单位为 dB（A）。

L_N 是用于评价测量时间段内噪声强度时间统计分布特征的指标，最常用的是 L_{10}、L_{50} 和 L_{90}，其含义如下：L_{10} 是在测量时段内有 10% 时间 A 声级超过的值，相当于噪声的平均峰值；L_{50} 是在测量时段内 50% 时间 A 声级超过的值，相当于噪声的平均中值；L_{90} 是在测量时段内 90% 时间 A 声级超过的值，相当于噪声的平均本底值。

（5）最大声级：在规定的测量时间段内或对某一独立噪声事件，测得的 A 声级最大值，用 L_{max} 表示，单位为 dB（A）。L_{max} 用于偶发噪声、非稳态噪声的评价。

表 11-1　各类声环境功能区环境噪声限值 $[L_{eq}，单位：dB（A）]$

类别	昼间	夜间	适用区域
0	50	40	康复疗养区等特别需要安静的区域
1	55	45	以居民住宅、医疗卫生、文化教育、科研设计、行政办公为主要功能，需要保持安静的区域
2	60	50	以商业金融、集市贸易为主要功能，或者居住、商业、工业混杂，需要维护住宅安静的区域
3	65	55	以工业生产、仓储物流为主要功能，需要防止工业噪声对周围环境产生严重影响的区域
4a	70	55	为高速公路、一级公路、二级公路、城市快速路、城市主干路、城市次干路、城市轨道交通（地面段）、内河航道两侧区域
4b	70	60	为铁路干线两侧区域

3. 城市环境噪声的控制措施

（1）规划措施：合理的规划是控制城市噪声的有效措施。城乡规划应考虑国家声环境质量标准要求，各地在编制城乡建设、区域开发、交通发展和其他专项规划时，应将声环境影响评价纳入到规划环境影响评价中，合理安排功能区和建设布局，并采取有利于声环境保护的经济、技术政策和措施，最大限度地减轻环境噪声污染。例如将工业区、交通运输区、居住区的相互位置安排好；按当地主导风向把居住区安排在噪声源的上风侧或最小风向频率的下风侧，并设置绿化防护带；合理规划城市道路交通系统，合理安排地面交通设施与邻近建筑物布局，住宅、医院、学校、机关、科研单位等需要保持安静的噪声敏感建筑物与地面交通设施之间应间隔一定的距离,避免其受到地面交通噪声的干扰。铁路编组站、机场宜设在远离市区边缘的地点等。

（2）工程技术措施:通过提高车辆、机械的设计及制造水平降低噪声排放;在交通干道、高速公路、高架桥旁边修筑声屏障,对噪声敏感建筑物进行重点保护,也可合理利用地物地貌、绿化带等作为隔声屏障;新建城市轨道交通线路在穿越城市中心区时宜选择地下通行方式,城市在交通干道两侧平行布置高层建筑时,交通噪声可在对峙建筑物之间来回反射,形成"声廊",导致噪声级增高,可采用混合布置的方法来避免声廊的形成。

（3）管理措施:城市环保部门应会同有关部门加强对交通、建筑施工、工业和社会生活等领域噪声污染的监督管理,严格执行有关的噪声排放标准,确保噪声排放达标;为减少交通噪声污染,在噪声敏感建筑物集中区域和敏感时段采取禁鸣、限行、限速等措施,合理控制道路交通参数（车流量、车速、车型等）。采用自动信号管理以减少车辆鸣笛的次数和鸣笛持续时间。路政部门应对道路进行经常性维护,提高路面平整度,降低道路交通噪声。

（二）城市光污染

过量的光辐射对人体健康和人类生存环境造成的不良影响称为光污染（light pollution）。光污染包括可见光、红外线和紫外线等造成的污染。

1. 光污染来源及其危害

（1）白亮污染:指白天阳光照射强烈时,城市建筑物表面的玻璃幕墙、釉面砖墙、磨光大理石和各种涂料等反射光线引起的光污染。白亮污染强烈的反射眩光可使人感到刺眼,引起眼睛酸痛、流泪,降低行人和司机的视觉功能,从而诱发交通事故。夏季,建筑物的玻璃幕墙将强烈的太阳光反射到居民楼内,使室内温度增高,有些半圆形的玻璃幕墙,反射光汇聚还容易引起火灾。

（2）人工白昼:城市中的夜景照明、霓虹灯、灯箱广告等的强光直刺天空,使夜间如同白日,称为人工白昼。这种光污染可影响地面天文台的空间观测;可干扰人体正常的生物节律,造成入睡困难或失眠;影响动物对方向的辨认并对其行为产生误导,从而影响它们觅食,繁殖,迁徙和信息交流等行为习性;破坏植物的生物钟节律,对植物的生长造成不同程度的影响。

（3）彩光污染:歌舞厅、夜总会安装的黑光灯、旋转灯、荧光灯以及闪烁的彩色光源构成了彩光污染。黑光灯所产生的紫外线强度高于太阳光中的紫外线,人如果长期接受这种照射,可诱发流鼻血、脱牙、白内障,甚至可导致白血病和皮肤癌等癌变。彩色光源让人眼花缭乱,对眼睛有害,还可干扰大脑中枢神经,出现头晕目眩、恶心呕吐、失眠、注意力不集中等症状。

（4）其他:室内装修采用镜面、瓷砖和白粉墙,电脑、雪白的书本纸张等,这些物体表面对光的反射系数特别高,比草地、森林或毛面装饰物高 10 倍左右,超过了人体所能承受的生理适应范围,对人的角膜和虹膜造成损伤,抑制视网膜感光功能的发挥,引起视力疲劳和视力下降,还可使人出现头昏、失眠、食欲下降、情绪低落、乏力等症状。

2. 污染的防治措施 城市光污染的控制,应采取以防为主、防治结合的措施。在城市规划和建设时应预防光污染的发生:①建筑物外墙尽量不用玻璃、大理石、铝合金等材料,涂料也要选择反射系数低的。对已经产生光污染的玻璃幕墙,可采取一些补救方法,如用新型的亚光外墙建筑材料置换或对受光污染影响的地方增加隔光措施。②在规划设计城市夜景照明时应注意防止光污染,如合理选择光源、灯具和布置方案,少用大功率强光源,尽量使用光束发散角小的灯具,并在灯具上采取加遮光罩或隔片的措施等;加强对灯箱广告和霓虹灯的控制和管理;③绿色植物可以将反射光转变为漫射光,从而达到防治光污染的目的。重视城市绿地景观规划,扩大绿地面积,加强立体绿化,可减少光污染。④室内装修要合理分布光源,注意色彩的协调、避免眩光、光线照射方向和强弱要适宜,避免直射人的眼睛,以利于消除眼睛疲劳,保护视力。⑤建立和健全光污染防控监管机制,加强对光污染的监管。相关部门应制定光污染环境影响评价指标体系,对于新建和改扩建项目、市政工程以及夜景照明工程等有可能引起光污染的项目进行光污染环境影响评价,对于不合格的项目,不予审批。

九、城市道路与交通

城市道路交通是城市的动脉,是城市发展的重要基础设施。城市道路交通规划布局的是否合理,不仅直接关系到城市经济、社会的发展,也将对人们的生产生活环境、生活方式、公共安全及健康产生长远的影响。

1. 城市道路系统　城市道路系统(urban road system)是城市中各种道路所组成的交通网络和有关的设施,是城市基础建设的重要组成部分。城市道路系统由车行道、人行道、广场、停车场、隔离带、各种桥梁、地下通道等构筑物及地上、地下的管线、设施等组成。城市道路系统是城市骨架,把城市各个组成部分联结成一个有机的整体,承载着城市的交通运输、公共空间、防灾救灾和引导城市布局的功能。

城市道路分为快速路、主干路、次干路和支路四类。①快速路:是指在城市内修建的、具有单向双车道或以上的多车道的城市道路,中央采用分隔带完全隔离,控制出入口的间距及形式,并实现道路连续流通的交通设施,是城市中大运量、快速的交通干道,并设有配套的交通安全与管理设施。快速路两侧不应设置吸引车流、人流的公共建筑物的进出口,两侧一般建筑物的进出口应加以控制。②主干路:是连接城市各主要分区的干路,以交通功能为主,主干路上的机动车与非机动车应分道行驶。主干路沿线不宜设置吸引大量人流的公共建筑(特别是在交叉口附近),必须设置时,建筑物应后退,让出停车和人流疏散场地。③次干路:相当于城市地区级或居住区级的道路,配合主干路组成道路网,起联系城市各部分和集散交通的作用,兼有服务功能。次干路两侧可设置公共建筑物,并可设置机动车和非机动车停车场、公共交通站点。④支路:为联系次干路或供区域内部使用的道路,以服务功能为主。支路上不宜通行过境交通,只允许通行为地区服务的交通,支路应满足公共交通线路的正常通行的要求。此外,根据城市的不同情况,还可以规划自行车专用道、商业步行街、货运道路等。

城市道路系统规划一方面要考虑交通方便、安全、快速的要求,也应考虑城市安全、城市环境及美化城市景观等方面的要求。规划城市道路网时,地面交通线路宜合理避让城市的噪声敏感建筑物区域,以保证居住区的安全和安静。为满足人行交通与车行交通分离、机动车与非机动交通分道的要求,应该为居民提供安全、舒适的步行环境,在商业繁华地区开辟步行街区,在居住区规划独立的步行道系统和自行车专用道。

城市道路的走向应有利于城市通风和临街建筑物获得良好的日照。应按照当地气象部门提供的气象资料,科学合理地确定城市骨干道路的走向。南方城市的道路和夏季主导风向平行有利于城市通风,北方城市道路和冬季主导风向成一定的角度可以有效抵御冬季寒风的侵袭。为了地面排水和地下管道埋设的需要,城市道路要有适宜的纵坡,道路的最小纵坡一般不小于0.3%~0.5%,考虑到自行车的爬行能力,最大纵坡一般不宜超过3%。道路下面通常敷设给水、排水、供电、供热、通讯、煤气等管线,其埋设应符合有关工程技术要求。为保证夜间交通和行人行走安全,车行道和人行道在夜间应有足够照度,照明器沿街道均衡分布,在道路交叉口、广场和交通频繁路段,应增加灯具和提高照度,路面照度应均匀、避免眩光。城市道路是防灾、救灾的重要通道,也可以作为避难场所。规划避震疏散通道的城市道路,需要考虑道路宽度与道路两侧建筑高度的关系,重要通道应该满足在两侧建筑坍塌后仍有一定宽度的路面可供行使的要求。敷设主干管线的道路不能作为防灾救灾的主要通道,以防在开掘路面进行管线施工或维修时严重影响救灾交通运输。

2. 城市交通　城市交通(urban transportation)是城市范围内采用各种运输方式运送人和货物的运输活动以及行人的流动,是城市综合功能的重要组成部分。

城市交通作为城市的重要基础设施,其发展和完善是城市社会经济发展的必要条件。城市交通规划是城市规划与建设的重要组成部分,与城市人口、规模、城市布局、土地使用规划、各种市政公用设施、城市环境等都有着直接的关系。

城市交通规划应遵循可持续发展的原则,在满足社会经济发展对城市交通需求的同时,将资源优化利用、环境保护引入城市交通规划过程,构建"畅通、高效、安全、绿色"的城市交通体系。城市交通规划要体现绿色交通的理念。绿色交通主要表现为减轻交通拥挤、降低环境污染、以人为本、以较低的成本最大限度地实现人和物的流动,如大力发展公共交通,减少个人机动车辆的使用,提倡步行与自行车交通,提倡使用清洁燃料等。在交通规划中应提高公共交通线网覆盖率,在大城市优先发展城市轨道交通,在部分路段规划公交专用车道,保证公交优先通行,以逐步缩小个人机动车辆在城市交通中所占的比重;倡导以自行车和步行为主体的慢行交通方式,在交通规划中应留出方便居民生活、工作、出行和休闲的步行道、人行过街设施和非机动车绿色通道,创建安全、舒适、宜人的慢行交通环境;在规划各种城市交通设施时,要防止汽车废气和交通噪声对居民的影响。

十、城市规划的其他卫生问题

(一)城市废水和垃圾处理

城市排水系统主要是对城市各类污水、废水和雨水的综合排除和处理。应结合城镇总体规划和当地的自然条件,制定城市排水系统规划,并根据城市工业企业的分布、人口规模来规划污水处理厂,使城镇排水管网建设和污水处理厂同步协调发展。在规划污水处理厂时,可结合污水回收利用的需要建立污水深度处理系统和再生水回用系统,将符合相应水质标准的再生水作为低质给水水源,用作不与人体直接接触的市政用水,如绿化浇灌、消防、车辆和道路冲洗等,以充分利用废水资源,缓解城市供水紧张。污泥无害化处理应作为城市污水处理系统的重要组成部分与城市污水处理同步进行,污泥处理以稳定化为主要途径,稳定化的污泥以填埋为主要处置方式,符合相关标准的稳定化污泥,也可进行综合利用。

城市垃圾是城市居民的生活垃圾、商业垃圾、市政维护和管理中产生的垃圾,其处理目标是"无害化、减量化和资源化"。在编制城市规划时,要根据城市规模与垃圾产量建设城市垃圾处理设施。首先要考虑减少垃圾产量,然后是尽可能回收、综合利用、资源化,暂时不能利用的再进行处理。

(二)城市公共安全与防灾减灾

城市公共安全(urban public safety)是指城市在生态环境、经济、社会、文化、人群健康、资源供给等方面保持的一种动态稳定与协调状态,以及对自然灾害和社会经济异常或突发事件干扰的一种抵御能力。城市公共安全是由政府和社会提供的预防和控制各种重大事件、事故和灾害的发生,减少社会和经济损失、维护居民健康的基础保障。随着我国工业化水平的不断提高和城市规模的不断扩张,城市复杂的生产、生活保障系统如供水、供气、供电、交通、通讯等生命线工程的相互依赖性越来越强,城市基础设施的承载能力越来越受到挑战,自然灾害与人为灾害的关联性越来越高,灾害连锁反应增强,城市潜在的危险越来越多,由此带来的城市公共安全问题日益突出。近年来,我国重大公共安全事故频发,除直接导致大量的人员伤亡和巨额的财产损失,还造成严重的环境污染和生态破坏,严重影响和制约城市可持续发展和社会稳定。为防御和减少各种重大灾害和事故对城市的破坏,保护人民生命财产安全,减少社会危害和经济损失,在制定城市发展规划的同时必须制定城市公共安全与防灾规划。

城市公共安全事件主要分四类:①自然灾害:包括风灾、水灾、火灾、雪灾、地震、泥石流、海啸等;②事故灾难:包括各类生产安全事故,如交通运输事故、公共设施事故、环境污染、核事故等;③公共卫生事件:包括食物中毒、传染病流行事件等;④社会安全事件:包括恐怖袭击、信息安全、金融安全、经济安全、群体性事件等。

城市公共安全规划(urban public safety planning)是通过对城市风险进行分析研究,为最大化地降低突发事件对城市的不利影响,而对城市用地、设施以及人类活动进行的空间和时间上的安排。城市公共安全规划的目的是建立健全城市安全保障体系,控制和降低城市风险,实现城市灾害和事故的预防、预警、应急救援、灾后处理等系统化的安全管理模式。城市公共安全规划的对象包括:工业危险源、重要机构和公共场所、公共基础设施、自然灾害、道路交通、突发公共卫生事件、恐怖袭击破坏、应急救援力量以及应急救援设备设施等。

城市防灾(urban disaster prevention)是为抵御和减轻各种自然灾害、人为灾害以及由此引起的次生灾害,对城市工程设施、居民生命财产可能造成的危害和损失所采取的各种预防措施。在编制城市规划时应纳入防灾思想与措施,规划防灾救灾环境,加强城市防灾能力,尤其是各类重要生命线工程(道路、通讯、电力、供水、煤气等)自身的防灾救灾能力,使城市有一个良好的防灾支持环境,以实现防灾行为的可控性、物流运转顺达简捷及防灾减灾的技术保障。

城市公共安全规划与防灾减灾规划的关系:两者都是为了预防和应对城市灾害、保障城市安全而编制的规划,又有各自的侧重点。从内容上来看,公共安全规划比防灾减灾规划更为全面。传统的防灾减灾规划一般只注重单一灾害防治或由单灾种的规划整合而成,特别是自然灾害,如抗震减灾规划、防洪规划、地质灾害防治规划等,而对于事故灾难、公共卫生事件和社会安全突发事件研究较少。城市安全规划不仅研究各种灾害,还将风险评估、应急管理、灾害救援等诸多与城市安全相关的因素纳入进来,使得城市规划从传统的防灾减灾体系转向城市公共安全综合保障体系的建设。

(孙增荣)

第三节 乡村规划卫生

乡村(rural area)是指除城市规划区域以外的其他地区,如村庄、集镇等。乡村是一个相对于城市的概念,是包括村庄和集镇等各种规模不同的居民点的一个总的社会区域,由于它主要是农业生产者居住和从事农业生产的地方,所以又通称为农村;村庄是指农村村民居住和从事各种生产活动的聚居点;集镇是指乡政府所在地和经县级人民政府确认由集市发展而成的作为农村一定区域经济、文化和生活服务中心的聚居环境(非建制镇)。

人类文明起源于农业文明,村庄是人类聚落发展的起源。我国是一个历史悠久的农业大国,农村地域广阔,人口众多。农村是我国重要的社会区域、经济区域,也是各种自然资源、自然生态系统集中的地方,很多乡村都保留着地方自然地理特征和传统文化特征。然而,由于我国土地辽阔、城乡及区域发展水平不同,很多农村地区存在村庄空间布局散乱、基础设施不足、环境治理滞后等问题。同时,随着农村产业化、城镇化进程的加速,也带来了许多不利于乡村人居环境可持续发展的问题,如耕地荒废、环境污染、生态破坏、乡村传统的历史文化特征逐渐失落等。进入21世纪以来,我国将农村发展纳入整个现代化进程,使农村建设与工业化、城镇化同步推进,城乡发展进入一体化时代。为协调城乡空间布局、改善乡村人居环境、促进乡村社会、经济、生态的可持续发展,需要对乡村的建设做出科学合理的规划。

一、乡村人居环境特征

构成乡村人居环境的要素包括由住宅、基础设施和公共服务设施所构成的建筑环境以及由人、建筑环境和自然环境叠加在一起而产生的人文环境。乡村人居环境具有如下主要特征:①乡村空间基本保存着原有自然地理形态和多样性的相互联系,土地和空间的非农业化会对生态循环链产生影响;②乡村生活与生产在土地与空间使用上混合,乡村生活生产都十分依赖自然环境,乡村居民点所在区域对乡村居民的资源供应能力和废物吸收能力是确定的;③乡村具有鲜明的自然文化特征和地域文化特征。上述这些特征必须在乡村规划中给予充分考虑。

乡村规划要注意农村发展的多样性、复杂性,除了考虑空间因素,还必须综合考虑经济、土地、产业、地域、生态、自然和人文特色、村庄原有的社会伦理格局、农民生产和生活等诸多的影响因素,并将其逐项落实到空间布局、功能结构、交通组织、绿化景观、公共服务设施等各个方面,规划出与自然和谐、具有地域特色、传承历史文脉并呈现现代文明的乡村人居环境。

二、乡村规划的原则和要求

（一）乡村规划的原则

乡村规划应当从农村实际出发，尊重村民意愿，体现地方和农村特色，做到全面规划、合理布局、节约用地、统筹安排、有利于可持续发展。

（二）乡村规划的要求

1. 节约土地和资源，维持自然生态过程的完整性和持续性　根据乡村的地理、生态、资源条件，依据不同自然要素的属性并结合当地的优势和特点合理利用自然资源。通过区域空间调整，提高土地利用的合理性，通过适当的能源和废物管理，保护区域生态环境，保护生物多样性，使人类在谋求自我利益的同时，保护自然过程和格局的完整性，做到与自然和谐发展。

2. 因地制宜，与农村产业发展相协调　村庄经济发展应当建立在区域经济发展的基础上，并注重家庭生产与集体经济发展相结合。因地制宜进行山水田林路综合治理，建立高效、低耗、低污染的生产体系，提高产业发展的规模效益，促进村庄社会、经济、文化、环境、生产、生活的可持续发展。要做好城市建设用地与农村建设用地的统筹安排，促进城乡用地结构和布局进一步优化。

3. 满足居民的社会需求，保障安全卫生的生存环境　乡村规划应从技术、社会、环境上满足农村居民的日常需要，做到环境舒适、生活方便、各项社会服务设施配套；具备基础卫生设施，提供安全的饮用水，促进资源再生和循环，降低资源和能源的消耗，具有抵御和防止自然与人为灾害发生的能力。

4. 村民共同参与乡村规划设计　村民是乡村规划的主体，在规划中应尊重村民意愿并调动村民积极参与农村社区可持续发展的规划设计，引导村民合理进行建设，改善乡村生产、生活条件。

5. 延续乡村的地域和人文特色　农村是地方民族特色和地域文化的发源地和载体。在村庄规划中，应根据不同地域特色、民族差异、生活习惯、民风民俗等进行风格各异的规划设计，保持传统村落原有的自然和地域特色，突出农村特点和地方风格，创造具有特定景观及文化内涵的村落空间。住宅设计考虑当地原有的生活习惯和生活方式，并把保护自然环境作为重要内容。

6. 留有发展余地　乡村规划应具有较高的起点和长远的战略眼光。考虑到今后较长时期发展的需要，特别是向城市化、现代化发展，在区域布局、生态保护、环境美化、基础设施建设等方面留有充分的余地。

三、乡村规划卫生

乡村规划要根据国民经济发展计划、当地自然资源条件、区域概况及社会经济资料合理规划村庄发展布局，对住宅、道路、供水、排水、供电、垃圾收集、畜禽养殖场所等农村生产、生活服务设施、公益事业等各项建设的用地布局及建设做出统一规划；对耕地等自然资源和历史文化遗产保护、防灾减灾等做出具体安排。

（一）乡村规划的基础资料

乡村规划前需要收集的基础资料，除可参考本章第二节外，应着重调查农业（包括林、牧、副、渔业）、工业、贸易、交通运输等经济发展计划,并收集农民对居民点分布和规划的要求。

乡政府所在镇的人口数可按当地自然增长率并根据各部门发展计划预测拟迁进或迁出的人口数来推算。村庄居民点的人口数可结合居民点分布并并迁规划,按照自然增长率推算。由于城市化的影响,农村人口向城市流动,导致一些村庄人口减少,人口年龄构成改变,乡村规划应注意这一特点。

（二）乡村的规模与用地选择

编制乡村规划首先要确定乡村的性质和发展规模。乡村的性质是指在一定区域内乡村在政治、经济和文化等方面所担负的任务和作用,即乡村的个性、特点、作用和发展方向。乡村规模是指乡村人口规模和用地规模,受乡村性质与经济结构、人口规模、自然地理条件和乡村布局特点等影响。作为全乡政治、经济和文化中心的集镇,其形成和发展往往有历史、交通、资源、商业等方面的原因和条件,规划时一般都利用旧镇进行适当改建和扩建,还应配置公共建筑、道路交通、电讯工程、给水排水、垃圾、粪便处理等卫生设施。

乡村用地的选择受到多种因素的影响,应根据乡村规划布局和各项设施对用地环境的要求,对用地的自然环境条件、建设条件等进行用地的适用性分析和评定,还要对乡村用地所涉及的其他方面,如社会政治关系、文化关系及地域生态等方面进行分析,在综合评价的基础上对用地进行选择。乡村用地选择应满足如下要求:①应考虑各类用地的相互关系,为合理布局创造条件;②要节约用地,尽量不占用耕地;③选择乡村发展用地,应尽可能与现状或规划的对外交通相结合,同时应尽可能避免铁路与公路对乡村的穿插分割和干扰;④要符合安全和卫生的要求:村庄用地应避开地方病高发地区和严重的自然疫源地;避开强风、山洪、泥石流、地震断裂带等易受自然灾害影响的地段,远离沼泽、不受洪水淹没和潮汐侵袭;地势较高、地下水位较低(1.5m以下);土壤未受污染,禁止将村庄建在过去的墓地、牲畜掩埋场、用有机垃圾及有毒废弃物填平的地段上;地形背风向阳,最好向南或东南倾斜,地势平坦,略有一定坡度;有水质良好的水源,尽可能选择靠近地表水体的地段,以利微小气候调节,美化环境;环境优美,便于组织大片绿地和旅游点等。

（三）乡村功能分区的卫生学要求

1. 乡村功能分区的原则　乡村规划用地的布局要根据其功能进行合理的功能分区;公共建筑应按照各自的功能合理布置;功能接近的建筑要尽量集中,避免功能不同的建筑混杂布置。

2. 乡村各功能分区的卫生学要求

(1)居住区:包括各户住宅基地、院落、公共建筑、绿地和各户间通道,应布置在乡村自然条件和卫生条件最好的地段。居住区与产生有害因素的乡镇企业、农副业、饲养业、交通运输、农贸市场及医院等场所之间应设立一定的卫生防护距离,其标准参照《村镇规划卫生规范》(GB 18055—2012),在严重污染源的卫生防护距离内应设置防护绿化带。

(2)工业副业区:指各种工厂、农副产品加工和副业生产用地。对环境影响较大、易燃易爆和排放三废的工厂应设在专门的工业区内,并位于当地主导风向的下风侧、河流的下游。对排放的污染物应采取必要的治理措施。为农业服务的农机修配等厂,可设在居民点边缘靠近农田的地点;为农副产品加工的工业,如榨油、碾米、面粉等厂应靠近农产品仓库;为居民生活服务的工业,如食品加工、修配、服装厂等,可分设在居住区内。

(3)饲养区:家禽、家畜和奶牛等饲养场应配置在居民点外围,居住区下风侧和河流下游。禽畜粪便应有综合利用和处理措施,例如堆肥或用于发生沼气等。

(4)农业生产区:各种农用仓库、打谷场、役用牲畜棚、拖拉机站和运输车辆车库等的用地。在兼顾方便农业生产与生活的同时,农业生产区与居住区应该有适当的分隔距离,避免各种农业生产用地及其附属设施对居住区以及学校、医院等区域造成干扰,应避免农业生产过程造成的环境污染。

(四)乡村规划的其他卫生问题

乡村规划应考虑建设能源利用(太阳能、沼气)、给水排水、粪便垃圾的无害化处理等关系农村生存环境的基础设施。生活饮用水应尽量采用水质符合卫生标准、水量充足、易于防护的地下水源,并采用集中式供水并用管道供水到户。以地表水为水源的集中式给水,必须对原水进行净化处理和消毒。应建立和完善适宜的排水设施,工厂和农副业生产场所的污水要进行处理,符合国家有关标准后才能排放;乡镇卫生院的污水必须进行处理和消毒。要结合当地条件,建造便于清除粪便、防蝇、防臭、防渗漏的厕所,根据当地的用肥习惯,采用沼气池、高温堆肥等多种形式对粪便进行无害化处理。在接近农田的独立地段,合理安排粪便和垃圾处理用地。

居住区内应有一定数量的公共绿地面积和基本卫生设施,绿地布置要均衡分布,把宅旁、路旁的绿地与村旁的果园和田地等连接起来。农村住宅的特点是每户有一个院落,以满足农民日常生活和家庭副业的需要,应规划出不同于城市小区的院落特色,并做到人畜分离。

根据居民点的性质和规模,合理配置行政管理、文化教育、医疗卫生、商业服务等功能不同的公用建筑设施。学校应设于居民点边缘比较安静的地段,并有足够的运动场地。托儿所、幼儿园应靠近居住区,远离河、湖、池塘,应各有分隔的空地并进行绿化,供儿童户外活动之用。卫生院应设在靠近交通道路的独立地段上。

我国乡村防灾基础薄弱,配套设施建设滞后,缺乏可靠的技术支持,一旦发生灾害,会给乡村人民生命和财产带来巨大损失。因此,乡村规划应包含防灾减灾规划。乡村防灾减灾规划应贯彻"预防为主,防、抗、避、救相结合"的方针,根据乡村灾害的特点和防灾减灾需要,以人为本、因地制宜、统筹规划。乡村防灾减灾规划主要包括消防、防洪、抗震规划等。

(孙增荣)

第四节　城乡规划的卫生监督

一、与城乡规划有关的法律法规

城乡规划制度是国家法规体系的一个重要组成部分,与城乡规划相关的法律法规是城乡规划行为的依据和城乡规划实施的保证。城乡规划法规体系是按照国家立法程序所制定的关于城乡规划编制、审批、实施管理、监督检查、行业管理等的法律、行政法规、地方性法规、部门规章、地方政府规章等的总称。

自 2008 年 1 月 1 日起施行的《中华人民共和国城乡规划法》是我国城乡规划法规体系中的基本法,对各级城乡规划法规与规章的制定具有不容违背的规范性和约束力。2015 年 4 月 24 日第十二届全国人民代表大会常务委员会通过对《中华人民共和国城乡规划法》有关行政审批的规定作出修改。我国现行的《城乡规划法》的根本目的在于依靠法律的手段,加强城乡规划管理,协调城乡空间布局,改善人居环境,促进城乡经济社会全面协调可持续发展。《城乡规划法》强调城乡统筹,在国家立法的层面上,明确将乡村规划纳入规划体系。作为国家法律,《城乡规划法》规定了我国城乡规划、建设和发展必须遵循的基本方针、原则和程序。为了确保全面准确地贯彻实施《城乡规划法》,要求国家和地方分别制定有关实施《城乡规划法》配套的行政法规、部门规章和地方性法规、规章以及技术规范、标准等,使《城乡规划法》所规定的基本原则和程序具体化。

城乡规划作为社会系统中的一个组成部分,是一项全局性、综合性、战略性很强的工作,必须遵守所涉及的有关法律法规,才能全面保证城乡规划行为和程序的合法性。与城乡规划相关的法规主要分为三类:第一类是城乡规划领域的核心法律,即《城乡规划法》,是各级城乡规划行政主管部门工作的法律依据,也是人们在有关活动中必须遵循的行为准则;第二类是与城乡规划内容的组成要素直接相关的法规,如关于土地、房地产、环境保护、文物保护、风景名胜区以及市政工程、道路交通、园林绿化、防灾等相关的法规;第三类是与城乡规划实施相关的如计划管理、土地管理、工程管理等的法规。凡是与城乡规划行为所涉及内容相关的法规,都可以归入到此类法规之中。其中,《土地管理法》《环境保护法》《环境噪声污染防治法》与《城乡规划法》有着密切的关系。

城乡规划不仅是一项政策性、社会性的行为,又是一项运用性和实践性很强的行为,其本身包含有极强的技术内容,必须有协调统一的技术规范从具体技术手段上来保证城乡规划的合理性和可操作性。城乡规划技术规范在技术上可直接操作,它用来协调处理与城乡中各类相关的建设技术标准(如交通、市政设施、文教体卫、环保、消防等)的相互关系,对城乡规划的基本内容在技术上确定最基本的限度或合理范围,以保证城乡规划编制和实施的质量。现行城乡规划的国家标准规范主要有:城市用地分类与规划建设用地标准(GB 50137—2011)、城市居住区规划设计规范(GB 50180—93,2002 版)、城市道路交通规划设计规范(GB 50220—95)、城市给水工程规划规范(GB 50282—98)、城市排水工程规划规范(GB 50318—2000)、城市绿地分类标准(GJJ/T 85—2002)、镇规划标准(GB 50188—2007)、村镇规划卫生规范(GB 18055—2012)、农村住宅卫生规范(GB 9981—2012)、村庄整治技术规范(GB 50445—2008)等。

二、城乡规划的卫生监督

为了向居民提供优良的人居环境,卫生部门应对城乡建设实行预防性卫生服务和监督,协同有关部门在城乡规划中贯彻环境卫生学的要求,为提供人类生存所需的最佳环境起到根本的作用。

在对城乡规划进行卫生监督时,卫生部门应会同有关部门通过现场勘查和调查研究,收集当地自然条件和社会经济的资料,了解城市形成历史和乡村聚居区的演化过程以及今后发展目标、人口变迁和分布、现有功能分区和各项基础设施、绿地系统和公共服务设施的资料。卫生部门应重点掌握当地的环境质量和存在问题,以及居民中地方病和其他与环境因素有关的疾病和健康状况。城乡规划涉及面广、综合性强,卫生技术人员应该熟悉国家有关政策法规、卫生标准和卫生要求。同时,要全面掌握和运用环境卫生学主要内容和知识以及看图法等基本技能。

城乡规划的预防性卫生监督主要是对规划部门编制的规划文件和图纸进行卫生审查。卫生部门应对城乡总体规划、详细规划和各专项规划从选址、设计到实施进行审查,并提出意见和建议。卫生部门最好参与到城乡规划工作中,与有关部门一起研究、讨论和制定规划方案,提出城乡规划的有关卫生标准和卫生要求,并落实到规划方案中。

城乡规划的预防性卫生监督的主要内容如下:

1. 规划用地的选址是否符合卫生要求;规划的工业区和居住区用地以及今后发展的备用地能否满足经济、社会的发展和预期人口规模的需要。

2. 城市功能分区和各区的相互配置是否考虑当地自然条件和卫生要求;是否充分利用有利自然因素和防止不良自然因素的作用;工业区与居住区之间是否设置卫生防护距离和绿化地带。

3. 居住区的规模是否合适;建筑密度、人口密度、绿地面积等是否能保证环境质量;居住区的建筑群布置、绿化、公共服务设施是否合理。

4. 饮用水源的选择及其卫生防护,给排水系统的发展规划;生活污水、工业废水、工业废渣、垃圾、粪便的收集、运输和处理设施的规划是否合理。

5. 绿地系统规划是否合理。

6. 道路交通规划能否满足需求并避免交通噪声对居住区的影响。

7. 城乡防灾减灾规划是否合理。

卫生部门在城乡建设过程中应进行经常性卫生学调查,分析研究城乡规划和建设中存在的卫生问题及其对环境质量和人群健康的影响,积累资料,提出改进意见,供有关部门修订或调整城乡规划时参考。

(余日安　孙增荣)

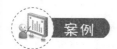 案例

某铅冶炼厂生产规模为 10 万吨/年。铅冶炼主要生产工艺为:原料经破碎分选筛分,然后通过螺旋给料机直接送到熔炼锅中,由煤气加热熔化,并按照一定配比加入白煤、铁屑、碳酸钠发生化学反应,使硫化铅、氧化铅、碳酸铅等生成铅。反应完成后,先放出熔渣,再将粗铅倒入铸模中送精炼车间,经熔化、制板、电解等工序生成精铅。铅冶炼过程中冶炼炉散发的烟气中含有大量的铅、颗粒物、氮氧化物和二氧化硫,一部分经空气收集装置收集、处理后从 30m 以上高度的烟囱有组织排放,另有一部分从加料口、出铅口和出渣口中弥散以无组织排放方式从厂房天窗排放到环境中。

为了美化环境,按照环境影响评价的建议,该厂在主厂区与周边居民区之间,进行了绿化。在绿化区内安装健身设施,便于工人在休息时锻炼身体。在绿化带内,栽种芒果和柠檬,果实成熟时,采摘分给工人食用。工厂领导介绍说:"绿化厂区,安装健身设施,种植果树,不仅为工

人提供了户外健身场所，采摘水果还丰富了工人业余生活，而且名贵水果也有较好经济价值。"

思考题

1. 为什么环境影响评价建议在该冶炼厂主厂区和居民区之间进行绿化？

2. 在该区域，能否安装健身设施供工人开展体育锻炼？

3. 在该区域的绿化带中，种植水果分给工人食用，是否合适？

第十二章

环境质量评价

第一节　概述

　　环境质量是以人为中心的各种环境要素客观存在的一种本质属性。从环境与健康的观点出发，环境质量是以健康为准绳的环境各要素的优劣程度。环境质量是存在于大气、水、土壤等环境介质中的感官性状、物理、化学及生物学的质量。环境质量通常是用环境要素中物质的含量加以表征的。因此，环境质量既是环境的总体质量，也是体现在各环境要素中的质量。环境质量评价（environmental quality assessment）是从环境卫生学角度按照一定的评价标准和方法对一定区域范围内的环境质量进行客观的定性和定量调查分析、描述、评价和预测。环境质量评价实际上是对环境质量优与劣的评定过程，这个过程包括环境评价因子的确定、环境监测、评价标准、评价方法、环境识别，因此环境质量评价的正确性体现在这些环节中的科学性和客观性。环境质量评价既是一种方法学，又是环境保护的一项重要工作。

一、环境质量评价的目的和种类

　　环境质量评价的目的主要包括：掌握和比较环境质量状况及其变化趋势；寻找污染治理重点；为环境综合整治和城市规划及环境规划提供依据；研究环境质量与人群健康的关系；预测和评价规划或建设项目对周围环境可能产生的影响。

　　环境质量评价类型可按评价因素分为单要素环境质量评价和综合环境质量评价，前者反映大气、水、土壤等各单项环境因素的综合质量，如大气质量评价、水质评价、土壤质量评价和噪声质量评价等；后者反映若干环境因素构成的综合质量。对单项环境因素进行的质量评价，通常都用多个指标（或污染物参数）表达其质量。所以评价单项环境因素质量时，通常考虑几种污染物的综合影响。例如在水质综合评价时，通常考虑水体中同时存在的数种污染物如 COD、BOD、溶解氧等污染物浓度的综合影响。将若干个环境要素综合起来进行评价就形成了对该地区的"总环境质量"做出综合环境质量评价。

　　按评价时间可以分为回顾性评价、环境质量现状评价（简称"环境质量评价"）和环境影响评价。回顾性评价是对评价区域内过去某阶段环境质量变化的评价，并预测其发展趋势；环境质量现状评价是对现时环境质量的评价，为当前的环境决策提供依据；环境影响评价是对拟议中的建设和工程项目等活动可能对环境产生的影响进行评价，体现了对源头污染的早期预防。

　　按评价区域可分为局地的、区域的、流域的以及全球环境质量评价等。既可以是地理区域的评价如水系、城市区域、居住生活区、农田生态、海域等环境质量评价，也可以是行政区域的环境质量评价,如上海市环境质量评价等。

二、环境质量评价的内容和方法

环境质量评价的内容取决于评价种类和目的,一般应包括对污染源、环境质量和环境效应三部分的评价,并在此基础上做出环境质量综合评价,提出环境污染综合防治方案。比如水系环境质量评价,需要评价水体的污染来源、水体的环境质量包括水质、底质和水生生物等的质量、水质污染对生态系统以及居民健康的影响,在上述评价基础上提出水污染综合防治方案。

下面以城市区域的环境质量评价为例加以阐述。比较全面的城市区域环境质量评价,包括对污染源、环境质量和环境效应的评价,并在此基础上做出环境质量综合评价,提出环境污染综合防治方案,为环境污染治理、环境规划制定和环境管理提供参考。以期逐步改善环境质量,达到环境卫生标准或环境质量标准的要求和保障人群健康的目的(图 12-1)。

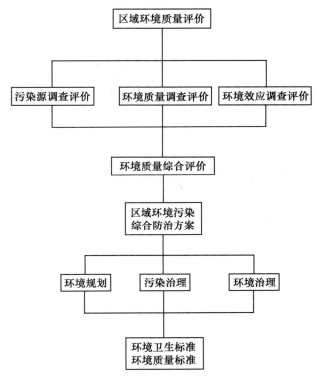

图 12-1

区域环境质量评价内容及其与环境污染综合防治的关系

对污染源进行调查和评价是为了查清污染源的类型、数量、分布和所排放的主要污染物,找出造成区域环境污染的主要根源。污染源一般有工业污染源、农业污染源、生活污染源和交通污染源等。污染源评价首先应调查和实地监测污染源所排放污染物的浓度和绝对数量。在摸清各污染源排放各种污染物的数量后,通过数学计算做出科学的、合理的评价并确定该区域主要污染源和主要污染物。

环境质量调查评价是城市区域环境质量评价的核心内容。在对该区域内较重要的几项环境因素进行调查和监测的基础上,采用数理统计方法对监测数据作分析整理,然后依据环境卫生标准或环境质量标准进行评价。数理统计方法只能对监测项目逐个分别进行评价。如要综合评价几种污染物的环境因素的质量,可应用环境质量指数的方法。环境质量指数法还可综合评价几项环境因素如大气、水体、土壤等因素的总环境质量。

环境效应评价包括环境质量对生物群落、人群健康、社会经济等方面的影响,其中环境质量对人群健康影响尤为重要,是环境卫生学研究的核心问题。环境质量健康效应评价可采用环境流行病学调查和环境健康危险度评价的方法,对人群暴露状况,污染物的健康危害,污染水平与人群效应的相关性等做出评价。

城市区域的环境质量综合评价是一项多学科、多部门参加的较为复杂的系统工程,要对大气、地表水、地下水、土壤、生物、噪声等多项环境要素,以及人群健康效应和社会经济等做出评价。

在进行区域环境质量评价时,通常先进行污染源调查,再对环境因素和污染物进行监测,收集足够的监测数据,在此基础上进行环境质量评价,同时开展环境对健康、生态等危害的调查分析,做出环境效应的评价,并分析和评价其经济损失等。根据上述调查评价结果,写出报告,最后编制区域环境质量综合评价总体报告。

此外,还有预测和评价拟建项目建成后或发展政策实施后对其周围区域环境可能产生的影响,这种评价属于环境影响评价。对于有些项目还需作环境健康影响评价。评价工作是在收集足够的现状资料,掌握建设区域的环境质量现状的条件下采用有关专业的模式计算等方法预测拟建项目等可能产生的环境影响。

第二节　环境质量现状评价

一、污染源的调查评价

污染源是向环境排放或释放对环境和人体有害物质的场所、设备和装置。对污染源及其污染物评价的目的是筛选出主要污染源和主要污染物,以此作为该区域环境治理的重点对象,同时还可评价污染防治的措施和治理的效果。污染源的评价是建立在污染源调查的基础上的。污染源调查是查清评价区域内的污染源的数量、类型、分布以及污染物种类和排放量。污染物排放量可以采用实地调查监测或物料平衡推算两种方法:对污染源实地调查监测包括掌握污染源的规模、位置、管理及污染物治理等情况,掌握其排放污染物的种类、理化及生物学特征,排放方式及排放规律,并计算其排放量和排放强度。物料平衡推算则是根据其生产过程中使用的燃料、物料及其单位时间内消耗的量,以及产物和副产物中有关成分含量,推算出转化为污染物的量。这两种方法可同时采用,互为补充。在对污染源、污染物调查的基础上,对污染源和污染物的潜在污染能力做出评价。

污染源评价可以是单项污染物的评价,也可以是综合性的评价。

(一)对单一污染物的评价

采用污染物排放的相对含量(排放浓度)、绝对含量(排放体积和质量)、超标率(超过排放标准率)、超标倍数、检出率、标准差等来评价污染物和污染源的强度。当实测浓度大于排放标准时,标准差可以反映污染源排放强度,其值越大,表示排放越严重。标准差的计算如式 12-1 所示。

$$\delta = \sqrt{\frac{\Sigma(\rho_i - \rho_{oi})^2}{n-1}}$$ 式（12-1）

δ 为实测值离排放标准的标准差；

ρ_i 为污染物排放实测浓度，mg/m^3 或 mg/L；

ρ_{oi} 为污染物排放浓度标准，mg/m^3 或 mg/L；

n 为某污染物排放浓度的监测次数。

（二）污染源综合评价

对污染源综合评价一般可采用等标污染负荷、排毒系数等方法。

1. 等标污染负荷 其物理概念是：把 i 污染物的排放量稀释到其相应排放标准时所需的介质量。用以评价各污染源和各污染物的相对危害程度，其计算式为：

$$P_i = \frac{m_i}{C_i}$$ 式（12-2）

式中：P_i 为 i 污染物的等标污染负荷；

m_i 为 i 污染物的排放量，kg/d；

C_i 为 i 污染物浓度的排放标准，mg/L 或 mg/m^3。

某工厂几种污染物的等标污染负荷之和即为该厂的总等标污染负荷。同理，若评价区域内有若干个污染源（工厂等），则该区域总等标污染负荷为所有污染源的等标污染负荷之和。

此外，还可以计算污染物或污染源的等标污染负荷比。污染物等标污染负荷比是某污染物的等标污染负荷占该厂或该区域所有污染物总等标污染负荷的百分比。等标污染负荷比值最高的一种污染物，即为最主要的污染物（式 12-3）。

污染物占工厂的等标污染负荷比

$$K = P_i / \Sigma p_i = P_i / P_n$$ 式（12-3）

污染源占区域的等标污染负荷比

$$K_n = P_n / \Sigma P_n$$ 式（12-4）

同理，某工厂的总等标污染负荷占该区域所有工厂总等标污染负荷的百分比为该厂等标污染负荷比（见公式 12-4）。等标污染负荷比最高的工厂，即为该区域内最主要的污染源。所谓最主要的污染物和污染源，意味着该污染物和该污染源对评价区域环境污染的相对危害程度最大，应列为环境治理的重点。按等标污染负荷比的大小顺序排列各污染源和各污染物，即可列出环境污染治理的优先顺序。

2. "排毒系数"法 "排毒系数"是表示某种污染物的排放量及其毒性对人群健康慢性危害程度的相对指标，计算式为：

$$F_i = \frac{m_i}{d_i}$$ 式（12-5）

式中：F_i 为 i 污染物的排毒系数；

m_i 为 i 污染物的排放量，kg/d；

d_i 为 i 污染物的评价标准。

很多污染物对人体健康的危害可呈现为慢性中毒,故计算排毒系数的评价标准可选用污染物慢性毒作用的阈剂量(或阈浓度):

对废水 d_i = i 污染物的慢性毒作用阈剂量(mg/kg)×成人平均体重(55kg)。

对废气 d_i = i 污染物的慢性毒作用阈浓度(mg/m³)×成人每日呼吸空气量(10m³/d)。

排毒系数计算时所用的评价标准与等标污染负荷评价标准不同,根据计算式,排毒系数可解释为:假设每日排放的 i 污染物数量长期全部被人们吸入或摄入时,可引起呈现慢性中毒效应的人数。由于污染源评价的目的,仅在于比较各污染源和各种污染物的相对危害程度,故采用上述假设是允许的。采用排毒系数同样可以计算区域内各污染源或各污染物的排毒系数及其占全区域总排毒系数的分担率,其计算原理与等标污染负荷比的计算相似。通过分担率大小的排序也可以确定应列为环境污染治理重点对象的主要污染源和主要污染物。

二、环境质量评价方法

国内外目前常用的评价方法有数理统计法、环境质量指数法、模糊综合评判法、灰色聚类法、密切值法等,其中最常用的、最经典是数理统计法和环境质量指数法。

环境质量评价方法基本原理是选择一定数量的评价参数,在环境监测和调查的基础上,对监测资料进行统计分析后,按照一定的评价标准进行评价,或在综合加权的基础上转换成环境质量指数进行评价。

(一)环境质量评价方法的基本要素

环境质量的评价方法一般需具备监测数据、评价参数、评价标准、权重以及评价模式等。

1. 监测数据   监测数据是环境质量评价的基础。要取得准确、足够而有代表性的监测数据,必须通过周密的计划和布点对环境要素中有代表性的监测指标进行监测。

2. 评价参数   即监测指标。环境要素是由监测指标来反映的。在环境质量综合评价方法中应该根据评价目的选择最常见、有代表性、常规监测的污染物作为评价参数。实际工作中除了考虑评价参数的代表性、全面性外,也要考虑监测技术、工作量及费用等问题。一般除了常规监测指标外,可针对评价区域的污染源和污染物的排放实际情况,增加某些评价参数。此外,还要考虑评价参数的可比性,譬如不同时间、不同地点所选用的评价参数和监测技术应该尽量一致。

3. 评价标准   评价标准是评判环境质量优劣程度的依据,也是评价环境质量对健康影响的依据。通常采用环境卫生标准或环境质量标准作为评价标准。

4. 评价权重   由于各评价参数或评价的环境要素对健康影响程度、对环境质量的影响程度以及对社会产生的反应均不相同,因此在评价中需要对各评价参数或环境要素给予不同的权重以体现其在环境质量中的重要性。可以采用评价标准的倒数、权重系数等加权方法,权重大小还可以根据公众意见或专家建议等。

5. 环境质量评价模型   可以分为指数模型、分级模型等。指数模型可以是对某一环境因子的监测指标计算得到,也可以由多个环境因子的监测指标综合算出。环境质量的分级模型是对观察和分析所得到的定量数值综合归类,明确其所赋予的环境质量等级,以此来反映该环境的健康效应或生态效应。

(二)数理统计法

数理统计方法是环境质量评价的最基本方法。通过对原始监测数据的整理分析,可以获得环境质量的空间分布及其变化趋势,所得到的统计值可作为其他评价方法的基础资料。因此,一般来讲其作用是不可取代的。数理统计方法是对环境监测数据进行统计分析,求出有代表性的统计值,然后对照卫生标准或环境质量标准,做出环境质量评价。

数理统计方法得出的统计值可以反映各污染物的平均水平及其离散程度、超标倍数和频率、浓度的时空变化等。

平均值表示一组监测数据的平均水平,是常用的统计值之一。当监测数据呈正态分布时,采用算术均数较合理。如监测数据呈对数正态分布,则宜用几何均数表示。当监测数据呈偏态分布,则宜用中位数。此外,还可计算算术标准差或几何标准差、各百分位数,以及监测浓度超过卫生标准的频率(超标样品百分率)等统计指标。监测数据经统计整理后可绘制监测浓度频数分布直方图,各季、各月或一天中各小时浓度变化曲线,各城市(或各监测点)各时期(年、季、月、日)的监测数据统计值的比较等图。

例如,合肥市城区 2015 年大气污染监测数据经统计处理后结果见表 12-1。

表 12-1 2015 年合肥市城区气象和大气污染指标

项目	监测天数	均数	标准差	百分位数(%)				
				min	25	50	75	max
气象指标								
气温(℃)	365	16.8	8.6	−0.3	8.4	19.2	24.4	32.6
气湿(%)	365	75.7	12.6	41.0	68.0	76.0	85.0	100.0
气压(kPa)	365	101.4	0.9	99.7	100.5	101.4	102.1	103.4
风速(m/s)	365	1.9	0.8	0.5	1.4	1.8	2.3	5.5
大气污染指标								
$PM_{10}\,\mu g/m^3$	365	90.2	42.3	12.2	61.9	83.5	112.1	240.9
$PM_{2.5}\,\mu g/m^3$	365	65.5	38.4	7.8	41.2	57.9	80.0	244.9
$SO_2\,\mu g/m^3$	365	16.5	8.2	4.6	9.5	15.0	21.75	43.5
$NO_2\,\mu g/m^3$	365	32.6	11.9	11.7	23.4	31.0	38.9	88.4
$O_3\,\mu g/m^3$	365	67.5	29.9	45.3	61.1	91.2	45.5	177.6

注:O_3 的浓度为 8 小时平均浓度

上述用数理统计法评价大气环境质量的原理,同样适用于评价水质、土壤等其他环境要素中污染物的环境质量。

（三）环境质量指数法

"环境质量指数"（environmental quality index）的概念是将大量监测数据经统计处理后求得其代表值，以环境卫生标准（或环境质量标准）作为评价标准，把它们代入专门设计的计算式，换算成定量和客观地评价环境质量的无量纲数值，这种数量指标就叫"环境质量指数"，也称"环境污染指数"。

环境质量指数的设计原则是指数应与待评价的对象（因素）相关，是可比的，可加和的，而且是直观易懂的。

环境质量指数可分为单要素的环境质量指数和总环境质量指数两大类。单要素的环境质量指数有空气质量指数（air quality index）、水质指数（water quality index）、土壤质量指数（soil quality index）等。它们或是由若干个用单独某一个污染物或参数反映环境质量的"分指数"，或是用该要素若干污染物或参数按一定原理合并构成反映几个污染物共同存在下的"综合质量指数"。若干个单要素环境质量指数按一定原理可以综合成"总环境质量指数"用于评价这几个主要环境要素作用下形成的"总环境质量"。

环境质量指数法的特点，是能适应综合评价某个环境要素乃至几个环境要素的总环境质量的需要。此外，大量监测数据经过简单的数学公式加以综合整理，计算成几个环境质量指数后，可提纲挈领地表达环境质量的总体水平，既综合概括，又简明扼要。环境质量指数可用于评价区域环境质量时间和空间的变化情况和比较环境治理前后环境质量的改变即考核治理效果。也可通过依据各分指数（污染物指标）大小进行排序，确定主要污染物。同时也适用于向管理部门和社会公众提供关于环境质量状况的信息。

在建立综合环境质量指数时，要按照各污染物对人体健康或环境的危害性对各参数加权。最简单和常用的加权方法，是将 i 污染物平均监测浓度 C_i 除以 i 污染物的评价标准（环境卫生标准或环境质量标准）S_i，这样把 S_i 的倒数看作权重系数。这种无量纲的 C_i/S_i 比值，可称为 i 污染物的分指数，它是多种环境质量指数计算式的基本构成单元。各参数的权重系数，还可通过专家判断、征询较多学者和群众意见、或用更复杂的数学计算来确定。

环境质量指数的计算，有比值法和评分法两种。比值法如前所述是以 C_i/S_i 的形式作为各污染物的分指数。评分法是将各污染物参数按其监测值大小定出评分，应用时根据污染物实测的数据就可求得其评分。从比值法和评分法得到的若干个分指数可以构成一个综合质量指数，常用的构成方法有简单叠加法，即将各分指数叠加成一个综合指数。此外，还有算术均数和加权平均等方法。

在选择应用综合指数时，该综合指数应具有较好的可比性和通用性。不受纳入指标种类和个数的影响，应能反映环境中各污染物的超标情况。同时综合指数应计算简便、表达直观易行、便于推广使用。

三、环境质量评价方法应用

（一）大气质量评价

目前应用最多的评价方法是大气质量指数法，下面介绍几种大气质量指数。

1. 比值算术均数型大气质量指数　该类指数是在比值简单叠加的基础上加以平均，其特点是计算简便,消除了选用参数个数的影响,但由于它是各分指数的平均值,故当只有某个分指数很高,其余各分指数不高时,最后得出的综合质量指数值可能偏低而掩盖了高浓度那个参数的影响。

南京城区环境质量评价(1973 年)采用这种环境质量指数,计算式为:

$$Q_{大气} = \frac{1}{n} \sum_{i=1}^{n} \frac{C_i}{S_i} \qquad 式(12\text{-}6)$$

该指数选用 SO_2、NO_2 和降尘三个参数($n=3$),计算 $0.25km^2$ 内的分指数和大气综合质量指数。

此外,在此公式基础上,依据各参数的相对重要性赋以不同的权重(权值)形成加权算术均数型指数。实际上该式存在重复计权,因为评价标准的倒数本身就是一种权重。计算式为:

$$Q_{大气} = \frac{1}{n} \sum_{i=1}^{n} Wi \frac{C_i}{S_i} \qquad 式(12\text{-}7)$$

式中 Wi 为第 i 项参数的权重

2. I_1 大气质量指数 该指数是兼顾最高分指数和平均分指数的环境质量指数。它是由原上海医科大学姚志麒教授推导的(1979 年)。他认为,在计算大气综合质量时,仅考虑平均分指数是不够的,因为大气中某种高浓度的污染物可能会对环境和健康产生较大危害,因此要适当兼顾最高分指数的影响。其计算式为:

$$I_1 = \sqrt{\left(\max \left| \frac{C_1}{S_1}, \frac{C_2}{S_2}, \cdots\cdots \frac{C_n}{S_n} \right| \right) \cdot \left(\frac{1}{n} \sum_{i=1}^{n} \frac{C_i}{S_i} \right)} \qquad 式(12\text{-}8)$$

或

$$I_1 = \sqrt{x \cdot y}$$

式中:I_1 为大气质量指数;

   x 为最高分指数即各个 C_i/S_i 值中的最高值;

   y 为平均分指数即各个 C_i/S_i 比值中的平均值。

这种大气质量指数的特点是除了简单、便于计算外,它适当兼顾了最高分指数的影响,且保持一定的含义:当各分指数都等于 1 时,I_1 等于 1;当各分指数都等于 2 时,I_1 等于 2,余类推。根据大气质量指数 I_1 的值,一般可将大气质量分为 5 级(表 12-2)。

表 12-2 按大气质量指数(I_1)划分的大气质量级别

大气质量指数(I_1)	大气质量分级	大气质量评语
≤0.49	I	清洁
0.50~	II	尚清洁
1.00~	III	轻污染
1.50~	IV	中污染
≥2.00	V	重污染

大气质量指数(I_1)曾被用于评价上海市历年大气质量变化的趋势。

3. 大气污染超标指数 该指数也是由原上海医科大学姚志麒教授设计(1979),它反映了监测期内若干种污染物屡次出现超标高浓度的总状况。污染超标指数由若干个超标分指数综合而成。其超标分指数是以历次超标浓度总和的数量,除以相应卫生标准,并乘上修正系数(未完成监测的次数与计划完成次数的相对比例)加以计算的。计算式如下:

$$I_2 = \sqrt{E_1^2 + E_2^2 + \ldots\ldots + E_n^2} = \sqrt{\sum_{i=1}^{n} E_1^2} \qquad \text{式(12-9)}$$

$$E_i = \alpha \frac{A_i}{S_i} \qquad \text{式(12-10)}$$

式 12-9 和 12-10 中:I_2 为污染超标指数;E_i 为 i 污染物的超标分指数。

A_i 为 i 污染物全年监测数据中超过或等于 S_i,(日平均或 1 小时最高容许浓度)的历次高浓度的累计总和;

S_i 为 i 污染物的卫生标准(日平均或 1 小时最高容许浓度);

α 为修正系数,由于全年实际取得的有效实测数据有可能不满原订监测计划规定的次数要求,故引入修正系数 α,分为 $\alpha_1 = N_1/N_1'$,或 $\alpha_2 = N_2/N_2'$。

N_1、N_2,分别为按监测计划规定全年应有的日平均和 1 小时实测数据的个数;N_1' 和 N_2' 分别为全年实际取得的日平均和一次实测有效数据的个数($N_1' \leqslant N_1$;$N_2' \leqslant N_2$)。

假设某市大气监测项目包括 SO_2、NO_2、总悬浮颗粒和铅四种污染物,则大气污染超标指数为:

$$I_2 = \sqrt{E_S^2 + E_N^2 + E_P^2 + E_L^2} \qquad \text{式(12-11)}$$

式中:E_s、E_N、E_P、E_L,依次分别代表 SO_2、NO_2、总悬浮颗粒和铅四个超标分指数。

城市中设有若干个监测点时,可用地图表示出各监测点的位置,并可采用上海医科大学姚志麒教授设计的"大气质量玫瑰图"(图 12-2),将每个监测点的大气质量指数 I_1(见前述)和大气污染超标指数 I_2 及它们的各分指数用作图方法标在全市各监测点位置上,使人一目了然地看出全市大气质量的分布和各点差异状况。

4. 分段线性函数型大气质量指数   这类指数的各分指数与其实测浓度呈分段线性函数关系,指数的表示也以各分指数分别表示或选择最高的表示,并赋予其健康效应含义和应采取的措施。最早报道、最有代表性的是 1976 年美国的"污染物标准指数(pollutant standard index, PSI)"。美国自 1979 年起将其作为大气质量评价的统一方法。

PSI 指数的参数包含 SO_2、NO_2、CO、O_3、颗粒物,以及颗粒物与 SO_2 的乘积。各分指数与其实测浓度呈分段线性函数关系,该指数分为 100、200、300、400、500 等界限面(即各分段线形函数的折点)分别代表以美国

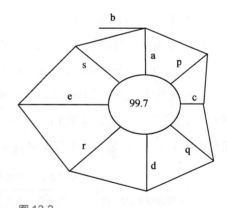

图 12-2

大气质量玫瑰图示例

说明:圆的直径表示大气质量指数 I_1;圆内数字表示大气污染超标指数 I_2;a, b, c, d, e 长度依次代表 SO_2(1 小时浓度)、SO_2(日平均浓度)、NO_2(1 小时浓度)、铅(日平均浓度)、总悬浮颗粒(日平均浓度)的超标分指数;p, q, r, s 长度依次代表 SO_2,NO_2,铅和总悬浮颗粒的 I_1 分指数比例尺。 1cm =1.0 单位 I_1 及其分指数;1cm =20.00 单位 I_2 及其分指数

现行的大气质量标准、大气污染事件基准值(分为警戒、警报和紧急 3 级水平),以及显著危害等不同大气污染水平。界限面之间各污染物的 PSI 值与其实测浓度呈线形函数关系,可绘制各污染物浓度与其 PSI 分段线性关系图,并建立分段的线性函数。污染物实测浓度相当于其大气质量标准时,它的 PSI 分指数定为 100;随着实测浓度的增高而其分指数也随之增高。并注明与各级 PSI 值相对应的各污染物浓度、大气质量分级、对健康的影响以及要求采取的措施见表 12-3。

每日根据各污染物的实测浓度,可分别通过计算或查图求得其 PSI 值。由 6 项污染物参数求得 6 个 PSI 值后不再综合,选择其中最高一个 PSI 作为该日的 PSI,向公众发布。还可分析一年内逐日的 PSI 值的频数分布。由于各地的 PSI 值所选用的参数是一致的,因此可以用 PSI 比较各地的大气污染状况。

表 12-3　美国污染物标准指数(PSI)与各污染物浓度的关系及 PSI 的分级

PSI	大气污染浓度水平及其影响和采取措施[③]	颗粒物质(24h)	污染物浓度(g/m^3)				$SO_2 \times$颗粒物质	大气质量分级
			SO_2(24h)	CO(8h)	O_3(1h)	NO_2(1h)		
500	显著危害水平	1000	2620	57.5	1200	3750	490 000	危险
400	紧急水平	1875	2100	46.0	1000	3000	393 000	
300	警报水平	625	1600	34.0	800	2260	261 000	很不健康
200	警戒水平	375	800	17.0	400	1130[①]	65 000[①]	不健康
100	大气质量标准	260	365	10	240			中等
50	大气质量标准 50%	75[②]	80[②]	5.0	120			良好
0		0	0	0	0			

注:①浓度低于警戒水平时,不报告此分指数

②一级标准年平均浓度

③对健康的一般影响及要求采取的措施

显著危害水平:病人和老年人提前死亡,健康人出现不良症状,影响正常活动。全体人群应停留在室内,关闭门窗。所有的人均应尽量减少体力消耗,避免交通堵塞

紧急水平:健康人除明显加剧症状,降低运动耐受力外,提前出现某些疾病,老年人和病人应停留在室内,避免体力消耗,一般人群应避免户外活动

警报水平:心脏病和肺病患者症状显著加剧,运动耐受力降低,健康人群中普遍出现症状,老年人和心脏病、肺病患者应停留在室内,并减少体力活动

警戒水平:易感的人症状有轻度加剧,健康人群出现刺激症状,心脏病和呼吸系统疾病患者应减少体力消耗和户外活动

我国目前使用的环境空气质量指数(air quality index, AQI)也是按照 PSI 原理建立的每天或者每时向社会上报告的空气质量指数,因此也被称为我国城市空气质量日报或时报。该指数所选用的参数为 PM_{10}、$PM_{2.5}$、SO_2、NO_2、CO、O_3。对各项目的评价执行《环境空气质量标准》(GB 3095—2012)中的二级标准,具体指数的分级及浓度限值见表 12-4。表 12-4 中各参数的浓度限值为:必测参数的日均值是日报报告周期内各小时浓度的平均值;SO_2、NO_2、CO、O_3 的小时均值是指日报报告周期内小时浓度最大值。

表12-4 空气污染指数对应的污染物浓度限值

空气质量分指数（IAQI）	污染物项目浓度限值（mg/m³）									
	二氧化硫（SO₂）24 小时平均	二氧化硫（SO₂）1 小时平均[1]	二氧化氮（NO₂）24 小时平均	二氧化氮（NO₂）1 小时平均[1]	颗粒物（粒径小于等于10μm）24 小时平均	一氧化碳（CO）24 小时平均	一氧化碳（CO）1 小时平均[1]	臭氧（O₃）24 小时平均	臭氧（O₃）1 小时平均[1]	颗粒物（粒径小于等于2.5μm）24 小时平均/
0	0	0	0	0	0	0	0	0	0	0
50	0.050	0.150	0.040	0.100	0.050	2	5	0.160	0.100	0.035
100	0.150	0.500	0.080	0.200	0.150	4	10	0.200	0.160	0.075
150	0.475	0.650	0.180	0.700	0.250	14	35	0.300	0.215	0.115
200	0.800	0.800	0.280	1.200	0.350	24	60	0.400	0.265	0.150
300	1.600	[2]	0.565	2.340	0.420	36	90	0.800	0.800	0.250
400	2.100	[2]	0.750	3.090	0.500	48	120	1.000	[3]	0.350
500	2.620	[2]	0.940	3.840	0.600	60	150	1.200	[3]	0.500

说明：[1] 二氧化硫（SO₂）、二氧化氮（NO₂）和一氧化碳（CO）的 1 小时平均浓度限值仅用于实时报，在日报中需使用相应污染物的 24 小时平均浓度限值

[2] 二氧化硫（SO₂）1 小时平均浓度值高于 0.800mg/m³ 的，不再进行其空气质量分指数计算，二氧化硫（SO₂）空气质量分指数按 24 小时平均浓度计算的分指数报告

[3] 臭氧（O₃）8 小时平均浓度值高于 0.800mg/m³ 的，不再进行其空气质量分指数计算，臭氧（O₃）空气质量分指数按 1 小时平均浓度计算的分指数报告

AQI 各分指数（P）的计算方法是：将污染物实测浓度的日均值或小时均值代入分段线形方程进行计算，AQI 空气污染指数分为 6 段，每段间为一个折点，如表 12-4 中的 AQI（50~500）。对应于每个折点均有各污染物相应的浓度限值。对于第 P 种污染物的第 L 个折点的分指数值和相应的浓度限值，可查表 12-4 确定。污染物项目 P 的空气质量分指数（individual air quality index，IAQI），按（式12-12）计算

$$IAQI_P = \frac{IAQI_{Hi} - IAQI_{Lo}}{BP_{Hi} - BP_{Lo}}(C_P - BP_{Lo}) + IAQI_{Lo} \qquad 式（12-12）$$

式中：$IAQI_P$——污染物项目 P 的空气质量分指数；

C_P——污染物项目 P 的质量浓度值；

BP_{Hi}——表 12-4 中与 C_P 相近的污染物浓度限值的高位值；

BP_{Lo}——表 12-4 中与 C_P 相近的污染物浓度限值的低位值；

$IAQI_{Hi}$——表 12-4 中与 BP_{Hi} 对应的空气质量分指数；

$IAQI_{Lo}$——表 12-4 中与 BP_{Lo} 对应的空气质量分指数。

例如，SO_2 的空气监测浓度为 24 小时日平均为 0.9mg/m³，查表 12-4 得到 SO_2 的浓度限值 BP_{Lo} = 0.800（因为 0.9mg/m³ < 1.600mg/m³ 而 > 0.800mg/m³，故取 0.800mg/m³）。与其对应的 AQI 折点 $IAQI_{Lo}$ 为 200，该折点的上一个折点的分指数值 $IAQI_{Hi}$ 为 300，其对应的浓度限值 BP_{Hi} 为 1.60，代入式

12-12,计算得到 SO_2 的污染分指数($IAQI_P$)为 212.5。

取各种污染物污染分指数中的最大者为该区域或城市的空气质量指数 AQI,该项污染物即为该区域或城市空气中的首要污染物。

$$AQI = MAX\{IAQI_1, IAQI_2, IAQI_3, \dots, IAQI_n\} \qquad 式(12-13)$$

式中:IAQI 为空气质量分指数;n 为污染物项目。

环境空气质量指数及空气质量分指数的计算结果应全部进位取整数,不保留小数。

首要污染物及超标污染物的确定方法:当 AQI 大于 50 时,IAQI 最大的污染物为首要污染物,若 IAQI 最大的污染物为两项或两项以上时,并列为首要污染物。IAQI 大于 100 的污染物为超标污染物。污染物浓度评价结果符合《环境空气质量标准》(GB 3095—2012)和《环境空气质量评价技术规范》(试行 HJ 663—2013)的规定,即为达标。其中,污染物年评价达标是指该污染物年平均浓度(CO 和 O_3 除外)和特定百分位数浓度(SO_2、NO_2 日均值的第 98 百分位数,CO、PM_{10}、$PM_{2.5}$ 日均值的第 95 百分位数,O_3 的日最大 8 小时滑动平均值的第 90 百分位数)同时达标。

该空气污染指数所反映的空气质量状况及其可能对健康的影响和建议采取的措施见表 12-5 所示。

表 12-5 空气污染指数范围及相应的空气质量类别

空气质量指数	空气质量指数级别	空气质量指数类别及表示颜色		对健康影响情况	建议采取的措施
0~50	一级	优	绿色	空气质量令人满意,基本无空气污染	各类人群可正常活动
51~100	二级	良	黄色	空气质量可接受,但某些污染物可能对极少数异常敏感人群健康有较弱影响	极少数异常敏感人群应较少户外活动
101~150	三级	轻度污染	橙色	易感人群症状有轻度加剧,健康人群出现刺激症状	儿童、老年人及心脏病、呼吸系统疾病患者应减少长时间、高强度的户外锻炼
151~200	四级	中度污染	红色	进一步加剧易感人群症状,可能对健康人群心脏、呼吸系统有影响	儿童、老年人及心脏病、呼吸系统疾病患者避免长时间、高强度的户外锻炼,一般人群适量减少户外运动
201~300	五级	重度污染	紫色	心脏病和肺病患者症状显著加剧,运动耐受力降低,健康人群普遍出现症状	儿童、老年人和心脏病、肺病患者应停留在室内,停止户外运动,一般人群减少户外运动
>300	六级	严重污染	褐红色	健康人群运动耐受力降低,有明显强烈症状,提前出现某些疾病	儿童、老年人和病人应当留在室内,避免体力消耗,一般人群应避免户外活动

空气质量监测点位日报和实时报的发布内容包括评价时段、监测点位置、各污染物的浓度及空气质量分指数、空气质量指数、首要污染物及空气质量级别,报告时说明监测指标和缺项指标。日报和实时报由地级以上(含地级)环境保护行政主管部门或其授权的环境监测站发布。

　　日报时间周期为 24 小时,时段为当日零点前 24 小时。日报的指标包括二氧化硫(SO_2)、二氧化氮(NO_2)、颗粒物(粒径≤10μm)、颗粒物(粒径≤2.5μm)、一氧化碳(CO)的 24 小时平均值,以及臭氧(O_3)的日最大 1 小时平均值、臭氧(O_3)的日最大 8 小时滑动平均值(指以一天中最大的连续 8 小时臭氧浓度均值作为评价这一天臭氧污染水平的标准),共计 7 个指标。

　　实时报时间周期为 1 小时,每一整点时刻后即可发布各监测点位的实时报,滞后时间不应超过 1 小时。实时报的指标包括二氧化硫(SO_2)、二氧化氮(NO_2)、臭氧(O_3)、一氧化碳(CO)、颗粒物(粒径≤10μm)和颗粒物(粒径≤2.5μm)的 1 小时平均值,以及臭氧(O_3)8 小时滑动平均和颗粒物(粒径≤10μm)、颗粒物(粒径≤2.5μm)的 24 小时滑动平均值,共计 9 个指标。

　　实时报及日报数据仅为当天参考值,应在次月上旬将上月数据根据完整的审核程序进行修订和确认。

　　从上述公式中可以看出,AQI 突出了当日单个污染物的作用,便于发现城市空气首要污染物及其污染程度和对健康的影响。同时该指数表述直观明了。从 AQI 的年变化可以反映城市空气质量的年变化趋势。

　　5. 空气质量预报　是对未来某一区域空气质量的预测,它是建立在区域内目前的环境空气质量状况和未来该区域的污染物排放状况、地形条件、气象因子以及周边地区有关影响区域内空气质量因素分析基础上的。所谓预报,一般是对未来 24~36 小时污染物浓度的定量预报。城市空气污染预报一般是对 200km 以内空气污染的时空分布预报。其水平影响范围可大于 3000km,其垂直尺度必须考虑到整个对流层。空气污染预报是一项复杂的系统工程,是以完善的大气质量模式作为其理论基础。该模式应当较全面地考虑污染物在大气中的物理、化学和生态过程,反映污染物在大气中的演变规律。大气质量模式一般包括气象模式和化学物质浓度模式。对于前者来讲,需要建立一个能正确预报复杂下垫面条件下的风场、温度场、湿度场及其降水量的气象模式。对于后者,则需要掌握区域内及周围地区污染物排放量、主要污染物及其浓度,并全面整理分析历年监测资料,掌握其变化规律。目前国内外作预报的污染物项目多为 SO_2、NO_2、CO、PM_{10} 等。某一段时间内地形条件和排放状况是相对稳定的,此时影响大气质量的主要是气象因子如风速、雾、雨、相对湿度等。因此,通过气象因子和污染物浓度、天气状况与污染事件发生频率间的相关关系以及地理地形的分析就可以建立大气污染潜势预报模式,经过全面科学地综合得出的预报结果。

　　6. 普适指数　国内学者提出采用 S 型曲线表示空气污染物对环境空气质量的危害程度,并用遗传算法对公式中的参数进行优化,得出一个对多种空气污染物通用的环境空气质量评价的普适指数公式。以二氧化硫、氮氧化物、二氧化氮、可吸入颗粒物、总悬浮颗粒物、一氧化碳、降尘这七项指标为参数。

$$I_j = 100/(1+38.0e^{-0.265X_j}) \qquad 式(12-14)$$

式中的 x_j 为用式 12-15 表示的污染物浓度的相对值:

$$X_j = C_j/C_{j0} \qquad 式(12-15)$$

式中:C_j 和 C_{j0} 分别为污染物的监测值和设定的"基准"浓度值。其中 C_{j0} 由遗传算法优化得到七种空气污染物的基准浓度,见表 12-6。

表 12-6　七种空气污染物的"基准"浓度值（mg/m³）

污染物	SO₂	NOₓ	NO₂	PM₁₀	TSP	CO	降尘
C_{j0}	0.02	0.015	0.015	0.02	0.05	0.5	2

［降尘：t/（km²·月）］

以式 12-14 分别计算出各级标准 7 种污染物的污染危害指数的平均值作为各污染物的分级标准值。分级标准值的取值范围与空气质量分级标准之间的对应关系如表 12-7 所示。

表 12-7　分级标准值 Iⱼₖ 及 Iⱼ 的取位范围与空气质量分组标准之间的对应关系

K（级别）	I 级（清洁）	II 级（轻污染）	III 级（中污染）	IV 级（重污染）
I_{jk}（分级标准值）	5.2	12.5	33.5	100
I_j（范围）	[0,5.2]	[5.2,12.5]	[12.5,33.5]	[33.5,100]
W_j（权重）	0.3873	0.5	0.6137	0.7764

（二）水环境质量评价

1. 比值简单叠加型的水质指数　上海市在评价黄浦江有机污染程度时,采用"有机污染综合评价值（A）"（1981 年）,计算式如下:

$$A = \frac{BOD_i}{BOD_0} + \frac{COD_i}{COD_0} + \frac{(NH_3-N)_i}{(NH_3-N)_0} + \frac{DO_s-DO_i}{DO_s-DO_{0i}} \qquad 式（12-16）$$

式中:BOD、COD、NH₃-N、DO 代表生化需氧量、化学耗氧量、氨氮、溶解氧四项参数;下角 i 表示实测值,下角 0 代表评价标准。DO$_s$ 表示某温度时水中溶解氧饱和含量;四项参数均以 mg/L 为单位

2. 算术均数型的水质指数

（1）水质综合污染指数（上海）:该指数是一种算术均数型的水质指数,选用高锰酸盐指数、BOD₅、COD、氨氮、石油类、挥发性酚、总磷、总汞八种指标为参数。

$$P = \frac{1}{n} \sum_{i=1}^{n} P_i \qquad 式（12-17）$$

$$P_i = \frac{C_i}{S_i} \qquad 式（12-18）$$

式中 P 为水质综合污染指数,P_i 为某污染物的分指数;C_i 为污染物实测浓度的平均值;Si 为评价标准。根据水质综合指数来判别水体污染程度是相对的,即对应其水体功能要求评价其污染程度。P≤0.8 为合格,表明水质指标基本上能达到相应的功能标准,个别超标（1 倍以内）。0.8<P≤1.0 为基本合格,有少数指标超过相应类别标准,但水体功能没有明显损害;1.0<P≤2.0 为污染,多数指标超过相应的标准,水体功能受到制约。P>2.0 为重污染,各项的总体均数已超过标准 1 倍以上,部分指标超过数倍,水体功能受到严重危害。

（2）污染断面的综合污染指数:综合污染指数评价指标一般选用 COD$_{mn}$、BOD₅、NH₄-N、NO₂-N、NO₃-N、挥发性酚、总氰化物、As、Hg、Cd、Pb、六价铬等 12 项水质指标。其计算式见式 12-19,式 12-20,式 12-21。

$$P = \frac{1}{m} \sum_{j=1}^{m} P_j \qquad 式（12-19）$$

$$P_j = \sum_{i=1} P_{ij} \qquad\qquad 式(12\text{-}20)$$

$$P_{ij} = \frac{C_{ij}}{C_{io}} \qquad\qquad 式(12\text{-}21)$$

式中 P 综合污染指数;P_j 为 j 断面水污染综合指数;P_{ij} 为 j 断面 i 项污染指标的污染指数;C_{ij} 为 j 断面 i 项污染指标的年平均浓度值;C_{io} 为 j 断面 i 项污染指标的评价标准值;n 为所选的污染指标项数;m 为河流参与评价的断面数。

3. 水质类别判定 目前我国水质评价除了综合污染指数外,还采用国家环境保护部颁发的《地表水环境质量评价办法(试行)》(环办〔2011〕22 号文),该办法依据《地表水环境质量标准》(GB 3838—2002)和有关技术规范,主要用于评价全国地表水环境质量状况,以及按功能区划分的地表水环境功能区达标评价。该方法按河流、流域(水系)、湖泊、水库以及全国及区域水质评价进行分类,采用实测值与国家环境水质标准相比较,从而确定水质的类别。其内涵是当水体中有一项污染指标的浓度超过水质标准值时,就表明不支持该水质类别的使用。最后,以水体中达到某一类别的监测指标占所有监测指标的百分比,来判定该水质状况。

4. 评分加权征询法 该指数是由美国学者 R. M. Brown 建立的。他从 35 项水质参数中选定 9 项水质评价参数,并专家对各参数的评分尺度。评分范围从 0 到 100 分,以 0 分代表最差水质,100 分代表最佳水质。然后,收集所有专家的评分曲线加以统计,整理成平均的评分曲线。例如溶解氧、粪大肠菌群数这 2 项水质参数的评分曲线,见图 12-3、图 12-4。图中实线代表全体专家的平均评分结果,虚线包括的范围为 80% 的专家的评分范围。所有的专家一致认为,当水中存在的任何一种毒物(不属表 12-8 中的 9 项参数)其浓度超过饮水标准时,Brown 水质指数就等于 0。当水中各种农药浓度超过 0.1mg/L 时,此水质指数也等于 0。

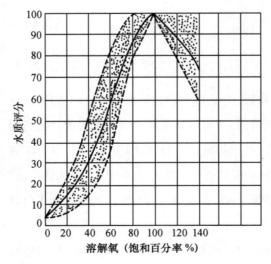

图 12-3

Brown 水质指数中溶解氧评分曲线

(溶解氧>140% 时,评分 q=50)

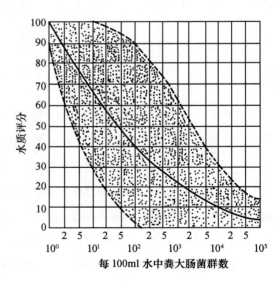

图 12-4

Brown 水质指数中粪大肠菌群评分曲线

(每 100ml 水中大肠菌群数>10^5 时,评分 q=2)

表 12-8 Brown 水质指数各项参数的权重

水质参数	初步权重	相对权重	最后权重
溶解氧	1.4	1.0	0.17
粪大肠菌群数	1.5	0.9	0.15
pH	2.1	0.7	0.12
BOD_5	2.3	0.6	0.10
硝酸盐	2.4	0.6	0.10
磷酸盐	2.4	0.6	0.10
温度	2.4	0.6	0.10
浑浊度	2.9	0.5	0.08
总固体	3.2	0.4	0.08
		$\sum = 5.9$	$\sum = 1.00$

确定各参数的权重时,先由专家按各人对参数重要性的判断提出各个参数的初步权重(按重要性由大到小,权重依次为 1~5),并加以整理,计算出各个参数平均的初步权重,以最小初步权重(即溶解氧的平均初步权重 1.4)除以各参数的平均初步权重,得相对权重,再加以标化成最后权重(表 12-8)。

实测值经查评分曲线得到质量评分,再乘以权重得到该参数得分指数,再将各分指数叠加后得到某环境要素的综合指数。这种指数较为客观地避免了由少数学者评定的主观性。

Brown 水质参数计算式为:

$$WQI = \sum_{i=1}^{9} w_i q_i \qquad \text{式(12-22)}$$

式中:w_i 为 i 参数的权重($\sum w_i = 1$);

q_i 为根据 i 参数的实测值从该参数评分曲线查得的水质评分($0 \leq q_i \leq 100$)。

最后算出的水质指数 WQI 在 0~100 之间,0 代表最差水质,100 代表最佳水质。

5. Ross 水质指数 虽然从理论上讲,水质指数可以采用任何参数加以计算,但指标参数过多会使指数的使用变得复杂。Ross 在对以往一些水质指数总结的基础上,提出一种较简明的水质指数计算方法。并对英国的克鲁德河进行了水质评价的研究,其计算公式为:

$$WQI = \frac{\sum_{i=1}^{s} q_i}{\sum w_i} = \frac{1}{10} \sum_{i=1}^{s} q_i \qquad \text{式(12-23)}$$

Ross 水质指数的参数具有不受区域地球化学因素的影响,并且对河流污染程度变化敏感的特点。该指数的参数为 BOD、氨氮、悬浮物、DO,并各赋予其不同的权重,见表 12-9。

表 12-9 Ross 水质指数不同参数的权重

参数	BOD	氨氮	悬浮物	DO	权重合计
权重系数	3	3	2	2	10

在计算水质指数时,以各参数监测值对应的分级值(表 12-10)和权级值(表 12-9)代入公式

12-23进行计算。Ross 水质指数值用整数表示,从 0 到 10 分成 11 个等级。数值越大表示水质越好。以水质指数(WQI)10、8、6、3、0 分别表示无污染、轻污染、污染、严重污染、水质腐败五种污染状况。

表 12-10　水质指数各参数的评分尺度

悬浮固体		BOD		氨氮		DO		DO	
浓度 (mg/L)	分级	浓度 (mg/L)	分级	浓度 (mg/L)	分级	饱和度 (%)	分级	浓度 (mg/L)	分级
0~10	30	0~2	30	0~0.2	30	90~105	10	>9	10
10~20	18	2~4	27	0.2~0.5	24	80~90		8~9	8
20~40	14	4~6	24	0.5~1.0	18	105~120	8	6~8	6
40~80	10	6~10	18	1.0~2.0	12	60~80		4~6	4
80~150	6	10~15	12	2.0~5.0	6	>120	6	1~4	2
150~300	2	15~25	6	5.0~10.0	3	40~60	4	0~1	0
>300	0	25~50	3	>10.0	0	10~40	2		
		>50	0			0~10	0		

6. 综合营养指数　反映淡水水体(主要为湖泊和水库)水质富营养化指标,常见有叶绿素、总磷、总氮、氨态氮、溶解氧、化学耗氧量和透明度等,单一指标的高低所反映的是富营养化的某种现象的程度,缺乏对富营养化状况和程度的总体评价。国家环境保护部,于 2004 年提出的湖泊(水库)富营养化评价方法及分级技术规定的湖泊(水库)富营养化状况评价方法是综合了叶绿素、总氮、总磷、透明度和化学耗氧量 5 种常见参数的综合评价指数。该指数采用修正的卡尔森指数方法,计算公式:

$$TLI(\sum) = \sum_{j=1}^{m} W_j \cdot TLI(j)$$

$$W_j = \frac{r_{ij}^2}{\sum_{j=1}^{m} r_{ij}^2} \qquad \text{式}(12\text{-}24)$$

式中:$TLI(\Sigma)$ 为综合营养状态指数;W_j 为第 j 种参数的营养状态指数的相关权重;$TLI(j)$ 代表第 j 种参数的营养状态指数,以 Chl-a 作为基准参数,则第 j 种参数的归一化 W_j 计算式为式 12-24。

式中:r_{ij} 为第 j 种参数与基准参数 Chl-a 的相关系数;m 为评价参数的个数。营养状态指数计算公式为

$$TLI(Chl\text{-}a) = 10(2.5 + 1.086 \ln Chl\text{-}a)$$

$$TLI(TP) = 10(9.436 + 1.624 \ln TP)$$

$$TLI(TN) = 10(5.453 + 1.694 \ln TN) \qquad \text{式}(12\text{-}25)$$

$$TLI(SD) = 10(5.118 - 1.94 \ln SD)$$

$$TLI(COD_{mn}) = 10(0.109 + 2.661 \ln COD_{mn})$$

式中:Chl-a 为叶绿素 $a(mg/m^3)$;SD 为透明度(m);其他指标单位均为 mg/L。

采用 0~100 的一系列连续数字对湖泊(水库)营养状态进行分级。0 表示最好,100 为富营养程度最高。营养状态包括:贫营养、中营养、富营养、轻度富营养、中度富营养和重度富营养(表 12-11)。

表 12-11 水质富营养化分类评分

营养状态分类	评分值 TLI(Σ)	定性评价
贫营养	$0 < \text{TLI}(\Sigma) \leqslant 30$	优
中营养	$30 < \text{TLI}(\Sigma) \leqslant 50$	良好
轻度富营养	$50 < \text{TLI}(\Sigma) \leqslant 60$	轻度污染
中度富营养	$60 < \text{TLI}(\Sigma) \leqslant 70$	中度污染
重度富营养	$70 < \text{TLI}(\Sigma) \leqslant 100$	重度污染

7. 水体的生物学评价 首先应对生物学个体与种群进行监测,掌握水体中某断面、某水期或全年的水生生物的种属数、生物密度(单位面积中水生生物的个体总数)、优势种属占总数百分比。然后根据评价目的采用适当的评价方法加以评价。

(1)污生指数:污生指数源于污生系统(saprobic system)。污生系统把水体按污染程度划分成多污带、α-中污带、β-中污带、寡污带和清水带,生物(包括微生物、原生动物、藻类、枝角类、桡足类、鱼类等)按其在不同污生带的存在与否被相应划分为多污、α-中污、β-中污、寡污、和清水的指示种类。污生指数(saprobic index,SI)根据不同生物的种类及其出现的频率,分别给予分值,计算后根据 SI 值评价水体污染程度。

$$\text{SI} = \frac{\sum \text{Sh}}{\sum \text{h}} \qquad \text{式(12-26)}$$

式中 SI 为污生指数:多污带为 4.00~3.50;α-中污带为 3.50~2.50;β-中污带为 2.50~1.50;寡污带为 1.50~1.00。

S 为污染生物种类(寡污带种类为 1,β-中污带种类为 2,α-中污带种类为 3,多污带种类为 4);h 为种类的存在频度或出现频率,少量出现时为 1;屡次出现时为 2;大量出现时为 3。

该指数适用于采用浮游植物、着生藻类、着生原生动物评价水体有机污染。它反映了生物种类在各污染带的指示意义和指标作用的强弱,较单纯生物指示法全面。

(2)均衡度指数:该方法将实测的多样性指数 H 与一定的 S 值时的最大 H 值(H_{max})相比较,得出均衡度指数 e。

$$e = \frac{H}{Hmax} \qquad \text{式(12-27)}$$

$$H = -\sum_{i=1}^{s} \left(\frac{n_i}{N}\right) \cdot \text{Log}\left(\frac{n_i}{N}\right); H_{max} = \lg S \qquad \text{式(12-28)}$$

式中 S 为种类数;N 为生物样品个体总数;n_i 为 i 种生物样品个体数。

评价标准:e:0~0.3　重污染

　　　　e:0.3~0.5　中污染

　　　　e:0.5~0.8　轻污染或无污染

采用浮游植物、着生生物和底栖动物监测水体有机污染状况时,可采用均衡度指数进行评价。均衡度指数除了反映种类数、个体总数和个体数外,还反映各种个体数的分布情况,能更准确地反映水体污染程度。

（三）室内环境质量评价（居室和公共场所）

这里介绍太原市公共场所评价采用的指数综合评价法。该方法按分段直线方向计算分指数，然后再在考虑了平均分指数和指数标准差的基础上计算综合指数。由于公共场所指标方向性复杂，有正向、逆向和双向指标，容易对分级指标上、下限理解发生混乱。计算时确定评价指标，建立分级标准，统一指标方向性，使其均成为逆向指标。

$$C_i = |X_i - Z_i| \qquad\qquad 式（12-29）$$

式中：C_i 方向统一后的 i 指标值；X_i：i 指标实测值；Z_i：i 指标优限值，其中逆向指标 $Z_i = 0$，正向指标 $Z_i =$ 优限值，双向指标 $Z_i =$ 第一分级指标中间值。当 X_i 超出优限值时，按优限值计，X_i 超出劣限值时，按劣限值计。分级标准同理进行方向性统一。计算分指数 I_i，分指数为分段直线方向计算。

$$I_i = I_{j\min} + \frac{0.5(C_i - S_{ij(1)})}{S_{ij(2)} - S_{ij(1)}} \qquad\qquad 式（12-30）$$

I_i 为 i 指标的分指数；$I_{j\min}$ 为 j 等级分指数最小值。（$I_{1\min} = 0.0$，$I_{2\min} = 0.5$，$I_{3\min} = 1.0$，$I_{4\min} = 1.5$）。$S_{ij(1)}$，$S_{ij(2)}$ 分别为 I 指标 j 等级分级标准调整方向后的上限值、下限值即该等级分级标准上限值、下限值代替 X_i 代入式 $C_i = |X_i - Z_i|$ 所得结果。

综合指数计算见公式

$$P = \sqrt{I_{av}(I_{av} + kS)} \qquad\qquad 式（12-31）$$

式中 P 为综合指数；I_{av} 为分指数的平均数；S 为分指数的标准差；k 为常数，$k = 1.645$ $\sqrt{(n-1)/n}$。式中 n 为评价指标的个数。

确定卫生质量等级和综合指数范围：（1）一级（很好）：$0 \leq P_i < 0.5$；（2）二级（较好）：$0.5 \leq P_i < 1.0$；（3）三级（较差）：$1 \leq P_i < 1.5$；（4）四级（很差）：$P_i \geq 1.5$。

表 12-12　文化娱乐场所评价分级标准参考值

等级	温度 （℃）	湿度 （%）	风速 （m/s）	噪声 [dB(A)]	CO_2 （%）	细菌总数 （个/皿）
优限值	22~24	50	0.00	0	0.00	0
一级	≥20 或 ≤26	45~60	≤0.15	≤80	≤0.01	≤35
二级	≥18 或 ≤28	≥40 或 ≤65	≤0.30	≤85	≤0.15	≤40
三级	≥16 或 ≤30	≥35 或 ≤70	≤0.35	≤90	≤0.18	≤70
四级	<16 或 >30	<35 或 >70	>0.35	>90	>0.18	>70
劣限值	12 或 34	30 或 75	0.40	95	0.20	145

（四）土壤环境质量评价

土壤环境质量的评价所选择评价因子一般有重金属类毒物包括汞、镉、铅、铜、铬、镍、砷等。有机毒物有氰、酚、DDT、六六六、B(a)P、多氯联苯等。也可以根据评价目的选择评价因子。土壤环境质量评价方法上有采用生物法，即根据土壤中的生物反应评价土壤污染，比如用植物叶片、长势和产品来判断土壤污染状况。也有用毒理法来评价，即根据土壤、作物及人体摄入量的关系来评价土壤污染。如当水田土壤的 HCl 浸提液中镉浓度为 3.08mg/kg 时,大米中镉为 1.09mg/kg,人体镉摄入量为 0.3mg/日时为重污染区。在综合评价土壤环境质量时多采用土壤污染指数。大气和水质指数的思路都适合做土壤质量的评价。环境保护部和国土资源部根据国务院决定,2005 年 4 月至 2013 年 12 月,开展了首次全国土壤污染状况调查。调查范围为中华人民共和国境内(未含香港、澳门和台湾地区)的陆地国土,调查点位覆盖全部耕地,部分林地、草地、未利用地和建设用地,实际调查面积约 630 万 km²。调查采用统一的方法、标准,基本掌握了全国土壤环境质量的总体状况。公报中采用点位超标率(是指土壤超标点位的数量占调查点位总数量的比例),以及土壤污染程度分级(分为 5 级:污染物含量未超过评价标准的,为无污染;在 1 倍至 2 倍(含)之间的,为轻微污染;2 倍至 3 倍(含)之间的,为轻度污染;3 倍至 5 倍(含)之间的,为中度污染;5 倍以上的,为重度污染。)来评价土壤污染现状。

1. 分级污染指数 该指数是根据土壤中污染物浓度及作物污染程度的关系分级计算污染指数。计算该指数先要确定污染等级,划分污染指数范围。

根据土壤污染程度不同将指数分成土壤显著受污染起始值(X_a),表示土壤中污染物浓度(C_i)超过评价标准数值;土壤轻度污染起始值(X_c),表示作物中污染物浓度超过其背景值;土壤重度污染起始值(X_p),表示作物中污染物浓度达到食品卫生标准。

按 X_a、X_c、X_p 确定污染等级和污染指数范围:①非污染 $C_i \leqslant X_a$,$P_i \leqslant 1$;②轻污染 $X_a < C_i < X_c$,$1 < P_i < 2$;③中度污染 $X_c < C_i < X_p$,$2 < P_i < 3$;④重度污染 $C_i \geqslant X_p$,$P_i > 3$。

分级污染指数可按照上述指数范围,采用下列相应的公式计算:

$$P_i = \frac{C_i}{X_a} \qquad\qquad C_i \leqslant X_a \qquad\qquad 式(12-32)$$

$$P_i = 1 + \frac{C_i - X_a}{X_c - X_a} \qquad\qquad X_a < C_i < X_c \qquad\qquad 式(12-33)$$

$$P_i = 2 + \frac{C_i - X_c}{X_p - X_c} \qquad\qquad X_c < C_i < X_p \qquad\qquad 式(12-34)$$

$$P_i = 3 + \frac{C_i - X_p}{X_p - X_p} \qquad\qquad C_i > X_p \qquad\qquad 式(12-35)$$

2. 内梅罗污染指数 是土壤污染综合评价指数,其计算公式:

$$PI_j = \sqrt{\frac{平均(\frac{C_i}{S_i})^2 + 最大(\frac{C_i}{S_i})^2}{2}} \qquad\qquad 式(12-36)$$

式中 PI 为土壤污染综合指数;平均(C_i/S_i)为土壤中各污染分指数的平均值;最大(C_i/S_i)为土壤中各污染分指数中的最大值。

该指数 1974 年由美国的 Nemerow 提出,并用于水质污染综合评价。

(五)生态环境质量评价

生态环境质量评价是对生态环境优劣度及动态变化状况进行的评价。由国家环境保护部 2006 年 3 月 9 日批准试行的生态环境状况评价技术规范加强生态环境保护,充分发挥环保部门统一监督管理的职能,从综合评价我国生态环境状况及变化趋势目的出发,对评价内容和评价方法作了明确的阐述规定。

评价内容一般包括:生物丰度,即被评价区域内生物多样性的丰贫程度;植被覆盖包括被评价区域内林地、草地及农田三种类型的面积占被评价区域面积的比重等;水网密度包括被评价区域内河流总长度、水域面积和水资源量及其占被评价区域面积的比重等;土地退化情况,如风蚀、水蚀、重力侵蚀、冻融侵蚀和工程侵蚀的面积及其占被评价区域面积的比重;此外还有污染负荷情况,如单位面积上担负的污染物的量等。

1. 生物丰度的计算方法

$$生物丰度指数 = Abio×(0.35×林地+0.21×草地+0.28×水域湿地+0.11×耕地+0.04×建设用地+$$
$$0.01×未利用地)/区域面积 \qquad 式(12-37)$$

Abio 为生物丰度指数的归一化系数。

归一化系数=100/A 最大值。A 最大值指某指数归一化处理前的最大值,以下类同。

2. 生物覆盖指数的计算方法

$$植被覆盖指数 = Aveg×(0.38×林地面积+0.34×草地面积+0.19×耕地面积+0.07×建设用地+$$
$$0.02×未利用地)/区域面积 \qquad 式(12-38)$$

式中 Aveg 为植被覆盖指数的归一化系数。

3. 水网密度指数计算方法

$$水网密度指数 = Ariv×河流长度/区域面积+Alak×湖库(近海)面积/区域面积+Ares×水资源量/$$
$$区域面积 \qquad 式(12-39)$$

Ariv 为河流长度的归一化系数;

Alak 为湖库面积的归一化系数;

Ares 为水资源量的归一化系数。

4. 环境质量指数的权重及计算方法

$$环境质量指数 = 0.4×(100-ASO_2×SO_2 排放量/区域面积)+0.4×(100-ACOD×COD 排放量/区域$$
$$年均降雨量)+0.2×(100-Asol×固体废物排放量/区域面积) \qquad 式(12-40)$$

ASO_2 为 SO_2 的归一化系数;

ACOD 为 COD 的归一化系数;

Asol 为固体废物的归一化系数。

环境质量指数的分权重见表 12-13。

表 12-13　环境质量指数分权重

类型	二氧化硫(SO_2)	化学需氧量(COD)	固体废物
权重	0.4	0.4	0.2

5. 土地退化指数的权重及计算方法

表 12-14 土地退化指数分权重

土地退化类型	轻度侵蚀	中度侵蚀	重度侵蚀
权重	0.05	0.25	0.7

土地退化指数＝Aero×（0.05×轻度侵蚀面积+0.25×中度侵蚀面积+0.7×重度侵蚀面积）/区域面积

式（12-41）

Aero 为土地退化指数的归一化系数。

6. 生态环境状况指数（ecological index，EI） 在分别计算生物丰度指数、生物覆盖指数、水网密度指数、环境质量指数以及土地退化指数的基础上再采用生态环境状况指数和生态环境状况变化幅度对生态环境进行综合评价。各项评价指标权重，见表 12-15。

表 12-15 各项评价指标权重

指标	生物丰度指数	植被覆盖指数	水网密度指数	土地退化指数	环境质量指数
权重	0.25	0.2	0.2	0.2	0.15

EI ＝0.25×生物丰度指数+0.2×植被覆盖指数+0.2×水网密度指数+0.2×土地退化指数+0.15×环境质量指数

式（12-42）

生态环境状况分级：根据生态环境状况指数，将生态环境分为 5 级，即优、良、一般、较差和差，见表 12-16。

表 12-16 生态环境状况分级

级别	优	良	一般	较差	差
指数	$EI \geq 75$	$55 \leq EI < 75$	$35 \leq EI < 55$	$20 \leq EI < 35$	$EI < 20$
状态	植被覆盖度高，生物多样性丰富，生态系统稳定，最适合人类生存	植被覆盖度较高，生物多样性较丰富，基本适合人类生存	植被覆盖度中等，生物多样性一般水平，较适合人类生存，但有不适人类生存的制约性因子出现	植被覆盖较差，严重干旱少雨，物种较少，存在着明显限制人类生存的因素	条件较恶劣，人类生存环境恶劣

生态环境状况变化幅度分级：分为 4 级，即无明显变化、略有变化（好或差）、明显变化（好或差）、显著变化（好或差），见表 12-17。

表 12-17 生态环境状况变化度分级

级别	无明显变化	略有变化	明显变化	显著变化
变化值	$|\Delta EI| \leq 2$	$2 < |\Delta EI| \leq 5$	$5 < |\Delta EI| \leq 10$	$|\Delta EI| > 10$
描述	生态环境状况无明显变化	若 $2 < \Delta EI \leq 5$，则生态环境状况略微变好；若 $-2 > \Delta EI \geq -5$，则生态环境状况略微变差	若 $5 < \Delta EI \leq 10$，则生态环境状况明显变好；若 $-5 > \Delta EI \geq -10$，则生态环境状况明显变差	若 $\Delta EI > 10$，则生态环境状况显著变好；若 $\Delta EI < -10$，则生态环境状况显著变差

（六）综合叠加型总环境质量指数

1. 区域环境质量所涉及的环境要素　一般包括大气、水体、土壤、生物以及噪声等。为综合评价城市区域的总环境质量,可对几个主要因素环境质量指数再作出综合。设计和计算好总环境质量指数的几个关键是要合理地选择环境因素,采用适当的评价标准和对各参数适当加权。要选择对人群健康和生活影响较大的环境要素和污染物作为参数,并根据各要素在区域环境中的重要程度进行加权。此外,为了能合理地综合各环境要素,各要素的质量指数计算方法应统一使用比值法或评分法。必须采用包含参数、假设条件、评价标准,以及计算方法都完全一致的总环境质量指数,才有可能比较同一地区不同时期、或同一时期不同地区的总环境质量。

北京西郊将评价区域分成 0.5km×0.5km 的网格,求每网格内的 $P_{大气}$、$P_{地表水}$、、$P_{地下水}$、$P_{土壤}$（按比值简单叠加型计算）,再按下式计算各网格的环境质量综合评价指数。

$$P = \sum_{i=1}^{4} P_i = P_{大气} + P_{地面水} + P_{地下水} + P_{土壤} \qquad 式（12-43）$$

按 P 值计算结果分为 6 个环境质量等级,见表 12-18。

表 12-18　总环境质量指数分级

等级	综合指数	环境质量状况	等级	综合指数	环境质量状况
一	0	清洁	四	5.1~10.0	中污染
二	0.1~1.0	尚清洁	五	10.1~50.0	重污染
三	1.1~5.0	轻污染	六	50.1~100.0	极重污染

可用图例和不同深浅颜色绘制环境质量地图,能醒目地显示该区域总环境质量的地理分布。

2. 海域水体环境质量综合评价　我国某海域环境质量评价（1979 年）,将各监测点的水质指数 $F_{水}$ 和底质指数 $F_{底}$ 按下式综合成各监测点的环境质量综合指数 F。

$$F = 0.6F_{水} + 0.4F_{底} \qquad 式（12-44）$$

式中:0.6 和 0.4 分别为 $F_{水}$ 和 $F_{底}$ 的权重系数,由评价课题组专业人员讨论确定。

在水体环境质量评价中,除水质和底质外还可考虑水生生物。

四、环境对人群健康影响的评价

环境对人群健康效应评价是环境质量评价的一项重要内容,对阐明环境与人群健康影响有着非常重要的意义,人群健康效应评价是卫生工作者的重要职责,也是环境卫生学的主要研究内容。

环境健康效应评价中,广泛应用环境流行病学调查方法,研究环境质量与人群健康效应的关系。近年来较多采用危险度评定的方法对环境污染的健康影响作定性及定量的评价。

人群效应评价首先应做好人群环境污染暴露评价工作。因此暴露评价的正确与否对阐明人群健康效应的量效关系正确性是至关重要的。关于暴露评价内容与方法详见本书其他章节相关内容,本章不再赘述。

（一）人群健康效应评价的一般内容与方法

人群健康效应指标应具有代表性、可比性和可靠性。人群健康效应评价首先应选择好暴露人群和对照人群。为保证对人群健康效应测量的可靠性,应严格选定不同暴露水平的人群和对照人群,由于大多环境因素对人群健康影响是低浓度和弱效应,因此采用敏感和高危险人群,如儿童,老人等作为调查人群容易观察到不良效应。在调查设计上应保证随机和数量足够。暴露人群和对照人群,除暴露程度有差异外,其经济条件、生活水平和生活习惯应尽量相似,并考虑调查对象在当地的居住年限,排除吸烟和职业性暴露等混杂因素,并尽量防止统计分析中的偏差,尽可能控制混杂及干扰因素。

人群健康效应指标可以是敏感的生理、生化及免疫指标,也可以采用疾病或死亡来反映环境污染的效应指标。前者可以采用各种特异性和非特异性生物学效应指标,以及疾病前期亚临床的健康效应指标。应研究和采用生物效应标志来反映环境污染的健康效应,后者可以采用一般疾病以及与环境污染有关疾病的发病率、患病率、死亡率、疾病构成比、死因构成比等资料。人群健康效应评价上应注意观察人群的遗传背景、年龄、性别、营养状况、生理状况(怀孕或哺乳期)、一般健康状况,以及先前的暴露(如职业暴露等)情况。因为这些情况对环境因素的健康影响敏感性很有关系。此外还要注意经济条件、生活习惯如吸烟等。应尽量避免这些因素的干扰。同时还要了解从暴露到产生健康效应之间的潜伏期。

在分析和评价环境污染的效应时,可以采用横断面调查、病例对照研究、或队列研究的方法。一般应根据研究目的选择不同的研究类型及分析方法。比如在研究大气污染的短时间暴露的健康效应时,可以采用时间序列分析的方法。而对污染物低浓度长期作用以及多种污染物联合作用的健康效应分析研究可以采用大规模人群的队列研究,或多元回归分析方法,也可以根据目前已有的文献资料进行 meta 分析。总之,应分析环境质量及人群的暴露与健康效应之间是否存在内在的联系,是否有暴露-反应关系。

利用人群健康危险度评价方法评价环境污染的健康效应是近 20 年来国内外逐步进入环境评价领域的一项工作。譬如,评价大气 SO_2 污染对城市人群死亡率的影响,要在掌握城市大气 SO_2 年日均浓度以及人口死亡率和疾病死亡专率的基础上,结合大气污染物 SO_2 每增加一个单位所产生的健康影响(如死亡率等)进行定量评估。可以以 WHO 推荐值作为对健康不产生危害的大气质量水平,将该地区大气 SO_2 的年日均浓度与 WHO 推荐值(SO_2 对健康不产生危害的年日均浓度 $50\mu g/m^3$)进行比较。并采用式 12-45 进行估算,可以得到由于大气 SO_2 所造成的超死亡人数和超病例数。

$$X = X_0 \times (1 + R_L \text{ 或 } R_U) \qquad \text{式(12-45)}$$

X 为一个社区中的实际死亡数或病例数;X_0 为该社区中没有 SO_2 污染影响时的死亡数或病例数;R_L 或 R_U 为在一定 SO_2 污染暴露水平下总死亡人数或某病死亡人数增加的下限或上限。

在时间段内的超死亡数或超病例数可按下式估算:超死亡数或超病例数 $= X - X_0 = \{($该时间段内的总死亡率或疾病死亡专率或患病率$) \times ($社区中暴露人口数$)\} - X_0$。

（二）环境污染健康影响评价

环境污染健康影响评价是对现有的环境污染包括长时间污染物排放或突发性事故引起的环境污染对健康造成影响的评价。此名称有别于环境健康影响评价(见第三节)。它有比较系统的评价方法和程序,并正趋于逐步完善,得到国际公认的科学评价体系。我国原卫生部于 2001 年 6 月颁布了《环境污染健康影响评价规范(试行)》。这对于科学、正确、公正地评价环境污染对人群健康的损害和环境污染的健康影响事件,维护民众健康权益,解决排污单位和受污染人群的争议和纠纷有了统一的规范。

环境污染健康影响评价方法包括健康危害评价方法和健康危险度评价方法两种评价方法,这里仅对健康危害评价方法作一介绍。

1. 现场初步调查　调查内容包括环境污染健康危害的事实经过、性质、起因和特点。高危人群的范围、暴露特征,病人的临床特征和分布特征。污染源、污染物、污染途径及暴露水平。做好人证和物证的收集取证。初步确定主要污染源和污染物。

2. 健康效应评价包括健康危害确认　做好人群调查提出可疑环境因素,选择好对照人群和生物标志。

3. 暴露评价　收集环境背景资料,详细描述污染发生的时间、地点、影响范围。污染物的排放量、排放方式和途径、其在环境中的稳定性,是否造成二次污染。暴露的测量方法可采取问卷调查、环境监测或个体采样、生物监测等方式,并描述和分析主要污染源、污染物、暴露水平、时间、途径与严重程度等,做好综合暴露的评定。

4. 病因推断及因果关系判断　根据 7 项标准对病因作出综合评价:①关联的时间顺序;②关联的强度;③关联的剂量-反应关系;④暴露与疾病分布的一致性;⑤关联可重复性;⑥生物学合理性;⑦终止效应等。

病因判定要求研究结果在满足前四条中的任何三条及后三条中的任何一条时,可判定因果关系。因果取证对可疑污染物环境污染健康影响定性评价,环境污染健康影响定量评价。

（三）健康经济损失评价

在评价环境污染造成的健康经济损失时,通常考虑两方面的损失即医疗费用和由疾病和死亡所造成的工资损失。目前国内外对健康损失的估算通常采用人力资本法(human capital,HC)和支付意愿法(willing to pay,WTP)。前者是国内目前通常采用的方法。人力资本法是计算由于环境污染造成的死亡或疾病而产生的经济损失,包括工资损失与医疗费支出。下面以西安市 1995 年大气 PM_{10} 污染对人群健康损失为例,采用人力资本法估算其经济损失:

按 1995 年不变价计算西安市大气 TSP 浓度控制在国家年平均值二级标准 $200\mu g/m^3$ 以下时可以避免的经济损失。

1995 年西安市的大气 TSP 年平均值为 $539\mu g/m^3$。由于本例所采用的是 PM_{10} 的剂量-反应关系,而中国 2000 年前大气质量监测指标采用的是 TSP,因此需将 TSP 浓度转化为 PM_{10} 浓度。根据西安市当年 TSP 排放状况,转化系数采用 0.55,即 PM_{10} 浓度＝TSP 浓度×0.55。大气 PM_{10} 健康危害的剂量-反应按表 12-19 计算。该剂量-反应关系含义为:当 PM_{10} 浓度增高 $1\mu g/m^3$,所引起的每 100 万人每年的超死亡人数、或病例数、或受限活动天数。

表 12-19　PM_{10} 的剂量-反应函数

对健康的影响	单位
死亡率（人/百万人）	6
受限制活动天数（天/百万人）	57 500
儿童支气管哮喘（例/百万人）	23
成人支气管哮喘（例/百万人）	2068
慢性支气管炎（例/百万人）	61

由大气 TSP 污染造成健康危害的经济损失：$V_总 = V_1$（因死亡造成的工资损失）$+ V_2$（医疗费用）$+ V_3$（因疾病误工造成损失）

$$V_1 = C \cdot Np \cdot Y \qquad \text{式（12-46）}$$

式中 C 为人年均工资（元）；Np 为因 TSP 浓度上升（超过国家二级标准）所造成的超死亡人数（人）；Y 为平均剩余寿命（年）= 平均预期寿命－平均死亡年龄（通过对西安市人口年龄构成、死亡人数、年龄组成的分析，对因 PM_{10} 造成的平均剩余寿命取 5 年）。

1995 年西安市区总人口：2 758 663 人，人均年工资 4624 元。

根据剂量反应关系得到：

$$Np = (539-200) \times 0.55 \times 6 \times 2.758\ 663 = 3086\ 人$$

$$V_1 = 4626 \times 3086 \times 5 = 71\ 379\ 180\ 元$$

$$V_2 = \Sigma e_i N'_{pi} \qquad \text{式（12-47）}$$

式中 i = 1,2,3 分别指儿童气喘病、成人气喘病、慢性支气管炎三种代表性的呼吸道疾病；e_i 为第 i 种疾病的人均医疗费（元/人）；N'_{pi} 为第 i 种疾病的发病人数。三种疾病的人均医疗费按 1995 年价格分别取 150 元、50 元、100 元；按剂量-反应关系计算得：

$$V_2 = (150 \times 23 + 50 \times 2068 + 100 \times 61) \times [(539-200) \times 0.55] \times 2.758\ 663 = 58\ 096\ 139\ 元$$

$$V_3 = C' \times D \times R \qquad \text{式（12-48）}$$

D 为误工缺勤天数；R 为劳动年龄（16~65 岁）人口数占总人口数的比例；C' 为人均日工资。当人体患呼吸道疾病时，工作效率下降，但不一定缺勤，即受限制活动天数。1 个受限制活动天数相当于 1/4 个因病缺勤天。1995 年西安市区劳动年龄人口数约占总人口数的 75%。

$$V_3 = 4626/360 \times 0.55 \times (539-200) \times 57\ 500 \times 1/4 \times 2.758\ 663 \times 0.75 = 71\ 257\ 943\ 元$$

综上，1995 年西安市大气 TSP 对健康影响的经济损失为：

$$V_总 = V_1 + V_2 + V_3 = 71\ 379\ 180 + 58\ 096\ 139 + 71\ 257\ 943 \approx 2.01\ 亿元$$

同理，按 1995 年不变价可分别估算出 1996 年，1997 年的经济损失值分别为 1.78 亿元和 1.72 亿元。

支付意愿法测量的是人们对提高自己和其他人的安全（如环境质量改善而导致的个体死亡/发病风险降低）而愿意付出的货币数值。支付意愿法的主要优点在于反映了被测量人群的个人观点和意愿，较好地符合福利经济学的原理，因此在欧美发达国家得到广泛应用。

表 12-20 中各列分别为大气污染相关的健康效应终点、各终点的单位经济价值及相应评估方

法、各终点的健康损失例数。将"单位价值"与"健康损失"相乘,得到各终点健康损失的经济价值,将其累加得到大气污染对居民健康危害的经济损失。"单位价值"即每例与大气污染相关健康效应(如死亡、慢性支气管炎等)的经济价值。由表可见,该市大气污染相关健康危害造成的经济损失达83.46亿元,约占该市当年GDP的1.8%,这是一个相当可观的数字;其中死亡引起的经济损失最大,占总数的88.3%;另外,慢性支气管炎对经济损失总额的贡献也较大。

表 12-20 大气污染对居民健康危害的经济评估

健康终点	单位价值(元)	评估方法	健康损失(例)	经济损失(万元)
死亡	896 200	支付意愿法	8220	736 676
慢性支气管炎	49 980	支付意愿法	16 870	84 316
呼吸系统住院	5865	疾病成本法	5240	3073
心血管系统住院	8615	疾病成本法	2690	2317
内科门诊	116	疾病成本法	386 600	4485
儿科门诊	116	疾病成本法	40 040	464
急性支气管炎	60	支付意愿法	540 300	3242
哮喘发作	44	支付意愿法	9990	44
合计				834 618

(操基玉)

第三节 环境影响评价

一、环境影响评价的概念和作用

环境影响(environmental impact)是指人类活动导致的环境变化以及由此引起的对人类社会的效应,包括人类活动对环境的作用和环境对人类的反作用两个方面。环境影响既强调人类活动对环境的作用,又强调这种变化对人类的反作用。环境影响按影响的来源可分为直接影响、间接影响和累积影响;按影响的效果分为有利影响和不利影响;按影响的性质分为可恢复影响和不可恢复影响;按建设项目的不同阶段分为建设阶段的影响、运行阶段的影响和服务期满后的影响等。

环境影响评价(environmental impact assessment,EIA)是环境质量评价的一项重要内容,是指对规划和建设项目实施后可能造成的环境影响进行分析、预测和评估,提出预防或者减轻不良环境影响的对策和措施,并进行跟踪监测的方法与制度。联合国里约环境与发展宣言的原则指出:环境影响评价是一种国家手段,国家主管当局应对拟议中可能对环境产生重大不利影响的活动进行环境影响评价并做出有关决定。我国于2002年10月28日颁发了《中华人民共和国环境影响评价法》,2016年7月对该法进行修订并于9月1日实施。根据该法,环境影响评价工作既是一种方法又是一种制度,目的是为了预防因规划和建设项目实施后对环境及人类健康造成不良影响。环境影响评价一般限于对环境质量有较大影响的各种规划、开发计划、建设工程等。环境影响评价必须客观、公开、公正,综合考虑规划或者建设项目实施后对各种环境因素及其所构成的生态系统可能造成的影响,以便达到消除或减轻环境污染的目的,为项目的合理选址以及行政决策等提供科学依据。

我国卫生部门自 20 世纪 50 年代起对新建、扩建和改建的工程项目,从选址到设计各方面进行预防性卫生监督。1989 年颁布的《中华人民共和国环境保护法》规定企业在新建、扩建和改建工程时必须提供环境影响报告书,经有关部门审批后方可实施。现在国家把环境影响评价作为一项专门的法律形式来执行,成为以贯彻预防为主,从根本上协调经济发展和环境保护关系、防患于未然的一项重要而行之有效的环境管理手段。环境影响评价是正确认识经济发展、社会发展和环境发展之间相互关系的科学方法,是正确处理经济发展使之符合国家利益和长远利益,强化环境管理的有效手段,对确定经济发展方向和保护环境等一系列重大决策都有重要作用。具体表现为:①保证开发活动选址和布局的合理性;②指导环境保护设计,强化管理;③为区域的社会经济发展提供导向;④推进科学决策、民主决策进程;⑤促进相关环境科学技术的发展。

二、环境影响评价的内容和程序

(一)环境影响评价的内容

环境影响评价内容包括建设项目的环境影响评价和规划环境影响评价。

1. 建设项目环境影响评价　建设项目环境影响评价是根据项目对环境的影响程度,实行环境影响评价分类管理,其中对可能造成重大环境影响的,应当进行全面评价;对可能造成轻度环境影响的,进行分析或者专项评价;对环境影响很小的则不需要进行环境影响评价。前两类项目应当编制环境影响报告表,而后一类则填报环境影响登记表。建设项目的环境影响报告书应当包括:①建设项目概况;②建设项目周围环境现状;③建设项目对环境可能造成影响的分析、预测和评估;④建设项目环境保护措施及其技术、经济论证;⑤建设项目对环境影响的经济损益分析;⑥对建设项目实施环境监测的建议;⑦环境影响评价的结论。

2. 规划环境影响评价　规划环境影响评价是指对规划实施后可能造成的环境影响进行分析、预测和评估,提出预防或者减轻不良环境影响的对策和措施,进行跟踪监测的方法与制度。《中华人民共和国环境影响评价法》明确要求对土地利用的有关规划和区域、流域、海域的建设、开发利用规划进行环境影响评价以及对工业、农业、畜牧业、林业、能源、水利、交通、城市建设、旅游、自然资源开发的有关专项规划等进行环境影响评价,并向有关机关提出环境影响报告书。

规划环境影响评价基本内容应包括:①规划分析;②环境现状调查、分析与评价;③环境影响识别与确定环境目标和评价指标;④环境影响预测与评价;⑤规划方案综合论证和优化调整建议;⑥环境影响减缓对策和措施;⑦评价结论等方面。

环境影响报告书或者环境影响报告表,应由具有相应环境影响评价资质的机构编制。建设项目的环境影响评价,应避免与规划的环境影响评价相重复。

规划项目和拟建项目对环境影响的性质和程度是依拟建项目的工程特点、工艺、规模、排放污染物以及选址地理环境等条件而异。环境影响评价的基本内容包括建设方案的具体内容;建设地点的环境现况;方案在实施后包括建设施工期及建成后对自然环境和社会环境包括大气、水、土壤和土地利用、生态、噪声、人群健康以及社会、经济、文化等诸方面造成有利和不利的影响；防止环境污染的措施及经济技术可行性论证。

环境影响评价可根据评价对象和要求只作单一污染物的环境影响评价或对大气、水、土壤、生物环境等要素分别或综合进行环境影响评价。有的建设项目还影响当地生态环境或需要移民安置，从而对人群健康带来新的问题。卫生部门关心的重点问题是拟建项目对周围环境质量引起的变化以及由此对人群健康可能产生的不良影响。

（二）环境影响评价的工作程序

环境影响评价程序指按一定的顺序或步骤指导完成环境影响评价工作的过程，可分为管理程序和技术工作程序。管理程序用于指导环境影响评价的监督与管理；工作程序用于指导环境影响评价的工作内容和进程。在我国环境影响评价程序中，凡进行可行性研究的项目，环境影响评价与可行性研究应同时进行。环境影响评价的技术工作程序如下。

1. 熟悉政策　了解和研究与拟评项目有关的法规、标准、文件和资料。

2. 识别拟评项目中对环境有影响的活动　重点研究有重大影响的活动。制订环境影响评价计划草案。由评价单位拟定环境影响评价计划草案，其内容应包括环境影响评价预定目标、完成期限、组织形式、和经费预算等方面。

3. 环境要素预测与评价　识别环境要素及其质量参数，确定评价专题，研究搜集自然环境和社会环境的基本资料。根据需要开展环境背景状况的监测工作及污染物迁移转化规律的研究，在此基础上评价受影响地区的环境质量，确定评价范围和评价等级。

4. 拟定环境影响评价大纲，制定环境影响评价详细方案　评价单位应根据草案要求进一步调查研究，提出切实可行的环境影响评价周密方案，编制评价工作大纲。

5. 初步环境影响评价　建立环境变化预测模型，预测结果应是定量的，至少要定性地说明影响重大。并根据预测结果，对项目的环境影响作出评价，判断其后果的影响及可接受性，提出评价结论。

6. 环境影响的预防措施　若评价结果表明该项目对环境影响较大，则需要提出减少或消除有害影响的措施方案。

7. 编写环境影响综合评价报告　报告编写完成后提交环境保护主管部门审批。在我国环境影响评价程序中，凡进行可行性研究的项目，环境影响评价与可行性研究应同时进行。

三、环境影响评价方法

（一）环境影响评价方法概要

科学预测是正确评价的基础。对拟建项目环境影响的预测方法应遵循的原理是，在掌握拟建项目的污染物排放状况及环境条件的基础上，运用适当的数学模式或采用类比方法来预测其建成后对环境的污染程度，还需综合现有的环境质量状况，推测其建成后的变化。预测方法的精确性取决于对拟建项目各项基础资料、环境参数、现有环境质量的掌握程度和正确地采用预测模式。环境影响评价的方法，要求可靠、经济、实用、简便。建设项目环境影响评价方法按照其功能可分为环境影响识别方法、环境影响预测方法以及环境影响综合评价方法三类。随着现代科学技术的不断发展,地理信息系统在环境影响评价中的应用也受到重视。环境影响评价需做好以下几方面的工作:

1. 环境现状的调查　　掌握环境质量现状和本底值,对准确预测、评价项目建成后环境质量的变化情况具有重要意义。环境现状的调查范围要大于评价范围。

调查内容应根据工程特征和当地的环境特征,并结合评价工作的等级来确定。一般应包括:①现有工业和生活污染源情况、当地的环境状况如地形、地质、水文和气象资料;②自然资源和自然保护区如名胜古迹、风景旅游区、疗养区、现有工矿企业、生活居住区分布;③人群资料如人口密度、地方病、自然疫源性疾病及居民健康状况;④大气、水、土壤等环境质量现状。

环境现状的调查方法一般可采用:①收集资料法:该法的特点是省时、省力、省钱且收效快;②现场调查:该法的特点是能获得第一手资料,但工作量大;③遥感法:能整体地了解环境质量状况,但精确度较差,一般可作为辅助方法。

2. 拟建项目工程概况　　项目名称、性质和建设目的;选址地理位置;建设规模;产品和主要工艺,主要原料,燃料和水的耗用量及来源;废水、废气、废渣、粉尘、放射性废弃物等的种类、排放量和排放方式;废弃物综合利用和处理的设施和最终处置;职工人数和生活区布局,占地面积;卫生防护带设置;建设项目发展远景等。

3. 环境影响预测与评价　　环境影响预测是要了解某区域环境在受到污染的过程中,有关环境质量参数在时间和空间上的变化量。预测结果的正确性除了对上述资料的掌握程度外,还取决于预测方法。目前最常用的预测方法为统计推断法和因果模式预测法。统计推断法是选用最恰当的公式去逼近已掌握的环境质量资料,再用该公式预测项目实施后的环境质量。该方法取决于原始资料的数量与质量和拟合的数学公式以及参数的确定。因果模式预测法是依据污染物在环境中的迁移、扩散、转化、富集规律的数学模式和项目对环境的影响如排放状况等,以及当地环境实际状况等来计算项目实施后的环境质量。除了上述两种预测方法外,还可以采用类比分析和专家系统法等来预测建设项目对环境的影响。

得到预测结果后再根据环境卫生标准或环境质量标准来评价当地的环境质量发展目标和环境允许污染负荷要求,进行环境影响评价,并提出环境保护措施。环境保护措施一般应针对厂址的合理布局、污染物排放的控制指标、污染防治措施、生产管理和环境管理、土地利用和绿化等。

（二）工程项目对大气环境影响评价方法

下面以拟建项目建成投产后对大气环境的影响评价为例,介绍环境影响评价的步骤和方法。在对拟建项目影响评价时应通过审阅设计资料及向气象部门等了解以下情况及参数,在此基础上采用扩散模式对评价范围内大气污染物浓度作出预测,并作出评价和提出建议。

1. 拟建工程污染物排放情况　　了解排放污染物种类、浓度、排放量、治理设施及其效率、排放高度等数据,同时,还应计算各污染源和各污染物的分担率,掌握拟建项目给评价区带来的污染物增量和作为预测周围地区大气污染浓度的依据。

2. 现有大气污染状况　　评价区内现有污染源及其排放污染物种类和数量,各污染源和各污染物的分担率,评价区域内大气质量现状。如现有资料缺乏,可通过实地监测来获取。一般可根据当地主导风向选择一定数量监测点,于冬、夏两季对该地主要污染物及拟建工程所要排放的主要污染物进行监测。

3. 污染物扩散状况的预测　如污染物为点源排放,其评价区域范围,一般取其烟囱或排毒塔等几何高度的 30~40 倍距离作为评价区半径。污染源下风侧大气中污染物浓度分布状况可采用大气扩散模式进行计算和预测,大气扩散模式是根据污染气象学研究大气运动对污染物的输送扩散作用后获得的。不同的气象、排放状况、地形等条件具有不同类型的扩散模式。

(1)气象条件:风向频率、风速、太阳辐射、大气稳定度、逆温出现频率和逆温层高度、混合层高度等。

(2)污染源及污染物参数:污染源有点源、线源、面源之分。污染物的形态是固体、气体还是液体。排放呈连续性或间歇性。浓度的平均时间,如短时间浓度、日平均和年日平均浓度。

(3)污染源周围地形:如平原、丘陵、山地、海滨等。在复杂地形上作大气扩散的计算,由于湍流较强,采用各种经验公式确定扩散参数进行模拟计算不准确,因此应尽量采用实测或通过实验室模拟实验测定。

在大气影响评价中,常需按上述不同的参数分别计算和预测拟建项目对评价区内若干点上的大气污染浓度。除正常生产和最常见的气象条件外,有时还需结合最不利气象条件和一旦出现生产事故时的排放量进行预测。而且,由于拟建项目往往有多个污染源,排放的污染物又不止一种,计算工作极其复杂,必须借助电脑解决。这些计算预测结果应按不同风向、风速和大气稳定度等条件,分别绘制成各种条件下各种污染物地面浓度分布的等值线地图。

4. 评价和建议　通过上述步骤,求得拟建项目对周围可能产生的大气污染影响。这时,把拟建项目对地面各点可能形成的污染浓度,与相应各点大气质量现状浓度叠加起来,便得到评价区域地面各点的大气污染复合浓度。对照大气卫生标准或大气环境质量标准,就可分析拟建项目建成投产后,周围地区大气污染是否超标,在何种条件下大气污染出现超标,超标的概率、范围和程度如何,是否影响附近的居住区、医院、学校等。也可根据各污染物复合浓度计算大气综合质量指数与现状进行对比分析。最后,对拟建项目选址是否合理,排放的污染物数量和废气净化除尘设施能否保证周围地区大气质量符合标准等方面作出评价结论,并提出进一步控制大气污染的对策建议。

四、环境健康影响评价

(一)环境健康影响评价概述

环境健康影响评价(environment health impact assessment,EHIA)是预测、分析和评估由规划和建设项目实施后可能造成的环境质量变化而带来的人群健康影响及其安全性。虽然并非所有工业建设项目都需进行环境健康影响评价,但大型的规划、工业建设和水利工程等开发建设项目,应当进行环境健康影响评价。WHO 推荐各国开展环境健康影响评价,提出环境健康影响评价内容必须包括恰当地评价发展政策、建设项目或产品对人健康的影响及安全性。为了使环境影响评价成为一项全面而协调的工作,卫生专业人员必须参加到多学科的工作组中去,加强合作。环境健康问题要有公共信息和公众参与。

环境健康影响评价的基本做法是首先应筛选污染物和确定污染范围。对健康有特殊意义的影响参数(污染物等)应提供流行病学和毒理学有关证据,掌握其接触途径及可能的健康影响,可以采用环境流行病学调查,收集人口统计资料、发病率和死亡率及暴露评价资料等。根据上述资料结合建设项目对生活居住环境可能的影响计算、预测对人群健康的影响。评价有害环境因素的重要性和可接受性,提出防止或减少有害因素影响的手段,如改变发展计划或改变选址。

由于健康影响预测是依据历史的暴露-反应关系对未来的健康影响作出推断。因此,环境健康影响评价的难点在于:往往缺乏污染物危害的足够证据,尤其是定量的证据。环境中污染物浓度有时空的变化及相互作用。健康效应可能具有间接性、多样性、非特异性。如 SO_2 除了其本身的健康效应外还可形成酸雨危害健康。同时健康效应还存在生物学差异,这种差异受年龄、环境、膳食、营养和生活方式等多因素的综合影响。

(二)环境健康影响评价方法

1. 工业建设项目的环境健康影响评价

(1)健康影响因素的识别:要对拟建工业的生产工艺、原材料、成品中的有害物质,包括耗用量、贮存、运输和流失情况进行调查。弄清拟排放的各种污染物种类和数量,包括正常生产期间连续和间歇排放、无组织排放以及生产事故中排放的污染物。对于这些物料和污染物,应尽量查明其理化性状包括易燃性、易爆性、腐蚀性、放射性以及急、慢性毒作用、致癌、致畸、致突变等毒理学资料。

(2)健康影响的估计:要估算受影响的人群范围和影响的性质及程度。项目实施后人群的健康影响包括:①该项目未建前的人群健康状况基线资料,这部分资料需要通过收集当地人群健康状况的统计资料,或进行健康调查。②项目实施后对健康影响的增量。这需要通过环境影响评价,预测出拟建工业项目对周围地区的环境质量影响,如污染物浓度的增量,并估计预测范围内人群可能的暴露状况,在此基础上,运用环境流行病学、毒理学以及健康危险度评价资料,尤其是运用剂量-反应或暴露-反应关系对拟建项目可能引起的健康影响做出估计,包括死亡率和发病率变化以及与该项目主要污染物有关的健康影响指标的变化。

WHO 出版的《环境卫生基准》丛书,分污染物专册详尽报道世界各国对各种污染物的毒理学实验、流行病学调查和危险性评价的结果,这些资料对环境健康影响评价具有重要参考价值。环境健康影响预测的基本方法有:①专家预测法:有关专家根据该项目对环境影响的规模,运用环境卫生学知识预测对人群健康的影响。②趋势外推法:用环境流行病学方法得到暴露-反应关系的延伸来预测该项目对人群健康的影响。可得到不同时间、空间的发病率曲线或等级图形,用以预测某种健康影响的发展。③类比法:如有与拟建项目类型相同的现有项目的环境流行病学资料,也可作为参考来推测拟建项目对周围人群健康的影响。应注意与类比项目一般特征的相似性,污染物排放相似性,环境特征的相似性。此外,国内外相关的环境污染与人群健康关系的调查资料,对环境健康影响评价也具有一定的参考意义。

通过对拟建项目投产前后的自身对比,即通过实施前的基线人群健康状况和实施后一段时间的人群健康状况进行比较,反馈用于推测其他地区拟建同类工业项目对人群健康的影响。

(3)预防措施的建议:在环境健康影响评价后,卫生部门应对建设项目提出预防或减轻健康影响的建议,包括:改变选址或修改工艺设计,改用无毒害的原材料,改进有毒有害物料的运输和贮存,削减污染物排放量,杜绝跑、冒、滴、漏和减少无组织排放,强化生产管理、防止生产事故,建立卫生防护带并加以绿化,制订环境监测计划和突发性生产事故的应急救援方案等。在工业项目建成投产后,卫生部门应对周围环境质量进行监测和监督,也可对周围地区人群的健康状况进行调查,如发现问题,应对生产单位提出进一步做好环境保护和减轻不良影响的建议。

2. 水利建设项目的环境健康影响评价　水利建设项目包括为了开发水资源以满足防洪、灌溉、发电等需要的工程,水利建设涉及水文条件和生态环境的改变,由此可引起一系列人群健康问题,并造成多种疾病的流行。这些疾病主要是自然疫源性疾病、地方病、虫媒传染病和介水肠道传染病。如某些自然疫源性疾病的疫区可能会因为病媒动物和居民的迁移而扩大。水库蓄水为钉螺的孳生和蔓延提供有利的环境,从而为血吸虫病传播创造了条件。此外,当鼠类原有栖息地被改建成水库后,鼠类活动和繁殖的场所迁至新居民点,可导致流行性出血热和钩端螺旋体病的发病增加或造成流行。水库区移民至新居民点,如饮用某些微量元素含量过多或过少的地下水,可引起生物地球化学性疾病。水利工程使水流变慢,蚊子密度增高,可导致疟疾和丝虫病。供作饮用水源的水库,若未彻底清理库区,或对沿岸排放污水不加控制,造成水质污染可引起介水肠道传染病或化学中毒。施工期大量民工集居,如放松工地的饮水消毒、粪便管理和工棚卫生等工作,也会造成各种传染病的流行。因此,对大中型水利工程施工期和运行期可能出现的环境健康影响必须做出详细评价,并拟订全面而周密的预防对策方案。

水利工程评价的基本方法:首先应收集资料或通过现场调查掌握水利工程环境影响的有关资料和参数,这些资料包括:①工程的基本概况,如工程的用途(发电、防洪、航运、灌溉)、工程的基本指标(正常需水位、总库容、装机容量等)。②地理、水文状况,如气象(气温、气湿、降雨量、蒸发量)、经纬度、地质、地貌、水文、植被等。③人口资料,如年龄、性别、职业、人口动态、人口预测、死因构成、死亡率、平均期望寿命等。自然疫源性疾病、虫媒传染病和介水肠道传染病等的发病率、患病率、死亡率以及一般健康状况资料。④环境卫生及其设施,如环境中主要污染物含量、供水系统资料(包括集中式和分散式给水)、自来水普及率、排水系统资料及粪便、垃圾、污物收集和处理资料。⑤病媒昆虫及动物资料,如病媒动物种群及其密度、分布和消长规律,以及孳生地等。

自然疫源地状况包括:疫源地性质、范围及参与传播疾病的动物种群、数量、活动强度。自然环境因素如气象、地理等。水利工程对疫源地可能的影响如病媒生物的生存和繁殖条件、迁移等。

在掌握大量基础资料后,根据预防医学有关学科的知识和自然疫源性疾病、虫媒传染病和介水肠道传染病等健康影响等的发生、发展和演变规律,预测和判断工程建成后这些健康危害的发展趋势及影响程度。预测的方法有专家预测法、趋势外推法、类比法等。最后,卫生部门应从防病灭病角度对钉螺、鼠、蚊等提出控制和消灭措施,并对移民方案、新居民点的选址和规划、库底的卫生清理、饮用水源的防护和施工期工地卫生等各方面提出卫生措施的建议。

(李述刚)

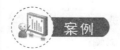

某镇炼铅制陶历史有200多年,许多村民都掌握了炼铅搪釉技术。20世纪80年代中期,

当地富裕劳力大量外出收购废旧蓄电池，集中人工拆卸，将铅栅板送入炼铅锅（炉），烧铸铅锭后出售，并逐渐形成产业。　随着经济的发展，该镇再生铅冶炼行业不断发展，现已逐渐形成原料收购、生产、销售的网络，是我国主要的再生铅生产基地之一。　2000 年 11 月 2 日儿童血铅初筛发现该地区部分儿童血铅含量较高。　根据现场实地查看，该镇距再生铅生产基地较近的有 DW 庄、XY 庄、GW 庄和 D 庄四个行政村。　其中还有 DW 庄小学和 GM 小学校。　根据 2000 年 11 月 2 日儿童血铅初步调查，血铅值较高的儿童家庭主要在 GW 庄。　该镇镇政府距离再生铅生产基地较远，且位于常年主导风向上风侧。

| 思考题 | 1. 拟对该镇铅污染现状进行评价，请列出调查内容和评价方法。 |
| | 2. 拟调查高血铅儿童体内铅来源，请列出调查方案。 |

第十三章

家用化学品卫生

家用化学品（household chemicals）是指用于家庭日常生活和居住环境的化工产品，包括用于办公室和公共场所的化学制品。广义的家用化学品是指除职业环境以外用于人们的日常生活、学习、办公、交通等活动过程的化学产品，包括了化妆品、洗涤剂、化学消毒剂、黏合剂、涂料、家用杀（驱）虫剂和生活中使用的化学纤维制品、汽车护理产品等。因此家用化学品已构成人们居住、生活等活动场所的重要环境因素。

家用化学品在化学工业所占的比率是国家化学工业进步的标志之一。随着市场经济的发展，我国的家用化学品的工业生产正在快速发展。进入人们日常生活和居住环境的化学品种类和数量也不断增加，这些产品的使用大大方便、丰富、美化了人们的生活。如化妆品的使用可在干燥、寒冷或强紫外线照射的环境条件下保护人体的肌肤，洗涤剂的使用大大改善人们日常生活的卫生条件，杀（驱）虫剂则在杀灭疾病传播虫媒，控制传染病的传播发挥巨大作用。另一方面，这些化学品的使用也增加了人们在外环境接触化学物质的机会。

家用化学品在日常生活中已广泛渗透到人们的衣、食、住、行之中，遍及生活的方方面面。因此，家用化学品具有使用分散、需求量大、暴露人群广泛（包括各年龄段）和暴露时间长等特点。各种家用化学品因其使用的目的、方式、范围的不同，可通过不同途径与人体接触，使用卫生质量不合格的产品会对健康造成危害。因此，家用化学品的卫生管理与监督是环境卫生工作的重要内容之一。

第一节　家用化学品与健康

家用化学品的分类，根据使用目的不同可分为：化妆品、洗涤剂、消毒剂、黏合剂、涂料、家用杀虫（驱虫）剂等。家用化学品的使用者由于大多是非专业人员，通常只注重使用的效果，而对产品本身的特性、可能的不良影响等了解不多。当家用化学品存在卫生质量问题、使用不当、或使用者自身的特应性体质等因素，就可能对人体健康产生不良影响。

一、化妆品

化妆品（cosmetic）是指以涂擦、喷洒或其他类似方法，散布于人体表面（皮肤、毛发、指甲、口唇等）、牙齿以及口腔黏膜，以清洁、保护、美化、修饰以及保持其处于良好状态为目的的产品。凡内服或经呼吸道吸入方式进入人体的药品，即使有美容作用也不属化妆品。化妆品在使用目的、对象、方法、时间等方面均有别于药品。化妆品使用目的在于清洁人体、增加美感，而不是为了治疗。对象是健康人而非病人，使用方法仅限于外用且没有剂量和时间的限制。

化妆品成分由基质和辅料组成。基质组成化妆品的主体,是具主要功能的物质,常用的有油脂、蜡、粉类、胶质类、溶剂类(水、醇、酯、酮等)。辅料赋予化妆品成型、稳定或色香和其他特定作用,如表面活性剂、香料和香精、色素、防腐剂、抗氧化剂、生化制品和其他添加剂(保湿剂、收敛剂、特殊功效添加剂)等。

（一）化妆品的种类

化妆品按剂型可分为水性剂、乳状剂、合剂、胶冻剂、膏状剂、锭状剂、块状剂、笔状剂和气溶胶剂等。化妆品按使用部位可分为肤用类产品、发用类产品、指(趾)甲用产品、唇用产品、面部用产品、眼部用产品及黏膜用产品。按用途的分类是卫生监督管理中常用的分类方法,可分为:

1. 一般用途化妆品

(1)护肤类化妆品:清洁皮肤用品如洗面奶、浴液、清洁霜等;润肤用品如雪花膏、冷霜、润肤防裂霜、护肤面膜等;营养皮肤(抗老化)用品如珍珠霜、人参护肤霜、银耳霜、维生素 E 膏等。

(2)益发类化妆品:洗发类化妆品如洗发香波、洗发露;护发用品如发油、发乳、护发素、摩丝等;营养毛发用品如防脱发、生发剂。

(3)美容修饰类化妆品:如脸部美容(香粉、胭脂类、口红、美白霜)、眼部美容(眼线笔、眉笔、睫毛膏、眼影膏)、指甲用(指甲油、指甲抛光剂)化妆品。

(4)芳香类化妆品:指以酒精溶液为基质,以香精、定香剂、色素为辅料的透明液体化妆品,如香水、花露水、爽身水、化妆水等。

(5)口腔卫生用品:牙膏、牙粉、牙线、含漱剂等。

2. 特殊用途化妆品　指用于育发、染发、烫发、脱毛、美乳、健美、除臭、祛斑和防晒的化妆品。这类化妆品为获得某种特殊功能,常需加入某些活性物质以便弥补体表局部缺陷而达到美化的目的。这类物质有些具有一定的副作用而在化妆品中被限制使用,如染发剂中所含的二氨基苯酚类、抑汗剂中的氯化羟锆铝配合物等。

（二）化妆品对健康的不良影响

正确选择和使用化妆品可使人体皮肤、毛发保持健康,减少外界理化因素对皮肤的刺激,达到清洁皮肤、促进皮肤血液循环和新陈代谢的护肤、洁肤作用。化妆品的使用直接与施用部位接触,其发挥功效的同时可能产生一些不良反应;其影响因素包括:①化妆品中正常组分的化学特性、浓度、所含的溶剂;②化妆品中含有的有毒物质、杂质和微生物等;③外部环境因素如温度、湿度;④个体因素如皮肤的敏感性、过敏体质等;⑤是否正确使用,如使用频率等。

1997 年国家技术监督局发布的中华人民共和国国家标准:《化妆品皮肤病诊断标准及处理原则》(GB 17149—1997)对化妆品引起的各类型皮肤及其附属器的病变作了明确的定义、提出了诊断原则、诊断标准和处理原则。"标准"将化妆品皮肤病定义为:人们日常生活中使用化妆品引起的皮肤及其附属器的病变。该标准对六种常见化妆品皮肤病分别以国家强制性标准的形式,对诊断的具体要求和方法作出了规定。

化妆品皮肤病的发生与化妆品使用的普遍性、美容美发市场的发展是相对应的。除与地区的气候等自然条件有关外,地区经济的发展也是重要因素之一。生活水平高的地区,化妆品的使用相对普遍因而发病例数就较多。通常化妆品皮肤病在经常使用化妆品的群体较多见,比如一些常需要化妆的行业发病率较高,如服务行业、商业、文艺工作者等,其中又以女性居多。一般使用普遍、用量大、施用频率高的化妆品引起化妆品皮肤病的比例也高。特殊用途的化妆品因含有为发挥功效而添加的特殊成分,也易引起皮肤损害。根据2005—2014年全国13个监测机构对化妆品不良反应的监测,13 534例化妆品不良反应患者中女性占95.40%,中青年患者(20~44岁)占80.85%。确诊病例5446例,病变类型以化妆品不良反应接触性皮炎为主(94.66%),另有未包含在诊断标准中的其他病变类型132例;确诊病例涉及化妆品14 209个,化妆品种类以普通护肤类居多,进口类化妆品6932个,略高于国产类化妆品。报告病例数2005—2009年呈上升趋势,年均增幅13.16%;2010—2014年呈下降趋势,年均下降17.96%。这一调查结果大致反映了化妆品皮肤病的流行特征。

1. 化妆品对皮肤的不良影响

(1)刺激性接触性皮炎(irritant contact dermatitis,ICD):ICD是化妆品引起皮肤损伤中最常见的病变。根据浙江、广东等地的调查,皮肤科就诊由化妆品引起的不良反应者,刺激性接触性皮炎占绝大多数。

ICD的发生与化妆品原料中含有的原发性刺激物、pH、产品因污染变质、施用者自身皮肤的敏感性等因素有关。如头发烫直剂因含有氢氧化锂而pH>9,易引起皮肤通透性增加而产生刺激作用。指甲油含有机溶剂,可溶解皮肤脂肪层,增加皮肤的敏感性。祛斑美白类化妆品可含有刺激性较强的氢醌类物质,易产生皮肤刺激。患有特应性(atopic)皮炎、干性湿疹或神经性皮炎者,其皮肤角质层受损,更易因接触化妆品而引起刺激性接触性皮炎。

化妆品引起的刺激性接触性皮炎,皮损限于接触部位,边界清楚。皮炎呈急性或亚急性,以红斑、丘疹、水肿、水疱为主,水疱溃破后可有糜烂、渗液、结痂,自觉病变部位有瘙痒、灼热或疼痛感。

(2)变应性接触性皮炎(allergic contact dermatitis,ACD):ACD是化妆品中含有变应原物质,可刺激机体免疫系统产生以T细胞介导的皮肤迟发型变态反应性组织损伤。因许多化妆品含有变应原物质或作为半抗原与表皮细胞蛋白结合形成抗原,因此变应性接触性皮炎是仅次于刺激性接触性皮炎的一类常见化妆品皮肤病。

ACD一般在初次使用或多次使用含变应原物质的化妆品后,经一段潜伏期再次接触同样的化妆品时出现。主要表现为瘙痒,皮损形态多样;丘疹边界不清、红斑鳞屑、局部红肿等。再次接触时出现症状的时间大为缩短,皮损更严重。ICD与ACD有时不易区分,临床上可从发病过程的快慢、皮损特点、病程长短、接触史等方面加以鉴别,ICD与ACD的鉴别要点见表13-1。

表13-1　刺激性接触性皮炎与变应性接触性皮炎的临床鉴别

	刺激性接触性皮炎	变应性接触性皮炎
发病	急,施用后短期内出现	慢,施用数天后缓慢出现
病程	短,避免接触后皮损减轻	长,停止接触后皮损可持续
病因	化妆品含有的刺激物	化妆品中含有的变应原
多发人群	以常施用者为多见	多为过敏体质
临床表现	皮疹边界清;常局限于接触部位;呈红斑、丘疹或疱疹;皮肤烧灼或痛感	皮疹边界不清;可超出接触部位;呈湿疹样变形态多样;瘙痒明显

最常引起变应性接触性皮炎的化妆品组分依次为香料、防腐剂、乳化剂、羊毛脂等含变应原的化妆品原料。染发剂中含有的苯胺类染料,其毒性较大并具致敏性,可与多种化合物如偶氮染料、蓝光酸性紫、水溶性苯胺黑、碳酸铵等产生交叉反应。因此染发剂是仅次于护肤膏霜类引起 ACD 的化妆品。随着日用精细化工的发展,更多的生物化学活性物质将应用于化妆品,如细胞生长因子、胶原蛋白、透明质酸等。这类含变应原物质的化妆品产品的增加可使 ACD 的发病随之增加。

过敏性体质是发生变应性接触性皮炎的主要原因。此外,诱发变应性接触性皮炎发病并与炎症的严重程度相关的因素还包括:年龄、接触部位、皮肤的状态、个体的健康状况、服用药物等。化妆品所含变应原的理化特性以及化妆品组分中的表面活性剂种类和含量、酸碱度也是促发因素。

(3)化妆品光感性皮炎(photosensitive dermatitis induced by cosmetics):是使用化妆品后,其中的光感物质经过光照而引起的皮肤黏膜局部炎症性反应,又分为光变应性反应和光毒性反应。

光变应性接触性皮炎(photoallergic contact dermatitis,PCD)指局部使用含有光变应原物质的化妆品后,在接触日光的部位出现皮肤炎症反应,而不接触光的皮肤则不出现此种反应。这种反应属T 淋巴细胞参与介导的湿疹样反应,故大多数光变应性反应以湿疹样变为特征。表现为在接触日光的部位出现小疱疹,继而发展为大疱疹,可伴有脱屑、结痂,慢性阶段则可出现苔藓样皮肤增厚。

含有光变应原的化妆品常见的有防晒剂、染料和香水类,如防晒剂中的对氨基甲酸及其酯类物质,香料中的葵子麝香、肉桂醛以及煤焦油染料类物质等。皮肤使用含有光变应原的防晒剂,只要一次接触阳光,即可发生此类皮炎并可持续一周左右。香料中葵子麝香是重要的光变应原物质,曾发生男性病例由于施用含有该类物质的润肤香乳剃须后而引发光变应性皮炎,个别病例甚至可发展为持久性光敏反应;其表现为即使不再接触光变应原物质,仍持续出现光敏感性湿疹样皮炎,皮肤光斑贴试验呈阳性。接触含煤焦油染料的化妆品引起的光变应性皮炎的患者,皮炎后期可出现色素沉着,称为"色素性化妆品皮炎"。

光毒性皮炎(phototoxic dermatitis)指化妆品中某些物质能增加皮肤对光的敏感性,而产生光毒性反应导致皮肤损伤。其临床特点为皮肤的红斑反应及红斑消退后的色素沉着。光毒性反应与光变应性反应的主要区别在于:前者只要接触了引起光毒性反应的物质,经一定波长和强度的紫外线(UVB、UVA)或可见光照射,人人均可能发生;而后者是由于接触者机体自身具有的特应性(atopy)。

(4)化妆品痤疮(acne induced by cosmetics):是由化妆品引起的面部痤疮样皮疹,是仅次于接触性皮炎的常见化妆品皮肤病。易引起痤疮的化妆品包括护肤类的面脂、面霜;美容修饰类的粉底、油彩,含粉质较多的增白霜等。主要是由于这类化妆品的基质,如凡士林、液体石蜡等矿物油,这类产品诱发痤疮的能力较强;作为防皱霜、唇膏等基料的羊毛脂也有轻到中度的致痤疮性。痤疮的发生多见于经常施用膏霜类化妆品者;由于化妆品堵塞皮脂腺汗腺毛囊口,或在患者皮脂腺分泌旺盛的情况下不当使用,增加毛囊堵塞的机会,皮脂不能顺畅排出,积聚而形成。皮疹表现在接触部位出现与毛孔一致的黑头粉刺、炎性丘疹及脓疱,或在原有痤疮的基础上施用后症状明显加重。

对 596 名在校大学生的调查表明,脸部皮肤蠕形螨虫感染率可高达 39%。一般情况下,虫体数量少,排出的毒物可随皮脂溢出皮肤表面,不致引起皮肤损害。在过多施用化妆品(主要是膏霜类或粉类)的情况下,毛囊阻塞使皮脂排出受阻,螨虫在皮脂腺内大量繁殖,产生的毒素引起皮肤刺激作用,面部皮肤出现红斑或浅在的针尖样丘疹,病变以鼻、颊部明显,严重时可累及整个面部。

（5）化妆品皮肤色素异常(skin discolouration):指施用化妆品引起的皮肤色素沉着或色素脱失,其中以色素沉着为多见。化妆品色素异常的成因包括:①化妆品直接染色;②化妆品刺激皮肤色素增生;③继发于化妆品接触性皮炎或光感性皮炎,在皮损过程中黑色素细胞结构和分布改变引起沉着。皮肤色素异常大多局限于施用化妆品的部位,主要表现为不规则斑片状或点状色素沉着,尤以眼睑和颧颈部常见。化妆品中所含的香料、颜料、防腐剂、表面活性剂等是常见的引发色素沉着的成分。色素沉着多继发于皮炎发生之后,光照可使病情加重,少数色素斑发生前可无皮炎发病史。

2. 化妆品毛发损害　指使用化妆品后引起的毛发损伤。可引起毛发损害的化妆品,如洗发护发剂、染发剂、生发水、发胶、描眉笔、眉胶、睫毛油等。是由这些化妆品中的某些成分,如染料、去污剂、表面活性剂及其添加剂对毛发引起的损伤。毛发损害的表现包括:毛发脱色、变脆、分叉、断裂、失去光泽和脱落等,一般停止使用后可逐渐恢复。

3. 化妆品甲损害　指由于使用甲化妆品所致的指(趾)甲本身及甲周围组织的病变。常见引起甲损伤的化妆品有甲油和甲清洁剂,其含有的有机溶剂可致甲板脱脂而引起甲损害:如甲板粗糙、变形、软化剥离、脆裂、失去光泽、增厚等。甲油和清洁剂中含有的染料或有机溶剂可刺激局部皮肤引起甲周皮炎,表现为指(趾)甲周围皮肤红肿、疼痛甚至感染化脓。

4. 化妆品眼损害　化妆品的使用除可引起上述常见皮肤损害外,还可引起其他器官的损害。眼部皮肤和黏膜是特别敏感部位,一些在皮肤不引起损害的化妆品,在眼部则可引起不同程度的损害。与其他部位的皮肤一样,化妆品同样可引起眼部的接触性皮炎。据眼科临床统计:洗发剂、染发剂、发胶、香水、香粉等非眼部化妆品误入眼内,导致的眼部损伤在化妆品眼损伤中占较大比例。主要是由含有去污剂或表面活性剂等化学物质的刺激,或眼部化妆品如睫毛油、眼影膏、眼线膏等的碎片、细颗粒或纤维等落入眼内刺激所致。一些眼部化妆品中含有的变应原物质可引起变应性眼睑或眼结膜部位的炎症,表现为眼睑或结膜红肿、充血、局部丘疹、水疱、自觉瘙痒和烧灼感、流泪等。眼部皮肤的刺激性接触性皮炎和变应性接触性皮炎较难鉴别。此外施用眼线膏可能引起睑板结膜色素沉着,眼部化妆品接触性皮炎发生后亦可遗留色素沉着。

（三）化妆品微生物污染的危害

化妆品中的微生物污染是除原料固有成分以外,影响其安全性的另一主要因素。通常将化妆品在生产过程中的污染称为一级污染,化妆品在使用过程中受到的污染称为二级污染。

一级污染:化妆品中的微生物可源于原料本身,亦可在生产过程中受污染。因此,原材料本身的理化性质、含水量、生产环境和设备的卫生状况、生产工人的健康状况等均与化妆品产品的卫生质量有关。

化妆品生产过程中使用的原料、容器和工艺操作过程中均可发生微生物污染,尤其在冷却灌装过程更易受污染。化妆品使用的各种原料都有被微生物污染的可能,其中尤以天然动植物成分、矿产粉剂、色素、离子交换水等原料易受微生物污染。一些富含水分和营养成分剂型的化妆品,如膏霜类化妆品多属"营养型",其中因加入各种氨基酸、蛋白质或滋补品(胎盘提取液、人参、甘草提取液等)成分而有利于微生物生长繁殖。近年来,生物制品中的活性物质在化妆品中的应用日趋广泛,不少功能性化妆品如高保湿、抗衰老、美白、祛斑等产品均通过添加生物活性物质或天然动植物提取物而达到功效。而这类物质又都是有利于微生物生长的营养成分，因此控制化妆品微生物污染问题是确保化妆品质量和安全的关键之一。

二级污染：是化妆品启封后，使用或存放过程中发生的污染，包括手部接触化妆品后将微生物带入，空气中的微生物落入而被污染。一些美容美发店存在共用化妆品的现象，更容易造成交叉污染。尽管化妆品中的防腐剂可抑制微生物的繁殖，但其用量应受限制。因此防止化妆品的二级污染对于预防化妆品的不良反应同样有着重要的意义。

化妆品中常见的微生物包括：细菌（埃希菌属、假单胞菌属、肠杆菌、克雷伯菌属、葡萄球菌属、芽孢杆菌属）、真菌（青霉菌、曲霉菌和支链孢霉菌）、致病菌（绿脓杆菌、金黄色葡萄球菌、肺炎克雷伯菌、蜡样芽孢杆菌等）。

全国部分省市对化妆品产品的微生物污染调查，一定程度反映了化妆品产品微生物污染的现况。2005—2009 年江苏省抽检的 2959 份化妆品中，微生物检测超标率为 4.4%，发用类和特殊用途化妆品超标率最高分别为 10% 和 6.5%，其中菌落总数超标率为 3.8%，霉菌和酵母菌超标率 1.9%。2008—2013 年汕头市对抽检及生产企业送检的近 2000 份样品进行微生物检验，发现超标率为 1.1%，其中护肤类和洁面类化妆品合格率较低，近 90% 的超标样品是细菌总数超标，检出霉菌和酵母菌超标 2 份。2011—2013 年海南省对 517 件抽检及企业委托送检的化妆品进行了微生物检验，总超标率为 3.29%，所有超标样品均有细菌总数超标，检出霉菌和酵母菌超标 1 份，超标样品以珍珠粉类化妆品和特殊用途类化妆品为主。

被微生物污染的化妆品可出现变色、异味、发霉、酸败、膏体液化分层等。微生物污染除可引起化妆品腐败变质外，还可在其代谢过程中产生毒素或代谢产物，这些异物可作为变应原或刺激原对施用部位产生致敏或刺激作用。由于组成成分发生变化，正常组分可因变质而产生新的变应原、刺激原、或微生物代谢产物的毒性而引起各类型的化妆品皮肤病。此外化妆品被致病菌污染可能引起局部甚至全身感染。有人曾在一种睫毛膏中检测发现有害微生物，可致眼部损害甚至失明，尽管近些年国内外的化妆品中由于微生物污染所致的不良反应已经比较少见，但是化妆品的微生物污染问题却始终存在，对消费者的健康还存在着潜在的危害。被绿脓杆菌污染的化妆品如误入眼内可引起角膜化脓性溃疡；被微生物污染的眼线膏和染睫毛油可引起慢性结膜炎和眼睑炎；被霉菌污染的化妆品也可引起皮肤癣症等。

有的化妆品中添加有动物提取物，如用于护肤品的牛羊的胎盘提取液；用于护发素、夜霜、剃须膏的牛血清蛋白；用于抗皱霜的牛脑组织提取的表皮细胞生长因子、羊胎素等，这些成分如从感染了疯牛病病原体的动物体中提取，就有可能含有致病的朊病毒，导致克雅病（Creutzfeldt-Jakob disease，CJD）的发生。

（四）化妆品所含化学物质的毒性作用

一般用途化妆品的毒性很低，特殊用途化妆品中有些组分属毒性化合物，如冷烫液中的硫代甘醇酸，染发剂中的对苯二胺具有较强的致敏性，染发剂中的氢醌作为氧化成色剂也具有较强的皮肤刺激性。某些化妆品还可能含致癌物，如亚硝胺是化妆品乳化剂乙醇胺中可能存在的杂质。化妆品在生产或流通过程中也可被有毒化学物质污染,尤其是重金属的污染。

化妆品中的溶剂,如乙氧基二醇醚、二甲亚砜、异丙醇等,其在化妆品中的作用主要是保持化妆品的物理性能,如乳化或膏状、维持组分的均匀分布等。通常这类有机溶剂是低毒的,但大面积长期使用,溶剂经皮肤吸收,有可能引起不良反应。对志愿者用乙二醇甲基醚或二甲替甲酰胺进行人体涂抹实验,已观察到受试者转氨酶活性升高。

表 13-2　施用不同化妆品者发汞、发铅和尿砷水平

项目	组别	例数	范围	均值
发汞(μg/g)	祛斑霜组	50	0.92~160.00	15.39
	对照组	50	0.13~8.00	0.84
发铅(μg/g)	香粉组	60	0.23~5.22	2.14
	对照组	60	0.25~4.95	1.59
尿砷(μg/L)	生发剂组	50	37.50~529.69	123.47
	对照组	50	4.69~112.50	40.78

化妆品中的重金属大多源于污染,除醋酸铅用于染发剂和苯汞盐类作为防腐剂允许限量使用外,其他金属及其化合物均已禁止在化妆品中使用。化妆品中常见的污染重金属有铅、汞、砷等,污染可来源于原料、容器或生产过程,一些劣质化妆品的重金属污染是这类化妆品卫生质量差的主要原因。调查表明,长期使用重金属含量高的化妆品,可使机体负荷增加。施用不同化妆品后人体的重金属负荷水平见表 13-2。2012 年一项针对市售化妆品重金属污染的调查发现,在随机抽检的 24 份样品中,汞含量均合格,铅含量合格率为 62.5%。2015 年另一项调查发现,美白面霜类铅和汞含量超标率最高分别为 3.28% 和 4.92%,其次为洗发液汞含量超标率为 3.28%。

一般铅不易被完整的皮肤吸收,但可经受损的、发生病变的皮肤或毛囊吸收。而金属汞、有机汞的氧化物和盐类及有机砷均可经完整皮肤吸收。体内重金属蓄积量增加,存在着慢性中毒的潜在危险,金属毒物还可通过胎盘、乳汁传递而影响下一代健康。

化妆品中含有的变应原,对于变应性体质的个体可能诱发全身性的变态反应,如染发剂中的对苯二胺、甲油中的有机溶剂、爽身粉中的滑石粉、发胶中的推进剂等,使用过程也可经呼吸道进入人体而引起全身不良反应。

化妆品组分中可含有致癌、致突变和致畸物质或受其污染。美国对 127 种化妆品毒性分析表明,其中有一半产品含过量的致癌物质亚硝基二乙醇胺。染发剂组分中二硝基对苯二胺、4-硝基邻苯二胺能造成细胞染色体损伤。动物实验表明,湿润剂丙二醇对动物有致畸胎作用。因此化妆品组分中被致癌、致突变和致畸物质污染时,其远期效应值得重视。

化妆品中含有的某些特殊成分如雌激素类物质,可能会引起儿童假性性早熟症状。化妆品因误服引起中毒事件也偶见报道,尤以婴幼儿多见。如婴儿舔食母亲面部脂粉而引起急性铅中毒,儿童误服香水、剃须后润肤香水而引起乙醇中毒反应等。

(董光辉)

二、洗涤剂

洗涤剂(detergent)是指能够去除物体表面污垢的一类专门配方制品的总称。它主要通过洗涤过程来达到去污保洁的目的。常见的有肥皂、洗衣粉、洗涤(洁)精,以及各类物体或材料去污用的清洁剂。

(一)洗涤剂种类

据我国环境标志产品技术要求(HJBZ 8—1999),洗涤剂分为:①织物洗涤剂:由表面活性剂、助洗剂和添加剂等配制而成的用于洗涤纺织品的洗涤剂(包括粉状、膏状和液态);②餐具洗涤剂:由表面活性剂和某些助剂配制而成的用于洗涤蔬菜、水果、餐具等的餐具洗涤剂;③工业用净洗剂:由表面活性剂和各种添加剂组成,用于清洗硬表面材料和通用水基金属净洗剂(餐饮机械不包括在内)。家用洗涤剂主要由织物洗涤剂和餐具洗涤剂组成,按其用途或洗涤对象表面性质的不同,通常又可分为纤维织物洗涤剂、硬表面洗涤剂、个人清洁洗涤剂和特殊用途洗涤剂。这是环境卫生学研究洗涤剂对人体健康影响的主要内容。

1. 纤维织物洗涤剂　　如用于衣服、被褥、羽毛、地毯、毛皮等的洗涤剂。

2. 硬表面洗涤剂　　如用于金属、玻璃、餐具、卫生器具、汽车美容等的洗涤剂。

3. 个人清洁洗涤剂　　如香皂、洗发香波、沐浴剂、洗手液、清洁霜和剃须剂等,还有口腔卫生用品(牙膏、牙粉、含漱水等)和除臭剂如人体祛臭剂。

4. 特殊用途洗涤剂　　如全功能液体清洁剂、地板蜡清洁剂、低泡清洁剂、墙壁清洁剂、水泥墙清洁剂、酸性洗涤剂(用于抽水马桶和厨房洗涤槽)、家用长效除臭剂和空气清新剂。值得指出的是,近年来,各种空气清新剂为家庭或娱乐场所消除异味提供了方便。通常分为固体、液体和气体三种。空气清新剂只能掩盖臭气,却无法祛除空气中臭气物质,甚至有的反而会造成室内空气污染。

(二)洗涤剂的组成

洗涤剂主要由表面活性剂(surfactant)和添加剂(additive)两部分组成。

表面活性剂具有亲水、亲油特性,可将污垢润湿、渗透,并借助于搓捏刷洗使污垢乳化、扩散至洗涤剂溶液中,从而达到去污目的。表面活性剂含量的高低是反映餐具洗涤剂去污力大小的关键因素。表面活性剂可分为阳离子型、阴离子型、非离子型和两性型4类,家庭常用的主要是阴离子型和非离子型洗涤剂。表面活性剂是洗涤剂产生危害的主要因素。

添加剂主要有:①助洗剂:如磷酸盐、焦磷酸盐、三聚磷酸盐等,具有软化水、提高碱度、增强湿润能力和洗涤能力。这也是洗涤剂造成环境磷污染、引起水体富营养化的主要原因。②络合剂:如EDTA 及其钠盐,具有与金属离子结合形成可溶性复合物的作用,漂洗时可以将其去除。③腐蚀抑制剂:如二氧化硅、氧化钠等,可以防止碱性洗涤剂腐蚀铝、陶瓷和瓷器釉等硬表面。④抗菌剂:如三氯生,是一种广谱抗菌剂,作为添加剂广泛应用于包括洗涤剂在内的各种个人护理产品中,它对环境的污染及潜在的健康危害日益引起人们关注。⑤酶:如枯草杆菌和地衣形芽孢杆菌的代谢酶,通过其特异催化作用去除织物上蛋白和碳水化合物污渍。其他添加剂还有泡沫改良剂、抗再沉淀剂、光亮剂、香料和色素等。

（三）洗涤剂对健康的影响

洗涤剂对健康的影响主要来自合成洗涤剂,合成洗涤剂的毒性主要取决于其表面活性剂。阳离子型表面活性剂毒性较大,非离子型毒性较小,而阴离子型毒性介于两者之间。目前最普遍的家用洗涤剂是阴离子型合成洗涤剂,表面活性剂为烷基苯磺酸钠(alkyl benzene sulphonate sodium,ABS)。ABS 分为硬型(有支链)和软型(无支链或仅一个支链),相对而言,前者对水体污染或对人类和水中动植物的危害比较大。

1. 流行病学资料　洗涤剂可通过皮肤、呼吸道和消化道三种途径进入人体。尽管洗涤剂属低毒物质,但对人体健康的损害日益受到人们的关注,其中主要是皮肤损害和对呼吸系统影响,全身中毒也有报道。

(1)皮肤损害:表面活性剂引起的皮肤损害包括:①原发性刺激;②变应性反应;③局部或全身出现皮疹;④继发细菌或霉菌感染。局部皮肤有损伤或皮肤渗透性改变时,表面活性剂更易对皮肤产生刺激作用,引起皮肤湿疹,其突出特点是治愈困难。低浓度引起皮肤角化过度,高浓度可致细胞坏死。据报道,用 ABS 洗涤剂洗涤婴儿尿布,由于冲洗不净致使尿布残留有一定量的 ABS,婴儿接触后,引起皮肤变应性反应。阴离子型表面活性剂月桂基硫酸钠 0.1% 液体浓度,对皮肤有明显的刺激性。洗发香波中的某些成分,如硫氯酚可引起光变应性接触性皮炎。曾有报道,使用苹果牌香波而引起头面部和手部皮肤的严重损伤,被诊断为接触性皮炎,同时病人出现头发和眉毛全部脱落。肥皂作为天然洗涤剂,本身很少对皮肤有不良影响。但在其中添加的化学物质(如香料、羊毛脂、松香和杀菌剂)可致皮肤变应性反应。如使用含有四甲基秋兰姆二硫的肥皂,可引起过敏者皮肤变应性反应,而含有卤素水杨酰替苯胺、氯苯胺的肥皂会引发光变应性皮炎。牙膏是人们日常生活离不开的口腔卫生用品。牙膏主要含有磨蚀剂、香味剂、色素、防腐剂、抗菌剂和氟化物等,其中香味剂可能是主要的变应原,能引起接触性变应性反应,如口腔炎、唇炎和持牙刷的手出现湿疹等损害。含氟牙膏的斑贴实验呈阳性反应,提示氟可能是变应原物质。

(2)呼吸系统影响:研究经常使用洗涤剂的人群,如家庭清洁女工发生哮喘和其他呼吸道症状的危险性增加。新近国际性大样本人群的流行病学调查结果也支持保洁工和家庭主妇因接触洗涤剂发生哮喘和其他呼吸道疾病危险性增加的论点。

(3)全身中毒:含有硫化硒的洗发香波可致全身性中毒。据报道,用此类香波连续洗发 8 个月可导致全身性震颤、腹痛、嗜睡、食欲减退等症状。用含有三氯碳酰替苯胺的香皂洗涤尿布和被褥,致使婴幼儿皮肤可能吸收其残留物的裂解产物苯胺,引起变性血红蛋白血症。国外报道 5 岁以下儿童误服洗涤剂,引起腹痛、腹泻、恶心、呕吐、呕血、黑便、咽喉灼伤、喉痛和胃炎等,且儿童误服洗涤剂中毒死亡率达 5%。有报道连续两年每天午间用 ABS 洗涤剂洗涤餐具的工人,脸部出现对称性色素沉着,尿胆原反应呈现阳性。洗涤剂除有上述损害外,还可影响免疫功能。研究表明,ABS 如进入人体内 1.5mg,就能使 60kg 体重的人胸腺受到损害。值得注意的是,洗涤剂不能随意混用,尤其不能将以盐酸为主要成分的洗涤剂与含氯消毒剂混合使用,因两者会发生化学反应而产生对人体有害的氯气,致人体中毒甚至死亡。前者如 84 消毒液(次氯酸钠溶液)、洗消净、洗净灵、漂白粉等,后者如除臭剂、厕所清洗剂、除垢剂等。此外,长期使用洗涤剂可能对血液系统、神经系统、生殖系统、内分泌系统产生慢性和/或潜在危害。

（4）其他：合成洗涤剂不仅可直接危害人体健康，而且可污染环境，尤其是对水环境的污染，而对人体造成间接危害。具体表现在：①合成洗涤剂是水体环境的主要污染物之一。形成的泡沫覆盖水面，降低水体的复氧速度和程度，影响水体的自净过程。其助洗剂三聚磷酸钠等污染水体可使水体富营养化，使水质进一步恶化，增加水体对人体健康的危险性。②洗涤剂对水生生物也会产生危害。藻类毒性实验表明，表面活性剂毒性大小顺序为阳离子>非离子型>阴离子型。水体中 ABS 浓度达到 1mg/L 时，就能抑制水生动物卵的孵化和浮游生物的光合作用。③某些表面活性剂还是环境激素类物质，能造成鱼类畸形。非离子型表面活性剂对鱼类还有麻醉作用，使鱼感受能力降低而失去回避反应能力。④污水灌溉农田时可使土壤受到污染，降低植物对营养物质的吸收率、减少植物中蛋白质含量以及促进重金属如铅、锶、镍等向植物的转移，通过食物链间接对人体健康产生影响。

2. 动物实验资料　洗涤剂基本属于低毒或微毒化学物质（表 13-3）。表面活性剂对大鼠经口 LD_{50} 范围一般为 1000~15 000mg/kg。动物急性毒性试验以中枢神经系统和胃肠道中毒症状为主。大鼠慢性毒性实验结果显示，ABS 能抑制精子生长、引起输卵管硬化，并可引发胎仔畸形。ABS 对小鼠致癌物 4-硝基喹啉-1-氧化物有促癌的作用，增加小鼠胃癌的发生率。ABS 对动物各系统与器官的其他毒性主要包括：①影响肝功能，可引起脂代谢紊乱。表现为血清胆固醇和磷脂增高，甘油三酸酯降低。磷脂中棕榈酸、油酸廿碳六烯酸组分降低而花生四烯酸升高。②影响肾上腺功能，可对肾上腺髓质和皮质产生影响。可见髓质核酸含量增加，非特异性脂酶和细胞色素氧化酶活性增强，异柠檬酸脱氢酶和琥珀酸脱氢酶活性增加等。肾上腺皮质受到影响，球状带中性脂肪减少，而在束状带和网状带中增加。③影响免疫系统，抑制体液免疫功能。表现为小鼠体内抗体形成和分泌降低，也可引起免疫反应增高而出现变应性反应。④具有皮肤毒性，可致皮肤损害。动物实验发现即使是浓度很低的阳离子和阴离子洗涤剂溶液亦会产生皮肤损害，最初表现为促进脱屑和去除角质细胞间的物质。低浓度 ABS 引起皮肤角化过度，高浓度引起表皮坏死、瘢痕形成、腐肉形成和断裂。此外，表面活性剂能穿透家兔角膜，可在眼组织内蓄积且幼年兔比成年兔明显。

表 13-3　几种表面活性剂的大鼠经口急性毒性

阳离子型表面活性剂		阴离子型表面活性剂		非离子型表面活性剂	
种类	LD_{50}（mg/kg）	种类	LD_{50}（mg/kg）	种类	LD_{50}（mg/kg）
氯化烷基（C$_{8~18}$）二甲基二氯苯基铵	730	棕榈酸肥皂	>10 000	去水山梨醇单硬脂酸酯	37 000
溴化烯基二甲基乙基铵	500	肉豆蔻酸肥皂	>10 000	聚氧乙烯-（40）-单硬脂酸酯	>20 000
氯化四癸基甲基吡啶	250	烷基硫酸盐（C$_{12}$）	2640	聚氧乙烯-（8）-单硬脂酸酯	12 000（兔）
氯化烷基二甲基苄铵	234	十二烷基醚硫酸盐	1820	聚氧乙烯十二烷基醚	4150
溴化十二烷基异喹啉	230	十二烷基磺苯酸盐	1260	聚氧乙烯壬基苯基醚	2600
		四丙烯苯磺酸盐	1220		

此外,三氯生是一种人工合成的广谱抗菌剂,广泛添加到各类个人护理产品中,如牙膏、漱口水、洗手液、沐浴露、洗发水、肥皂、除臭剂及化妆品等。不仅在各种水环境中可以检测到,而且在人们的尿液、血液及乳汁中也存在这种物质。研究表明,暴露于三氯生会刺激皮肤、引起接触性皮炎和光敏性皮炎。动物试验可见,三氯生对大鼠甲状腺代谢有不良影响、对中枢神经系统有抑制作用,并可降低大鼠的精子数量。另有研究发现,三氯生具有拟雌激素样活性及抗雄激素样的作用,是一种典型的内分泌干扰物,已引起人们的关注。

(四)绿色洗涤剂

要减少或消除洗涤剂对人体健康的影响,根本的措施在于研发、生产和使用对人体安全、不污染环境、有可靠的去污效果且经济实用的洗涤用品和洗涤方式,前者体现在洗涤剂今后发展的三个主要方向,即无磷洗涤剂、液体洗涤剂和含新型表面活性剂的洗涤剂。而磁化技术洗衣机、超声波洗衣机、臭氧洗衣机和变频技术洗衣机等新型洗涤设备的研发与使用,也将为防止洗涤剂的表面活性剂及添加剂污染环境、增进人体健康,开辟新的有效途径。

三、化学消毒剂

化学消毒剂(chemical disinfectant)是指用于杀灭病原微生物的化学药物。使用化学消毒剂进行消毒的方法叫做化学消毒法。有的化学消毒剂杀灭微生物的能力强,可以达到灭菌效果,称之为灭菌剂(sterilizer)。只能抑制微生物生长而不能将其杀灭的化学消毒剂称为抑菌剂(bacteriostat)。对家庭环境和许多公共场所进行消毒,是预防和控制传染病流行的关键措施。

化学方法灭菌常被用于不能用热力灭菌的情况,如皮肤、组织、某些塑料制品等。

(一)常用化学消毒剂种类

根据消毒剂的化学成分与性质,可分为八类:①含氯消毒剂;②过氧化物类消毒剂;③醛类消毒剂;④杂环类气体消毒剂;⑤醇类消毒剂;⑥酚类消毒剂;⑦季铵盐类消毒剂;⑧其他类消毒剂。

按照常用消毒剂杀菌作用大小可分为 3 大类:①高效消毒剂:可以杀灭一切微生物,包括抵抗力最强的细菌芽孢(如炭疽杆菌芽孢、破伤风杆菌芽孢、肉毒杆菌芽孢等)的消毒剂。如过氧乙酸、戊二醛和含氯消毒剂等。甲肝、乙肝、丙肝病毒对消毒剂的抵抗力较强,一般采用高效消毒剂才能将其彻底灭活。②中效杀毒剂:可以杀灭抵抗力较强的结核杆菌和其他细菌、真菌和大多数病毒,如乙醇、碘伏(强力碘)、碘酊和煤酚皂液(来苏儿)等。③低效消毒剂:只能杀灭除结核杆菌以外的抵抗力较弱的细菌,如链球菌、痢疾杆菌、伤寒杆菌、葡萄球菌、绿脓杆菌等,以及抵抗力较弱的真菌(如念珠菌)和病毒(如流感病毒、脊髓灰质炎病毒、艾滋病病毒等)。这类消毒剂有氯己定(洗必泰)、苯扎溴胺(新洁尔灭)、玉洁新(三氯散)和高锰酸钾等。

杀菌能力越强的消毒剂,其刺激性、毒性和腐蚀性往往也随之增大。例如,含次氯酸钠和表面活性剂的消毒剂,用来消毒蔬菜、水果、餐具、陶瓷洁具和排泄物,既可达到消毒要求,又能清洁除垢。但是如果用它来消毒棉织品和碳钢制品,就可能产生褪色和腐蚀,将物品损坏。家庭中一般是使用中效和低效的消毒剂较为适宜。

（二）常用化学消毒剂对健康的影响

家庭常用的化学消毒剂主要有次氯酸钙、过氧乙酸和环氧乙烷，还有新洁尔灭、乙醇和碘酒等。由于许多消毒剂易燃、易爆、易分解，并有药物残留、毒性、刺激性和腐蚀性，如果使用不当，既可引起火灾、爆炸事故，又会产生危及生命与健康的毒副作用。

1. 次氯酸钙（calcium hypochlorite）　又称漂白粉，为白色粉末，有氯的气味，溶液为黄绿色半透明液体，对物品有漂白与腐蚀作用。其稳定性差，受热、遇酸或日光照射会分解产生有毒的氯气，属强氧化剂，可杀灭各种微生物，包括细菌繁殖体、病毒、真菌、结核杆菌和细菌芽孢。但是，皮肤长期接触可引起中、重度皮肤损害。高浓度溶液可引起皮肤的强烈刺激和腐蚀。其粉尘对眼结膜和呼吸道有刺激作用，且过量吸入，可引起肺水肿甚至死亡。低剂量长期反复吸入可导致慢性支气管炎。

与次氯酸钙有相似消毒原理、消毒效果和健康危害的常用含氯消毒剂，还有次氯酸钠（sodium hypochlorite）和二氧化氯（chlorine dioxide）。

另外，含氯消毒剂与含酸洗涤剂混合使用时产生的氯气，会引起氯气中毒，将严重损害人体健康。当空气中氯气含量达到 15×10^{-6} mg/m³ 时，人们的眼、呼吸道就会有刺痛感。氯气含量达到 50×10^{-6} mg/m³ 时，人们会出现胸痛、咳嗽。氯气含量达到 100×10^{-6} mg/m³ 时，人们会出现呼吸困难、脉搏迟缓、血压下降，甚至休克、死亡。氯气密度大，不易扩散，往往沉积在室内靠近地面（板）处，因而容易使人氯气中毒。日本、美国都曾报道因混用这两种化学品造成氯气释放而使人窒息死亡，我国广东省 2001 年也发生过类似事件。

2. 过氧乙酸（peracetic acid）　也称过醋酸，为无色透明液体，有刺激性酸味。还有很强的腐蚀性、挥发性和氧化性。能溶于水、乙醇、乙醚和硫酸。有漂白作用，性质不稳定，易燃，遇热或有机溶剂、重金属离子、强碱等易分解。含量超过 45% 的高浓度溶液，经剧烈碰撞或加热可引起爆炸。不过我国市售消毒用过氧乙酸浓度多在 20% 左右，一般无此危险。过氧乙酸是一种普遍使用的高效消毒剂，可迅速杀灭各种微生物，包括细菌、病毒、真菌和细菌芽孢。但是，它对皮肤、眼睛和上呼吸道黏膜有强烈的刺激作用，可引起烧灼感、咳嗽、喘息、气短、头痛、恶心和呕吐。吸入可引起咽喉及支气管的炎症、水肿和痉挛，甚至肺炎和肺水肿。过氧乙酸是一种可疑致肿瘤物，可能与皮肤肿瘤有关。

3. 环氧乙烷（epoxyethane）　又称氧化乙烯，为无色气体或液体，具有乙醚气味，常温常压下为气体，易燃易爆，空气中浓度达 3% 以上即有爆炸危险。遇高热可发生剧烈分解，引起容器破裂或爆炸。接触碱金属、氢氧化物或高活性催化剂如铁、锡和铝的无水氯化物及铁和铝的氧化物，可大量产热，可能引起爆炸。其蒸气比空气重，能在较低处扩散到相当远的地方。环氧乙烷属于高效消毒剂，可杀灭细菌芽孢、病毒和真菌等所有微生物。环氧乙烷是一种致癌物和中枢神经抑制剂、刺激剂和原浆毒物，具有致敏作用。皮肤反复接触，会发生水肿，数小时后起泡。如其液体溅入眼内，可致角膜灼伤。急性中毒时，患者有剧烈的搏动性头痛、头晕、恶心和呕吐，以及流泪、呛咳、胸闷和呼吸困难等症状。重者全身肌肉颤动、语言障碍、共济失调、神志不清，以致昏迷。中毒后，患者可出现心肌损害和肝功能异常，且在抢救恢复后，可出现短暂精神失常、迟发功能性失音或中枢性偏瘫。

总之,各种化学消毒剂与许多环境因素一样,具有明显的两重性。人们在利用其消毒杀菌作用的同时,必须充分认识消毒剂对人体健康及局部环境状况带来的不利影响,保障环境卫生与人体健康。

四、黏合剂

黏合剂(adhesive)又称胶粘剂或黏结剂,指用于黏合两种或两种以上相同或不同材料的物质,即按照规定程序,把纸、布、皮革、木、金属、玻璃、橡皮或塑料之类的材料黏合在一起的物质。具有应用广、使用简便、效益高等许多特点。我国胶粘剂的应用领域不断拓宽,从木材加工、建筑和包装等行业扩展到服装、轻工、机械制造、航天航空、电子电器、广告宣传、交通运输、医疗卫生、邮电、仓库、家居生活等领域。各种黏合剂已成为人们生活中不可缺少的日用化学品。但黏合剂尤其是合成黏合剂,可产生以挥发性有机物(volatile organic compounds,VOC)为主的污染物,如酚、甲醛、乙醛、苯乙烯、甲苯、乙苯、丙酮、二异氰酸盐、乙烯醋酸酯及环氧氯丙烷等,可直接和间接危害居民健康。

(一)黏合剂种类

1. **按化学组成和性能分类**　黏合剂的种类很多,按化学组成和性能分为高分子类、纤维素类和蛋白质类(天然类)。

(1)高分子类:可分为热固性黏合剂、热塑性黏合剂、橡胶类黏合剂。热固性黏合剂包括环氧黏合剂、酚醛黏合剂、脲醛黏合剂、三聚氰胺甲醛黏合剂。热塑性黏合剂包括聚醋酸乙烯乳液、其他树脂黏合剂。

(2)纤维素类:可分为硝酸纤维素、醋酸纤维素。

(3)蛋白质类(天然类):可分为动物胶、酪素胶、血胶、植物蛋白胶。

2. **按其来源分类**　主要可分为天然黏合剂和合成黏合剂两大类。

(1)天然黏合剂:指用动物的骨、蹄、皮等熬制而成的动物胶水、天然橡胶胶水、阿拉伯树胶、酪蛋白黏合剂、大豆黏合剂、黏胶和糊精等。

(2)合成黏合剂:指合成橡胶乳胶及胶水、环氧树脂、酚醛树脂、脲醛树脂、密胺甲醛树脂、聚氨基甲酸酯、醋酸乙烯酯和氰基丙烯酸酯(瞬干黏合剂)等。

按产品形态又可将黏合剂分为六类,即水基、膜状、溶剂型、乳液型和乳胶型、无溶剂型和热溶型等。

虽然黏合剂的种类多种多样,但是黏合剂的组成确是相近的,其中的化学成分主要是:①胶合剂;②溶剂和稀释剂;③浓缩剂;④塑化剂;⑤填充剂;⑥防腐剂和其他添加剂。

(二)黏合剂对健康的影响

黏合剂的组分或者溶剂的产品多是挥发性的有机化合物,所致环境污染可影响人体健康。不良建筑物综合征的发生可能与其产生的甲醛、甲苯、二甲苯或者增塑剂等挥发性有机物(VOC)有关。

家用黏合剂对人体健康的影响主要有两个方面:一方面因用手操作而与皮肤紧密接触,其中某些成分可直接引起皮肤反应(刺激作用和过敏反应);另一方面因居室内家具、建筑装修材料等所含黏合剂中有害成分的持续挥发,导致室内空气污染,主要引起呼吸系统损害。如污染浓度高或误入口中,可引起全身性不良反应。

1. 皮肤黏膜损害　①天然黏合剂往往含有蛋白质,致使其具有轻微致敏作用。含有防腐剂(甲醛溶液)的黏合剂,如淀粉糨糊可使长时间接触的手指发生肿胀;②合成黏合剂中,合成橡胶胶水能引起接触性皮炎,如含有变应性的树脂催化剂的附加剂时,会增强这种接触性皮炎反应。环氧树脂是家庭中较常用的黏合剂,能够引起接触性皮炎和变应性皮炎,可为其硬化剂所加强。出现皮炎的同时可见眼黏膜刺激反应,长期接触环氧树脂还可引起皮肤干裂。此外,酚醛树脂在使用过程中能产生酚和甲醛,对皮肤有致敏作用和黏膜刺激作用。脲醛树脂在使用时能够释出甲醛、氨等有害物质,而聚氨酯含有对人体有害的二异氰酸甲苯酯,这些有害的物质均可刺激皮肤、眼睛和呼吸道黏膜,引起皮肤、黏膜反应。居室中常用的瞬干黏合剂属氰基丙烯酸酯类黏合剂,如污染皮肤或黏膜,可迅速黏结引起污染部位刺激作用。

2. 呼吸系统损害　含有挥发性有害成分的合成黏合剂如合成橡胶胶水,在使用时或使用后缓慢挥发出的有害成分可经呼吸道进入人体,从而导致急性或慢性中毒,表现为诱发哮喘性支气管炎和支气管哮喘或致使其病情加重。如聚氨基甲酸酯所含的硬化剂会产生挥发性的二异氰酸盐,不仅会引起皮炎和结膜炎,亦会引起哮喘性支气管炎。另外,长时间吸入低浓度或短期吸入高浓度的混合芳香族溶剂和汽油蒸气,可引发肺水肿;吸入液态苯或者二甲苯,发生肺水肿、化学性局部急性肺炎。

3. 神经系统影响　吸入丙烯腈、环己烷、甲苯、二甲苯、1,1,1-三氯乙烷和三氯乙烯,对中枢神经系统有抑制作用,可发生头痛、眩晕、动作失调、麻木和昏迷,而正己烷能引起多神经病变。

4. 其他危害　①刷胶过程中,摄入小量各种胶可引起胃肠功能失调;②接触有机卤溶剂的孕妇,可能发生流产或胎儿损害;③二甲基甲酰胺、四氢呋喃、氯乙烯可引起肝损害;④二甲基甲酰胺能引起血压升高;⑤苯引起白细胞减少,再生障碍性贫血,甚至白血病;⑥已经证实苯致白血病;丙烯腈和丙烯酸乙酯为可疑人类致癌物;丙烯酰胺、氯仿、二硝基甲苯、表氯醇、六氯乙烷、二氯甲烷、2-硝基丙烷为动物致癌物。

总之,黏合剂的使用过程中可能产生多种危害。使用时应增强自我防护意识、加强环境通风换气等保护措施,降低黏合剂可能带来的各种危害。居室环境中常见黏合剂对人体健康的主要影响见表 13-4。

表13-4　家庭常用黏合剂毒性及主要危害

种类	毒性成分	主要危害
合成黏合剂		
环氧树脂黏合剂	环氧树脂液体、固化剂及相关辅助材料如聚乙烯胺、乙二胺等	皮肤刺激与致敏作用、眼、口腔及呼吸道黏膜的刺激作用,如皮疹、皮肤红肿、黏膜烧灼感、流涕、流泪、恶心呕吐、甚至神经衰弱综合征
酚醛树脂黏合剂	酚醛树脂、酚和甲醛	主要是刺激与致敏作用,如皮肤瘙痒、变应性皮炎、结膜及角膜刺激灼伤引起流泪、产生臭味等
聚氨酯黏合剂	二异氰酸甲苯酯	皮肤、黏膜及上呼吸道的刺激与致敏作用,如咽部干燥、发痒、咳嗽、眼刺激痛、流泪、暂时性视力模糊,甚至引起过敏性哮喘

续表

种类	毒性成分	主要危害
聚醋酸乙酰黏合剂	醋酸乙烯酯单体	皮肤、黏膜的刺激作用,热熔胶的热解产物如一氧化碳和氨等对人体产生的有害影响
氰基丙烯酸酯黏合剂(瞬干黏合剂)	α-氰基丙烯酸单体及固化过程中瞬干胶形成的固体细小微粒	可引起变应性皮炎、眼睑炎、甲周炎及湿疹,误入口中可累及呼吸道功能甚至引起呼吸道阻塞
氯丁橡胶黏合剂	氯丁二烯	较强的黏膜刺激作用和催泪作用,可引起皮炎、皮疹且局部色素沉着,可引起毛发脱落甚至秃发,且被怀疑有致癌作用
天然黏合剂 骨胶、明胶、血朊胶和植物胶等	蛋白质防腐剂	轻微的致敏作用,皮肤刺激与过度角化

五、涂料

涂料(paint)指涂布于物体表面能形成坚韧的薄膜,具有保护、装潢或其他特殊作用(绝缘、防锈、防霉、抛光、耐热等)的物质。我国传统的油漆是植物油(桐油等)和大(生)漆。现在的油漆品种繁多,成分也比较复杂。大部分涂料的主要成分为树脂类有机高分子化合物,在使用时(刷或喷涂),需用稀释剂调成合适黏度以方便施工。总体来讲,其主要成分包括:

1. 成膜物质　包括油脂及其加工产品、天然树脂与合成树脂、纤维素衍生物,是涂膜的主要成分。

2. 次要成膜物质　包括增塑剂、催干剂、防霉剂、防污剂、颜料分散剂等。

3. 溶剂　包括醇类、醚类、酮类、酯类和烃类溶剂(矿油精、煤油、汽油、苯、甲苯、二甲苯等)。

4. 颜料　包括含铬、铅、镉颜料和有机颜料等。

(一)涂料种类

家居涂料是造成家庭环境污染的重要原因,其产生的污染物对人体健康危害最大,日益引起人们关注。按用途可将涂料分为地板用涂料、墙壁用涂料、家具用涂料、木材和金属底漆、防锈涂料、木材抛光剂、汽车抛光剂、还包括日常用的涂字灵、鞋油等。按涂料中成膜物质成分可将涂料分为油性涂料、纤维涂料、无机涂料和合成树脂涂料。按涂料产品形态可分为溶液、乳胶、粉末、有光、消光和多彩美术涂料等。按不同作用和不同涂布时序,又可分为面漆、中层漆、底漆三种类型。

常见涂料污染物及主要特征:①甲醛,其40%水溶液俗称福尔马林,无色可燃气体,具有强刺激性,对人的眼、鼻等有刺激作用,与空气爆炸极限7%～73%,着火温度约430℃。吸入甲醛蒸气会引起恶心、鼻炎、支气管炎和结膜炎等;接触皮肤会引起灼伤。室内空气中甲醛的限值为0.10mg/m³(1小时均值)。2004年IARC将甲醛列为人类确定致癌物。②苯系物包括苯、甲苯、二甲苯。其中二甲苯毒性较小,大鼠经口最低致死量4000mg/kg。人体长期吸入浓度超标的苯蒸汽,会出现疲惫、恶心、全身无力等症状,还可能与白血病的发病有关。③甲苯二异氰酸酯,即"固化剂",产品中的成分是经低度聚合的,毒性较小,但难免有部分未经聚合的游离甲苯二异氰酸酯,对皮肤、眼睛和黏膜有强烈的刺激作用,长期接触可引起支气管炎,少数病例呈哮喘样支气管扩张甚至肺心病等。空气中最高容许浓度 $0.14mg/m^3$。④漆酚,大漆中含有大量的漆酚,毒性很大,常会引起皮肤过敏。现在一些低档漆中较常使用。

（二）涂料对健康的影响

家用涂料使用的过程中,主要有三个过程产生有毒有害的污染物质而污染居室环境,对人体健康产生影响。第一是对需涂饰物体表面的前处理过程,第二是使用涂料的过程,第三是使用涂料后涂料的干燥过程。因此,应该注意这些可能引起健康危害的环节,全面了解家庭使用涂料不当而对人体健康的影响。

少数敏感个体接触极少量的天然生漆和某些合成涂料,可引起变应性皮炎,可能是由于这些涂料中含有漆酚这种变应原物质所致。含有机溶剂的涂料在使用时产生挥发性有机化合物(VOC)如苯、甲苯、二甲苯、汽油和酯类等,不仅对皮肤黏膜(眼和鼻)有一定的刺激作用,而且经呼吸道吸入可对神经系统产生有害作用,出现晕眩、头痛和恶心等症状。严重时引起气喘、神志不清、呕吐和支气管炎。有报道,室内使用涂料后一年时间内,儿童最易发生支气管哮喘,认为与所用涂料中挥发性物质造成的室内空气污染有关。甲苯和二甲苯对心、肾也会产生损害,而苯的危害最大,具有麻醉作用,并对呼吸道有刺激作用,而且长期接触,能在神经组织及骨髓中蓄积,破坏造血功能,严重时可诱发再生障碍性贫血或白血病。涂料中的防霉剂如双三丁锡氧化物能引发鼻出血、恶心、呕吐等全身中毒反应。含有重金属铅、镉、铬、汞等的涂料(颜料)可造成居室环境的重金属污染,引发易感人群特别是儿童中毒。据报道,含铅涂料(颜料)是当前许多家庭铅污染的主要来源,这可能是非铅污染区的儿童体内铅含量增加甚至引发铅中毒的重要原因。用含醋酸汞的乳胶漆用于粉刷厨房、卧室致使5岁儿童汞中毒的事例也有报道。

（三）绿色涂料

绿色涂料(green paint)又称环保涂料、健康涂料、生态涂料等,是绿色环保产品中的一位新成员。绿色涂料指凡是无毒害、无污染、无放射性、有利于环境保护和人体健康的涂料都可称之为绿色涂料。有资料显示,当今世界涂料工业技术发展的主流正围绕五个方面进行开发和研究。即涂膜质量高、施工方便、节省资源、节省能源和适应环境。绿色涂料有四大特点:绿色涂料具有兼顾人体健康和环境保护的特点,能满足人们环保与健康两方面的要求。其次,绿色涂料使用寿命一般长达15~20年,远远高于传统涂料5年左右的使用寿命期。第三,绿色涂料具有多种功能,如防虫、防霉、防辐射、防紫外线、隔音阻燃等。第四,绿色涂料的各项性能指标更趋合理,如防潮透气性能、耐湿擦性能、耐热性能、附着力、抗冻性、光洁度、硬度等,这些性能指标都比传统涂料有了很大的提高。

六、家用杀（驱）虫剂

家用杀(驱)虫剂(insecticide)种类较多,成分比较复杂。主要是指针对危害家庭生活、传播疾病、影响人体健康的蚊子、苍蝇、蟑螂、臭虫、老鼠、跳蚤和虱子等,并将其驱除或杀灭而使用的一类化学药品。

二战期间,穆勒发明了农药滴滴涕(DDT),这种药品曾经帮助人类克服了很多自然灾害和疾病的蔓延,但因其高毒性、难降解性,在生物圈中循环,破坏生态平衡,具有强烈的内分泌干扰作用,影响人类健康,且与某些癌症发生有关,对人类健康和生态环境具有重大隐患。现虽已停止使用,但其影响深远,已引起全球高度关注。现今使用的杀虫剂也并非绝对安全,可含有镉、铅、砷、汞等重金属元素和有机氯、苯等有毒物。特别是在密闭的室内,对人体的危害更大。这些污染物还会在体内富集,严重损伤居住者的健康。所以要慎用室内杀虫剂。

（一）家用杀（驱）虫剂种类

家庭常用的防蚊、驱蚊剂有驱蚊灵、酞酸酊酯、甲苯二乙胺等。灭蚊灭蝇药如拟除虫菊酯、氨基甲酸酯类杀虫剂;消灭蟑螂用的硼砂、倍硫磷等。灭鼠用的安妥、磷化锌、氟乙酰胺等。还有防虫蛀用的卫生球等。目前家庭中普遍使用的各种气雾杀虫剂,以及灭蚊片、蚊香和灭蟑片等产品,大都采用菊酯类的溴氰菊酯作为杀虫有效成分。这些杀虫剂的杀虫成分对人体有害,而且辅助成分对人体也有害。有关实验证实,如果长期过量吸入杀虫剂的气雾,会损伤人的肝脏、肾脏、神经系统、造血系统。尤其是儿童,会引起更严重的后果。

（二）家用杀（驱）虫剂对健康的影响

家用杀（驱）虫剂是家庭中常用的化学药品。据统计,以拟除虫菊酯类产品为主,其活性成分包括胺菊酯、氯菊酯、丙烯菊酯、氯氰菊酯和溴氰菊酯。这一类杀（驱）虫剂属低毒或中等毒性。无论施用杀（驱）虫剂的方式怎样,都会造成一定程度的环境污染,尤其是喷洒时杀虫剂的雾滴很容易留在墙壁、家具、地板和衣物上,并通过呼吸道吸入和皮肤接触,对人体造成危害。人体接触暴露后,可引起神经行为功能改变和皮肤黏膜刺激如流泪、打喷嚏、面部发痒或烧灼感、面部蚁走感或刺痛感等。

驱蚊剂中所含有的合成香料,可能具有变应原的作用,如除虫菊酯中含 γ-内酯基团是主要的致敏成分。属芳香烃氨基化合物的驱蚊剂 N,N-二乙基间甲苯甲酰胺,易通过皮肤吸收,可导致体内高铁血红蛋白形成而使血液降低或失去携氧能力。灭蟑螂剂和灭鼠剂如使用不当造成食品(具)污染或误服,能够引起中毒。卫生球即萘球使用不当时,萘易升华,挥发到空气中被吸入后,可以引起头痛、乏力、食欲减退、恶心、皮肤过敏等反应。婴幼儿穿的衣服在使用萘球的衣柜存放过易引起皮疹等。

七、其他家用化学品

（一）衣服面料与健康

为提高纺织品质量、改善加工效果、简化工艺过程、提高生产效率、降低生产成本,同时使纺织产品色彩靓丽、具有优异的应用性能,衣服用料尤其是纯棉衣服面料,从纺丝、纺纱、织布、印染至成品的各道加工工序,都要用到各种染料和染整助剂。某些染料和染整助剂对皮肤有刺激和致敏作用,而且有报道被褥的挥发性化合物能够引起哺乳类动物的急性呼吸道毒性。衣服面料所含有的染料与染整助剂,可能对人体健康有严重的潜在影响。

1. 衣服面料中有害物质来源　从生态纺织品和绿色环保服装考虑,衣服面料等在生产加工过程中存在众多污染来源,包括:①纤维原料种植过程中使用的杀虫剂、除草剂和化肥等。②纺织原料储存过程中使用的防腐剂、防霉剂、和防蛀剂等。③织造过程中的氧化剂、催化剂、去污剂和荧光增白剂。④印染过程中的偶氰化剂、卤化物载体和重金属等。⑤衣服面料成品由于使用、清洗和保存过程中,受到环境化学物的污染也是值得人们关注的。这些都将成为人们关注的衣服面料与人类健康的问题。

2. **染料污染与健康**　染料是利用从煤焦油中提取的芳香胺合成的。接触使用品红、金胺和萘胺等染料的人群是膀胱癌、白血病的高危人群。有研究发现,由芳香胺生产的偶氨染料进入肠道后,在细菌和酶的作用下极易还原或分解、转化为具有致癌性的芳香胺类。德国、美国、欧共体的相关政府部门先后呼吁禁用有致癌性的染料。有害染料通过纺织品、防护品、再生纤维(包括内衣裤、床单、鞋袜等织物以及皮革制品)等方式接触皮肤或进入人体,造成皮肤过敏或刺激性皮炎甚至有致癌的潜在影响,尤其婴幼儿咬嚼衣服而随唾液吞入体内,被认为是近年来儿童白血病发病增多的一个不可忽视的潜在因素。

3. **染整助剂污染与健康**　衣服面料染色时,除了使用染料外,还需要使用染整助剂,即织物整理时使用的各种整理剂、洗涤剂和添加剂等,如用甲醛树脂处理以防止织物缩水,用荧光增白剂处理使织物增白,为了挺括,必须上浆。使用杀虫剂和消毒剂是为了衣服面料的防虫、防蛀、防霉。染整助剂一般分为两类,一类为无机盐类,有食盐、盐酸、保险粉(低亚硫酸钠或连二亚硫酸钠)等。另一类为有机溶剂类,有草酸、酒精、甘油及表面活性剂等。衣服面料加工生产工序中所用各种金属络合剂等均是影响人体健康和污染环境的有害物质。其次,环境污染物如铅、镉、汞等还可在棉花中富集沾染纤维。许多染整助剂除了具有潜在的致癌作用外,如甲醛、有机汞等还是皮肤过敏原。所以许多国家的相关部门要求纺织品的生产、供应商,向消费者出示衣服面料不含致癌、致敏物质和环境激素的说明书。

干洗店使用的干洗剂是三氯乙烯或四氯乙烯,这种溶剂能被衣服纤维吸附,待衣服干燥时可从衣服内释放出来,污染居室内空气。这是一种对人体有毒性的溶剂,过量吸入后,可引起呼吸困难和心律不齐等症状。研究表明,这种干洗剂可能具有致癌性,且对婴幼儿危害更大。因此,刚从干洗店取回来的衣物必须放在干燥通风处,使其含有的干洗剂完全挥发后,才能存放在衣柜或穿戴,减少或避免对人体健康产生影响。

4. **其他纺织品对健康的影响**　有人研究纺织品类型对精子生成、妊娠及性生活的影响时,发现纯聚酯内裤组、半棉半聚酯混纺组和纯棉组比较,睾丸温度和血浆激素水平均有显著性差别。聚酯组精子生成明显减少,混纺组患少精子症的人数增加,而对照组和纯棉组的精液质量均无改变。有精液性状改变者,脱去含聚酯的内裤后4~8个月可恢复正常。该研究认为,聚酯内裤有暂时性抑制精子生成的作用,同时发现聚酯内裤电场作用易引起妊娠妇女激素水平降低,可造成性功能减退或流产。

当前婴幼儿用纸尿裤有代替传统尿布的趋势。但不少纸尿裤并非完全是纸质的,其内层往往是具有一定吸湿作用的海绵,而外层是有隔水作用的塑料膜,透气性能差。长期使用不仅对婴儿娇嫩的肌肤造成一定的伤害,而且纸尿裤可能引起不育症。因为这种纸尿裤透气性差又紧贴婴儿皮肤,易使局部温度升高。而男婴睾丸温度在34℃左右,一旦温度升到37℃且持续时间长,可能会导致睾丸将来的生精功能降低。在过去25年中,男性生精功能降低在一些国家呈明显上升趋势。选用劣质的纸尿裤,孩子还易患肛周炎、肛瘘等疾病。因此,婴儿最好还是使用天然棉织的尿布,不但吸水性和透气性好,而且对婴儿的肌肤不会产生刺激作用。但应注意在使用棉质尿布时必须清洗干净,用开水烫洗消毒并在太阳光下晒干。

5. 生态家用纺织品　家用纺织品是用于人类除服装以外的日常生活、美化居室、保护家具等用途的纺织品,应用十分广泛。依据《生态纺织品技术要求》(GB/T 18885—2002),生态家用纺织品是指采用对环境无害或少害的原料和生产过程所生产的对人体健康无害的家用纺织品。Oeko-Tex Standard 100 是 1992 年德国 Hohenstein 研究协会和维也纳-奥地利纺织品研究协会制定的,是使用最为广泛的纺织品生态标志。按照纺织品与人体健康关系的密切程度对有害物质的要求,从高到低依次为:Ⅰ、Ⅱ、Ⅲ、Ⅳ类,并规定了对人体有害物质种类及其在纺织品上含量要求。这些有害物质包括 pH、甲醛、重金属、杀虫剂、含氯酚及邻苯基苯酚、有机氯染色载体、PVC 增塑剂、有机锡化合物、有害染料、抗菌整理剂、阻燃整理剂、染色牢度、可挥发性物质和异味。

(二)日用合成高分子产品与健康

1. 塑料制品　主要包括聚乙烯(polyethylene,PE)注塑产品和聚氯乙烯(polyvinyl chloride,PVC)制品,前者广泛用于日常生活,如盆、碗、勺、瓶等。其本身没有毒性,但其制品往往加入染料、防老剂等。染料一般为酞菁,都是脂溶性的非食性染料。所以带色 PE 容器不能用来盛装食物,尤其是含油脂的食物如肉、油炸食品等。另外,人们日常生活中几乎每天都能接触到的各种各样的塑料袋,以及各种塑料玩具、文具等,引起人们注意的不仅有塑料颜料、增塑剂及所携带的污染物等方面可能带来的健康问题,而且许多塑料制品在受热的状态下,可散发出氯氟烃类化合物、石油醚、苯乙烯等污染物有潜在的健康隐患。

挪威报道,从塑料制品表面挥发到空气中的增塑剂(苯二酸盐类)可诱发或加重儿童哮喘病。有人穿上用 PVC 生产的塑料鞋后,发生接触性皮炎,出现"塑料鞋综合征"。轻者出现红斑、疱疹,严重者全身出现皮炎症状,这是由 PVC 塑料的各种助剂引起的变应性反应。PVC 制品要加入毒性较低的邻苯二甲酸二丁酯、邻苯二甲酸二辛酯增塑剂、填料、润滑剂、硬脂酸钙,还有毒性较大的硬脂酸锌、硬脂酸铝以及防老剂、N-苯基-2-萘胺、1-硫醇基苯并噻唑等。PVC 袋不能用来包装或盛装食品。燃烧 PVC 塑料会产生大量的环境毒物如二噁英(dioxins)。此外,聚苯乙烯(polystyrene,PS)制作的饭盒等塑料制品接触热水和某些溶剂后,有少量双酚 A 等环境激素类物质析出,会对人体生殖系统和内分泌系统产生潜在危害。

人们日常工作和生活使用的光盘,对人体健康的可能危害,已引起了人们的关注。光盘表面的涂层是一种与油漆类似的有机涂料,含有苯和重金属等有害物质,会发出刺鼻的气味。有报道显示,家中存放大量光盘可能对儿童智力发育产生潜在危害。对 1200 名儿童进行跟踪调查,在有很多光盘的环境之下生活两年以上的儿童,反应要比其他的儿童迟钝,智力发育较缓慢。尽管制作每张光盘所使用的涂料量很少,但是如果把大量光盘放在一起就会对人的健康造成危害。因为苯属于剧毒溶剂,长期反复吸入即使少量也会对人体造成损害,使神经系统和造血组织受到损害。重金属的摄入量过多也会使人慢性中毒,尤其会对正处于智力生长发育阶段的儿童带来很大的危害。另外,有些光盘涂料中的挥发性有机化合物对儿童健康的影响也值得关注。

2. 合成纤维 包括:①尼龙,又称锦纶,结实耐磨;②聚酯,又称涤纶,挺括不皱;③腈纶,又称人造羊毛,蓬松保暖;④丙纶,轻盈坚牢;⑤氯纶,耐腐耐磨;⑥维尼纶,又称人造棉,舒适结实。

与天然纤维相比,合成纤维具有优良应用性能如强度、挺括等。但是对人体健康的影响也比较突出。第一,天然纤维分子上有许多羟基可与皮肤分泌的汗水形成氢键而使汗水被吸收,人体有舒适感。合成纤维不吸汗,所以穿着不如天然纤维感觉好。而且,化纤内衣透气性差,容易使细菌生长繁殖,引发尿道炎和膀胱炎。第二,化纤衣服直接与皮肤接触容易引起皮炎。国外报道,由尼龙、腈纶、丙纶、氯纶和维尼纶等面料做成的贴身内衣,会引起接触性皮炎及接触性荨麻疹,并引发过敏性哮喘。第三,穿着化纤衣服,静电感应严重。有人认为静电干扰可改变体表电位差,使心脏电传导改变,引起心律失常。国外证实,对合成纤维过敏的人,其体内释放出的组胺类物质会引起心律失常,发生心脏期前收缩。

（三）家用汽车内污染与健康

家用汽车是乘用车之一,随之进入千家万户,家用汽车内的污染问题日渐引起人们的关注。车内污染的形成原因是多方面的。家用汽车内的污染有两大来源,一是汽车本身,新出厂的车内人造革和纺织品两类内饰件,含有大量甲醛、苯、二甲苯等有害物质,如地毯、车顶毡、坐垫、胶粘剂等,都可能释出有害物质;二是人呼出的气体和身体产生的气味与皮屑等,在封闭的车内累积,得不到散发或清除。而等新车异味消除,新的污染源也悄悄产生。车用空调蒸发器若长时间不进行清洗护理,会产生胺、烟碱、细菌等有害物质,导致车内空气质量差甚至缺氧。而汽车发动机产生的一氧化碳、汽油气味,也会使车内空气质量下降。中国室内装饰协会室内空气监测中心曾对200辆车进行检测,参照室内空气质量标准,发现有近90%的汽车都存在车内空气甲醛或苯含量超标问题,而且大部分车辆甲醛超标都在五倍以上,其中新车内的空气质量最差。国外一项研究发现,新车出厂后,车内有害气体浓度很高且挥发时间可持续6个月以上,在这期间开车的驾驶员有的会感觉身体不适,甚至因此酿成车祸。有调查报道车厢内环境污染,会致乘车人头晕、恶心、打喷嚏,甚至引起疾病。特别是车窗紧闭、新风量少时,部分司机驾车时会出现头晕、困倦、咳嗽等,使司机感到压抑烦躁、注意力无法集中,这不仅会危害驾乘者健康,同样也会危及路人安全。

（四）其他

橡胶制品如乳胶手套、橡胶拖鞋等,部分使用者可发生变应性接触性皮炎和湿疹,可能与橡胶制品中具有变应原作用的硫化剂、抗氧化剂、促进剂等有关。

首饰和金属制品以含具有变应原镍的制品引起变应性接触性皮炎和湿疹为多见。贵金属的电离作用会扰乱人体的正常生物电流,从而对健康产生影响。药物是人类接触到的最主要的环境化学物质。人类服用药物是为了医治疾病或解除不适、痛苦等。但所有的药物都能引起疾病。世界卫生组织公布的资料表明,世界上有1/3因病死亡者,其实并不是疾病本身所致,而是死于不合理用药。除使用药品过程中(正常服用量的情况下),出现与治疗无关的有害反应包括药品的毒副作用、过敏反应、成瘾性等外,家庭(备)药物的使用不当,甚至滥用、误用,对健康的损害和潜在影响,人们往往缺乏足够的认识。药物作为家庭中一种特殊的化学品,在一定程度上,比其他家用化学品的危害更具有广泛性和隐蔽性,值得人们关注。

(金永堂)

第二节　家用化学品的卫生监督与管理

一、化妆品的卫生监督与管理

(一)化妆品卫生规范与标准

化妆品的卫生监督与管理,需要一个准则或评价依据,用以判定化妆品产品卫生质量乃至产品的安全与否。卫生行政部门、检验机构、厂商、经营者和消费者,可根据相关的卫生标准或规范来衡量化妆品产品在市场过程的价值。因此,化妆品卫生监督管理的合法性及监督管理中的有据可依是前提条件。1989 年原卫生部颁布了中华人民共和国《化妆品卫生监督条例》,并于 1991 年颁布实施《化妆品卫生监督条例实施细则》;2014 年国家食品药品监督管理总局启动了《化妆品卫生监督条例》修订工作。至此我国化妆品的卫生监督和管理形成了体系。

1987 国家卫生部颁布了中华人民共和国《化妆品卫生标准》,对化妆品的化学、微生物学的卫生质量进行了规定;对化妆品组分中的禁用物质、限制使用的色素、防腐剂、紫外线吸收剂等也作了规定。同时颁布的还有与化妆品卫生标准的实施相对应的微生物和有毒有害物质的标准检验方法。为配合化妆品市场的发展及管理的需要,原国家卫生部 1996 年颁布了《化妆品生产企业卫生规范》,2001 年对规范的部分条文进行了修订,并再次颁布实施。1999 年原卫生部根据 1998 年 10 月版欧盟化妆品规程,颁布了我国的化妆品技术规范性文件《化妆品卫生规范》。2002 年又根据欧盟化妆品规程的最新版本,颁布了《化妆品卫生规范》2002 年版。2007 年原卫生部再次根据欧盟化妆品规程(Dir. 76/768/EEC 2005 年修订内容,The Cosmetics Directive of the Council European Communities,Dir. 76/768/EEC, 21 November 2005 amending)对规范进行了修订,并于 2007 年 7 月 1 日起实施。2009 年至 2010 年《欧盟化妆品规程》修订稿发布后,标准起草单位按欧盟标准的最新版本起草制定了我国最新的化妆品国家卫生标准《化妆品卫生安全通用要求》,这一标准将实现化妆品"规范"与"标准"的统一。

《化妆品卫生规范》共分五个部分,包括:总则、毒理学试验方法、化妆品卫生化学检验方法、化妆品微生物检验方法、人体安全性和功效评价检验方法。

总则规定了化妆品原料及化妆品最终产品的卫生要求,此要求也适用于在我国境内销售的化妆品。规范将化妆品定义为以涂抹、喷洒或其他类似方法,施用于人体表面任何部位(皮肤、毛发、指甲、口唇、口腔黏膜等),以达到清洁、消除不良气味、护肤、美容和修饰目的的产品。其一般要求为:化妆品不得对施用部位产生明显刺激和损伤;化妆品必须使用安全,且无感染性。对原料的要求则规定:化妆品中禁止使用的化学物质有 1208 种;具有毒性、麻醉作用和精神药物作用的植物 78 种;限制使用的化学物质 97 种;限制使用的防腐剂 56 种;限制使用的紫外线吸收剂 28 种。规定了 157

种色剂允许(在不同部位使用的化妆品)使用的范围,并规定了允许使用的 93 种染发剂。对化妆品产品的包装规定:化妆品的直接容器材料必须无毒,不得含有或释放可能对使用者造成伤害的有毒物质。

毒理学试验方法规定了化妆品原料及其产品安全性评价的毒理学检测项目和要求。

(1)对化妆品原料的检测:化妆品新原料,一般需进行 10 项毒理学试验。包括:急性经口和经皮毒性试验、皮肤和急性眼刺激/腐蚀性试验、皮肤变态反应试验、皮肤光毒性和光敏感试验(原料具有紫外线吸收特性需做该项试验)、致突变实验(至少应包括一项基因突变试验和一项染色体畸变试验)、亚慢性经口和经皮毒性试验、致畸试验、慢性毒性/致癌性结合试验、毒物代谢及动力学试验。同时,根据新原料的特性和用途,考虑其他必要的试验。当新原料与已用于化妆品的原料化学结构及特性相似时,可考虑减少某些试验。

(2)对化妆品产品的检测:规定了新开发的化妆品产品在投放市场前,应根据产品的用途和类别进行相应的试验,以评价其安全性。其原则:①由于化妆品的种类繁多,在选择试验项目时应根据实际情况确定;②每天使用的化妆品需进行多次皮肤刺激性试验,进行多次皮肤刺激试验的不再进行急性皮肤刺激性试验,间隔数日使用和用后冲洗的化妆品进行急性皮肤刺激性试验;③与眼接触可能性小的产品不需进行急性眼刺激性试验。

化妆品卫生化学检验方法规定了化妆品禁用、限用原料以及有毒物质的卫生化学检验方法。对各种化学物质允许使用的方法、试剂规格、仪器、分析步骤、结果计算、方法的精确度和准确度等均作出了具体规定。重点规定了化妆品中重金属、硼酸、氢醌、防腐剂、紫外线吸收剂等 22 种(类)化学物质的检验方法。

化妆品微生物检验方法规定了化妆品样品的采集、保存、供检样品的制备。具体规定了菌落总数、粪大肠菌群、绿脓杆菌(*Pseudomonas Aeruginosa*)、金黄色葡萄球菌(*Staphylococcus Aureus*)、霉菌和酵母菌(*Molds* and *Yeast Count*)的检验方法。

人体安全性和功效评价检验方法规定了化妆品安全性和功效评价的人体检验的项目和要求。其基本原则包括:①选择适当的受试人群,并具有一定的例数;②毒理学试验不合格的样品不再进行人体检验;③化妆品斑贴试验适用于防晒类、祛斑类和除臭类化妆品的检验;④人体试用试验适用于健美类、美乳类、育发类和脱毛类化妆品的检验;⑤防晒指数测定方法适用于检验防晒类化妆品。

人体安全性和功效评价项目包括:人体斑贴试验(human patch test)、人体试用试验、防晒指数 SPF(sun protection factor)又称防晒因子,它是表示防晒化妆品(防晒剂)保护皮肤免受日光晒伤程度的一个相对定量指标。测定的方法:其中人体试用试验对各类型特殊用途化妆品的试验方法,包括受试者的选择、皮肤反应分级标准、要求例数、结果的安全性评价、报告的内容等均有明确的规定。

与化妆品安全相关卫生标准还包括化妆品通用标签标准(GB 5296—95),该标准中规定了化妆品标签的形式、基本原则、标签标注内容等的要求。其中较为重要的是要求化妆品标签内容要简单明了,通俗易懂,科学正确;不应有夸大虚假的宣传内容;不应使用医疗用语,或易与药品混淆的用语;须注明生产者名称和地址、生产日期和保质期(生产批号和限期使用日期),生产许可证号、卫生许可证号和产品标准等。

随着化妆品使用的日益广泛,化妆品皮肤病发生会有所增多。由于是自愿接触,化妆品皮肤病除与产品卫生质量有关以外,使用不当和个体因素也是重要的原因。因此,化妆品皮肤病的诊断关系到患者的治疗处理以及损害赔偿和法律责任问题。为配合原卫生部《化妆品卫生监督条例》的实施,1997年由原卫生部提出,国家技术监督局批准颁布了《化妆品皮肤病诊断标准及处理原则》(GB 17149—1997)系列国家标准。包括总则及对六种类型的化妆品皮肤及其附属器的病变进行了定义和规定,这一系列标准包括:《化妆品皮肤病诊断标准及处理原则》(GB 17149.1—1997)、《化妆品接触性皮炎诊断标准及处理原则》(GB 17149.2—1997)、《化妆品痤疮诊断标准及处理原则》(GB 17149.3—1997)、《化妆品毛发损害诊断标准及处理原则》(GB 17149.4—1997)、《化妆品甲损害诊断标准及处理原则》(GB 17149.5—1997)、《化妆品光感性皮炎诊断标准及处理原则》(GB 17149.6—1997)、《化妆品皮肤色素异常诊断标准及处理原则》(GB 17149.7—1997)。

化妆品的卫生质量仅是化妆品质量的一部分,而化妆品的产品质量对使用者安全同样重要,如化妆品的pH值、产品包装、有效物比重、对温度变化的耐受性等。由于化妆品与人体直接接触,其产品质量与健康直接相关。尽管这些产品质量标准多以轻工行业标准的形式发布,假如使用的化妆品是劣质的,其原料中的杂质或酸碱度过高过低,均有可能导致不良反应的发生。因此化妆品的生产经营在保证产品(商品)符合有关质量标准的同时,还应符合化妆品的卫生标准,才能保证化妆品使用的安全、有效,达到清洁、护肤、美容之目的。

(二)化妆品生产经营的卫生监督与管理

为加强化妆品卫生管理,保证化妆品卫生质量和使用安全,经国务院批准,原卫生部于1989年颁布并于1990年1月1日起实施《化妆品卫生监督条例》(以下简称《条例》)。《条例》的实施,标志着我国化妆品卫生监督工作进入法制管理阶段。凡从事化妆品研制、生产、经营及其监督管理的单位和个人均须遵守这一条例的各项规定。

为保证《条例》的实施,原国家卫生部1991年3月又颁布《化妆品卫生监督条例实施细则》(以下简称《实施细则》)。《实施细则》在化妆品生产企业卫生许可证的审批、化妆品卫生质量和使用安全监督、进口化妆品的审批、化妆品生产经营的经常性卫生监督及化妆品卫生监督机构与职责上作出了具体规定,同时明确生产、经营和监督三方违反《条例》和《实施细则》的具体处罚。

化妆品的卫生质量与生产企业的生产过程直接相关。1996年原卫生部颁布了《化妆品生产企业卫生规范》并于2001年1月1日起实施更新的版本。该规范是对化妆品生产企业进行卫生监督的重要依据,也是化妆品生产企业设计规划和质量控制的依据。为规范化妆品生产经营活动,加强化妆品监督管理,保证化妆品质量安全,保障消费者健康,2014年国家食品药品监督管理总局启动了《化妆品卫生监督条例》修订工作;修订稿中更加明确了监督管理的职责分工。

1. 化妆品生产的卫生监督与管理

(1)化妆品原料和产品的安全性评价:化妆品在生产或销售之前,对其原料和产品进行安全性评价是预防性卫生监督的重要内容之一。许多国家尤其发达国家如美国、日本、欧盟等对化妆品安全评价均有严格规定,美国有专门的化妆品成分评价机构,每年对化妆品原料进行综合评价并发表报告以供生产厂家参考利用。有的国家不要求化妆品在投放市场前进行安全性评价,但须在产品标签上说明"本产品安全性未经确定"的文字说明。

我国规定,使用化妆品新原料、特殊用途化妆品在投放市场前均须进行安全性评价。对首次进口到我国的化妆品,应由国外厂商或代理商提供化妆品的名称、种类、产品成分、限用物质含量、质量标准及检验方法、出口国批准生产的证明文件,此外还须提供卫生安全性评价资料或卫生质量检验报告等有关资料。

根据原卫生部化妆品检验规定(2002 年版),普通化妆品及特殊用途化妆品的毒理学试验项目分别列表 13-5 和表 13-6。与此同时该规定还对化妆品的检验时限、样品数量、检验报告的编制等提出了具体要求。

表 13-5　普通化妆品毒理学试验项目

试验项目	发用类	护肤类		彩妆类			指(趾)甲类	芳香类
	易触及眼的产品	一般护肤产品	易触及眼的产品	一般彩妆品	眼部彩妆品	护唇及唇部彩妆品		
急性皮肤刺激性试验	○						○	○
急性眼刺激性试验	○		○		○			
多次皮肤刺激性试验		○	○	○	○	○		

注：各类化妆品根据具体情况试验项目有所增减

表 13-6　特殊用途化妆品毒理学试验项目

试验项目	育发类	健美类美乳类	染发类	烫发类	防晒类	除臭类	祛斑类	脱毛类
急性眼刺激性试验	○		○	○				
急性皮肤刺激性试验				○				
多次皮肤刺激性试验	○	○			○	○	○	
皮肤变态反应试验	○	○	○	○	○	○	○	○
皮肤光毒性试验	○				○		○	
鼠伤寒沙门氏菌/回复突变试验	○	○	○					
体外哺乳动物细胞染色体畸变试验	○	○	○					

目前一些国家和组织出于对动物保护的考虑,对用动物进行化妆品的安全性评价进行了限制或禁止。如欧盟要求成员国修订现行的化妆品试验的法规,自 2000 年 7 月 1 日起禁止用动物进行化妆品的试验及进口化妆品的检验,并作为进入世界贸易组织(WTO)签订双边协议的条件。因此建立有效的体外替代试验方法是卫生毒理学的一项重要工作,尤其是对进出口化妆品的检验。目前该项规定已构成对我国化妆品产品出口的贸易壁垒。此外,建立安全性评价的体外替代试验方法和程序亦有利于降低检验成本、缩短检验周期、增加化妆品原料和产品的抽样频率和检验覆盖率,而有益于对化妆品产品安全性的监管。

(2)化妆品生产企业的卫生监督:依据《条例》第二章化妆品生产的卫生监督包括:生产化妆品的企业应按规定程序和要求申请行政许可证(特殊用途化妆品)或备案登记凭证(非特殊用途化妆

品），由省、自治区、直辖市食品药品监督管理部门批准并颁发。未取得化妆品生产企业行政许可证或备案登记凭证的单位，不得从事化妆品生产。未取得行政许可证或备案登记凭证的企业擅自生产化妆品的，监管部门可责令其停产，没收产品及违法所得，并可处违法所得3~5倍的罚款。

生产企业卫生条件的监督内容，包括化妆品生产企业的生产环境布局、设施、工艺及化妆品产品微生物检验仪器设备和人员等，在《化妆品生产企业卫生规范》中有更具体的规定，包括对厂址选择与厂区规划、生产的卫生要求、卫生质量检验、原材料和成品储存的卫生要求及生产人员个人卫生与健康等。

《条例》规定，对直接从事化妆品生产的人员，须每年进行健康体检，取得健康证后方可从事化妆品的生产活动。患有手癣、指甲癣、手部湿疹、手部的银屑病或鳞屑、渗出性皮肤病以及患有痢疾、伤寒、病毒性肝炎、活动性肺结核等传染病的人员，不得直接从事化妆品生产活动。《实施细则》明确患有手癣、指甲癣、手部湿疹、手部的银屑病或鳞屑、渗出性皮肤病患者治疗后经原体检单位检查证明痊愈，方可恢复原工作。

化妆品生产使用安全的原料，是保证化妆品卫生质量的根本措施。生产化妆品所用的原料、辅料必须符合国家化妆品卫生规范中禁用和限量使用物质的规定。规范中提出的化妆品中有毒物质化妆品新原料，是指在国内首次用于化妆品生产的天然或人工的、国际上又查不到必要资料的原料。采用化妆品新原料时，应按我国《化妆品卫生规范》和《卫生部化妆品检验规定》进行安全性评价，并按有关审批程序报批，获准后方可投产。

化妆品容器和包装材料应符合化妆品卫生规范的要求，不得含有或释放可能对使用者造成伤害的有毒物质。选用包装容器或材料应注意：玻璃容器辅料（着色剂和澄清剂）中可能含有毒金属铅、砷、镉；塑料制品（聚氯乙烯、聚苯乙烯、脲醛塑料）可能含有毒的单体如聚氯乙烯单体氯乙烯；金属制成的化妆品包装软管、白粉盒或膏霜盒等（主要材料是锡、铝、银、铁、铜、不锈钢）应考虑贮存时的化学稳定性，防止释出金属离子或锈蚀。

特殊用途化妆品的生产由省级食品药品监督管理局对生产企业卫生条件进行审核批准，报国家卫生计生委，获得卫生许可批准文号和证书后方可生产。

化妆品卫生质量直接关系到使用者健康，是化妆品卫生监督的重点。化妆品生产环节的卫生质量监督主要根据化妆品卫生规范进行，包括微生物学质量、有毒物质的限量、禁用和限用物质的检验等，而特殊用途化妆品是卫生监督的重点。

《条例》规定化妆品产品标签应注明产品名称、厂名、生产企业卫生许可证号、生产日期和有效使用期限，特殊用途化妆品须注明批准文号。还规定化妆品标签、小包装或说明书不得注有适应证，不能宣传医疗作用，不得用医疗术语。具体可参照《消费品使用说明，化妆品通用标签》（GB 5296.3—1995）标准的要求编写。针对市面上的化妆品出现的宣传疗效、违法宣传功效和虚假夸大宣传的情况，原卫生部2004年发布公告明确指出，自2005年7月1日起，新生产的化妆品禁止在其包装、标签、说明书及其他相关宣传材料中宣传或暗示"抗菌、抑菌、除菌"及其他医疗作用。

原卫生部颁布的《化妆品生产企业卫生规范》是卫生监督机构对生产企业进行生产布局、生产环境、工艺流程、生产操作、产品卫生质量、原材料和成品储存及生产人员卫生与健康检查进行卫生监督的依据。此外《化妆品卫生规范》中还对化妆品产品的微生物学指标和有毒物质作出了限量规定,见表13-7和表13-8。

表13-7　化妆品的微生物学质量要求

	眼部、黏膜及婴儿儿童化妆品	其他化妆品
菌落总数	500CFU/ml 或 500CFU/g	1000CFU/ml 或 1000CFU/g
粪大肠菌群	不得检出	不得检出
绿脓杆菌	不得检出	不得检出
金黄色葡萄球菌	不得检出	不得检出
霉菌和酵母菌	100CFU/ml 或 100CFU/g	100CFU/ml 或 100CFU/g

表13-8　化妆品中有毒物质的限量

有毒物质	限量(mg/kg)	备注
汞	1	含有机汞防腐剂的眼部化妆品除外
铅	40	
砷	10	
甲醇	2000	

2. 化妆品经营的卫生监督与管理　卫生监督部门必须切实加强对化妆品经营单位的卫生监督。《化妆品卫生监督条例》规定化妆品经营单位和个人不得销售:①无《化妆品生产企业卫生许可证》企业生产的化妆品;②无质量合格标记的化妆品;③标签(说明)不符合规定的化妆品;④未取得批准文号的特殊用途化妆品;⑤超过使用期限的化妆品。

在市场上销售或美容院使用无许可证或批准文号的化妆品的现象较为常见。对美容院抽检的232件化妆品中,无厂家厂址、无生产企业许可证的有34件,占14.7%;36种特殊用途化妆品中无有效批件者占66.6%;进口化妆品157件中无有效批件者113件,占72%。因在美容院美容接受服务而引起不良反应的事件时有发生。因此,应加强对美容院等化妆品使用单位的卫生监督。

随着我国电商平台的发展,网络化妆品经营销售逐渐成为主流,也是目前监督的重点。网络化妆品交易第三方平台提供者应当对入网化妆品生产经营者实行实名登记,并对入网的化妆品生产经营者承担管理责任。网络化妆品交易第三方平台提供者发现入网化妆品生产经营者有违反本条例规定的行为者,应当及时制止,并立即报告网络化妆品交易第三方平台提供者注册地食品药品监督管理部门。发现严重违法行为的,应当立即停止提供网络交易平台服务。

对于进口化妆品的经营,自2004年8月起我国对进口的非特殊用途化妆品实施备案管理。即由产品的生产单位向国家卫生计生委申请备案,国家卫生计生委受理后作出是否准予备案的决定。准予备案的,发给备案凭证,而这类进口化妆品将在标签上注明备案文号。对进口的特殊用途化妆品,进口单位必须提供该化妆品的说明书、质量标准、检验方法等有关资料和样品,以及出口国批准生产的证明文件,经国家卫生计生委批准方可经营。此外进口化妆品须经商检部门检验合格,市面上销售未经批准或备案的进口化妆品在我国一些地区并不少见。

2000—2003年对广东省内市售化妆品进行抽检,共计907件,发现国产及进口化妆品的有效卫生批件合格率分别为 80.87% 和 75.64%。广西 2007 年对 228 件美容美发场所化妆品进行抽检,发现进货无索证占 70.61%,其中进口化妆品无索证高达 86.67%,无进口批件的化妆品 59 件,占 78.67%,国产无许可证号的化妆品有 7 件,占 4.58%,可见应加强对进口化妆品经营的卫生监督。

化妆品标签方面,2008 年大连市调查的 379 份化妆品中,相关卫生许可证、许可批件、产品检验报告合格率为 48.28%,标签标志内容合格率为 91.29%。2008—2010 年吉林省对美容美发、宾馆客用化妆品的调查发现,化妆品标志及卫生许可批件等总合格率为 54.02%,其中 2008、2009 和 2010 年合格率分别为 43.43%、43.75% 和 68.67%。上海 2012 年抽查的 1243 件化妆品中,标签标志总合格率为 81.58%,国产普通化妆品合格率最高为 91.43%,特殊用品化妆品其次为 76.14%,进口化妆品合格率最低为 68.36%,不合格的 229 件产品主要为批件不符(29.26%)、夸大宣传(19.65%)和日期标注不规范(17.90%)。按规定化妆品的广告宣传不得有虚假夸大化妆品名称、制法、效用或性能,不得使用他人名义保证或以暗示方法使人误解其效用,不得宣传医疗作用。2006 对青岛市内美容美发场所共计 616 件化妆品标签、说明书进行调查,总合格率为 82.14%,特殊用途化妆品的合格率较低为 68.18%,进口化妆品合格率最低仅为 40.32%,110 份不合格化妆品中,无特殊用途化妆品批准文号却宣传特殊功效的占 11.82%;使用医疗术语或宣传疗效的占 30.91%。

(三)对化妆品使用者不良反应的预防措施

化妆品使用者因产品原因或体质原因出现的不良反应,可通过加强化妆品生产和经营的卫生监督加以预防。油性皮肤者、儿童、过敏体质者和某些慢性病如肝脏疾病、糖尿病、月经不调等的患者,属于对化妆品不良反应的易感人群,应慎用各类化妆品。

对化妆品使用者引起不良反应的预防措施应包括:①建立病例报告制度,对使用化妆品引起不良反应的病例,各医疗单位应当向当地卫生行政部门报告,以便及时发现存在有卫生质量问题的化妆品。②强化化妆品使用者的自我保护意识,正确选择和使用化妆品对于预防化妆品引起的不良反应具有重要意义。使用一种新化妆品时,可通过简单的测试评估个体对化妆品的适应性。皮肤斑贴试验是目前最普遍使用的方法。③化妆品的广告标签和说明书,应按国家工商管理部门的《化妆品广告管理办法》及《条例》的规定,给出正确的适用范围、使用方法、注意事项、使用期限等,避免误导消费者。

(四)我国的化妆品卫生监督体系

1. 国务院卫生行政机构的卫生监督职责　审批化妆品新原料的使用、审批特殊用途化妆品的生产、审批首次进口的化妆品、化妆品安全性评价单位的资格认证。2006 年 6 月 1 日起正式实施的《健康相关产品卫生行政许可程序》规定拟申请卫生行政许可的国产特殊用途化妆品直接向国家主管审评机构提出申请,由省级卫生监督机构对申报产品的生产企业卫生条件进行审核。

2. 省、自治区、直辖市食品药品监督管理局的卫生监督职责　化妆品生产的预防性卫生监督、化妆品生产企业卫生许可证发放、特殊用途化妆品生产的初审。

3. 县以上食品药品监督管理行政部门的卫生监督工作　对取得化妆品生产许可证的企业,及化妆品经营者组织定期和不定期检查、指定化妆品卫生检验机构,聘任各级化妆品卫生监督员对化妆品生产人员的健康检查。

2003年4月国家食品药品监督管理局成立,目前化妆品监督管理的职责已由国家食品药品监督管理局接管,全面负责化妆品安全管理方面的法律、行政法规的起草、化妆品安全管理的综合监督政策、工作规划及监督的实施、化妆品安全的检测和评价。北京、上海、广东等地已由食品药品监督管理局全面负责化妆品的生产经营的监督管理。如北京市食品药品监督管理局通过发布《北京市〈化妆品生产企业卫生许可证〉管理办法》,由北京市食品药品监督管理局负责北京市行政区域内卫生许可证的核发、换证、变更和监督管理工作。

我国化妆品卫生监督在实际执行中还有不完善的地方,如对经营化妆品机构的监管问题:经营者未能运用化妆品卫生监督条例规范经营行为,而《条例》对经营过程中证件不全者未作出明确的处罚规定,致使对这一行为缺乏处罚的法律依据;对美容美发这类涉及群体、化妆品品种复杂且用量大的经营场所,使用无卫生许可证的产品,卫生监督条例没有明确规定;化妆品的生产销售众多,监督力量有限,存在监督的真空地带。

(五)我国化妆品管理与其他国家化妆品管理的差别

对比美国、欧盟和日本对化妆品的管理,可发现国际上对化妆品管理的发展趋势,即管理统一化的趋势。美国的化妆品管理归属食品和药物管理局(Food and Drug Administration,FDA),其监管原则是企业自律,制造商对安全性负责,有限的原料限制和对标签的规定。美国的食品、药品和化妆品法不要求上市前进行产品安全性检验,在出现问题时销售商要承担产品的安全性验证,化妆品在上市前无须通过FDA的批准,但对化妆品中使用的色素和配料、化妆品的保存期、标签等有具体的规定。此外对化妆品生产的良好操作规范(good manufacturing practice,GMP)作了规定。欧盟的化妆品管理同样以企业自律为原则,实施备案制的管理模式。生产和代理商负责其安全性,产品信息须报各成员国政府主管部门备案,仅进行上市后的监督,各成员国之间使用统一的标准。而日本的化妆品管理,2001年前与我国的管理模式相近,包括生产许可证制度,进口化妆品审批,成分限制,效力表示,标识规定等,以后出于国际自由贸易的考虑,废除了普通化妆品上市前的许可证制度,成分限制采取与美国和欧盟相同的消极审查方式,产品标识用全成分标识,但仍坚持生产企业和进口化妆品的许可证制度。

目前,我国化妆品卫生监督管理的制度正参考国际上管理完善国家的先进经验,向企业自律结合备案制发展的趋势。并将在结合我国国情的前提下,逐步与WTO的有限干预原则、采用国际准则的原则等要求接轨。

(董光辉)

二、其他家用化学品的卫生监督与管理

(一)安全性评价

为了评价进入家庭日常生活的化学品尤其是新的化学品对人体健康是否安全,有必要对这类物质的危害性进行检测和调查,并对其在家庭中使用的安全性进行评价,以避免家庭环境污染、保护人体健康。家用化学品可根据化学品安全评价方法,收集以下三个方面的资料,对其毒性和潜在危害进行安全性评价。

1. 基本资料　家用化学品的名称、规格、基本成分、杂质含量,以及用途、使用方式、可能接触途径和程度,过度接触及误用、滥用的可能性,在生产、配制、包装、运输、贮存和销售过程中可能发生的变化等。

2. 动物实验资料　根据被测家用化学品与人体接触情况,从接触途径、剂量、使用期限等不同情况进行动物实验设计,收集动物毒性实验资料。

3. 人体接触资料　即收集人群使用或接触家用化学品的反应资料。不仅要观察人体试用时出现的各种不良反应,而且也要注意对人体可能的潜在危害。

完整的安全性评价,通常分五个阶段进行,即新产品合成设计阶段(毒性初步评估)、急性毒性试验阶段(急性毒性评价)、新产品中间试验阶段(亚急性毒性、慢性毒性、三致毒性等)、新产品正式投产阶段(中毒机制、早期诊断与治疗方案)和新产品推广使用阶段(接触人群健康状况调查)。

（二）卫生标准

各种家用化学品已经成为家庭环境的主要卫生问题之一。世界上许多国家如日本、美国、欧盟等先后制订了相应的控制标准,以确保其使用安全。日本陆续颁布的"含有害物质家庭用品的控制标准"中,家庭用品包括家庭用液体清洁剂、气溶胶产品、纺织品(尿布、围嘴、内衣、睡衣、衬衣、外衣、手套、袜子、帽子、床上用品、窗帘、地毯、毛线)、卫生巾、家用黏合剂、涂料、蜡、黑鞋油和鞋的上光剂,还有假发、假睫毛、假须和吊袜子带的黏合剂。禁止或限制 17 种有毒有害化学物质在家庭用品中使用,汇总列于表 13-9。2001 年 1 月国际纺织生态毒理协会提出了纺织品中可萃取重金属含量限值,见表 13-10。

表 13-9　日本家庭用品中所含有害物质的控制(禁止或限制)标准

名称	标准	名称	标准
起清洁作用的成分		**起防霉、抑菌作用的成分**	
盐酸	酸含量应小于 10%	三苯基锡化合物	不得检出
硫酸	容器应耐酸	三丁基锡化合物	不得检出
氢氧化钠	碱含量应小于 5%	有机汞化合物	不得检出(背景值不超过 1μg/g)
氢氧化钾	容器应耐碱	**起喷雾、杀虫、防蛀、加工作用的成分**	
作为溶剂的成分		氯乙烯	不得检出
四氯乙烯	小于 0.1%	4,6-二氯-7-(2,4,5-	小于 30μg/g 样品
三氯乙烯	小于 0.1%	三氯苯氧基)-2-三氟	
甲醇	小于 5%(W/W)	甲基苯并咪唑(DTTB)	
起阻燃作用的成分		狄氏剂	小于 30mg/L(小于 30μg/g 样品)
三(1-氮杂环丙烯基)	不得检出氧(化)膦(APO)	甲醛 1)小于 1 岁用品	不得检出
三(2,3-二溴丙基)	不得检出磷酸盐(TDBPP)	2)其他	小于 75mg/L
双(2,3-二溴丙基)	不得检出磷酸盐		(小于 75μg/g 样品)

表 13-10　纺织品中可萃取重金属限制值（mg/kg）

重金属	一般纺织品	婴儿用品
铅	1.0	0.2
汞	0.02	0.02
铬	2.0	1.0
六价铬	0.5	0.5
镉	0.1	0.1
砷	1.0	0.2
镍	4.0	1.0
铜	50.0	25.0
钴	4.0	1.0
锑	10.0	5.0

除化妆品外，其他家用化学品主要引起室内有机化合物污染，尤其是从黏合剂、涂料等产生的挥发性有机污染物（见表 13-11），这些污染物对人体健康的危害深受关注。我国国家卫生计生委、环保和建筑等相关部门正在着手研究制订和完善室内空气污染相应的环境质量标准，而且发布了一系列室内空气环境质量标准，如甲醛（GB/T 18883—2002）、氮氧化物（GB/T 18883—2002）、二氧化碳（GB/T 18883—2002）、二氧化硫（GB/T 18883—2002）等。但家庭中的洗涤剂、涂料等许多家用化学品，我国目前尚未制订相应的卫生标准。

表 13-11　我国家庭日常用品中所含的有机化合物

名称	来源	名称	来源
甲醛	建筑装修、家具、烹调	三氯乙烯	清洁干洗剂、地板蜡
烷、烯烃	汽油、溶剂、烹调、油漆、装修、家具、黏合剂、油漆、装修、家具、黏合剂	氯苯	油漆、清漆、杀虫剂
苯		多氯联苯	电器、塑料、纸张
二甲苯		杀虫剂	家用杀虫剂
甲苯	油漆、装修、家具、黏合剂	氯氟烃类化合物（CFC$_s$）	化妆品、空调
乙苯	油漆、装修、家具、黏合剂	三氯乙烷	化妆品、杀虫剂
对二氯苯	去臭剂、衣服防虫药	四氯化碳	杀真菌剂
萜烯（苧烯、蒎烯）	化妆品、杀虫剂擦光剂、臭气掩盖剂、织物柔软剂		

1. 洗涤剂　针对食品用洗涤剂，我国制订了《手洗餐具洗涤剂标准》（GB 9985—2000）。适用于食具、餐具、食品容器和蔬菜、水果表面的卫生要求。这类洗涤剂包括脂肪酸聚氧乙烯醚盐类复合物、十二烷基磺酸钠、三聚磷酸钠、碳酸钠、氢氧化钠等。具体的卫生要求如下：

（1）对人体安全无害：洗涤剂组成成分的理化性质稳定、无皮肤刺激、不引起人体的急慢性中毒、无致癌作用。不得使用一般洗涤剂常用的增白剂和酶制剂；其有害物质的限量为：甲醇≤1.0mg/g，甲醛≤0.1mg/g；砷（1% 的溶液中以砷计）≤0.05mg/kg，重金属（1% 的溶液中以铅计）≤1.0mg/kg；pH（25℃，1% 溶液）为 4.0~10.5。出厂产品必须检验合格。

（2）对洗涤物无损害：洗涤剂对餐具无腐蚀作用、洗涤后不留水纹。洗涤水果、蔬菜后不影响其原有的色、香、味。不破坏食物中的营养成分如维生素等。

（3）包装和标签规范：洗涤剂的包装密封性良好。标签要标明用法、生产日期和有效期。

此外，为保护大气臭氧层，国家环境保护总局要求从 2003 年 6 月 1 日起在全国范围内禁止使用四氯化碳作为清洗剂。

表 13-12　居室及家庭物品消毒处理方法及参考剂量

消毒对象	消毒方法	常用浓度	消毒时间	备注
室外表面	漂白粉喷撒	$20\sim40g/m^2$	2~4 小时	
室内表面	含氯消毒剂擦拭	150~300mg/L	30~60 分钟	指有效氯浓度
	苯扎溴胺擦拭	0.5%	30~60 分钟	
	过氧乙酸擦拭	0.2%~0.5%	60~90 分钟	
	过氧乙酸熏蒸	$1\sim3g/m^3$	30 分钟	
	0.8%过氧乙酸喷雾	$20ml/m^3$	30 分钟	
室内地面	0.1%过氧乙酸拖地			
	0.5%过氧乙酸喷洒	$200\sim300ml/m^2$	60 分钟	
室内空气	1.5%~3%过氧化氢喷雾、	$20\sim30mg/m^3$	20 分钟	消毒后通风
	紫外线照射	$\geqslant1W/m^3$	30~60 分钟	
餐、饮具	蒸煮	100℃	20~30 分钟	洗净后蒸煮
	含氯消毒剂浸泡	500~1000mg/L	30 分钟	指有效氯浓度
被褥、书籍、电器	环氧乙烷熏蒸	700~1500mg/L	16~24 小时	
	过氧乙酸擦拭	0.2%~0.5%		
服装、被单	煮沸	100℃	30 分钟	
	含氯消毒剂浸泡	250~2000mg/L	30 分钟	指有效氯浓度
	过氧乙酸浸泡	0.04%~0.3%	30~120 分钟	
	过氧乙酸喷洒	0.1%~0.5%	30~60 分钟	
蔬菜、水果	过氧乙酸浸泡	0.2%	10~30 分钟	洗净后浸泡
便器	过氧乙酸浸泡	0.2~0.5mg/L	30~60 分钟	洗净后浸泡
	含氯消毒剂浸泡	8000mg/L	30~60 分钟	洗净后浸泡
手	75%乙醇、0.1%苯扎溴胺浸泡		5 分钟	
交通工具	0.8%过氧乙酸喷雾	$30mg/m^3$	15~30 分钟	洗净后喷洒
游泳池水	含氯消毒剂	0.3~0.5mg/L		浓度指余氯
粪便、分泌物	漂白粉干粉	1：5	2~6 小时	
尿	漂白粉干粉	3%	2~6 小时	
生活污水	10%~20%漂白粉液	10~70mg/L	30~120 分钟	指有效氯浓度

2. 化学消毒剂　在确保消毒效果的前提下，要减少或避免消毒剂对人体健康的不利影响，首先应根据消毒对象，选择最合适的消毒方法，掌握好所使用消毒剂浓度与消毒时间。居室及家庭物品消毒处理方法及参考剂量（表 13-12）；其次，消毒剂的包装密封性良好，标签要标明用法、注意事项、生产日期和有效期，按其要求合理使用。第三，消毒过程结束后，及时清洗或通风换气，减少乃至清除残留消毒剂。

3. 涂料与黏合剂　我国制订了一系列用于食品容器内壁涂料的卫生标准（GB 9680—1988～GB

9693—1988），规定其涂料和助剂必须是国家规定允许使用的原料。这些包括：环氧酚醛涂料、过氯乙烯树脂漆、聚四氟乙烯涂料、聚酰胺环氧树脂涂料等。具体的卫生要求为：①感官指标：涂料使用后其物体表面应光滑、均匀、无气孔，即使浸泡后也无龟裂、不起泡和脱落，涂膜浸泡液为无色、无异味、无异臭、无沉淀的透明液。②理化指标：含铅量应低于 1.0mg/kg，游离酚与甲醛应 ≤0.1mg/L。

国家环境保护部根据《中华人民共和国环境保护法》，为减少水性涂料在生产和使用过程中对环境和人体健康的影响，促进水性涂料及相关产品的出口贸易发展，宣布从 2006 年 1 月 1 日起《环境标志产品技术要求——水性涂料》（HJ/T 201—2005）开始生效。该要求对水性涂料中挥发性有机化合物（VOC）、甲醛、苯、甲苯、二甲苯、卤代烃、重金属以及其他有害物，提出了限量要求，对《环境标志产品认证技术要求——水性涂料》（HBC 12—2002）的技术内容进行了部分修订，并按 GB/T 1.1—2000 对其进行了全面修订。同时规定了水性涂料类环境标志产品的定义、基本要求、技术内容和检验方法，适用于各类以水为溶剂或以水为分散介质的涂料及其相关产品。

本技术要求规定了水性涂料环境标志产品的基本要求、技术内容和检验方法；定义挥发性有机物（VOC）为任何参加气相光化学反应的有机化合物；基本要求有 2 个方面：产品质量必须符合国家规定的产品质量标准（若无国家标准则必须执行行业标准），企业污染物排放必须符合国家或地方规定的污染物排放标准；技术内容中对产品挥发性有机物（VOC）提出限量要求，如内墙涂料 ≤80g/L，外墙涂料 ≤150g/L，水性木器漆、水性防腐涂料、水性防水涂料等产品 ≤250g/L。产品生产过程中不得人为添加含有重金属的化合物且总含量应小于 500mg/L（以铅计），产品生产过程中不得人为添加甲醛及其甲醛的聚合物且含量应小于 500mg/L。该技术要求还对检验方法作出了具体规定。

4. 衣服面料等纺织品　衣服面料等纺织品中的甲醛已受到世界各国的普遍关注。日本、美国、欧洲以及有关国际组织的标准对甲醛含量做出了明确的规定。我国在纺织品和服装产品标准中也制定了控制甲醛含量的指标，并于 2003 年 3 月 1 日开始执行强制性国家标准《纺织品甲醛含量的限定》（GB 18401—2001），其中规定婴幼儿纺织品甲醛含量不得超过 20mg/kg；接触皮肤的服装甲醛含量不得超过 75mg/kg；不接触皮肤的服装甲醛含量不得超过 300mg/kg。童装强制性标准《婴幼儿及儿童纺织产品安全技术规范》（GB 31701—2015），2016 年 6 月 1 日起正式实施。这是我国首个针对童装的强制性标准，新增加了 6 种增塑剂和铅、镉 2 种重金属的限量要求。此外，对童装头颈、肩部、腰部等不同部位绳带做出详细规定，婴幼儿及 7 岁以下儿童服装头颈部不允许存在任何绳带。

5. 家用汽车内污染　国内于 2012 年 3 月正式实施了《乘用车内空气质量评价指南》（GB/T 27630—2011）。根据车内空气中挥发性有机物的来源和种类，规定了车内空气中苯（≤0.11mg/m³）、甲苯（≤1.10mg/m³）、二甲苯（≤1.50mg/m³）、乙苯（≤1.50mg/m³）、苯乙烯（≤0.26mg/m³）、甲醛（≤0.10mg/m³）、乙醛（≤0.05mg/m³）、丙烯醛（≤0.055mg/m³）的浓度限值要求。但是，目前《乘用车内空气质量评价指南》并非强制性法规。采用的是室内空气标准的上限水平，相较欧美标准来说过低。根据德国制订的车内环境标准，甲醛含量不能超过 0.08mg/m³，我国标准是不能超过 0.10mg/m³。我国应尽快完善《乘用车内空气质量评价指南》，并转变成国家强制性标准，建立健全以预防为主的国家环境与健康政策法规。

（三）卫生监督与管理

为了预防家用化学品污染环境、危害人体健康,我国参照国外的经验,结合本国的实际情况,将陆续制订和完善相应的管理法规。对各类家用化学品进行从生产到销售过程的卫生监督与管理。在此介绍除化妆品外的主要家用化学品的情况。

1. 洗涤剂　主要加强对其配方的监督管理,保证洗涤剂成品的质量。配方的具体要求包括泡沫丰富、洗涤能力强、易于漂洗、无不良气味、无皮肤刺激作用、不损害织物、对洗涤用具和设备无腐蚀作用。液体洗涤剂应清澈透明,不因温度变化而混浊、出现沉淀物等。浆状和膏状洗涤成品应是均匀、黏稠的胶状分散体,不因贮存时间长或气温变化而出现异常,如分层、结晶或变成流体。

其次是预防洗涤剂对水体环境造成污染。目前各国对洗涤剂(表面活性剂)的生物降解率要求在 80% 以上,用量大的国家甚至要求达到 90% 以上。洗涤剂中磷酸盐含量要求在 9% 以下。我国轻工系统的相关规定是,所用表面活性剂 7 天生物降解率必须大于 80%。我国还制订了《合成洗涤剂工业污染物排放标准》(GB 3548—83),要求排入水体后不应有泡沫出现,一旦出现泡沫(即超过 0.5mg/L)应进行处理。《生活饮用水卫生标准》(GB 5749—2006)规定阴离子合成洗涤剂含量不超过 0.3mg/L,以防饮用水中出现泡沫,影响水质感官性状。

2. 化学消毒剂　我国原卫生部于 2001 年 1 月 1 日颁布并实施了《消毒产品生产企业卫生规范》。除了对生产环境、生产区卫生要求作出了相应的规定之外,要求原材料必须无毒、无害、无污染,有相应的检验报告或证明材料;原材料和成品必须分开存放,待检产品、合格产品和不合格产品应分开存放,应有易于识别的明显标记。每批产品投放市场前必须进行卫生质量检验,合格后方可出厂。生产人员上岗前必须进行消毒卫生知识及有关卫生标准的培训,培训合格后方可上岗。直接从事消毒产品生产的操作人员,上岗前及每年必须进行一次健康体检,患有活动性肺结核、病毒性肝炎、肠道传染病患者及病原携带者,化脓性或渗出性皮肤病等传染病患者,不得从事一次性使用医疗、卫生用品的生产。

此外,家庭在使用化学消毒剂的过程中,应严格按照使用说明书要求,储存和合理使用消毒剂,消毒过程中要严格执行操作规程,应将消毒剂放在小孩接触不到的地方。

3. 涂料与黏合剂　主要成分是高分子化合物,易干结、沉淀、胶化且易燃。要求生产者对卫生标准中规定的生产所使用的原料、配方、成品等进行检验,合格后方可生产出厂销售。采用新原料、新工艺时,应由生产单位或主管部门向当地卫生监督部门提供产品配方及卫生评价所需的资料如毒理学评价、检验方法和相关标准等。卫生监督部门还应对生产、供应部门加强经常性卫生监督。

4. 其他　加强纺织品生产销售的卫生监督与管理,关键在于所含染料、染整助剂、重金属及甲醛含量等符合相关法规的要求。由于甲醛易溶于水,因此衣服面料在使用之前通过洗涤可以减少甚至排除甲醛对机体的不利影响。

加强家庭(备)用药品的管理也是非常必要的,具体要求包括:分类存放、定期清理;遵照医嘱、合理使用;家庭药箱应放在避光、干燥、阴凉处,尤其应放在小孩接触不到的地方。我国目前还没有建立起药品回收机制,大量过期失效药品不能被及时销毁,有的被继续服用,有的被当作普通生活垃圾丢弃,甚至被非法收药者倒卖到了农村市场,既污染了环境,也构成了健康威胁。在处理过期药品时,妥善的做法是:药片、药丸、胶囊类药品,应分别用纸包好,再投入密闭的纸筒内丢弃;软膏、脂膏类药品,应将其膏体从容器中挤出,收集在信封内封好后丢弃;药水、口服液等液体药品应在不混杂的情况下,分别倒入下水道冲走;而喷雾剂、气雾剂类药品则应在户外空旷地上,在避免接触明火条件下彻底排空;针剂、水剂类注射用药应该连同其完整外包装一起,装入纸筒内密闭后丢弃。

当家庭中大量使用某些有害作用较大的化学品如消毒剂、油漆及黏合剂等时,必须加强居室的通风,冬季更应如此。这是防止家庭环境污染对人体健康影响的关键措施。另外,我国亟等制订和完善有关家用化学品的卫生标准,为家用化学品的预防性与经常性卫生监督与管理提供法律保障。同时,利用当今科技发展的新技术、新方法和新材料,提倡清洁生产、绿色化学等绿色理念,为家庭提供更多实用无害的"绿色家用化学品",如绿色住宅、绿色包装材料、绿色涂料、绿色食品、绿色衣服或生态服装。确保居室环境清洁,提高人们的生活质量和健康水平。

（金永堂）

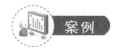 案例

　　某医院皮肤科近二日接诊数例接触性皮炎, 发生部位均位于脸部。 其共同的特征为起病急、近期有到美容院做脸部皮肤护理、皮疹局限于面部呈散在红斑。 因病史中患者所诉为同一美容院, 故向当地卫生监督部门报告。 经调查该美容院有正规营业执照, 从业人员体检合格, 使用的是进口品牌系列化妆品。 根据化妆品皮肤病的发生, 试分析可能的原因, 应进一步如何调查取证。

思考题	1. 美容院的合法经营证照、店内宣传。
	2. 特殊用途化妆品的标识、使用及其合法性。
	3. 面部美容的操作卫生, 大包装化妆品共用问题, 是否有自制化妆品。
	4. 化妆品的储存条件及微生物污染变质问题, 使用化妆品的有毒有害物质含量。

第十四章

突发环境污染事件及其应急处理

第一节　概述

一、突发环境污染事件的定义

突发环境污染事件（abrupt environmental pollution accidents）是指在社会生产和人民生活中所使用的化学品、易燃易爆危险品、放射性物品，在生产、运输、贮存、使用和处置等环节中，由于操作不当、交通肇事或人为破坏而造成的爆炸、泄漏，从而造成环境污染和人民群众健康危害的恶性事故。

为了准确理解突发环境污染事件的定义，首先应准确界定另一个易混淆的概念，即突发环境事件。在中华人民共和国《国家突发环境事件应急预案》中明确指出：突发环境事件是指突然发生，造成或者可能造成重大人员伤亡、重大财产损失和对全国（或某个地区）的经济社会稳定、政治安定构成重大威胁和损害，有重大社会影响、涉及公共卫生安全的环境事件。该预案将环境事件分为三类，即突发环境污染事件、生物物种安全环境事件和辐射环境事件。

通过对以上概念及分类的解读，不难看出：突发环境污染事件是突发环境事件中的一类。本章节以突发环境污染事件为主线，重点阐述其危害、特征及其应急处理措施。但是，在工农业生产、医疗卫生机构中所使用的放射性物品及其废弃物，如果发生泄漏、爆炸、辐射源丢失，也可对生态环境及人民群众健康造成危害。故本章节在讨论突发环境污染事件的危害及应急处理等问题中，包括（或涉及）放射性污染所造成的突发环境事件。

二、突发环境污染事件的基本特征

（一）发生时间的突然性

突发环境污染事件有别于一般意义上的环境污染，其事件的发生非常突然，多在瞬间发生，常常出乎人们的预料。由于突然而至、来势迅猛，人们对此始料未及，缺乏防御，往往造成现场人员及周围群众重大伤亡。由于有毒有害物质迅速扩散，其污染空间很快向下风侧（或河流下游）扩散，使人群伤亡和生态环境破坏范围迅速扩大。例如，2010 年 4 月 20 日晚 10 点，美国路易斯安那州沿海的"深水地平线"石油钻井平台突然起火爆炸。平台上 126 名工作人员伤害严重，纷纷跳下 30 米高的钻塔逃生，共造成 7 人重伤、至少 11 人失踪。后经评估确定，此次爆炸及原油泄漏事件是美国历史上最严重的生态灾难，其经济损失高达 9.3 亿美元。

（二）污染范围的不定性

由于造成突发环境污染事件的原因、规模及污染物种类具有很大未知性,故对大气、水域、土壤、森林、绿地、农田等环境介质的污染范围带有很大的不确定性。例如,一个小型化工厂有毒气体贮存罐突然爆炸,可能仅造成工厂周围的几平方公里内厂区、居民区空气污染。但如果是海上油轮泄漏或爆炸事故,其污染面积将波及广泛,甚至污染整个海域。2010 年 7 月 16 日晚 8 时,中国石油集团公司大连大孤山新港码头一储油罐输油管发生起火爆炸,引起 1500 吨原油泄露,溢油范围达到 183km^2,其中严重污染面积达 50km^2。

（三）负面影响的多重性

不论是发达国家,还是发展中国家,突发环境污染事件一旦发生,将对社会安定、经济发展、生态环境、人群健康产生诸多影响,且事件级别越高,危害越严重,恢复重建越困难。2011 年 3 月,日本福岛核电站反应堆爆炸,辐射性物质向日本各地、中国大陆、台湾、俄罗斯地区扩散,致使我国 25 个省区市环境中出现微量放射性物质。重庆开县天然气井喷事件,由于污染范围迅速扩大,紧急疏散、转移群众达 65 000 余人;给人们心理造成一定压力;对当地社会安定、经济发展带来重大影响。据统计,此次井喷造成的直接经济损失高达 6432 万余元。

（四）健康危害的复杂性

突发环境污染事件可对现场及周围居民产生严重的健康危害,其表现形式与事故的原因、规模、发生形式、污染物种类及理化性质有关。事故发生后的瞬间,可迅速造成人群急性中毒、急性刺激的作用,容易导致群死群伤。对于那些具有慢性毒作用、环境中降解消除很慢的持久性污染物,则可对人群产生慢性危害和远期潜在效应。这种长期低浓度暴露所导致的健康危害,将是环境卫生学、毒理学及环境生态学等学科关注的热点、难点课题。

三、突发环境污染事件的分类

（一）按造成突发环境污染事件的物质分类

1. 易燃易爆危险品泄漏、爆炸事件。

2. 有毒化学品泄漏、扩散事件。

3. 溢油或油气井喷事件。

4. 非正常大量废水排放事件。

5. 放射性物品丢失、泄露事件。

（二）按造成突发环境污染事件的原因分类

1. 生产过程中意外事故所引发的泄漏、爆炸事件。

2. 运输过程中意外事故所引发的泄漏、爆炸事件。

3. 贮存或处置过程中意外事故所引发的泄漏、爆炸事件。

4. 人为破坏所引发的泄漏、爆炸事件。

（三）按突发环境污染事件所涉及的地域空间（或介质）分类

1. 重点流域、敏感水域水污染事件。

2. 重点城市大气污染事件。

3. 有毒化学品、放射性物品污染农田事件。

4. 陆地或海上油田井喷和天然气喷发事件。

5. 海上油轮溢油或有毒化学品泄漏事件。

四、突发环境污染事件的分级

按照我国《国家突发性环境事件应急预案》分级原则,依据事件紧急程度以及对生态环境、人群健康的危害,可将突发环境污染事件分为以下四个级别。

（一）特别重大突发环境污染事件（Ⅰ级）

凡符合下列情况之一者,可定为特别重大突发环境污染事件。

1. 发生 30 人以上死亡,或中毒（重伤）100 人以上。

2. 因环境污染事件需疏散、转移群众 5 万人以上,或直接经济损失 1000 万元以上。

3. 区域生态功能完全丧失或濒危物种生物生存环境遭到严重污染。

4. 因环境污染使当地正常的经济、社会活动受到严重影响。

5. 利用放射性物质进行人为破坏事件,或 1、2 类放射源失控造成大范围严重辐射后果。

6. 因环境污染造成重要城市主要水源地取水中断的污染事故。

7. 因危险化学品（含剧毒品）生产、贮运中发生泄漏,严重影响人民群众生产、生活的污染事故。

（二）重大突发环境污染事件（Ⅱ级）

凡符合下列情形之一者,可定为重大突发环境污染事件:

1. 发生 10 人以上、30 人以下死亡,或中毒（重伤）50 人以上、100 人以下。

2. 区域生态功能部分丧失或濒危物种生物生存环境受到污染。

3. 因环境污染使当地正常的经济、社会活动受到较大影响,疏散转移群众 1 万人以上、5 万人以下的。

4. 1、2 类放射源丢失、被盗或失控。

5. 因环境污染造成重要河流、湖泊、水库及沿海水域大面积污染,或县级以上城镇水源地取水中断的污染事件。

（三）较大突发环境污染事件（Ⅲ级）

凡符合下列情形之一者,可定为较大突发环境污染事件:

1. 发生 3 人以上、10 人以下死亡,或中毒（重伤）50 人以下。

2. 因环境污染造成跨地级行政区域纠纷,使经济、社会活动受到影响。

3. 3 类放射源丢失、被盗或失控。

（四）一般突发环境污染事件（Ⅳ级）

凡符合下列情形之一者,可定为一般突发环境污染事件:

1. 发生 3 人以下死亡。

2. 因环境污染造成跨县级行政区域纠纷,引起一般群体性影响的。

3. 4、5 类放射源丢失、被盗或失控。

第二节　突发环境污染事件的危害

突发环境污染事件是一类性质独特的危及公众安全事件,以其突然而至、来势迅猛、始料未及、缺乏防御为主要特点。由于防御措施缺失和应急响应迟缓,往往造成现场人员及周围群众重大伤亡,其健康危害严重、群死群伤频发。在一定范围内和一定程度上,造成社会动荡和经济损失,对当地自然生态环境和居民生活条件造成影响和破坏,或导致环境治理和生态修复困难。

一、突发环境污染事件对人群健康的危害

(一)急性刺激作用

1. 皮肤黏膜、眼睛急性炎症反应　突发环境污染事件如系刺激性气体所致,例如 SO_2、SO_3、氯气、光气、硫酸二甲酯、氟化氢、氨气、氮氧化物等,可对事故现场人员和周围人群产生较强的急性刺激作用。轻者可引起接触部位皮肤黏膜、眼睛局灶性急性炎症,表现为急性眼结膜、角膜充血红肿、流泪,严重者可出现眼角膜腐蚀脱落、皮肤化学性灼伤等表现。

2. 呼吸道刺激反应　刺激性气体和挥发性液体物质可引起化学性支气管炎,诱发剧烈咳嗽、咳痰、胸闷、气促等症状,严重者可因喉头痉挛而窒息。某些水溶性较小的刺激性气体,对上呼吸道刺激作用相对较轻,但对毛细支气管、肺泡有较强刺激、腐蚀作用,从而引起急性中毒性肺水肿。

突发环境污染事件发生后,大气中刺激性气体浓度瞬间剧增,暴露人群表现出程度不同的呼吸道刺激征状。当疏散、脱离事故现场后,上述症状减轻,此时有可能进入肺水肿潜伏期。大约 2~8 天后,出现急性肺水肿典型临床表现:咳嗽加剧,咯大量粉红色泡沫痰,呼吸急促,口唇发绀。患者因缺氧而烦躁不安、恶心呕吐、神志恍惚。听诊可闻两肺广泛湿性啰音;X 线检查可见两肺纹理增多、增粗、紊乱,两肺散在(或局限性)边缘模糊的斑片状阴影,或出现面积大小不等的云絮状阴影。患者在创伤、感染、休克等协同因素作用下,多死于急性呼吸窘迫综合征(acute respiratory distress syndrome, ARDS)。

(二)急性中毒和死亡

突发环境污染事件的若为窒息性气体或其他有毒化学品所致,可造成现场工作人员或近距离暴露居民群体性中毒、死亡。例如,高浓度一氧化碳、氰化氢、硫化氢、甲基异氢酸酯、氨气、氟化氢、苯类化合物、酚类、醛类等。在窒息性有毒气体中,以氰化氢毒性最强,作用最快,常可致患者"电击样"死亡。高浓度硫化氢气体吸入,可使暴露人群出现意识不清、昏迷、抽搐、死亡。甲基异氢酸酯是印度博帕尔农药厂泄漏事故的剧毒物质,在事故发生的几天时间内,相继有 20 多万人因中毒、受伤、眼损害住院治疗,2500 余人死亡。

(三)外照射急性放射损伤

由于放射源丢失、失控、意外事故或人为破坏所造成的突发环境污染事件,可使人群暴露于高强度外照射,从而引起外照射急性放射病(acute external radiation sickness)。此时人体所接受的电离辐

射强度达到 1.0J/kg 以上,吸收剂量(absorbed dose)大于 1.0Gy(戈瑞)。

外照射急性放射病依据身体吸收剂量,分为骨髓型、肠型、脑型 3 种。当吸收剂量在 1.0~10.0Gy 时,暴露者会出现轻、中、重、极重骨髓型表现,主要有乏力、头晕、失眠、食欲下降、恶心呕吐、毛发脱落等症状。外周血白细胞、血小板减少,可伴有贫血、出血症状。重度或极重度骨髓型患者,由于高热、感染、水电解质紊乱,很快使体能衰竭而死亡。

当吸收剂量达 10.0~50.0Gy 时,或全身受到不均匀照射,且以腹部受到严重照射时,暴露人群多发生肠型急性放射病。主要症状有顽固性呕吐、腹泻,外周血淋巴细胞减少,其绝对值小于 $0.3\times10^9/L$。病情较短,多在 10 天左右死亡。

当吸收剂量达 50.0Gy 以上时,或全身受到不均匀照射,且头部受到特大剂量照射时,暴露人群可发生脑型急性放射病,其主要临床表现为剧烈头痛、喷射性呕吐、神志不清、昏迷、反复发作的抽搐。患者多死于脑水肿、脑疝所致的呼吸、循环衰竭。外周血淋巴细胞急剧减少,其绝对值可小于 $0.3\times10^9/L$。脑型放射病病情凶险,多在数小时内死亡;病情相对较长者,也仅为 1~2 天。

(四)突发环境污染事件对暴露人群的慢性、潜在性健康危害

在突发环境污染事件得到妥善的应急处理后,某些有毒有害危险化学品、放射性物品,由于污染范围较大、缺少有效的后期处置和净化手段,其危害可持续很久。此类物质多属于具有较强蓄积作用的持久性环境污染物,例如重金属汞、镉、铊、铅、砷;某些放射性核素,如镭、钴、铀、铯等。由于这些污染物在环境中被彻底的降解破坏往往需要几年、几十年、甚至更长时间,且可进入食物链,表现出明显的生物富集作用。因此,暴露人群的健康效应多以慢性、潜在性危害为主要表现。例如,前苏联切尔诺贝利核电站爆炸事件发生以后,由于放射性物质衰减破坏较慢,对居民健康的危害一直持续至今。调查监测发现,在污染区超过 20 万 km^2 的范围内,当地成年人癌症患者、儿童甲状腺癌瘤患者人数明显高于非污染区,而且当地人饲养的动物(如猪)也出现了较多的畸胎现象。有专家预言,切尔诺贝利核电站污染事故将对人类健康"祸延 100 年"。

(五)突发环境污染事件对人群心理的影响

突发环境污染事件不仅能够造成居民中毒、死亡、残障等躯体伤害,同时也可对污染区及周边地区居民心理造成不同造成程度的影响。灾难的突然降临,使亲人死难、家庭破碎,均严重刺激着人们的心灵。有许多灾难事故发生以后的调查表明,灾难过后,许多人产生焦虑、抑郁、神经衰弱等神经精神症状,常被诊断为"创伤后应激障碍"(post traumatic stress disorder,PTSD)。在突发环境污染事件应急处理过程中,参与抢救的工作人员也可出现心理卫生问题,如自主神经敏感性增高、幻听、幻视、失眠、焦虑、惊恐等表现,常被诊断为急性压力症候群中的亚综合征,严重者可发展为 PTSD。另外,由于心理受到刺激,可使原来患有的某些心身疾病加重或恶化,如原发性高血压、冠状动脉硬化性心脏病、糖尿病、甲状腺功能亢进、消化性溃疡、抑郁症、精神病等。

二、突发环境污染事件对社会安定和经济发展的影响

(一)突发环境污染事件对社会安定的影响

任何国家和地区,在突发环境污染事件发生后,可不同程度地影响社会和谐稳定。亲人的伤亡、

房屋及生活用品的损毁,将对于家庭结构和功能产生巨大影响;加大了医疗救助、人身保险、社会保障等行业部门的工作量。由于大量人群的紧急疏散,导致交通拥堵,易造成交通肇事频发。另外,人们在对突发环境污染事件的原因、严重性、波及范围不了解的情况下,可能会听信某些不实传言,从而加重恐慌,甚至酿成过激行为。商店、医院、学校、银行、旅店、餐饮等公共服务设施功能的丧失,可加重居民生活困难。混乱之际,少数不法之徒乘机作案,如偷盗、抢劫、纵火、故意伤害等,可使治安刑事案件增多。

总之,突发环境污染事件可引发整个社会环境在一段时间内,处于混乱、无序和动荡状态。此种状态持续时间的长短,取决于突发环境污染事件的破坏程度、波及范围、紧急应对能力以及灾后重建、恢复的速度。

(二)突发环境污染事件对经济发展的影响

突发环境污染事件不论规模大小,势必对家庭、单位和地区经济发展造成不同程度影响;较大的突发环境污染事件甚至可影响整个国家及周边地区经济可持续发展。大量建筑物及公共设施和建筑物的损毁,其灾后重建需投入巨额资金;人员群死群伤的救治,可消耗大量的医疗卫生经费;伤亡人数的增加、劳动力的减少,将直接影响者生产力发展和经济复苏;森林、绿地、农田、水域的严重污染,可使农业、林业、渔业、畜牧业减产。

除上述直接经济损失外,事故发生后的相当一段时间内,其贸易、旅游、餐饮、旅店、娱乐、运输等行业将受到不同程度的影响,严重者可引发经济危机。当地生态环境的恶化,将会在相当长一段时间后恢复,间接地加大了经济损失。发生在 20 世纪 80 年代的前苏联切尔诺贝利核电站爆炸事件,其直接、间接损失高达 120 亿美元。2015 年 8 月 12 日,发生在天津滨海新区集装箱码头危险品仓库特别重大火灾爆炸案,粗略计算直接经济损失高达 68.66 亿元。

随着我国突发事件应急体系的日益完善,突发环境污染事件呈下降趋势,但重大突发环境污染事件仍时有发生。自 2010 年以来,国内 10 起重大突发环境污染事件见表 14-1。

表 14-1　2010 年以来国内 10 起重大突发环境污染事件

	地点	时间	事件危害情况
1	福建省上杭县	2010 年 7 月	紫金山金铜矿污水突然泄漏,造成汀江养殖鱼类大量死亡,直接损失近 2 亿元,当地生态环境遭到严重破坏
2	辽宁省大连海域	2010 年 7 月	新港码头某公司储油罐输油管发生起火爆炸,1500 吨原油泄露,溢泪范围 183km²,重污染面积 50km²
3	广东省信宜市	2010 年 9 月	锡矿高旗岭尾矿库溃坝,22 人死亡,房屋全倒 523 户、受损户 815 户。下游流域范围内交通、水利等公共基础设施以及农田、农作物等严重损毁
4	云南省曲靖市	2011 年 4 月	陆良和平科技有限公司 140 余车工业铬渣被非法倾倒,致使当地水库六价铬超标 2000 倍;对当地养殖业、渔业造成极大经济损失
5	山东省蓬莱海域	2011 年 6 月	中海油康菲石油公司蓬莱 19-3 油田 C 平台 C20 井,在钻井作业中发生井涌事故,使海域劣四类海水面积达 840km²,海水石油平均浓度超过历史背景值 40.5 倍
6	广西河池市	2012 年 1 月	河池市金城江区鸿泉立德粉材料厂违法排放含镉工业污水,龙江河水口的镉含量约 20 吨,污染段长达约 300km,300 多万市民饮用水污染,133 万尾鱼苗、4 万 kg 成鱼死亡

续表

	地点	时间	事件危害情况
7	山东省青岛海域	2013 年 11 月	中海化输油储运公司输油管线破裂,1000m² 路面被原油污染,海面过油面积约 3000m²。起火爆炸造成 63 人遇难,136 人因伤病住院
8	湖北省建始县	2014 年 8 月	磺厂坪矿业有限公司选矿废水未经处理、直接排放至自然洼地,地下水水系进入巫山县千丈岩水库,造成 5 万人饮用水受到污染
9	甘肃省西和县	2015 年 11 月	陇星锑业有限责任公司选矿厂尾矿库溢流井破裂,大量尾矿浆泄漏,太石河 23km、西汉水 125km、嘉陵江约 196km 河段锑浓度严重超标
10	天津市滨海新区	2015 年 8 月	瑞海公司危险品仓库特别重大火灾爆炸事故,两次爆炸强度分别相当于 3 吨、21 吨 TNT,共造成 165 人死亡、8 人失联、798 人住院,直接经济损失 68.66 亿元

（崔留欣）

第三节　突发环境污染事件的应急准备

我国突发环境污染事件应急管理共分四个阶段,即预防与应急准备阶段,监测与预警阶段,应急处置与救援阶段,恢复与善后阶段。应急准备(emergency preparation)是指一个国家和地区针对突发性事件的预防、预警、紧急处置所制定的一系列工作计划,主要内容包括建立预案体系、指挥决策体系、风险排查、队伍建设(含专家队伍和处置队伍)、培训演练、物质保障等。

20 世纪 80 年代以来,全球环境污染事件频发,如何应对突如其来的污染,最大限度减少事件损失已成为政府和社会公众共同关注的话题。1988 年联合国环境规划署制定并发布了"地区级紧急事故意识与准备(awareness and preparedness for emergencies at local level, APELL)"计划,旨在提高人们对突发环境污染事件的认识,告诫人们随时作好充分应急准备。近三十年来,该计划在执行的过程中不断得到完善,2015 年联合国环境规划署更新并发布了第二版《地方一级应急意识和准备方案指南手册》(awareness and preparedness for emergencies at local level)。

2003 年以来,我国政府逐步构建并完善了突发性环境污染事件的应急准备体系,其精髓可概括为"一案三制",即应急预案,以政府办公厅(室)应急办为枢纽的综合协调体制,以预防准备、监测预警、信息报告等为内容的应对机制,以及包括一系列法律法规在内的法律制度。先后发布了《国家突发性公共事件总体应急预案》《国家突发性环境事件应急预案》《突发性环境污染事故应急监测技术规范》《危险化学品安全管理条例》《危险化学品经营许可证管理办法》和《危险化学品登记管理办法》,并特别针对放射危害制定了《中华人民共和国放射性污染防治法》《放射性同位素与射线装置安全许可管理办法》《放射源分类办法》《射线装置分类》等标准和技术规范。另外,在实施过程中不断总结和完善,如 2014 年 12 月 29 日国务院废止了 2005 年 5 月印发的《国家突发环境事件应急预案》,颁布了新的《国家突发环境事件应急预案》,新《预案》分总则、组织指挥体系、监测预警和信息报告、应急响应、后期工作、应急保障、附则 7 部分,每个部分内容可操作性好,指导意义更强,大大提高了国家对突发环境污染事件的防御能力。

一、坚持预防为主原则

纵观国内外突发环境污染事件案例,其形成原因大多由生产、储存、运输和使用过程中意外事故而引发。因此,加强预防预警、消除事故隐患是应对突发环境污染事件的根本举措。按照"三级预防"的观点,采取各种措施消除可能导致事故发生的危险因素,提高突发环境污染事件应对能力是应急准备的一级预防;而完善监测预警机制,做好应对事件的人力、物力和技术方面的准备,以便在事件发生时做到早发现、早处理,最大限度减少损失等二级预防。根据我国《国家突发性环境事件应急预案》的要求,应切实做好以下几方面的具体工作。

(一)广泛宣教,提高认识

地方各级人民政府和各有关职能部门、省(市、区)环境保护机构和组织应加大宣传力度,向全社会传播突发环境污染事件预防应急知识。联合国环境规划署在"地区级紧急事故意识与准备"计划中明确指出,各国应广泛传播各种突发恶性事故的危害、提高公众对恶性事故的认识,并做好必要应急准备。许多环境突发事故案例表明,若各部门能够熟悉本单位可能发生的突发环境污染事件类型、影响范围和危害程度,提前有针对性地预防事故发生,提高突发环境污染事件的应急处置能力,熟悉紧急救援的基本知识和技能,才能最大限度减少事故危害;对于生产部门应严格从源头做起,坚持安全生产、规范作业,最大程度避免突发环境污染事件的发生。

(二)加强监测和预警,消除事故隐患

在对突发环境污染事件的应急预防工作中,监测(surveillance)和预警(early warning)占有重要地位。监测是指连续地、系统地收集和分析事件发生的相关影响因素,并用于指导应对行动的过程。预警是指对即将发生或正在发生的事件进行紧急警示的行为,是在灾害或突发事件发生之前或发生的早期,通过综合分析评估监测资料及其他相关信息,对事件风险、发展趋势、可能危害的范围和程度做出判断,并及时向国务院授权的权威部门发布,以避免因不知情或准备不足而造成应对不当。为了做好监测和预警,环境监督执法部门应对辖区内涉及有毒有害危险品、辐射性物品的有关生产、运输、贮存、使用、处置等企事业单位加强监督执法力度,以便从源头预防突发环境污染事件。对违规操作、存在事故隐患的单位应责令其限期整改;对污染严重且治理难度较大的企业,坚持"关停并转",决不能"以罚代管";对位于环境敏感区域和居民区内的污染企业,严格执行安全生产、消防、防爆条例规章,对于存在事故隐患单位应责令其搬迁。

(三)收集基础资料,建立信息网络

监测和预警都有赖于系统的、连续的、长期的基础资料的收集和整理,各相关部门对辖区内所有企事业单位进行有毒有害危险品、辐射性物品普查、登记,将其名称、理化性状、毒性、中毒表现及处理、处置手段等资料输入计算机,建立数据库,以备紧急情况下查阅。同时,利用现代信息技术,将辖区内厂矿企事业单位的具体位置、交通路径、联系方式等信息绘制成地理信息图,以备紧急情况下上机查阅,在最短时间判断事故地点,最佳避险路线,也有利于初步判断突发环境污染事件的物质和原因等。这种高效完善的网络管理系统可以实现信息快速传递,使国家政府和应急指挥中心在最短时间内形成决策和协调指挥。

二、组建指挥协调系统

在突发环境污染事件的应急准备中,组建机构健全、层次分明、反应敏捷的高效指挥协调系统至关重要。该系统在应急响应中统揽全局,指挥各子系统有条不紊地展开紧急救援、应急监测、快速处置,而且能在最短时间内调动应急处理所需的人力、物资、信息等。一个完善的指挥协调系统应由以下几个层次组成。

(一)最高领导机构

在欧美等发达国家,国家政府、国会是指挥协调系统中最高权力机构,必要时它有权动用国家安全保卫部门、军队等。在我国突发环境污染事件应急指挥协调组织体系中,国务院是最高领导机构,主要作用有:主持"全国环境保护部际联席会议";统一指挥协调全国范围内突发环境事件的紧急应对工作。

(二)综合协调机构

国家环境保护部牵头,各有关部委参加的"全国环境保护部际联席会议"是全国突发环境污染事件的最高综合协调机构。主要职责有:贯彻执行党中央、国务院有关突发环境污染事件的方针、政策;落实有关环境应急工作的指示和要求;建立和完善突发环境污染事件预警机制;组织制定(修订)国家突发环境事件应急预案;统一指挥协调特别重大突发环境污染事件的应急救援工作;指导地方人民政府及有关部门做好突发环境污染事件的应急准备;部署国家环境紧急应对的公众宣传教育工作;统一发布突发环境污染事件应急处理的动态和信息;完成国务院下达的其他应急救援任务。

(三)有关成员单位突发环境污染事件应急指挥机构

在"全国环境保护部际联席会议"内的各有关成员(公安、武警、医疗、消防、通讯、水利、海事、航空、铁路等)单位,应成立突发环境污染事件应急指挥机构,并建立"应急工作联系机制",以确保信息畅通,资源共享。同时,应按照各自行业特点和职责制定本系统、本部门突发环境污染事件应急预案,并负责管理、督导、落实;需要其他部门增援时,应向"全国环境保护部际联席会议"提出增援请求;如遇特别重大突发环境污染事件,可直接向国务院提出增援请求。

(四)地方各级人民政府突发环境污染事件应急指挥协调机构

突发环境污染事件指挥协调工作应坚持"分级响应,属地为主"的原则,各省(市、区)应建立环境突发事件应急处理领导机构或指挥中心。主要职责有:负责辖区内突发环境污染事件应急预案的制定(修订);统一指挥协调突发环境污染事件的应急救援工作。在特别重大环境污染事件发生地的省(市、区)人民政府,应建立现场应急救援指挥部,为参加应急救援的队伍和人员提供工作条件。所有应急救援的队伍和人员必须服从现场应急救援指挥部的指令,做到有令则行、有禁则止、反应迅速、行动有力。

(五)专家组

在国务院领导下的"全国环境保护部际联席会议"应设立突发环境污染事件应急处理专家组;聘请高等院校、科研院所、军队及有关单位专家,参与突发环境污染事件的应急监测、处理、处置、救援等工作。同时,还有责任为国务院和"全国环境保护部际联席会议"的决策提供科学的咨询决策依据;向社会公众宣传突发环境污染事件的应急救援和个人防护等相关知识。

（六）厂矿企事业单位应急救援队伍

涉及有毒有害化学品、易燃易爆危险品、辐射性物品的生产、使用、运输、处置的厂矿企事业单位,应建立突发环境污染事件的应急救援队伍。应急救援队伍的主要职责是:收集、整理、编撰本单位危险品详细文字资料,并上报至所在地区的环境保护部门;制定安全生产技术操作规范;对本单位员工进行安全生产、规范操作及危险品防护知识培训;组织全体人员进行突发环境污染事件应急救援实战演习;接到上级主管部门或环境保护部门指令后,即刻参加紧急救援并提供必需物资、器材和技术援助。

三、建立应急预案和预警系统

编制应急预案和建立预警系统是提高应对突发环境污染事件水平的重要内容。应急预案(emergency plan)是针对可能发生的突发事件,在风险分析与评估的基础上预先制定的应急计划与行动方案。预警系统是建立在完善应急预警体系基础上的,由监测体系、咨询体系、组织体系和制度体系构成,实现对可能发生的突发事件的预警和监控。

（一）制定应急预案,举行实战演练

应急预案的制定和落实是衡量一个国家对突发环境污染事件紧急应对是否科学化、规范化管理的标志。依据我国《突发环境污染事件应急预案》要求,各省(市、区)及各地(市)级行政区域需要制定本地区应急预案;"全国环境保护部际联席会议"各成员单位应根据各自行业特点、职能制定本系统、本部门相应的应急预案。应急预案制定后,应加强监督、落实,同时还应积极组织演练。通过演练,可以锻炼应急救援队伍,提高对突发环境污染事件的快速反应能力,同时检验应急预案的合理性。

（二）完善预警系统,提高应对能力

在监测基础上进行预警可以提高对突发环境污染事件的应对能力,以监测为基础的预警工作由三个步骤组成:第一步是收集、整理和分析信息,并将结果进行量化;第二步是将量化的指示与设定的预警界值进行比较,做出事件是否将要发生的预测和判断,尽可能对事件发生的时间、规模、方式和发展趋势进行预测;第三步是根据预测结果做出是否发出警报,以及警报发送的方式。根据国内外应对突发环境污染事件的经验,参照我国《国家突发公共事件应急预案》《国家突发环境事件应急预案》,一个完整的预警系统应由以下几个部分内容组成。

1. 环境安全预警系统　针对国家和地区内重点污染源排放状况,建立适时监控信息系统、突发事件预警系统、区域环境安全评价预警系统、辐射事件预警信息系统。另外,针对海洋突发环境污染事件,还应建立海洋环境监测、重大船舶污染事件应急设备库、海陆空一体化船舶污染快速反应系统。

2. 突发环境污染事件应急资料库　主要包括突发环境污染事件应急处理处置数据库系统、生态安全数据库系统、突发环境污染事件专家决策系统、环境恢复周期监测反馈评估系统、辐射污染突发事件数据库系统。

3. 应急指挥技术平台系统　根据实际需要建立有关类别(系统、部门)突发环境污染事件指挥

协调中心及通讯技术保障系统。

四、切实做好应急保障工作

在突发环境污染事件的应急处理中,充足的应急保障事关应急处理的成败。根据我国《国家突发环境事件应急预案》规定,并参照国内外突发环境污染事件的应急处理经验,应在以下四个方面切实做好应急保障。

(一)资金保障

各级地方人民政府及有关单位在突发环境污染事件的应急预案中应明确做出预算和项目支出,并报国家财政部和同级财政审批;同时财政系统各级部门、单位,应制定《突发环境污染事件财政应急保障预案》。

(二)装备与物资保障

在突发环境污染事件的应急处理中,物资充足、装备精良、及时到位十分重要。各级地方人民政府和部际联席会议成员单位要充分发挥职能作用,根据应急预案要求加强有毒有害化学品的检验、鉴定、监测设备建设;特别注意增加采样工具与现场快检设备等物资储备,不断提高应急监测、动态监控和应急处理的能力。

(三)通讯与运输保障

在环境突发事故中,可充分利用手机、寻呼、电台、卫星通讯、计算机网络等现代化通讯设备,确保信息准确、传递及时,为应急处理赢得宝贵时间。在突发环境污染事件应急处理工作中,物资运输常处于紧张状态,紧急情况下可由国务院或国家应急指挥中心协调,调动以下运输力量:军队和武装警察部队运输力量;公安和消防运输力量;国有和私人客运公司、货运公司;国有和私人轮船公司或航空公司等。

(四)人力资源保障

根据突发环境污染事件应急预案要求,各级地方人民政府和各有关单位应组建一支常备不懈、业务熟练、装备精良的应急救援队伍。在突发环境污染事件发生后的最短时间内,按照应急救援指挥中心的命令,准确、及时到达事故现场,并能迅速按各自职责展开救援工作。其中,专家组、援救队、医疗队、监测人员应在第一时间到达现场;突发环境污染事件的发生单位主要领导、法人代表应在第一时间内先期到达。

五、加强应急管理科学研究

发达国家普遍投入大量人力、物力和财力开展突发公共事件应急管理研究,研究主题贯穿灾害、危机产生、发展、消亡全过程。应急管理和应急研究在我国起步较晚,尚未形成一套完整有序、实施有效的应急体系,应加强我国突发事件准备工作的整体设计,在整体上推进风险分析与评估,与资源、人员配备、培训、演练、评估和改进等应急准备政策的相互衔接和补充。需要加强对政府应急能力的定量研究,围绕"能力建设"构建国家准备框架和指南。另外,要研究以风险为基础的综合安全管理配套制度设计,考虑建立相对应的战略规划、沟通、资源保障、教学培训、资格认证、绩效考核、监督检查等制度,加快构建我国突发事件风险防范的政策体系。

第四节　突发环境污染事件的应急处理

在突发环境污染事件即将发生或已经发生的紧急状态下,采取的某些超出正常工作程序的行动,以避免事件的发生或减轻事件后果的超常规工作程序称之为应急处理。在环境应急状态下,应迅速部署以下几方面的工作。

一、紧急启动预警系统

对可以预警的突发环境事件,按照事件发生的可能性大小、紧急程度和可能造成的危害程度,将预警分为四级,由低到高依次用蓝色、黄色、橙色和红色表示。预警级别的具体划分标准,由环境保护部制定。预警系统启动后,根据事态的发展情况和采取措施的效果,预警级别可以升级、降级或解除。

当收集到的有关信息证明突发环境污染事件已经发生,或者即将发生的可能性增大时,应迅速启动预警系统。当地县级以上政府和政府有关部门应采取以下措施:

1. 立即紧急启动突发环境污染事件相关应急预案。

2. 发布预警公告:蓝色预警由县级人民政府负责发布,黄色预警由市(地)级人民政府负责发布,橙色预警由省级人民政府负责发布,红色预警由事件发生地省级人民政府根据国务院授权负责发布。

3. 紧急转移、撤离或者疏散可能受到危害的人员,并进行妥善安排。

4. 指令各环境应急救援队伍进入应急状态;环境监测部门立即开展应急监测,随时掌握并报告事态进展情况。

5. 针对突发环境污染事件可能造成的危害,封闭、隔离或者限制使用有关场所,终止可能导致危害扩大的行为或活动。

6. 调集环境应急所需要的物资和设备,确保应急保障工作及时到位。

二、快速执行应急响应

当预警系统紧急启动后,地方各级人民政府及有关单位,针对突发环境污染事件采取的所有应对措施称之为应急响应(emergency respond),具体内容包括信息上报、应急监测、医疗救助、紧急疏散、应急处置和应急保障等。

(一)应急响应的分级

突发环境污染事件的应急响应,应坚持"分级响应,属地为主"的原则。地方各级人民政府,按照有关规定负责突发环境事件的应急处理,国家环境保护部及国务院相关部门根据情况给予协调支援。

根据突发环境事件的严重程度和发展态势,将应急响应设定为Ⅰ级、Ⅱ级、Ⅲ级和Ⅳ级四个等级。初判发生特别重大、重大突发环境事件,分别启动Ⅰ级、Ⅱ级应急响应,由事发地省级人民政府负责应对工作;初判发生较大突发环境事件,启动Ⅲ级应急响应,由事发地设区的市级人民政府负责应对工作;初判发生一般突发环境事件,启动Ⅳ级应急响应,由事发地县级人民政府负责应对工作。突发环境事件发生在易造成重大影响的地区或重要时段时,可适当提高响应级别。应急响应启动后,可视事件损失情况及其发展趋势调整响应级别,避免响应不足或响应过度。

超出本级应急处理能力时,应及时请求上一级应急救援指挥协调机构启动上一级应急预案。Ⅰ级应急响应由国家环境保护部和国务院有关部门组织实施。

（二）应急响应的程序

现以Ⅰ级响应为例,介绍应急响应的程序和内容。

1. 开通与突发环境污染事件所在地"省级应急指挥机构、现场应急指挥部、相关专业应急指挥机构"的通信联系,随时掌握事件进展情况。

2. 立即向国家环境保护部领导报告,必要时成立环境应急指挥部。

3. 及时向国务院报告突发环境污染事件的基本情况和应急救援进展情况。

4. 通知有关专家组成专家组,分析情况,并提出建议。

5. 根据专家的建议,通知相关应急救援力量随时待命,为地方或相关专业应急指挥机构提供技术支持。

6. 派出相关应急救援力量和专家赶赴现场,参加、指导现场应急救援,必要时调集事发地"周边地区专业应急力量"实施增援。

省级地方人民政府突发环境污染事件的应急响应,可以参照上述Ⅰ级响应程序,结合本地区实际,自行确定应急响应行动。若需有关应急力量支援,及时向国家环境保护部及国务院有关部门提出请求。各地(市)级人民政府应在接到"省级应急指挥协调机构"指令后立即响应,启动本地区应急预案,并组织人力、物资在最短时间内赶赴事故现场,开展应急监测、应急处置、疏散群众及抢救中毒、受伤人员。

（三）应急响应中的信息报告与处理

1. 报告时限和程序

（1）突发环境污染事件的责任单位、责任人以及负有监管责任的上级主管单位,在突发环境事件发生后1小时内,应向所在地县级以上人民政府报告,同时向上一级相关专业主管部门报告,并立即组织进行现场调查。紧急情况下,可以越级上报。

（2）负责确认环境事件的单位,在确认重大(Ⅱ级)环境事件后,应在1小时内向"省级相关专业主管部门"报告,特别重大(Ⅰ级)环境事件立即向"国务院相关专业主管部门"报告,并通报其他相关部门。

（3）地方各级人民政府应当在接到报告后1小时内,向上一级人民政府报告;省级人民政府在接到报告后1小时内,向国务院及国务院有关部门报告。

（4）国务院有关部门在接到重大(Ⅱ级)、特别重大(Ⅰ级)突发环境污染事件报告后,应立即向国务院办公厅或主要领导报告。

2. 报告方式和内容 突发环境事件的报告分为初报、续报和处理结果报告三类。初报从发现事件后起 1 小时内上报;续报在查清有关基本情况后随时上报;处理结果报告在事件处理完毕后立即上报。

用电话进行初报,主要内容包括:事件的类型、发生时间、地点、污染源、主要污染物质、人员受害情况、自然保护区受害面积及程度、事件潜在危害及程度等初步情况。

续报可通过网络或书面报告,主要内容包括:有关确切数据、事件发生的原因、过程、进展情况以及采取的应急措施等基本情况。

处理结果报告采用书面形式,报告处理事件的措施、过程和结果、事件潜在或间接危害、社会影响、遗留问题、参加处理工作的有关部门和工作内容、出具有关危害与损失的证明文件等详细情况。

(四)应急响应中指挥和协调

1. 指挥和协调机制 根据需要,国务院有关部门和"全国环境保护部际联席会议"应成立环境应急指挥部,负责指挥、协调突发环境污染事件的应对工作。

环境应急指挥部根据突发环境污染事件的情况,通知有关部门及其应急救援队伍和事件所在地"毗邻省(区、市)"人民政府应急救援指挥机构。各应急机构接到事件信息通报后,应立即派出有关人员和队伍赶赴事发现场;在现场救援指挥部统一指挥下,按照各自的预案和处置规程,相互协作、密切配合,共同实施环境应急和紧急处置行动。在现场应急救援指挥部成立之前,各应急救援专业队伍必须在当地政府和事发单位的协调指挥下,迅速实施先期处置,果断控制或切断污染源,全力控制事件势态,严防二次污染和次生、衍生事件发生。

应急状态时,专家组有关专家应迅速对突发环境污染事件信息进行分析、评估,提出应急处理、处置方案和建议,供指挥部领导决策参考。根据事件进展情况,提出相应的对策和意见;对突发环境污染事件的危害范围、发展趋势作出科学预测,为环境应急领导机构的决策和指挥提供科学依据;参与污染程度、危害范围、事件等级的判定,对污染区域的隔离与解禁、人员撤离与返回等重大防护措施的决策提供技术依据;指导各应急队伍进行应急处理与处置;指导突发环境污染事件的中长期环境影响评估。

发生突发环境污染事件的有关部门、单位,要及时、主动向环境应急指挥部提供应急救援有关的基础资料;环保、海洋、交通、水利等有关部门提供事件发生前的有关监管检查资料,供环境应急指挥部研究救援和处置方案时参考。

2. 应急响应中指挥协调内容 ①提出现场应急行动原则要求;②派出有关专家和人员参与现场应急救援指挥部的应急指挥工作;③协调各级、各专业应急力量实施应急支援行动;④协调受威胁的周边地区危险源的监控工作;⑤协调建立现场警戒区和交通管制区域,确定重点防护区域;⑥根据现场监测结果,确定被转移、疏散群众返回时间;⑦及时向国务院报告应急行动的进展情况。

三、立即实施应急监测

对突发环境污染事件发生地区的大气、水、土壤等环境介质进行紧急采样送检或现场快速测定,称为应急监测(emergency monitoring)。在突发环境污染事件的紧急应对中,应急监测是一项重要的核心内容。通过应急监测,可以确定造成环境污染的主要污染物种类、性状、污染程度、波及范围以及削减情况。

(一)应急监测采样点的布设原则和方法

应急监测采样点设置以污染事件的发生地为中心,向四周扩展以便了解污染物扩散范围;应考虑人群生活环境如村庄、居民小区、饮用水源地等;要设置控制点、削减点和对照点。根据事故发生现场的具体情况,按以下方法进行布点。

1. 大气污染应急监测　以突发环境污染事件发生地为中心设点,在下风侧按一定间隔距离扇形或四周圆形布点;同时在上风侧适当位置布设对照点;采样过程中应依据风向调整采样点位置;在可能受到污染的居民区或人群活动区等必须设置采样点。

2. 水环境污染应急监测　对江河水系进行应急监测时,应在突发环境污染事件发生断面处设置控制段面(controlling section),同时应在事故发生断面的上游、下游分别布设对照断面(comparison section)和消减断面(decreasing section)。对水库、湖泊应急监测,应以突发环境污染事件发生地为中心,按水流方向在一定间隔水域以扇形或同心圆形布点,并采集不同深度、底质样品,同时在上游适当位置布设对照断面。值得强调的是,应在水库、湖泊出水口和饮用水取水口处设置采样点。对地下水污染事故应急监测,应以突发事件发生地点为中心,根据本地区地下水流向,采用网格法或辐射法布设监测采样井,进行垂直采样监测;同时在地下水主要补给来源的上游方向,布设对照采样井,进行垂直采样监测。

3. 土壤环境应急监测　以突发环境污染事件发生地或污染物堆放地为中心,按一定间隔空间圆形布点采样,并根据污染物的特性在不同深度采集样品。应在另一无污染农田设置对照点,必要时,采集污染农田、对照农田和附近农田农作物样品,测定其污染物含量。

4. 采样频次　依照不同的环境区域功能和突发环境污染事件发生地的实际情况,按以下原则决定采样频次:①力求以最低的采样频次,求得最有代表性的样品;②既能确切反映污染程度、范围、消减情况,又切实可行;③在事故刚发生时,采样频次宜密,待摸清变化、消减规律后,可减少采样频次。

5. 采样前的准备　按照应急预案要求,突发环境污染事件的应急监测采样应做到及时快速,确保每次采样准确、有效。同时,要制定采样计划、确定采样人员、校验采样器材、准备交通工具。

(二)现场监测分析

在突发环境污染事件的应急监测中,有许多项目应在现场测定分析,仅有一少部分样品送达实验室,在最短时间进行检测并出具报告。因此,现场监测分析应有以下几点原则和要求。

1. 现场监测仪器设备的选择、确定原则　在突发环境污染事件的应急监测中应以尽快鉴定、鉴别污染物的种类,并能做出定性或半定量结果为原则。因此,应该选择那些直接读数、操作便捷、易于携带、对样品前处理要求简单的仪器。

2. 现场监测仪器设备的准备　各级环境监测部门可根据应急预案要求,配置常用的现场监测仪器设备,如检测试剂、试纸、快速检测管、便携式(直读)测定仪等快速应急监测仪器设备,并定期检查、校验,以保持其功能状态完好。

3. 现场监测的平行双样　凡具备快速测定条件的检测项目,应尽量进行现场测定。现场要采平行双样,一份在现场快速测定,另一份(必要时)送实验室分析测定,以便进一步确认现场定性、半定量分析结果的准确性。

4. 现场监测记录　现场监测记录是应急监测结果的重要依据,应按正规格式规范记录,以确保信息完整。内容包括:采样地点、样品名称、分析项目、分析方法、分析日期、仪器名称、仪器型号、仪器编号、测定结果、监测断面(点位)示意图。另外,应同时记录气象条件;如系水质监测,还应记录水流方向、流速等水文信息。记录完毕后分析人员、校对人员、审核人员均应亲笔签名。

(三)现场采样、监测人员的安全防护

监测人员在进入突发环境污染事件现场采样时必须注意自身安全防护,对不熟悉事故现场、不能确认现场是否安全或不按规定佩戴防护设备时,一律不得进入现场;未经现场指挥、警戒人员许可,亦不得进入现场进行采样或监测。

1. 现场采样和监测人员必要的安全防护设备　根据《国家突发性环境事故应急监测技术规范》要求,应配备以下必要的安全防护设备。

(1)测爆仪、防爆应急灯、醒目安全帽、带明显标志的小背心(色彩鲜艳且有荧光反射物)、救生衣、防护安全带(绳)、呼吸器等。

(2)一氧化碳、硫化氢、氯化氢、氯气、氨气等气态物质现场测定仪。

(3)防护服、防护手套、防护靴等防酸碱、防有机物渗透的各类防护用品。

(4)各类防毒面具、防毒呼吸器(带氧气呼吸器)等。

2. 现场采样、监测安全防护注意事项

(1)应急监测至少 2 人同行。

(2)进入事故现场采样、监测,应经现场指挥、警戒人员许可,在确认安全的情况下,按规定佩戴必要的防护设备(如防护服、防毒呼吸器)方可进入。

(3)进入易燃、易爆事故现场的应急监测车辆,应有防火、防爆安全装置,应使用具有防爆功能的现场应急监测仪器设备(包括附件电源等)。

(4)在确认安全的情况下,使用现场应急监测仪器设备,进行现场监测。

(5)进入水体或登高采样,应穿戴救生衣或佩戴防护安全带(绳)。

(四)未知污染物种类的初步判断和应急检测程序

突发环境污染事件由于发生突然,大多情况不知污染物种类,这给应急检测和进一步处置带来极大困难。因此,可按照以下步骤进行判断和检测。

1. 从污染征候判断　由于各种化学毒物理化性质存在较大差异,故发生泄漏后产生的征候各有差别。气态毒物泄漏后空气中异味明显;苯、有机磷农药等一些油状液体毒物,泄漏后常漂浮在水面或流淌到低洼处。因此,可根据这些典型污染特征判断泄漏的是气态还是液态毒物。

2. 从气味判断　有的化学毒物具有特殊气味,泄漏事故发生后,在泄漏地域或下风向可嗅到毒物散发出的独特气味。例如,氢氰酸呈现苦杏仁味,可嗅质量浓度为 $1.0\mu g/L$;光气散发出烂干草味,可嗅质量浓度为 $4.4\mu g/L$;氯化氢有强烈刺激性,可嗅质量浓度为 $2.5\mu g/L$;硫化氢气体则具有

独特的"臭鸡蛋味"。

3. 从人员或动物中毒症状判断　由于毒物所产生的毒作用不同,可根据人员或动物中毒后表现的特殊症状,大致判断出毒物的种类。例如,人群出现流泪、打喷嚏、流鼻涕等眼睛和呼吸道刺激症状,可初步判断为刺激性毒物;若出现瞳孔缩小、出汗、流涎和抽搐等症状,可能与有机磷农药中毒有关。

4. 用 pH 试纸初步判断　借助 pH 试纸,检测污染空气或水中毒物酸碱度,可大致判断出待测物属于酸性还是碱性。

5. 从危险品数据库查明毒物种类　在事故发生地,可紧急查阅辖区内企事业单位有毒有害危险品、辐射性物品普查登记数据库或者企业提供的化学品安全说明书(material safety data sheet,MSDS),以便准确判定毒物名称、理化形状、毒性、中毒表现及处理、处置手段。

6. 正确选择检测点　在检测有毒气体时,一是要迎风检测;二是选择毒物漂移云团经过的路径;三是对掩体、低洼地等位置实施检测。在检测地面毒物时,要找到存在明显毒物的地域。

7. 灵活选用检测器材和检测方法　如事故危险区无明显的有毒液体,则要重点检测气态毒物;如发现有明显的有毒液体,则可实施多手段同时检测。尽可能使用便携式检测仪器,现场判断污染物种类。

8. 综合分析得出结论　将判断过程中得到的各种迹象和现场检测结果,结合平时积累的经验加以系统分析,尽快得出正确的结论。

四、迅速进行事故抢险

在突发环境污染事件的应急处理过程中,有毒有害、易燃易爆危险品的泄露处置是一项技术性强、难度较大、极具危险的工作。泄露物品因种类不同,其理化性质、毒性、易燃易爆程度差异很大,比如有的泄露物急性毒性强,在环境中空气浓度达到某种危险水平时可致命或永久损害健康,或使人立即丧失逃生能力,这种浓度被定义为直接致害浓度(immediately dangerous to life or health concentration,IDLH)。因此,要求参与事故现场处置的工作人员,必须具备坚实的专业知识和精湛的处置技术。一旦经监测证实了泄露物品的种类,应即刻采取针对性强、有效、安全的处置手段。现将在突发环境污染事件中,常见的几类化学物质的处置原则概要介绍如下。

(一)易泄露化学物质的分类

1. 无机化学物质　常见的易泄露无机化学物质包括:氨、氢氧化钠、硫酸、硝酸、盐酸等强酸、强碱类物质,以及硫化氢、氰化氢、氟化氢、砷化氢、氟、氯、汞砷、重铬酸钾等。此类物质刺激性、腐蚀性、毒性较强,许多物质具易燃易爆特点。

2. 有机化学物质　常见的易泄露有机化学物质包括:苯、甲苯、二甲苯、苯胺、苯酚、硝基苯、甲醇、甲醛、丁醛、光气、氯乙烯、三氯甲烷、四氯化碳等。此类物质多在石油化工工业中生产、使用,易在贮存、运输过程中发生泄露,或由爆炸事故而引发突发环境污染事件。

3. 农药类有毒物质　目前针对突发环境泄露事件,建立有效处理、处置手段的农药品种有倍硫磷、对硫磷、甲基对硫磷、乐果、敌敌畏、六六六、五氯酚、莠去津等。

4. 消毒剂 消毒剂因自身氧化性、腐蚀性较强,故在贮存、运输过程中易发生容器破损,从而引发泄露。例如,过氧化氢、过氧乙酸、二氧化氯、次氯酸钠、臭氧、乙醇、环氧乙烷、戊二醛、苯扎溴胺、甲基苯酚、氯乙啶等十几个品种。

(二)泄露化学物质的处置原则

1. 隔离与警示 当界定突发环境污染事件现场后,应迅速将现场及周围人员紧急转移、疏散至安全地带,并禁止无关人员进入污染区;同时应在事故现场周围设立明显警示标志。

2. 监测处置人员安全进入现场 当认定自身防护措施(防毒面具、自给式呼吸器、防护服装、防酸碱胶靴、防护手套等)确实安全、有效后,采样监测与应急处置人员方可进入事故现场。防护装备按照《个体防护装备选用规范》(GB/T 11651—2008)和《呼吸防护用品的选择、使用与维护》(GB/T 18664—2002)进行选择。

3. 小规模气态化学物泄露的处置 对压力容器(如钢瓶)内气态物质泄露,应立即在确保安全的情况下关闭阀门;如阀门损坏可将装满气态化学物钢瓶倒置在水中;如钢瓶表面温度较高,应采用细水流喷淋降温,以防爆炸。

4. 较大爆炸事故所致泄露的处置 工厂大型贮存罐、管道等设施爆炸所引发气态化学物泄露,由于泄露量较大、扩散范围较广,暂时缺少有效处置手段。首先应该关闭、切断气源;同时紧急转移、疏散人群、抢救中毒伤亡人员;加强现场监测、跟踪监测,以便尽快了解污染物浓度及扩散、消减情况。

5. 对逸散于空气中气态化学物的处置 气态化学物若泄露于室内空气,可加强通风、排气措施;如泄露于室外,且气象条件不利于扩散,可采用多台鼓风机强力吹风,以促使其尽快扩散、削减。如果该气态化学物水溶性强,可采用大面积喷雾,以促使其转化、降解。

6. 对液态化学物散落于地面的处置 少量液态化学物若散落于地面,可立即采用沙土、干石灰混合覆盖,以便吸附和减少挥发。事后依据情况可对覆盖物做进一步处理。若大量液态化学物散落于地面,可立即采用包围、堵流措施,然后用防爆泵抽吸、回收至另外容器;对地面残留化学物,仍可采用覆盖、吸附和减少挥发等方法做进一步处理。

7. 化学物泄露于地表水体的处置 大量固态、液态化学物泄露于地表水体后,应尽快堵塞污染源,以阻止泄露继续。化学物泄露于地表水体的量不论大小,均应加大上游来水量,以便尽快稀释降低浓度。若系小支流污染,可采取截流、围堵措施,以防止污染泄露于干流江河;如无截流、围堵条件,亦可加大上游来水量,或引来其他水源水,以便充分混合稀释,达到自净目的。

8. 固态化学物散落于地面的处置 对于散落于地表(如公路)的固态颗粒或结晶状化学物,应尽快小心扫拢,能收集者尽可能回收。应强调的是:清扫时动作要轻、避免扬尘,尤其是毒忹较大的物质。

9. 易燃易爆危险化学物品的处置 对于此类化学物品的处置应格外小心,要求事故处理现场绝对禁火。所有人员服装不能产生静电;所有监测仪器须配备防火防爆装置;现场外围一定距离处应设置禁火标志。

10. 辐射突发环境污染事件的处置 此类突发事件的处置措施与事件规模、原因有关。如系辐射源丢失,应即刻使用高灵敏探测仪在丢失地点及可能去向展开探测,发现辐射源后装入铅罐密封运回。如果发生较大规模辐射污染,如核电站爆炸,首先应加强应急监测,以了解环境辐射强度;做好警戒区划分与标志设立,对暴露人群紧急转移、疏散,并测定辐射吸收剂量。暂时封存污染区所有食品、水源,并密切注意现场周围人群有无急性放射病发生。

五、开展紧急医疗救助

在突发环境污染事件发生后的最短时间内,对事故现场中毒、伤亡人员实施紧急医疗救助,以及紧急疏散、妥善安置周围群众是应急处理的核心内容之一。

(一)现场紧急医疗救助

在突发环境污染事件发生后的最初几小时内,最紧迫的任务是实施现场紧急医疗救助。面对大量的伤亡人员,医务人员和营救人员应首先根据伤亡人员伤势轻重、受伤类型及可能的预后进行初步分类,并分别在死亡、重伤、中度伤、轻伤人员的手臂上围黑色、红色、黄色和绿色纱布,以便醒目地辨认和进行分类处理。

在事故发生后的最短时间内,营救队员和医务人员要完成搜寻、营救及急救治疗三个阶段的紧急救助工作,如果这些工作任务量太大,可请求跨地区增援,甚至请求国际红十字会等机构共同协助。

首先应在现场周围或附近医疗机构建立现场急救站,进行就地治疗;对于伤亡人员的基本处理原则是:抢救危重;防止继发损伤;简单处置;尽快转移。根据伤亡人员具体状况,可分别进行以下处理、处置。

1. 抢救生命垂危患者　对于由中毒、外伤所致的心跳、呼吸骤停或即将停止的患者,应紧急实施现场心肺复苏术。

2. 处理多发性复合伤患者　对于多发性复合损伤者,医务人员应对其进行仔细检查,避免错过不易发现的损伤。

3. 紧急抢救中毒患者　不论何种毒物中毒,均应将患者迅速抬离事故现场,并立即脱去受污染的衣服;对于毛发、指甲等处残留毒物应予以彻底清洗。根据毒物化学性质,有选择性的使用清洗液,例如强酸烧灼伤,可用5%饱和碳酸氢钠冲洗;强碱烧灼伤,可用2%醋酸溶液(或2%硼酸溶液)冲洗。另外,对已知毒物可尽快运用特效解毒剂。

4. 紧急处理眼睛损伤　对于眼睛损伤、烧灼伤患者,应首先采用细水流轻轻冲洗眼睛,然后急转有条件的医院进一步处理。应有选择性的使用洗眼液,碱类物质烧灼伤,可用2%硼酸溶液冲洗;酸类物质烧灼伤,可用3%碳酸氢钠溶液冲洗。冲洗时水流不要直对眼球,也不要用纱布擦拭眼睛,避免眼损伤加重。

5. 迅速处理开放性损伤　对于开放性损伤患者,应急行清创术;如有骨折、出血,可在现场进行简单固定和止血,然后转至附近有手术条件的医院治疗。

(二)安全疏散周围群众

在突发环境污染事件中,由于有毒有害化学品的迅速扩散,可使周围村镇、居民区群众受到污染威胁。在应急处理过程中,快速有效的组织安全疏散,减少人员伤亡。在突发环境污染事件发生后,应由现场救援指挥部具体负责做好以下工作。

1. 根据突发环境污染事件的性质、特点、危害,明确告知群众,并协助采取必要的安全防护措施。

2. 根据事故发生时的气象、地理地形、人员居住状况等因素,确定安全疏散、转移的方向、地点以及距离。

3. 快速召集群众向安全地点疏散、转移,动用一切可利用的交通工具,争分夺秒地快速疏散和转移。

4. 在事故发生地安全边界以外,妥善安置疏散、转移的群众,必要时可利用救灾帐篷、临时简易房等建立紧急避难所。

5. 为疏散、转移人员提供必要基本生活保障,如食品、饮用水、衣服、被褥、药品、应急照明等物品。

六、应急终止及后期处置

应急终止是突发环境污染事件应急处理的最后一个环节,在此环节后尚有一些后期处置和总结评价工作,圆满结束应急处理过程。

（一）应急终止的条件

凡符合下列条件之一时,便可确认达到应急终止的条件。

1. 事件现场得到控制,事故条件已经消除。

2. 污染源的泄露或释放已降至规定限量值以内。

3. 事件造成的危害被彻底清除,无继发可能。

4. 事件现场的各种专业应急处置行动已无继续的必要。

5. 采取了必要的防护措施以保护公众免受再次危害。

6. 事件可能引起的中长期影响趋于合理,且处于最低水平。

（二）应急终止的程序

1. 现场救援指挥部确认终止时机,或事件责任单位提出,经现场救援指挥部批准。

2. 现场救援指挥部向所属各专业应急救援队伍下达应急终止命令。

3. 应急状态终止后,相关类别专业应急指挥部,应根据国务院有关指示和实际情况,继续进行环境监测和评价工作,直至其他补救措施无需继续进行为止。

（三）应急终止后的处置

1. 省级人民政府和应急指挥中心,责令有关部门及突发环境污染事件的肇事单位,认真查找事件原因,防止类似问题再次出现。

2. 有关类别的专业主管部门负责编制特别重大、重大环境污染事件的总结报告,并于应急终止后上报。

3. 国家环保部组织有关专家,会同事件发生地省级人民政府实施应急过程评价。

4. 根据本次突发环境污染事件的应急实践经验,有关专业主管部门牵头对先前制定的应急预案进行评估、修订。

5. 对应急处理中使用的仪器、设备进行维护、检修,使之保持完好的技术状态,以备不时之需。

6. 地方各级人民政府做好受灾人员的安置工作。

7. 对受灾范围进行科学评估,提出对基础设施和生态环境重建、恢复的建议。

8. 督促行业部门及个人参加保险,并对以前加入保险的单位和个人支付保险费。

9. 对应急处理过程中有功人员进行表彰和奖励。

10. 对突发环境污染事件的肇事单位和个人,以及应急处理过程中行动不力、蓄意破坏或散布谣言者实施责任追究和处罚。

（张遵真）

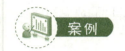 案例

2013 年 11 月 22 日凌晨 2 时 40 分,山东省青岛市秦皇岛路和斋堂岛街交汇处,中石化管道公司输油管线破裂,造成大量原油泄漏。 3 时 15 分,黄岛油库关闭输油管线并向 110 报警。 此时原油已进入雨水管线,并沿着雨水管线进入胶州湾边的港池。 7 时 30 分,中石化管道公司在入海口处设置了两道围油栏,但此时海面已发现大面积溢油。 8 时 30 分,青岛市环境保护局接报,赶到入海口现场救援。 10 时 30 分许,在雨水涵道和输油管线抢修作业现场,由于操作过程迸发火花,导致连续发生爆燃。 爆炸波及青岛市丽东化工厂部分设施,整个路面因爆炸损毁严重。 10 时 40 分,距爆炸点约 1 公里外的雨水管道末端入海口处,发生原油燃烧起火。 经紧急消防扑救,现场两处明火点于 13 时全部扑灭。

事故发生后,青岛市紧急救援指挥部立即启动应急预案,责令环保、安监、公安等部门组织力量紧急处置。 120 急救中心 8 辆救援车紧急出动,把伤者送往医院。 11 时左右,爆炸点附近居民、小学疏散。 后经国务院事故调查组认定,此次输油管线爆燃是一起特别重大责任事故,共造成 63 人遇难、156 人受伤住院,直接经济损失 7.5 亿元。 依据事故调查结果,对有关责任单位和责任人进行了处理。 48 名责任人分别给予纪律处分,涉嫌犯罪的 15 名责任人移送司法机关,并依法追究法律责任;涉嫌肇事企业被安监总局下令停产。

思考题

1. 原油泄漏的污染范围?

2. 在管道抢修过程中,为什么会发生爆炸?

3. 事故处理过程中,政府及相关部门采取了哪些应急措施?

第十五章

自然灾害环境卫生

第一节 概述

我国幅员辽阔,地理气候条件复杂,是世界上自然灾害发生最严重的国家之一,经常发生的自然灾害有洪涝、干旱、地震、台风、滑坡、泥石流、农作物病虫害以及森林灾害等。我国自然灾害具有种类多、频度高、强度大等特点,常常造成严重的人员与财产损失。1949 年以来,我国平均每年因自然灾害造成的直接经济损失在 1000 亿元以上,近 15 年来因自然灾害造成直接损失年均近 2000 亿。从 1998 年长江、松花江流域的洪水,到 2003 年抗击严重急性呼吸综合征(severe acute respiratory syndromes,SARS),再到 2008 年四川汶川地震、2010 年青海玉树地震和甘肃舟曲特大泥石流等,自然灾害给人民生命和财产带来的巨大经济损失。

一、自然灾害的概念

自然灾害(natural disaster)是指以自然变异为主要因素造成的,危害人类生命健康、财产、社会功能以及资源、环境,且超出受影响者利用自身资源进行应对和处置能力的事件或现象。自然灾害在发生发展的过程中具有突发性、不可预测性、不可控性、危害严重,易引发次生灾害等特征。在各种自然灾害中,灾害的突发性与次生性对人类社会和生命财产破坏最为严重,影响深远。根据不同的分类标准,自然灾害包括以下种类:

1. 突发灾害与缓发灾害

(1)突发灾害:有些自然灾害往往是突然发生的、剧烈的,人类无法控制的。当致灾因子变化超过一定强度时,会在几天、几小时甚至几分钟、几秒钟内产生灾害行为,如地震、洪水、泥石流、飓风、风暴潮、冰雹等。突发性自然灾害发生时令人猝不及防,破坏力极大,往往造成严重的人员伤亡和巨大的财产损失。灾害持续时间越长,灾区人员遭受到的威胁就越大,影响就越深远。1976 年我国唐山地震造成 24.2 万人死亡,2008 年我国四川汶川地震遇难者和失踪人数达 8.7 万人,直接经济损失 8451 亿元。2010 年海地发生的强震,造成 20 余万人死亡,30 余万人受伤。

(2)缓发灾害:有些自然灾害是在致灾因子长期作用下,需要几年或更长时间,逐渐成灾的,如地面沉降、土地沙漠化、水土流失、海岸线变化等,其危害在较长时间中才能逐渐显现出来,属缓发性自然灾害。

2. 原生灾害与次生灾害

(1)原生灾害(original disaster):致灾因子直接造成某类承灾体的破坏与伤亡的灾害。承灾体

（hazard-bearing body）是指直接受到灾害影响和损害的人类及其活动所在的社会与各种资源的集合，包括人类本身及生命线系统。生命线系统是指城市供水、供电、粮油、排水、燃料、热力、通信、交通等系统。各种建筑物及生产线系统，以及各种自然资源，均是致灾因子的作用对象。

（2）次生灾害（secondary disaster）：由原生灾害所诱导出来的灾害，称次生灾害，也称灾害链（disaster chain）。灾害链可分为串发性灾害链与并发性灾害链。几种灾害可以先后发生，也可同时发生，灾害的重叠可产生更大的破坏作用。如地震灾害引发附近海域的海啸灾害，暴雨灾害引发当地泥石流、滑坡灾害；地震后造成的有毒化学品或放射源泄露、火灾等。1923 年 9 月日本横滨和东京一带发生大地震，即关东大地震，整个关东受灾地区死伤巨大，而人口稠密的东京地区受灾最重，死亡 7.1 万人，因地震造成地下煤气泄漏引发的火灾烧死 5.6 万多人。2004 年印尼苏门答腊附近海域发生强烈地震并引发海啸，波及东南亚和南亚以及非洲等 9 个国家，一月之内超过 15 万人死亡。2010 年海地地震发生后，很快又遭受传染病暴发的打击，出现了自 20 世纪以来单个国家最大的霍乱流行，一年之内造成 17 万余人感染，3600 多人死亡。2011 年 3 月日本附近海域发生强烈地震，引发海啸灾害，海啸又引起当地核电站放射性核泄漏而造成新的放射性环境污染灾害。

无论是原生灾害还是次生灾害，都破坏了人与其生活环境间的生态平衡，形成了传染病易于流行的条件。自然灾害发生后，随着旧的生态平衡的破坏和新的平衡的建立，灾害所引起的传染病流行条件的改变还将持续一个时期，这种灾害的"后效应"是灾害条件下的传染病控制与其他的抗灾工作不同的一个重要特征。当自然灾害的直接后果被基本消除之后，消除其"后效应"将成为救灾工作的重点，其主要目的是在此等灾害条件下有效控制传染病发生与流行。

二、自然灾害的类型

（一）自然灾害分类

根据 2009 年国家原卫生部发布的《全国自然灾害卫生应急预案》（试行），按灾害的性质将自然灾害分为七大类：气象灾害、海洋灾害、水旱灾害、地质灾害、地震灾害、生物灾害和森林草原火灾。

1. 气象灾害（meteorological disaster）　如暴雨、洪涝、土地荒漠化、干热风、酷暑高温、热带气旋、冷害、冻害、冻雨、暴风雪、雹害、龙卷风、雷暴、酸雨、灰霾、浓雾、沙尘暴等。

2. 海洋灾害（sea disaster）　如风暴潮、海啸、海浪、赤潮、潮灾、海岸侵蚀、海平面上升、海水倒灌、厄尔尼诺、拉尼娜的危害等。

3. 水旱灾害（flood and drought disaster）　如暴雨引发江河泛滥、山洪、涝灾、融雪洪水、冰凌洪水、溃坝洪水、干旱等。

4. 地质灾害（geologic disaster）　如滑坡、泥石流、地裂缝、地面下沉、地面塌陷、山崩、岩石膨胀、沙土液化、土地冻融、水土流失等。

5. 地震灾害（earthquake disaster）　如构造地震、陷落地震、矿山地震、水库地震等。

6. 生物灾害（biological disaster）　如农作物和森林的病虫害、草害、蝗灾和鼠害等。

7. 森林草原火灾（forest and grassland fire）　如森林或草原发生大面积火灾。

（二）自然灾害等级

自然灾害的等级是表示自然灾害给人类带来损失大小的重要指标。根据我国国情,采用"灾度"这一概念来表述灾害的程度或等级。灾度分级参考人口的直接死亡数和直接经济损失额划分为五个等级(表15-1)。

表 15-1　自然灾害等级及划分依据

灾度分级		死亡人数	直接经济损失(人民币)
Ⅰ级	巨灾	>10 000 人	亿元以上
Ⅱ级	大灾	1001~10 000 人	千万元~亿元
Ⅲ级	中灾	101~1000 人	百万元~千万元
Ⅳ级	小灾	11~100 人	10万元~百万元
Ⅴ级	微灾	≤10 人	10万元以下

注：灾度根据死亡人数或直接经济损失划分

第二节　灾后疫病流行问题

自然灾害对人群生存环境产生巨大破坏,尤其对公共卫生工程系统、设施、管网的损坏,直接威胁人群健康,造成安全饮用水短缺、垃圾粪便收集困难、污水任意排放,加上食物安全难以保障、居住条件恶化、灾民与病媒生物的接触机会增多、人群抵抗力降低、人口流动加大、公共卫生服务能力受损、卫生服务可及性降低等原因,极易发生传染病的大规模流行。

一、疫病流行的成因

（一）供水与排水系统破坏

饮用水供应系统和排水系统是重要的生命线系统,绝大多数的自然灾害都可能造成两个系统的破坏。灾情严重时,饮用水供应和排水系统被完全摧毁,在灾害后的早期极易引起肠道传染病的大规模暴发和流行。灾后供水系统和排水系统的恢复是一个长期的过程,因此饮用水卫生问题在一段时间内将持续存在。

在水灾发生时,原来安全的饮用水源被淹没、供水系统破坏或管线淤塞,灾民出于求生的渴望,被迫利用地表水作为饮用水源,而地表水往往被上游的人畜排泄物、人畜尸体以及受破坏的建筑中的污染物所污染。特别在低洼内涝地区,灾民被洪水围困的时间较长,更容易引起水源性疾病的暴发流行。海啸与风灾也对当地的生活设施和环境条件等造成极大破坏。海啸可摧毁灾区的供水设施和输配水管网,居民无法得到安全卫生的饮用水,且海啸造成的海水倒灌使地表水无法饮用。孟加拉国水灾时曾因此造成大量人员死亡。

地震发生后,城市供水系统被破坏,居民供水中断,由于管网的破坏,残存的水源极易遭到污染。地震引起的地质结构改变,使部分水井不能正常使用,加剧了人群的饮水困境。此外,地震造成的公共卫生设施如排水系统、化粪池、污水处理系统等的破坏,造成污水横流,其中的病原微生物很容易传播开来,这也是导致震后介水传染病暴发流行的重要原因。

(二)食物短缺与食品卫生问题

自然灾害发生之后,食品卫生问题往往是最关键、最敏感的问题之一。食物问题主要表现为以下三个方面。

1. 食物匮乏 当灾害发生规模较大、涉及地域较广时,成千上万的灾民需要依靠外部的食物供应,常会发生食物严重短缺的情况。由于食物供应得不到保障,加之饮食结构不合理,灾民将面临饥饿和死亡的威胁。

2. 食品卫生问题严重 自然灾害造成生态环境破坏,食品资源和基本生活条件同时遭到破坏,人们被迫在恶劣条件下储存食品,食品易遭受污染发生霉变、腐败变质,引发食物中毒及食源性肠道传染病的发生流行。若灾害发生在天气炎热的季节或热带地区时,保存不当的食物更容易变质腐败;水灾常伴随阴雨天气,粮食极易霉变;灾民公用厨房中生熟用具不分,清洗餐具的污水重复使用,也是造成食物中毒和消化道疾病流行的重要原因。

(三)生活环境恶化与受灾人群体质下降

自然灾害发生时,人们正常的生活居住环境遭到严重破坏,短时间内生活环境迅速恶化。

1. 生活环境恶化 受灾人群被迫露宿或在简易的棚屋中居住,人口集中,居住拥挤。露宿或简易棚屋又使人们失去了对媒介生物的防护屏障,很容易受到吸血节肢动物的袭击,虫媒传染病的发病率也会显著增加。洪灾发生时,大量漂浮物或一些动物尸体存留于生活区地面,受高温等影响,腐败后散发出恶臭。住宿区的生活垃圾无法定点管理,人畜粪便垃圾的污染使生活环境的卫生状况进一步恶化。这些综合因素使一些通过人与人之间密切接触的传染病(呼吸道传染病、肠道传染病、红眼病等)易于发生和流行。

2. 受灾人群体质下降 由于食物短缺以及食品卫生质量问题,受灾人群摄入的营养素不够,容易产生身体疲劳、体质下降,另外,灾区居民不同程度地存在心理问题,但多数人缺乏心理健康知识,特别是缺乏寻求心理服务的意识。灾区居民的持续精神紧张和焦虑等,都有可能造成人群抵抗力的持续下降,导致抵御传染病侵袭的能力下降,疾病易于发生和流行。

二、促成疫病流行的条件

(一)生态环境改变与媒介传染病增加

自然灾害破坏了人类、宿主动物、生物媒介、疾病病原体之间原有的生态平衡,并将在新的基础上建立新的生态平衡。新的生态平衡很可能不利于人体健康。由于灾害影响,人群居住地改变和限制,环境卫生状况恶化,使一些媒介生物(蚊、蝇等)易于孳生,鼠类等啮齿动物向受灾人群居住的地方集中,密度增大,这些因素都将造成通过生物媒介传播的疾病发病率大幅度上升。

1. 蝇类 蝇类是肠道传染病的重要传播媒介。大型自然灾害会对人类生活环境和卫生设施造成严重破坏,灾民的粪便和生活废弃物无法及时清理,不可避免地造成蝇类大量的孳生。此外,地震过后,死亡的人、畜尸体及其他有机物质等被埋于废墟之下,在气温较高时,有机成分很快腐败,也为蝇类提供了繁殖条件,常会在短时间内出现大量成蝇。因此,在灾后重建的最初阶段,消灭蝇类将是传染病控制工作中的重要任务。

2. 蚊类　在传播疾病的吸血节肢动物中,蚊类起着重要作用,其与灾害的关系最为密切。在常见灾害条件下,城市给排水管道损坏,生活污水在地表滞留,使蚊类大量孳生,致使当地蚊类密度升高,增加对人类侵袭的机会。另外,被洪水围困的居民因房屋破坏而被迫露宿,缺乏抵御蚊类侵袭的有效手段,造成由蚊类传播的疾病发病率显著升高。

3. 鼠类　家栖和野生鼠类是最为重要的疾病宿主,其分布与密度受自然灾害的明显影响。洪水期间,大批鼠类逃上大堤或高地,与人争地,鼠媒传染病对人群威胁增加。洪水退后,由于鼠类繁殖能力极强,在被洪水破坏的村庄和农田中遗留下可为鼠类利用的丰富食物,鼠类密度可迅速回升,造成鼠间疾病流行,进而危及人群健康。干旱发生时可使一些湖沼地区干涸,成为杂草丛生的低地,而野草低地适合鼠类繁殖,致使其数量显著增加。地震等自然灾害造成大量房屋破坏,一些原来鼠类不易侵入的房屋被损坏,废墟中遗留下大量食物使得家栖的鼠类获得了大量繁殖条件。当灾后重建开始,居民陆续迁回原有住房时,鼠患可能成为重大问题,由家鼠传播的疾病发病率也会上升。

4. 其他吸血节肢动物　在灾害条件下,人群在野外停留时间延长,尤其在野草较多、腐殖质丰富的地方露宿时,受吸血节肢动物(恙螨、革螨)侵袭机会增加,使吸血节肢动物传播疾病发生率增高。

5. 寄生虫　我国现存的血吸虫病主要分布在四川、江苏、江西、湖南、湖北、安徽、云南等省份的110个县,多处于一些易于受到洪涝影响的区域,而钉螺的分布则受到洪水极大影响。在平时,钉螺分布随着水流的冲刷与浅滩的形成而不断变化。洪水条件下,有可能将钉螺带到远离其原来孳生的地区,并在新的适宜环境中定居下来。因而,洪涝灾害常常会使血吸虫病的分布区域明显扩大。

6. 家畜　家畜是许多传染病的重要宿主,如猪和狗是钩端螺旋体病的宿主,猪和马是乙型脑炎的宿主,牛是血吸虫病的宿主。当洪水灾害发生时,大量的灾民和家畜往往被洪水围困在其极为狭小的地区,导致人群与家畜之间的接触异常密切,使人畜共患的传染病易于传播。

(二)医疗卫生资源匮乏

1. 医疗卫生设施损毁严重　自然灾害对卫生设施造成严重破坏,对依赖卫生机构服务的人群健康带来直接的影响。受灾地区群众卫生设施往往极其简陋,医疗机构不足,药品和医疗设备缺乏。通常,在医院和救护中心受到破坏情况下,医务人员数量减少、医疗设备受损,大大降低对灾民的医疗救助能力。受灾地区常缺少专业卫生防疫人员,无法对当地社会和自然地理环境进行流行病学情况调查,也缺少卫生检验、消毒、杀虫、灭鼠和防疫等预防措施。另外,特大自然灾害发生后,可能造成交通中断,道路车辆难以通行,供水、供电中断,洗消车、侦检车、防疫车等车辆不能及时投入工作中,给灾后医疗防疫工作造成极大困难。因此,卫生机构的破坏是导致灾后急救困难和幸存者死亡的重要原因。1985年墨西哥城地震中有13所医院倒塌,仅其中的3所医院就有866人死亡,包括100名卫生工作人员。

2. 疾病监测报告系统效率降低　自然灾害的发生,可能对疾病监测报告系统产生严重破坏。一些基层单位,原有基本的传染病报告体系,经历大的自然灾害如地震等的重创,疾病报告效率变得低下,导致疾病监测报告不能顺利完成,上级疾病控制机构难以在第一时间获得疫情发生的准确信息,从而错失灾后疫情防控的最佳时机。因此,迅速重建和完善疾病报告与预警系统,并保障其顺畅运行,是早期发现和控制疫情流行乃至暴发的重要基础性工作。

3. 防控决策滞后、执行不力　在获知疾病流行初期,必须采取及时有效的应对策略,迅速评估疫情的危害,推广简便有效的防控措施。在特定的经济与社会背景下,尤其在其经受大的自然灾害重创之后,在出现疫情早期,需要决策机关尽快论证干预措施,当机立断,采取多种防控措施,如有效管理患者、隔离传播源、切断传播途径、供应清洁饮用水等,使用有效疫苗保护易感者等,综合举措将有效降低疫情的发生。如果不能迅速决策,并采取综合防治措施,将使疫情流行难以迅速控制。

(三)能源短缺与基本生活条件恶化

在自然灾害中,作为基本生活条件的燃料、热力和电力常常受到破坏,给居民的日常生活造成困难。如洪灾发生时,常因燃料短缺,导致灾民只能喝生水,吃生冷食物,造成肠道感染病的发生与蔓延。此外,燃料、电力和热力短缺可造成城市医院消毒设备不能工作,火葬能力减弱或完全中断,使土葬数量增加,燃料缺乏造成居民生活困难,冬季取暖无法保证等。以上各种情况都直接或间接影响居民身体健康、生活质量及医疗卫生服务质量。

三、自然灾害发生后的常见疾病

由自然灾害引发的一系列疾病被称为灾害源性疾病(hazard source disease)。按照灾害源性疾病的病因、特点等可将其分为灾害创伤性疾病、灾害感染性疾病和灾害应激性疾病三类。

(一)灾害创伤性疾病

由外界物理因素如气流、水流、灰尘、泥沙、辐射等对人体造成的包括死亡在内的各种创伤性疾病,如颅脑损伤(包括颅脑硬膜外血肿、脑疝、脑挫裂伤、脑震荡等)、脏器损伤(包括心脏挤压伤、肺挫裂伤、肝破裂、脾破裂、肾挫裂伤、胃肠挫裂伤、膀胱挫裂伤等)、创伤出血性休克、骨折(包括肋骨骨折、脊柱骨折、骨盆骨折、四肢骨折等)、胸部损伤(包括血胸、气胸、血气胸等)、软组织损伤(包括冻伤、烧伤、摔伤、挫伤、挫裂伤、切伤、挤压伤等)、挤压综合征等。

(二)灾害感染性疾病

灾害感染性疾病按照其发生原因可分为原发性感染和继发性感染两类疾病。原发感染性疾病,主要指由生物病原引起的传染病暴发与流行,如鼠疫、霍乱、伤寒、炭疽、血吸虫、钩端螺旋体等。继发感染性疾病,主要指继发于非生物性灾害,如地震、洪涝、泥石流等发生时各类创伤后的感染,如创伤性感染、脓毒血症、败血症等,或由于在受灾过程中人们的饮水、摄食难以达到卫生要求而发生的肠道感染性疾病。由于自然灾害对传染病发病机制的影响,在自然灾害之后,传播病的发病可能呈现一种阶段性的特点。

1. 消化道传染病及食物中毒　大型自然灾害发生后,由于清洁饮用水的短缺、生活饮用水的污染、食品来源遭到破坏,蝇类的大量孳生,环境条件的破坏,使得经消化道传播的传染病传播并流行的可能性大幅增加。灾后早期的肠道传染病主要包括急慢性细菌性痢疾、急慢性细菌性肠炎(大肠杆菌、沙门氏菌)、霍乱、伤寒副伤寒、病毒性腹泻等。而甲型和戊型病毒性肝炎由于潜伏期相对长,一般在后期出现。由于灾后食物易被污染,食物中毒发病率会有所增加。特别是水源污染和食物中毒,往往累及大量人口,应是灾后早期疾病控制的重点。

2. 呼吸道传染病　大型自然灾害发生后,人员露宿或集中居住在简陋的棚屋帐篷中,人口居住拥挤,条件恶劣,局部地区人口密度明显增加,呼吸道传染病将成为重要问题。一旦有呼吸道传染病如急性上呼吸道感染、麻疹、风疹、流行性腮腺炎、流行性脑膜炎等发生,则极易在受灾人群中发生大规模传播流行。此外,人口的过度集中,拥挤的居住状态使通过密切接触的传染病发病率上升,如红眼病等。如果灾害的规模较大,灾区人口需要在简易条件下生活较长的时间,当寒冷季节来临时,呼吸道传染病的发病率也将随之上升。

3. 虫媒传染病　洪涝、泥石流灾害引起蚊类等吸血节肢动物密度升高,同时大量人口露宿或棚屋居住使得灾区居民容易受吸血节肢动物的侵袭,造成蚊类侵袭人类的机会增加。其中蚊类传播的流行性乙型脑炎和疟疾对灾区居民的威胁最为严重。四川北部和甘肃陇南是黑热病流行区,5月底以后,白蛉成虫开始活动,应密切关注黑热病的传播。要关注既往感染者,因为因灾害导致人体抵抗力下降,既往感染者有可能发病,同时要关注来自非疫区救灾的易感人群。但由于节肢动物的数量和传染源数量需要有一个积累过程,因此,虫媒传染病的发生通常略晚,并可能是一个渐进的过程。

4. 人畜共患病　洪涝、泥石流灾害后引起鼠类增加,而帐篷和简易棚屋使鼠类更易于接触人类,接触或进食被鼠分泌物污染的物品或食物后,发生肾病综合征出血热的可能性增加。啮齿动物的密度增加也可能会出现鼠疫局部流行。水源的污染可使钩端螺旋体病发生率增加。

（三）灾害应激性疾病

由于灾害给人们造成的恶劣影响及恐怖情景而导致生理心理失衡而诱发的疾病称为灾害应激性疾病,包括心理应激性疾病、生理应激性疾病及心理生理双重应激性疾病三类。心理应激性疾病主要包括心理障碍、神情错乱、恐惧症、焦虑症、绝望症、精神分裂症等;生理应激性疾病主要包括中暑、冻伤、营养不良、脏器功能不良与衰竭等;心理生理双重应激性疾病主要有急性创伤后应激性疾病、慢性创伤后应激性疾病、消化性溃疡、心血管疾病、糖尿病等。

创伤后应激障碍(post traumatic stress disorder,PTSD)是指突发性、威胁性或灾难性生活事件导致个体延迟出现和长期持续存在的精神障碍。其临床表现以再度体验创伤为特征,并伴有情绪的易激惹和回避行为,是一种创伤后心理失衡状态。PTSD患者通常会经历诸如发噩梦和头脑中不时记忆闪回,并有睡眠困难,感觉与人分离和疏远。这些症状若足够严重并持续时间够久,将会严重损害个人的日常生活。

事实上,自然灾害发生后存在着一个生态平衡重建的过程,这一时期可能要持续数年甚至更长一些时间。在生态平衡重建期,人与动物共患的传染病,通过生物媒介传播的传染病,都可能呈现出与正常时间不同的发病特征,并可能具有较高的发病率。

第三节　自然灾害的卫生应急措施

自然灾害发生之后,应立即展开自然灾害卫生应急工作,积极保障灾区人员的生命安全和身心健康。总体上讲,我国灾后卫生防疫工作实行属地化管理、各级行政首长负责制。

一、自然灾害条件下疾病预防控制对策

1. 制定自然灾害应急预案　为及时、有序、规范、高效地开展自然灾害卫生应急工作,不断提高自然灾害卫生应急能力,有效保障灾区公众生命安全和身心健康,维护社会稳定,2009 年原国家卫生部公布了《全国自然灾害卫生应急预案(试行)》,要求地方各级卫生行政部门结合本地区实际情况,参照本预案,组织制定本地区自然灾害卫生应急预案和工作方案,组织各级医疗卫生机构制定本单位的自然灾害卫生应急预案和工作方案,建立相关应急工作制度。同时,要求应急预案、工作方案、技术规范和工作制度应不断适时修订。

为了加强应急预案的可操作性,中国疾病预防控制中心在 2010 年也制定了《自然灾害卫生应急工作指南》,该"指南"对我国主要自然灾害(洪涝、地震、台风、干旱、雨雪冰冻和泥石流)公共卫生危害和自然灾害卫生应急工作,如对灾前准备和保障,灾害期间卫生应急,灾后恢复和重建都进行了详细的说明。同时,还附有 11 个技术方案附件,其中"环境卫生及饮水卫生技术方案"中对水源保护和饮水消毒、安置点环境卫生、临时厕所和垃圾粪便收集、生活污水消毒、控制病媒生物孳生及人和动物尸体处理都作了技术规定。

2. 重视对疾病预防控制工作领导　自然灾害条件下的疾病防制工作是一项系统工程。虽然这是卫生部门的工作,但决非卫生系统所能单独完成。因为影响灾民健康因素是多方面的、复杂的,有赖于政府的重视及全社会多方位的参与、合作才能解决。因此,在灾区必须全面动员、全体参与、科学指导进行抗灾防病。同时,要建立抗灾防病组织,做好防病物资与器械的贮备,使人力、物力、财力都处于常备状态。做好技术培训,提高抗灾意识。《中华人民共和国传染病防治法》明确规定,国家对传染病实行"预防为主"的方针,防治结合,分类管理,各级政府领导传染病防治工作,制订传染病防治规划,并组织实施。

3. 加强机动卫生防疫队建设　当重大自然灾害发生后,必须派遣机动卫生防疫队进入灾区支援疾病控制工作。针对一些易受灾地区,应定期对机动队人员进行训练,使其对主要机动方向的卫生和疾病情况,以及进入灾区后可能遇到的问题有所了解。在人员变动时,机动队的人员也应及时得到补充和调整,使其随时处于能够应付突发事件的状态。

4. 建立灾害监测、评价系统　灾后监测评价按顺序分为即时评价、短期评价和持续评价三个阶段。

(1)即时评价:要尽快获得尽可能多的一般信息,如灾区的地理范围,灾区发生的主要问题,受灾人群的总数等。此资料是救援决策的基本资料。

(2)短期评价:用更系统的方法进一步收集有关资料,更准确地描述和反映灾区发生的主要情况,救援资源的供应及已开展的救援活动及其效果等问题。短期调查的时间可以短至 4~5 小时或长达 2~3 天。

(3)持续评价:经短期评价采取了合适的救援措施后,即可开始持续评价,以针对灾害确定救援效果,及时修订救援计划。作为持续监测的一部分,需对已开展的救援工作进行评价和完善。完善的救援计划应包括以下内容:幸存者的营救,紧急医疗救护的准备,人群的疏散,预防性的和日常医

疗救护的准备,饮水、食物、布匹、帐篷等的准备,尸体、废墟、垃圾的处理,虫媒传染病的控制等。

5. 控制传染病流行关键环节　自然灾害影响灾民群体健康的因素是多方面的,但从传染病流行的自然规律入手,抓住三个环节,控制传染源,切断传播途径,保护易感人群仍然是自然灾害条件下疾病预防与控制的主要手段。首先,要及时发现灾民中的患者,检出并隔离传染源是降低传染病发病率的基本手段。尤其要注意加强对染疫动物的检查与处理。其次,改善灾区的生活、生产环境,加强饮水、食品卫生的监督与管理,消除环境中的病媒昆虫、鼠类及其他因素的危害,切断一切可能的传播途径,是传染病预防控制的关键环节。再者,加强外流人群,灾后返乡人群,特别是对特殊人群(老、弱、病、残、幼)的检诊与免疫,把疫情消灭在萌芽状态。

6. 加强健康教育与卫生监督　加强健康教育,提高灾区人群的自我保健意识,增强自我保健能力,对维护个体和群体健康水平有重要的意义。灾区人群由于生活环境条件艰苦、营养缺乏、精神心理紧张、情绪忧郁,疾病易于发生和流行。健康教育的目标是增强灾民战胜自然灾害的信心,了解掌握一些疾病流行与防治的基本知识,并自觉参与防病。

自然灾害发生期间,卫生设施条件有限,食物易腐败变质。尤其在热天,卫生防疫和监督人员必须注意严把检验关,发现有腐烂变质的食品及时处置。妥善保存食品,防止食品腐烂、发霉、变质。严把食品加工制作关,要求卫生防疫人员定期检查食品和厨房卫生,发现问题及时提出整改意见,同时要求炊事员在加工食品前,再次认真检查,发现过期食品,及时处理。严禁食用不认识的野菜和野果等。加强对饮用水的卫生管理,坚持每天检验水质的相关项目,确保饮用水安全,杜绝介水疾病发生。大力宣传饮水卫生,饮用水必须消毒,尽量饮用煮开的水。若饮用瓶(桶)装水,水质必须符合《瓶(桶)装饮用纯净水卫生标准》(GB 17324—2003)要求。

二、灾区饮用水卫生

为保证灾民能够得到安全的饮用水,必须做好饮用水水源地的保护、水质的消毒处理以及水质检验。

1. 饮用水水源的选择

(1)对原有水源卫生状况进行评估,集中式供水的水源地受到破坏或污染严重时,应立即选择新的水源地。对被淹没了的水井或供水构筑物应停止供水,待水退后经彻底清洗,过量氯消毒后方可继续供水。

(2)水源选择的原则包括水量充足、水质良好、便于防护。选择顺序依次为地下水,流动的水和水体大的水。

(3)就地打井时,水源周围要保持清洁卫生,附近没有厕所、畜圈、垃圾及废水排出口。

(4)选择河水时,应在上游水域选择饮用水水源取水点,严禁在附近排放粪便和垃圾。

2. 保护饮用水水源

(1)清除、转移饮用水源附近堆放的含有毒有害化学物质的废渣或废水池,妥善管理放射性物质,无法转移的有害物质应加强保护,防止扩散或外溢。

(2)迁移饮用水源附近的粪坑、牲畜圈,清除垃圾堆和无害化处理厕所内的粪便。

（3）加强水源卫生管理，河水要分段分时使用，井水应备有专用公用水桶，泉水要注意出水口的卫生防护。

（4）及时打捞水中垃圾、动物尸体和水面的漂浮物。

3. 饮用水的消毒

（1）集中式供水的消毒，要严格按自来水水厂标准进行消毒。

（2）分散式饮水的消毒，用户可直接在井内进行加氯消毒，但井内消毒余氯不易控制，消毒效果也不如容器内消毒可靠。在使用含氯消毒剂消毒井水时，加氯剂量应大于在容器内消毒的量，有效氯约为 3~4mg/L。并应经常检查余氯量，维持井水中游离余氯在 0.5mg/L 以上。由于取水量不同和地下水不断流动，余氯变化较大，因此须经常检查余氯以确定再次添加消毒剂的时间。通常夏秋季每日消毒 2~3 次，时间可在早、中、晚饭后进行。冬季可每日消毒 1 次，在晚饭后进行。如用水量大或需控制肠道传染病流行时，消毒次数应增加。为延长消毒持续时间，可采用竹筒、陶土罐、塑料袋和广口瓶等制成持续加氯装置，以绳悬吊于水中，浸入井水面下 7~10cm，容器内的消毒剂借水的振荡由小孔中缓慢漏出，可持续消毒 10~20 天。

常用便于携带的消毒剂有：漂白粉类（漂白粉片、漂白粉精片）、有机氯胺类（氯胺 T、清水龙）、氯氰脲酸类（二氯异氰尿酸钠、三氯异氰尿酸钠、氯溴异氰酸）等含氯消毒剂。在紧急情况下，缺少含氯消毒剂时，可使用 2% 碘酒（8~10 滴/升水）、高锰酸钾颗粒（使水微红）消毒饮水，10~15 分钟可饮用。

4. 饮用水水质检验　应按国家《生活饮用水标准检验法》（GB 5750—2006）检验水质。水质检验项目一般分感官、化学、毒理、微生物、放射和污染指标。选择检验项目的原则：做一般分析时应选择感官、污染、毒物、化学、消毒剂、微生物指标。如果做最简易的分析也必须包括感官（浑浊度）、污染（氨氮、亚硝酸盐氮）和消毒剂（余氯）指标，以便判断水质有无污染，污染程度，是否在流行病学上安全。

三、灾后环境清理

特大自然灾害发生地会产生数量巨大的废墟及废物，群众居住环境也受到污染或破坏。因此，灾后环境清理工作是灾后重建过程中保护人群健康和保护环境工作重要组成部分。

1. 开展群众性的爱国卫生运动　动员群众对遭受灾害的室内外环境进行彻底的清理消毒，做到先清理、后消毒、再回迁，尽最大可能消除导致疫病发生的各种隐患。

（1）自然灾害结束后，灾民搬回原居住地时，应首先对原住房的质量进行安全性检查，以确认其安全牢固，然后打开门窗，通风换气，清洗家具，清理室内物品，整修家庭厕所，修缮禽畜棚圈，全面清扫室内和院落，清除垃圾污物。必要时将房间的墙壁和地面进行消毒。对室内和临时居住点带回的日常生活用品可进行煮沸消毒或在日光下曝晒。有条件时，可用 2%~5% 的洁灭净洗消液将衣被浸泡 15~20 分钟后再进行洗涤。待室内通风干燥、空气清新后方可搬入居住。

（2）组织群众清理房屋周围环境，整修道路，排除积水，填平坑洼，清除垃圾杂物，铲除杂草，疏通沟渠，掏除水井内污泥，修复厕所和其他卫生基础设施，掩埋禽畜尸体，进行环境消毒，控制疫病发生的危险因素,使灾区的环境卫生面貌在短期内恢复到灾前水平。

2. 政府组织专业人员清理废墟及废物　对自然灾害产生的大量工业废物、危险废物、易腐败废物、传染性废物、医疗垃圾(感染性废物和被感染性废物污染的物品)、生活垃圾等,可采取焚烧热处理、填埋处理和临时贮存等应急措施。

(1)焚烧处理:对于需要采取临时焚烧措施处置的废物,尽可能避免露天焚烧。确需应急露天焚烧的,应控制露天焚烧废物类别,尽可能避免焚烧混合废物。焚烧地点应当远离饮用水源地,尽可能远离人群居住区,并应在当地主导风向的下风向。露天焚烧应在天气状况较好的白天进行,以便于对焚烧过程的监控和利于污染物的扩散。

(2)废物填埋:废物填埋地址要远离环境敏感区域,特别是饮用水源地;远离易受洪水、滑坡、泥石流等自然灾害影响的区域;尽可能选择防渗条件较好的区域;禁止利用湿地填埋废物;禁止填埋工业危险废物、禁止填埋液态废物;因地制宜采取一定的工程防渗措施;尽可能分类填埋,并对填埋边界予以标记,同时考虑后期的清理方案。

(3)临时贮存:临时贮存场所应设置隔离措施(如警戒线)、远离人群居住区,特别是饮用水源地。对于临时贮存量大的,要因地制宜采取修建围堰、导洪设施、表面遮盖设施等措施强化风险防范。

应急的废墟废物的临时贮存、填埋和焚烧,应有专人管理,记录填埋或焚烧地点,所焚烧或填埋废物类别及数量、时间,并报有关环保或其他相关部门备案。贮存处置设施要设置专门标识,向公众和废物运输者提供废物接受信息和紧急联系方式等。政府有关主管部门应当加强对临时处置设施的巡视、监管和指导。所有运行记录,应由当地环保或其他相关部门及时报上级环保部门备案。

四、灾区尸体处理

特大自然灾害发生后,地表可能会留有大量的逝者和动物尸体。尸体腐败后发出尸臭,给附近空气、水源等造成严重污染,对救灾人员生理和心理上产生不良影响。此外,尸体腐烂,苍蝇孳生又可传播疾病,因此,尽快做好尸体处理工作十分重要。

1. 火葬处理　大型自然灾害发生时,造成的死亡人数往往较多,对尸体的处理应尽量采用火葬方法。由专门机构或人员负责火葬焚烧处理,可修建简易焚烧炉,炉体要保证充分的通风和燃料。烧燃料可选用煤油、汽油、干树枝、木材等。

2. 土葬处理　在无火葬的条件下,可进行土葬处理。尸体掩埋在适当地点,使其尽快腐败分解,达到无机化、无害化的卫生学要求。因此,在选择掩埋地点时,不仅要避开人员活动区、生活区、远离水源地,掩埋深度还要考虑土壤结构、通气性、地下水位和土壤生物学有效层的深度等对尸体腐败分解速度影响的因素。一般尸体掩埋在土壤生物有效层中,土壤颗粒越大,透气性越好,湿度适宜,则尸体腐败分解和无机化速度越快。另外,尸体的状况也影响腐败分解速度,如有开放忹损伤的部位,细菌易于侵入,腐败较快;高度瘦弱或失血死亡的尸体,因缺少蛋白质和水分,较同年龄的肥胖尸体腐败缓慢;窒息死亡的尸体因血液具有流动性,便于细菌扩散,所以腐败较快;消毒处理过的尸体,因细菌受到消毒剂的作用,延缓腐败过程。

在平均气温低于20℃时,尸体自然存放时间不宜超过4天,放入存尸袋者可适当延长存放时间。当尸体高度腐烂时,应及时进行火化或掩埋处理。

3. 尸体除臭　尸臭的消除是灾后重要的环境卫生工作。尤其在夏季气温较高时,尸体很快分解腐败。尸体腐化后产生的气体包括硫化氢、氨、甲烷、二氧化碳等,尸体流出的液体中有硫醇、尸胺、腐胺、神经碱、草毒碱等,共同构成了尸臭。尸体对人的嗅觉不仅有不良刺激,令人厌恶,而且长时间暴露还可引起中毒。例如硫化氢进入血液,可与组织细胞中的细胞色素氧化酶等作用,抑制细胞氧化过程,造成组织缺氧,引起全身中毒。高浓度硫化氢可直接抑制呼吸中枢,引起窒息而发生迅速死亡。硫醇除有强烈蒜臭味外,还可引起急性吸入性中毒。吸入高浓度硫醇可出现麻醉作用,使人失去知觉。尸体除臭大致可分为感官、物理和化学除臭法。

(1)感官除臭法:利用芳香类化合物等的强烈气味掩盖臭气,或用樟脑、桉油等植物精油等除臭剂在感官上中和臭味。

(2)物理除臭法:利用活性炭、滑石粉、硅胶等吸附臭气化合物或用表面活性剂吸收臭气分子达到除臭目的。

(3)化学除臭法:利用某些化学物质与臭气分子进行氧化-还原、中和、加成、缩合、络合等化学反应,生成挥发性较低的或无臭的化合物。例如氨和胺类可用无机酸、有机酸中和,硫化氢可用强氧化剂进行氧化还原反应。

在实际操作中,常常采用感官、物理和化学方法的综合除臭,可取得较好效果。

五、灾区临时安置点卫生

地震、泥石流或水灾发生后,多数房屋受破坏,灾民必须临时安置到其他安全地区居住。由于临时住所人口密度大,居住拥挤,生活条件简陋,极易引发一些传染病。因此,应按照卫生学要求,科学选址和规划,保证临时安置点居住安全和卫生。其主要工作原则如下。

1. 临时安置点要求　临时安置点应选择在地势较高、空旷、向阳、通风、干燥、水源丰富、排水方便的地方。避免可能发生洪水、山崩等造成的危害,并远离工业污染区。

2. 临时住所要求　临时住房或帐篷与周围取水点、排水口、公共厨房、临时厕所、垃圾收集点和停车场等保持足够的距离,并注意风向和地势的影响。临时住房的间距要适当,防止过度密集而造成卫生状况恶化,并留有防火通道。房屋四周应清除杂草、挖排水沟,室内采光照明、通风换气良好,地面铺设水泥或撒布石灰吸湿,避免潮湿影响。

3. 及时开展清洁卫生活动　动员安置点群众进行经常性环境卫生清扫,划片包干,实行卫生区域责任制,及时清理帐篷和简易房子内外的杂物;清除垃圾,做到垃圾袋装化,防止垃圾滞存、污水淤积;清理室内外的破罐、空瓶、罐头盒等类似杂物,防止积存雨水、脏水;对临时住房内进行彻底整顿、消毒。环境消毒应由卫生防疫人员确定具体的范围和方法。

4. 临时厕所、垃圾要求　厕所布局合理,数量合适,避免污染环境,禁止随地大小便;设置垃圾收集站(点),周围修建排出污水、雨水等排水沟,禁止乱倒垃圾。

5. 加强安置点安全卫生管理　在安置点制定卫生规章制度,宣传卫生知识,检查临时住所室内外卫生。专人负责做饭、取暖,注意预防一氧化碳中毒和火灾。

六、灾区垃圾粪便的卫生处置

1. 垃圾的卫生处理　根据安置点实际情况,合理布设垃圾收集站(点)数量和位置。

(1)选择地势较高、远离水源和临时居住点的地方集中堆放,四周要挖排水沟。

(2)垃圾应收集于不同的容器内,有专人负责收集,运送和处理,要做到日产日清,不得任意倾倒。

(3)及时对垃圾站(点)进行消毒、杀虫,喷洒消毒杀虫药剂如漂白粉、生石灰、敌百虫等,防止蚊蝇孳生。

(4)传染性垃圾必须进行消毒处理,有条件的可采用焚烧法处理。

(5)垃圾集中后统一进行无害化处理。

2. 临时厕所的卫生管理　在灾民聚集区域,选择合适地点,就地取材搭建临时厕所。临时厕所和粪便要加强管理,建立保洁制度和专人负责清理处置粪便。

(1)搭建临时厕所要选择地势较高,距水源至少 30m 以上,且位于安置点的下风向,厉围挖有排水沟。大便蹲位数应能满足需求,至少为每 45 人设置 1 个蹲位。

(2)厕坑应做到坑深、口小、不渗、不漏,能防蝇、防蛆,粪坑满时应及时清理,减少蚊蝇孳生。

(3)水灾时,尽量利用现有储粪设施来储存粪便。如无储粪设施,可采用大容量塑料桶、木桶等收集粪便,装满后加盖,送到指定地点暂存,待水灾过后运出处理。

(4)对粪便应进行卫生处理,条件允许时,可采用高温堆肥法,通过发酵和堆内产生的高温杀死粪便中病原微生物、寄生虫卵,减少臭气污染环境,达到无害化卫生要求。也可采用密封发酵法处理粪尿,经过一段时间厌氧菌的作用,使粪便中有机物发酵腐熟,产生的氨类杀死病原生物和虫卵,达到无害化卫生要求。

(5)肠道传染病患者的粪便必须用专用容器收集,然后作特殊消毒处理。散居患者的粪便,按粪便与漂白粉 5∶1 的比例充分搅和后集中掩埋,或将粪便内加入等量的石灰粉,搅拌后再集中掩埋。

七、灾区灭蚊灭蝇灭鼠

自然疫源性疾病大都由媒介生物传播,在疾病防控过程中控制媒介生物具有十分重要的作用。蚊蝇、鼠类是灾区传染病重要传播媒介,消灭蚊蝇、鼠类是预防传染病的重要措施。

1. 灾区灭蚊蝇方法

(1)外环境灭蚊蝇:使用有机磷类药物或有机磷类药物与菊酯类药物混合进行喷洒。对阴阳沟渠、农贸市场、垃圾站(屋、桶)、垃圾处理(填埋)场、公厕等重点部位每周消杀 3 次;对旱厕喷洒有机磷药物灭杀幼蝇。可采用 5%氯氰菊酯稀释 10 倍,超低容量喷雾,有效剂量 $0.5\sim1mg/m^2$;或用 80%敌敌畏稀释 2 倍,超低容量喷雾,有效量 $20\sim50mg/m^2$。杀灭粪坑内蝇蛆的方法,可以参考 WTO 推荐用于杀灭蝇蛆的常用药物及其剂型、用量、使用方法,如马拉硫磷 0.2%乳剂,每平方米 500ml 喷洒,

12 小时内可杀死全部蝇幼虫。

（2）内环境灭蚊蝇：可采用粘蝇纸、粘蝇条、诱蝇笼、蚊蝇诱灭器、电蚊拍、苍蝇拍等物理方法。或使用滞留时间较长的菊酯类药物进行喷洒，重点对蚊蝇栖息地、墙面、天花板、门窗等喷洒药物。可采用 5% 高效氯氰菊酯加 0.5% 胺菊酯混合后稀释 10 倍，超低容量喷雾，$0.05 \sim 0.1 g/m^2$；或用 80% 敌敌畏稀释 10 倍，超低容量喷雾。

（3）个人防蚊：在帐篷、简易房、临时房等住所内，个人可以使用盘式蚊香或电热蚊香。在临时居住帐篷或住所内与周围 $5 \sim 10 m$ 范围外环境，使用 5% 顺式氯氰菊酯可湿性粉剂 100 倍稀释（或 10% 顺式氯氰菊酯悬浮剂 200 倍稀释，或具有滞留效果的其他拟除虫菊酯类杀虫剂，按照使用说明的剂量）进行滞留喷洒，防止蚊、蝇、蜱、螨、蚤等侵害。注意室内环境主要在墙面、床下等部位施药，用药后室内尽量减少清洗；傍晚、清晨尽量穿长袖衣裤，减少蚊虫叮咬。使用市售驱避剂，如蚊不叮、防蚊灵等含有避蚊胺（DEET）有效成分的个人防护用品，涂抹于皮肤外露的部位，或在衣服上喷洒。也可使用花露水、风油精等。

2. 灾区灭鼠方法

（1）物理器械灭鼠：小量的鼠采用物理器械灭鼠，如投放鼠笼、鼠夹、粘鼠板等。

（2）化学药物灭鼠：当鼠密度很高，开展化学毒饵灭鼠。如采用磷化锌（0.3% ~ 0.5%）、敌鼠钠盐灭鼠；或采用慢性抗凝血杀鼠剂—溴敌隆、大隆等制作灭鼠毒饵，采取多次饱和投饵法投放毒饵。投饵方法为每一间房（以 $15 m^2$ 计）投放 2~3 堆，室外按 5m 距离投放一堆，每堆 15~20g。灭鼠只能用国家准用鼠药，建议使用高效、安全的抗凝血灭鼠剂。如果情况紧急，必须使用急性药，应首选磷化锌。

为避免鼠死后，游离鼠体的蚤、蜱、螨等病媒生物袭击和叮咬人，应在灭鼠同时，即死鼠高峰期之前在居住区滞留喷洒杀虫剂。

（陈景元）

2010 年 4 月 14 日 7 时 49 分，青海省玉树藏族自治州玉树县发生里氏 7.1 级强烈大地震，地震震中位于县城附近，大地震给当地群众生命财产和社会经济发展带来巨大损失。截至 2010 年 5 月 30 日 18 时，经青海省及玉树州政府按相关程序核准，玉树地震已造成 2698 人遇难。主要受灾区域包括青海玉树县、称多县，四川甘孜州等，受灾人数在 20 万人以上。

玉树属于高海拔地区，地形以山地为主，平均海拔 4493 米，通天河、扎曲、巴曲流经此地。玉树医疗设施不足，距离省会有 800 公里且交通不便。地震发生后，灾区的移动和固定电话通讯已基本中断。地震发生当天玉树县以多云天气为主，最低气温为零下 1.5℃，灾区刮起六七级大风，救援困难。

地震发生后，党和国家领导人分别作出重要指示，要求全力做好抗震救灾工作。中国地震局局长签署决定，将地震应急响应级别升级为 I 级，并立即进入 I 级地震响应状态。大量抗震救灾官兵、医护人员和救灾物资车辆迅速奔赴灾区开展救护。 在地震发生后的 72 小时里，解放军和武警部队官兵从废墟下成功救出 1200 人。 这是发生在世界最高海拔和青藏高原腹地偏远地区的大地震，也是迄今为止我国实施的一次难度最大、环境最恶劣、条件最艰苦的高原救援行动。

思考题

1. 青海玉树高原地震具有什么样的特点?

2. 青海玉树高原地震灾区救援面临的突出难题是什么?

3. 青海玉树灾区临时安置点主要卫生学要求有哪些?

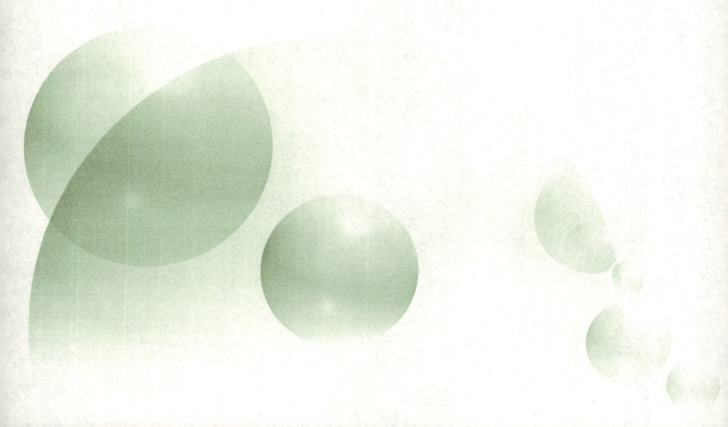

推荐阅读

[1] 杨克敌.环境卫生学.7 版.北京:人民卫生出版社,2012.

[2] 陈学敏,杨克敌.现代环境卫生学.2 版.北京:人民卫生出版社,2008.

[3] 杨克敌.微量元素与健康.北京:科学出版社,2003.

[4] 周宜开,王琳.土壤污染与健康.湖北科学技术出版社,2015.

[5] 环境保护部自然生态保护司.土壤污染与人体健康.中国环境出版社,2013.

[6] 夏世钧 吴中亮.分子毒理学基础.武汉:湖北科技出版社,2001.

[7] 郭新彪.环境健康学.北京:北京大学医学出版社,2006.

[8] 任仁.化学与环境.北京:化学工业出版社,2002.

[9] 周中平.室内污染检测与控制.北京:化学工业出版社,2002.

[10] Koren H,Bisesi M.Handbook of Environmental Health Lewis Publishers,2003

[11] Curtis DK.Toxicology.7th.McGraw-Hill.Medical Publishing Division,2008.

[12] Wright DA,Welbourn P,朱琳.环境毒理学.高等教育出版社,2007.

[13] Nriagu JO.Encyclopedia of Environmental Health.Elsevier,2011.

附　录

附录 1　环境空气质量标准（GB 3095—2012）（摘录）

附表 1　环境空气污染物基本项目浓度限值

序号	污染物项目	平均时间	浓度限值		单位
			一级	二级	
1	二氧化硫（SO_2）	年平均	20	60	$\mu g/m^3$
		24 小时平均	50	150	
		1 小时平均	150	500	
2	二氧化氮（NO_2）	年平均	40	40	
		24 小时平均	80	80	
		1 小时平均	200	200	
3	一氧化碳（CO）	24 小时平均	4	4	mg/m^3
		1 小时平均	10	10	
4	臭氧（O_3）	日最大 8 小时平均	100	160	
		1 小时平均	160	200	
5	颗粒物（粒径小于等于 10 微米）	年平均	40	70	$\mu g/m^2$
		24 小时平均	50	150	
6	颗粒物（粒径小于等于 2.5 微米）	年平均	15	35	
		24 小时平均	35	75	

附表 2　环境空气污染物其他项目浓度限值

序号	污染物项目	平均时间	浓度限值		单位
			一级	二级	
1	总悬浮颗粒物（TSP）	年平均	80	200	
		24 小时平均	120	300	
2	氮氧化物（NO_x）	年平均	50	50	$\mu g/m^3$
		24 小时平均	100	100	
		1 小时平均	250	250	
3	铅（Pb）	年平均	0.5	0.5	
		季平均	1	1	
4	苯并［a］芘（BaP）	年平均	0.001	0.001	
		24 小时平均	0.0025	0.0025	

附录 2　地表水环境质量标准（GB 3838—2002）（摘录）

附表 3　地表水环境质量标准基本项目标准限值　　　　　单位:mg/L

序号	项目 标准值 分类		Ⅰ类	Ⅱ类	Ⅲ类	Ⅳ类	Ⅴ类
1	水温(℃)		人为造成的环境水温变化应限制在: 周平均最大温升≤1 周平均最大温降≤2				
2	pH 值(无量纲)		6~9				
3	溶解氧	≥	饱和率 90% (或 7.5)	6	5	3	2
4	高锰酸盐指数	≤	2	4	6	10	15
5	化学需氧量(COD)	≤	15	15	20	30	40
6	五日生化需氧量(BOD$_5$)	≤	3	3	4	6	10
7	氨氮(NH$_3$-N)	≤	0.15	0.5	1.0	1.5	2.0
8	总磷(以 P 计)	≤	0.02 (湖、库 0.01)	0.1 (湖、库 0.025)	0.2 (湖、库 0.05)	0.3 (湖、库 0.1)	0.4 (湖、库 0.2)
9	总氮(湖、库,以 N 计)	≤	0.2	0.5	1.0	1.5	2.0
10	铜	≤	0.01	1.0	1.0	1.0	1.0
11	锌	≤	0.05	1.0	1.0	2.0	2.0
12	氟化物(以 F⁻计)	≤	1.0	1.0	1.0	1.5	1.5
13	硒	≤	0.01	0.01	0.01	0.02	0.02
14	砷	≤	0.05	0.05	0.05	0.1	0.1
15	汞	≤	0.00005	0.00005	0.0001	0.001	0.001
16	镉	≤	0.001	0.005	0.005	0.005	0.01
17	铬(六价)	≤	0.01	0.05	0.05	0.05	0.1
18	铅	≤	0.01	0.01	0.05	0.05	0.1
19	氰化物	≤	0.005	0.05	0.2	0.2	0.2
20	挥发酚	≤	0.002	0.002	0.005	0.01	0.1
21	石油类	≤	0.05	0.05	0.05	0.5	1.0
22	阴离子表面活性剂	≤	0.2	0.2	0.2	0.3	0.3
23	硫化物	≤	0.05	0.1	0.2	0.5	1.0
24	粪大肠菌群(个/L)	≤	200	2000	10 000	20 000	40 000

附表 4　集中式生活饮用水地表水源地补充项目标准限值　　　　　单位:mg/L

序号	项目	标准值
1	硫酸盐(以 SO$_4^{2-}$计)	250
2	氯化物(以 Cl⁻计)	250
3	硝酸盐(以 N 计)	10
4	铁	0.3
5	锰	0.1

附表5　集中式生活饮用水地表水源地特定项目标准限值　　　　单位:mg/L

序号	项目	标准值	序号	项目	标准值
1	三氯甲烷	0.06	41	丙烯酰胺	0.0005
2	四氯化碳	0.002	42	丙烯腈	0.1
3	三溴甲烷	0.1	43	邻苯二甲酸二丁酯	0.003
4	二氯甲烷	0.02	44	邻苯二甲酸二(2-乙基己基)酯	0.008
5	1,2-二氯乙烷	0.03	45	水合肼	0.01
6	环氧氯丙烷	0.02	46	四乙基铅	0.0001
7	氯乙烯	0.005	47	吡啶	0.2
8	1,1-二氯乙烯	0.03	48	松节油	0.2
9	1,2-二氯乙烯	0.05	49	苦味酸	0.5
10	三氯乙烯	0.07	50	丁基黄原酸	0.005
11	四氯乙烯	0.04	51	活性氯	0.01
12	氯丁二烯	0.002	52	滴滴涕	0.001
13	六氯丁二烯	0.0006	53	林丹	0.002
14	苯乙烯	0.02	54	环氧七氯	0.0002
15	甲醛	0.9	55	对硫磷	0.003
16	乙醛	0.05	56	甲基对硫磷	0.002
17	丙烯醛	0.1	57	马拉硫磷	0.05
18	三氯乙醛	0.01	58	乐果	0.08
19	苯	0.01	59	敌敌畏	0.05
20	甲苯	0.7	60	美曲磷酯	0.05
21	乙苯	0.3	61	内吸磷	0.03
22	二甲苯①	0.5	62	百菌清	0.01
23	异丙苯	0.25	63	甲萘威	0.05
24	氯苯	0.3	64	溴氰菊酯	0.02
25	1,2-二氯苯	1.0	65	阿特拉津	0.003
26	1,4-二氯苯	0.3	66	苯并(a)芘	2.8×10^{-6}
27	三氯苯②	0.02	67	甲基汞	1.0×10^{-6}
28	四氯苯③	0.02	68	多氯联苯⑥	2.0×10^{-5}
29	六氯苯	0.05	69	微囊藻毒素-LR	0.001
30	硝基苯	0.017	70	黄磷	0.003
31	二硝基苯④	0.5	71	钼	0.07
32	2,4-二硝基甲苯	0.0003	72	钴	1.0
33	2,4,6-三硝基甲苯	0.5	73	铍	0.002
34	硝基氯苯⑤	0.05	74	硼	0.5
35	2,4-二硝基氯苯	0.5	75	锑	0.005
36	2,4-二氯苯酚	0.093	76	镍	0.02
37	2,4,6-三氯苯酚	0.2	77	钡	0.7
38	五氯酚	0.009	78	钒	0.05
39	苯胺	0.1	79	钛	0.1
40	联苯胺	0.0002	80	铊	0.0001

注: ①二甲苯:指对-二甲苯、间-二甲苯、邻-二甲苯

②三氯苯:指1,2,3-三氯苯、1,2,4-三氯苯、1,3,5-三氯苯

③四氯苯:指1,2,3,4-四氯苯、1,2,3,5-四氯苯、1,2,4,5-四氯苯

④二硝基苯:指对-二硝基苯、间-二硝基苯、邻-二硝基苯

⑤硝基氯苯:指对-硝基氯苯、间-硝基氯苯、邻-硝基氯苯

⑥多氯联苯:指 PCB-1016、PCB-1221、PCB-1232、PCB-1242、PCB-1248、PCB-1254、PCB-1260

附录3 污水综合排放标准（GB 8978—1996）（摘录）

附表6 第一类污染物最高允许排放浓度   单位：mg/L

序号	污染物	最高允许排放浓度
1	总汞	0.05
2	烷基汞	不得检出
3	总镉	0.1
4	总铬	1.5
5	六价铬	0.5
6	总砷	0.5
7	总铅	1.0
8	总镍	1.0
9	苯并[a]芘	0.00003
10	总铍	0.005
11	总银	0.5
12	总 α 放射性	1Bq/L
13	总 β 放射性	10Bq/L

附表7 第二类污染物最高允许排放浓度   单位：mg/L

序号	污染物	适用范围	一级标准	二级标准	三级标准
1	pH	一切排污单位	6~9	6~9	6~9
2	色度（稀释倍数）	染料工业	50	180	–
		其他排污单位	50	80	–
3	悬浮物（SS）	采矿、选矿、选煤工业	100	300	–
		脉金选矿	100	500	–
		边远地区砂金选矿	100	800	–
		城镇二级污水处理厂	20	30	–
		其他排污单位	70	200	400
4	五日生化需氧量	甘蔗制糖、苎麻脱胶、湿法纤维板工业	30	100	600
		甜菜制糖、酒精、味精、皮革、化纤浆粕工业	30	150	600
		城镇二级污水处理厂	20	30	–
		其他排污单位	30	60	300
5	化学需氧量（COD）	甜菜制糖、焦化、合成脂肪酸、湿法纤维板、染料、洗毛、有机磷农药工业	100	200	1 000
		味精、酒精、医药原料药、生物制药、苎麻脱胶、皮革、化纤浆粕工业	100	300	1 000
		石油化工工业（包括石油炼制）	100	150	500
		城镇二级污水处理厂	60	120	–
		其他排污单位	100	150	500

续表

序号	污染物	适用范围	一级标准	二级标准	三级标准
6	石油类	一切排污单位	10	10	30
7	动植物油	一切排污单位	20	20	100
8	挥发酚	一切排污单位	0.5	0.5	2.0
9	总氰化合物	电影洗片（铁氰化合物）	0.5	5.0	5.0
		其他排污单位	0.5	0.5	1.0
10	硫化物	一切排污单位	1.0	1.0	2.0
11	氨氮	医药原料药、染料、石油化工工业	15	50	–
		其他排污单位	15	25	–
12	氟化物	黄磷工业	10	20	20
		低氟地区 （水体含氟量<0.5mg/L）	10	20	30
		其他排污单位	10	10	20
13	磷酸盐（以 P 计）	一切排污单位	0.5	1.0	–
14	甲醛	一切排污单位	1.0	2.0	5.0
15	苯胺类	一切排污单位	1.0	2.0	5.0
16	硝基苯类	一切排污单位	2.0	3.0	5.0
17	阴离子表面活性剂（LAS）	合成洗涤剂工业	5.0	15	20
		其他排污单位	5.0	10	20
18	总铜	一切排污单位	0.5	1.0	2.0
19	总锌	一切排污单位	2.0	5.0	5.0
20	总锰	合成脂肪酸工业	2.0	5.0	5.0
		其他排污单位	2.0	2.0	5.0
21	彩色显影剂	电影洗片	2.0	3.0	5.0
22	显影剂及氧化物总量	电影洗片	3.0	6.0	6.0
23	元素磷	一切排污单位	0.1	0.3	0.3
24	有机磷农药（以 P 计）	一切排污单位	不得检出	0.5	0.5
25	粪大肠菌群数	医院*、兽医院及医疗机构含病原体污水	500 个/L	1000 个/L	5000 个/L
		传染病、结核病医院污水	100 个/L	500 个/L	1000 个/L
26	总余氯（采用氯化消毒的医院污水）	医院*、兽医院及医疗机构含病原体污水	<0.5**	>3（接触时间≥1 小时）	>2（接触时间≥1 小时）
		传染病、结核病医院污水	<0.5**	>6.5（接触时间≥1.5 小时）	>5（接触时间≥1.5 小时）

注：* 指 50 个床位以上的医院

　　** 加氯消毒后须进行脱氯处理，达到本标准

附录 4　医疗机构水污染物排放标准（GB 18466—2005）（摘录）

附表 8　传染病、结核病医疗机构水污染物排放限值（日均值）

序号	控制项目	标准值
1	粪大肠菌群数（MPN/L）	100
2	肠道致病菌	不得检出
3	肠道病毒	不得检出
4	结核杆菌	不得检出
5	pH	6~9
6	化学需氧量（COD） 浓度（mg/L） 最高允许排放负荷（g/床位）	 60 60
7	生化需氧量（BOD） 浓度（mg/L） 最高允许排放负荷（g/床位）	 20 20
8	悬浮物（SS） 浓度（mg/L） 最高允许排放负荷（g/床位）	 20 20
9	氨氮（mg/L）	15
10	动植物油（mg/L）	5
11	石油类（mg/L）	5
12	阴离子表面活性剂（mg/L）	5
13	色度（稀释倍数）	30
14	挥发酚（mg/L）	0.5
15	总氰化物（mg/L）	0.5
16	总汞（mg/L）	0.05
17	总镉（mg/L）	0.1
18	总铬（mg/L）	1.5
19	六价铬（mg/L）	0.5
20	总砷（mg/L）	0.5
21	总铅（mg/L）	1.0
22	总银（mg/L）	0.5
23	总 α（Bq/L）	1
24	总 β（Bq/L）	10
25	总余氯[1)2)]（mg/L） （直接排入水体的要求）	0.5

注：1）采用含氯消毒剂消毒的工艺控制要求为：

消毒接触池的接触时间≥1.5 小时

接触池出口总余氯 6.5~10mg/L

2）采用其他消毒剂对总余氯不作要求

附表 9　综合医疗机构和其他医疗机构水污染物排放限值（日均值）

序号	控制项目	排放标准	预处理标准
1	粪大肠菌群数（MPN/L）	500	5000
2	肠道致病菌	不得检出	–
3	肠道病毒	不得检出	–
4	pH	6~9	6~9
5	化学需氧量（COD）		
	浓度（mg/L）	60	250
	最高允许排放负荷（g/床位）	60	250
6	生化需氧量（BOD）		
	浓度（mg/L）	20	100
	最高允许排放负荷（g/床位）	20	100
7	悬浮物（SS）		
	浓度（mg/L）	20	60
	最高允许排放负荷（g/床位）	20	60
8	氨氮（mg/L）	15	–
9	动植物油（mg/L）	5	20
10	石油类（mg/L）	5	20
11	阴离子表面活性剂（mg/L）	5	10
12	色度（稀释倍数）	30	–
13	挥发酚（mg/L）	0.5	1.0
14	总氰化物（mg/L）	0.5	0.5
15	总汞（mg/L）	0.05	0.05
16	总镉（mg/L）	0.1	0.1
17	总铬（mg/L）	1.5	1.5
18	六价铬（mg/L）	0.5	0.5
19	总砷（mg/L）	0.5	0.5
20	总铅（mg/L）	1.0	1.0
21	总银（mg/L）	0.5	0.5
22	总 α（Bq/L）	1	1
23	总 β（Bq/L）	10	10
24	总余氯[1)2)]（mg/L）	0.5	–

注：1）采用含氯消毒剂消毒的工艺控制要求为：

　　一级标准：消毒接触池接触时间≥1 小时，接触池出口总余氯 310mg/L

　　二级标准：消毒接触池接触时间≥1 小时，接触池出口总余氯 2 ~8mg/L

　2）采用其他消毒剂对总余氯不作要求

附录 5　生活饮用水卫生标准（GB 5749—2006）（摘录）

附表 10　生活饮用水水质常规指标及限值

指标	限值
1. 微生物指标[①]	
总大肠菌群（MPN/100ml 或 CFU/100ml）	不得检出
耐热大肠菌群（MPN/100ml 或 CFU/100ml）	不得检出
大肠埃希菌（MPN/100ml 或 CFU/100ml）	不得检出
菌落总数（CFU/ml）	100
2. 毒理指标	
砷（mg/L）	0.01
镉（mg/L）	0.005
铬（六价，mg/L）	0.05
铅（mg/L）	0.01
汞（mg/L）	0.001
硒（mg/L）	0.01
氰化物（mg/L）	0.05
氟化物（mg/L）	1.0
硝酸盐（以 N 计，mg/L）	10（地下水源限制时为 20）
三氯甲烷（mg/L）	0.06
四氯化碳（mg/L）	0.002
溴酸盐（使用臭氧时，mg/L）	0.01
甲醛（使用臭氧时，mg/L）	0.9
亚氯酸盐（使用二氧化氯消毒时，mg/L）	0.7
氯酸盐（使用复合二氧化氯消毒时，mg/L）	0.7
3. 感官性状和一般化学指标	
色度（铂钴色度单位）	15
浑浊度（NTU-散射浊度单位）	1（水源与净水技术条件限制时为 3）
臭和味	无异臭、异味
肉眼可见物	无
pH（pH 单位）	不小于 6.5 且不大于 8.5
铝（mg/L）	0.2
铁（mg/L）	0.3
铜（mg/L）	1.0
锌（mg/L）	1.0
氯化物（mg/L）	250
硫酸盐（mg/L）	250
溶解性总固体（mg/L）	1000
总硬度（以 $CaCO_3$ 计，mg/L）、	450
耗氧量（COD_{Mn}法，以 O_2 计，mg/L）	3（水源限制，原水耗氧量>6mg/L 时为 5）
挥发酚类（以苯酚计，mg/L）	0.002
阴离子合成洗涤剂（mg/L）	0.3

续表

指标	限值
4. 放射性指标②	指导值
总 α 放射性(Bq/L)	0.5
总 β 放射性(Bq/L)	1

①MPN 表示最可能数；CFU 表示菌落形成单位。 当水样检出总大肠菌群时，应进一步检验大肠埃希氏菌或耐热大肠菌群；水样未检出总大肠菌群，不必检验大肠埃希氏菌或耐热大肠菌群

②放射性指标超过指导值，应进行核素分析和评价，判定能否饮用

附表 11　饮用水中消毒剂常规指标及要求

消毒剂名称	与水接触时间	出厂水中限值	出厂水中余量	管网末梢水中余量
氯气及游离氯制剂(游离氯,mg/L)	至少 30 分钟	4	≥0.3	≥0.05
一氯胺(总氯,mg/L)	至少 120 分钟	3	≥0.5	≥0.05
臭氧(O₃,mg/L)	至少 12 分钟	0.3		0.02 如加氯,总氯≥0.05
二氧化氯(ClO₂,mg/L)	至少 30 分钟	0.8	≥0.1	≥0.02

附表 12　水质非常规指标及限值

指标	限值
1. 微生物指标	
贾第鞭毛虫(个/10L)	<1
隐孢子虫(个/10L)	<1
2. 毒理指标	
锑(mg/L)	0.005
钡(mg/L)	0.7
铍(mg/L)	0.002
硼(mg/L)	0.5
钼(mg/L)	0.07
镍(mg/L)	0.02
银(mg/L)	0.05
铊(mg/L)	0.0001
氯化氰(以 CN-计,mg/L)	0.07
一氯二溴甲烷(mg/L)	0.1
二氯一溴甲烷(mg/L)	0.06
二氯乙酸(mg/L)	0.05
1,2-二氯乙烷(mg/L)	0.03
二氯甲烷(mg/L)	0.02
三卤甲烷(三氯甲烷、一氯二溴甲烷、二氯一溴甲烷、三溴甲烷的总和)	该类化合物中各种化合物的实测浓度与其各自限值的比值之和不超过 1
1,1,1-三氯乙烷(mg/L)	2

指标	限值
三氯乙酸(mg/L)	0.1
三氯乙醛(mg/L)	0.01
2,4,6-三氯酚(mg/L)	0.2
三溴甲烷(mg/L)	0.1
七氯(mg/L)	0.0004
马拉硫磷(mg/L)	0.25
五氯酚(mg/L)	0.009
六六六(总量,mg/L)	0.005
六氯苯(mg/L)	0.001
乐果(mg/L)	0.08
对硫磷(mg/L)	0.003
灭草松(mg/L)	0.3
甲基对硫磷(mg/L)	0.02
百菌清(mg/L)	0.01
呋喃丹(mg/L)	0.007
林丹(mg/L)	0.002
毒死蜱(mg/L)	0.03
草甘膦(mg/L)	0.7
敌敌畏(mg/L)	0.001
莠去津(mg/L)	0.002
溴氰菊酯(mg/L)	0.02
2,4-滴(mg/L)	0.03
滴滴涕(mg/L)	0.001
乙苯(mg/L)	0.3
二甲苯(mg/L)	0.5
1,1-二氯乙烯(mg/L)	0.03
1,2-二氯乙烯(mg/L)	0.05
1,2-二氯苯(mg/L)	1
1,4-二氯苯(mg/L)	0.3
三氯乙烯(mg/L)	0.07
三氯苯(总量,mg/L)	0.02
六氯丁二烯(mg/L)	0.0006
丙烯酰胺(mg/L)	0.0005
四氯乙烯(mg/L)	0.04
甲苯(mg/L)	0.7
邻苯二甲酸二(2-乙基己基)酯(mg/L)	0.008
环氧氯丙烷(mg/L)	0.0004

续表

指标	限值
苯(mg/L)	0.01
苯乙烯(mg/L)	0.02
苯并(a)芘(mg/L)	0.00001
氯乙烯(mg/L)	0.005
氯苯(mg/L)	0.3
微囊藻毒素-LR(mg/L)	0.001
3. 感官性状和一般化学指标	
氨氮(以 N 计,mg/L)	0.5
硫化物(mg/L)	0.02
钠(mg/L)	200

附录 6　城市居民生活用水量标准(GB/T 50331—2002)(摘录)

附表 13　城市居民生活用水标准

地域分区	日用水量/(L/人)	适用范围
一	80~135	黑龙江、吉林、辽宁、内蒙古
二	85~140	北京、天津、河北、山东、河南、山西、陕西、宁夏、甘肃
三	120~180	上海、江苏、浙江、福建、江西、湖北、湖南、安徽
四	150~220	广西、广东、海南
五	100~140	重庆、四川、贵州、云南
六	75~125	新疆、西藏、青海

注：1. 表中所列日用水量是满足人们日常生活基本需要的标准值。 在核定城市居民用水量时，各地应在标准值区间内直接选定
　　2. 城市居民生活用水考核不应以日作为考核周期，日用水量指标应作为月度考核周期计算水量指标的基础值
　　3. 指标值中的上限值是根据气温变化和用水高峰月变化参数确定的，一个年度当中对居民用水可分段考核，利用区间值进行调整使用。 上限值可作为一个年度当中最高月的指标值

附录 7　土壤环境质量标准(GB 15618—1995)(摘录)

附表 14　土壤环境质量标准值　　　　　　　　　　单位:mg/kg

级别 土壤 pH 项目		一级	二级			三级
		自然背景	<6.5	6.5-7.5	>7.5	>6.5
镉≤		0.20	0.30	0.30	0.60	1.0
汞≤		0.15	0.30	0.50	1.0	1.5
砷	水田≤	15	30	25	20	30
	旱地≤	15	40	30	25	40
铜	农田≤	35	50	100	100	400
	果园≤	-	150	200	200	400
铅≤		35	250	300	350	500
铬	水田≤	90	250	300	350	400
	旱地≤	90	150	200	250	300
锌≤		100	200	250	300	500
镍≤		40	40	50	60	200
六六六　≤		0.05	0.50			1.0
滴滴涕　≤		0.05	0.50			1.0

注：①重金属(铬主要是三价)和砷均按元素量计，适用于阳离子交换量>5cmol(+))kg 的土壤，若≤5cmol(+)/kg，其标准值为表内
　　　数值的半数
　　②六六六为四种异构体总量，滴滴涕为四种衍生物总量
　　③水旱轮作地的土壤环境质量标准，砷采用水田值，铬采用旱地值

附录8　室内空气质量标准（GB/T 18883—2002）

附表15　室内空气质量标准

序号	参数类别	参数	单位	标准值	备注
1	物理性	温度	℃	22~28	夏季空调
				16~24	冬季采暖
2		相对湿度	%	40~80	夏季空调
				30~60	冬季采暖
3		空气流速	m/s	0.3	夏季空调
				0.2	冬季采暖
4		新风量	$m^3/(h \cdot 人)$	30[a]	
5	化学性	二氧化硫 SO_2	mg/m^3	0.50	1小时均值
6		过氧化氮 NO_2	mg/m^3	0.24	1小时均值
7		一氧化碳 CO	mg/m^3	10	1小时均值
8		二氧化硫 CO_2	%	0.10	日平均值
9		氨 NH_3	mg/m^3	0.20	1小时均值
10		臭氧 O_3	mg/m^3	0.16	1小时均值
11		甲醛 HCHO	mg/m^3	0.10	1小时均值
12		苯 C_6H_6	mg/m^3	0.11	1小时均值
13		甲苯 C_7H_8	mg/m^3	0.20	1小时均值
14		二甲苯 C_8H_{10}	mg/m^3	0.20	1小时均值
15		苯并[a]芘 B(a)P	ng/m^3	1.0	日平均值
16		可吸入颗粒 PM_{10}	mg/m^3	0.15	日平均值
17		总挥发性有机物 TVOC	mg/m^3	0.60	8小时值
18	生物性	菌落总数	cfu/m^3	2500	依据仪器定[b]
19	放射性	氡 ^{222}Rn	Bq/m^3	400	年平均值（行动水平[c]）

注：a：新风量要求小于标准值，除温度、相对湿度外的其他参数要求不大于标准值

b：见本标准的附录D

c：行动水平即达到此水平建议采取干预行动以降低室内氡浓度

中英文名词对照索引